JN244504

受験生の皆さんへ

　過去の問題に取り組む目的は、(1)出題傾向(2)出題方式(3)難易度(4)合格点を知り、これからの受験勉強に役立てることにあります。出題傾向などがつかめれば目的は達成したことになりますが、それを一歩深く進めるのが、受験対策の極意です。

　せっかく志望校の出題と取り組むのですから、本番に即した受験対策の場に活用すべきです。どうするのか。

　第一は、実際の入試と同じ制限時間を設定して問題に取り組むこと。試験時間が六十分なら六十分以内で挑戦し、時間配分を感覚的に身に付ける訓練です。

　二番目は、きっちりとした正答チェック。正解出来なかった問題は、正解できるまで、徹底的に攻略する心構えが必要です。間違えた場合は、単なるケアレスミスなのか、知識不足が原因のミスなのか、考え方が根本的に間違えていたためのミスなのか、きちんと確認して、必ず正解が書けるようにしておく。

　正答が手元にある過去問題にチャレンジしながら、正解できなかった問題をほったらかしにする受験生もいます。そのような受験生に限って、他の問題集をやっても、間違いを放置したまま、次の問題、次の問題と単に消化することだけに走っているのではないかと思います。過去問題であれ問題集であれ、間違えた問題は、正解できるまで必ず何度も何度も繰り返しチャレンジする。これが必勝の受験勉強法なことをお忘れなく。

入試問題検討委員会

【本書の内容】

1. 本書は過去 10 年間の問題と解答を収録しています。医学科の試験問題です。
2. 英語・数学・物理・化学・生物の問題と解答を収録しています。尚、大学当局より非公表の問題は掲載していません。
3. 当社の本書解説執筆陣は、現在直接受験生を教育指導している、すぐれた現場の先生方です。
4. 本書は問題と解答用紙の微細な誤りをなくすため、実物の入試問題を各大学より提供を受け、そのまま画像化して印刷しています。

尚、本書発行にご協力いただきました先生方に、この場を借り、感謝申し上げる次第です。

兵 庫 医 科 大 学

目　次

平成30年度

問 題 と 解 答

英　語

問題

〔問 1〕 次の英文を和訳しなさい。

When we think about giving, we often think about grand gestures, setting aside hours or days to volunteer, mentor, or contribute to some person or group we want to see rise. Or we think about specific charities, foundations, and organizations to donate to. But giving even on the smallest level has power. So often, we miss the momentary opportunities to contribute, the countless moments to be generous, to help, to be of service in the moment, for a moment.

出典: Jonathan Fields, *How to Live a Good Life: Soulful Stories, Surprising Science and Practical Wisdom*. London: Hay House, 2016. Page 204.

〔問2〕次の英文を読んで、下記の設問に答えなさい。

<u>My brothers and I rolled our eyes every time our grandfather said, "Man will be victim of progress!" As an adult, I now understand the truth behind those words. Since disposability hit the market and entered our homes, our standards of cleanliness have gone extreme.</u>

Pounded by advertisements for disposable products that promise a cleaner, thus healthier, life over reusable alternatives, our society has become increasingly germaphobe and finds reassurance （　ア　） deliberately using and disposing of such products （　イ　） paper towels, latex gloves, tissues, and antibacterial wipes. Absurd claims intended to win our buying power lead us to believe that we are filthy and （　ウ　） the attack of dangerous germs that we absolutely need to kill or at least avoid and that reuse is gross. "Regular washing of bathroom hand towels does not ensure clean hands" one company claims （　エ　） trying to sell you its disposable hand towel. Industry professionals who find and create a market for every germ location, including that of our clean laundry, reinforce our perceived dependence on disposable and toxic products. But living （　オ　） to these made-up standards is not only costing us the health of our planet—through resources depletion and disposal of single-use products—it is costing us our personal health, too!

According to Mother Nature Network, "U.S. consumers spend nearly $1 billion a year （　カ　） antibacterial products that aren't necessary." Some carry hand sanitizers on their key chains; others look （　キ　） dispensers in public spaces. Yet, as the Mayo Clinic warns: "Antibacterial soap is no more effective （　ク　） killing germs than is regular soap. Using antibacterial soap may even lead to the development （　ケ　） bacteria that are resistant to the product's antimicrobial agents—making it harder to kill these germs in the future." We fight an invisible war that we do not fully understand, and by attacking it in full force, we are breeding the superbug.

Finding the right balance between squeaky clean and hygienic is a new necessity. It's important to understand that some germs are beneficial to our immunity and that antibacterial wipes and gels are not necessary. Simplify your housework （　コ　） embracing low-maintenance housekeeping methods, streamlining your cleaning and laundry products, and composting the leftovers.

出典: Bea Johnson, *Zero Waste Home: The Ultimate Guide to Simplifying Your Life*.
Great Britain: Penguin, 2016. Pages 140-141.

(1) 下線部を和訳しなさい。

(2) 英文の意味が通るように、空所（　ア　）～（　コ　）に入る最も適当なものを
①～⑩から選び、数字で答えなさい。同じ語を2度使うことはない。

① as	② at	③ by	④ for	⑤ in
⑥ of	⑦ on	⑧ under	⑨ up	⑩ while

〔問 3〕次の英文を読んで、下記の設問に答えなさい。

　　As manned space missions are planned to the Moon, Mars and beyond, the need to improve emergency medical care in space increases even more. Making a qualified doctor part of the crew might help with the problem of dealing with medical emergencies thousands of miles from home. It worked for the crew of the Starship Enterprise in Star Trek. But would carrying out emergency surgery in space be realistic?

　　At present, operations would be impractical in microgravity because blood and fluids would leak out of the patient's body (which is three-quarters water), float around, infect other astronauts and contaminate the spacecraft. Scientists in the US have been testing the idea of placing a transparent dome over a wound and then filling it with fluid, such as saline solution, to stem the blood flow. ［　　ア　　］ or give a surgeon time to seal the wound. NASA is also planning to turn robots into space surgeons. The Robonaut 2 is already on board the International Space Station (ISS) and the aim is that ［　　イ　　］ which can be remotely controlled from Earth. Eventually the hope is that it could be programmed to carry out complicated surgery—but ［　　ウ　　］.

　　On long-duration space missions, ［　　エ　　］, medications with a much longer shelf life and more extensive medical training. It's a long way to Mars, and with a time delay of about 20 minutes each way when communicating with Earth, ［　　オ　　］. Space medicine experts have their work cut out—but you wouldn't bet against them coming up with an innovative solution which could benefit everyone.

　　　　出典: Philippa Roxby, "How to deal with a medical emergency on the Space Station"
　　　　　　(一部抜粋). 10 January 2016.　　http://www.bbc.com/news/health-35254508

(1) 下線部を和訳しなさい。

(2) 空所［　　ア　　］〜［　　オ　　］に入る最も適当なものを①〜⑤から選び、意味の
　　通る英文を完成させなさい。ただし、文頭に来る単語も小文字で示してある。

① there would be a need for smarter medical devices
② speedy medical advice won't be possible
③ it performs basic medical functions
④ it could stop the bleeding
⑤ this is still some way off

〔問 4〕下線部(ア)〜(コ)に入るように各語群にある語句を最も適当な順に並べ替えて、意味の通る英文を完成させなさい。

We are apes that have done very well, I'm not denying that. It's extraordinary that a species of ape has managed to be quite so successful. We create wonderful things, including art, music and literature, as ^(ア)(_____) (_____) (_____) (_____) (_____) our chances of survival, reproduction and longevity.

But just as we, as individuals, are not going to live forever (however hard that is to stomach), our species is not ^(イ)(_____) (_____) (_____) (_____) (_____) all eternity, either. We might have slowed evolution down a bit, taken the edge off the scythe of the grim reaper we know as natural selection, in developed countries, at least, but even in such privileged places where each baby has a very good chance of surviving to adulthood, there will be differences in how many children couples have, and those differences will change the frequency of genes in the population. Slowly, perhaps, but it's still evolution.

It's possible that ^(ウ)(_____) (_____) (_____) (_____) (_____) to us, at least anatomically, while we're in this exalted state where we can control and maintain the stability of the environment we live in. We could become living fossils, like horseshoe crabs and coelacanths, while other species rise and fall around us. We have given ourselves a real fighting chance of surviving local cataclysms ^(エ)(_____) (_____) (_____) (_____) (_____), in vast numbers. But ultimately, it's likely that a catastrophic change to our environment, which, let's face it, could even be of our own making, will drastically change the rules of the game. At that point, our species might be extinguished, or it could be reduced to a few small populations hanging on in places which are still just habitable. In those refugia, natural selection would sharpen up its scythe and get to work, and the effects of genetic drift could also be profound. In such circumstances, the future of humanity ^(オ)(_____) (_____) (_____) (_____) (_____) its present incarnation.

I'm not going to polish up my crystal ball to try to predict the future for our species—there is too much unpredictability in evolution and in the galaxy for that—but I will make some predictions ^(カ)(_____) (_____) (_____) (_____) (_____) in the near future: we won't grow extra, fully functioning fingers or toes; the pentadactyl pattern is too deeply embedded in our genomes now to make that at all likely. We won't grow wings, or extra legs, for the same reason. As long as we retain ^(キ)(_____) (_____) (_____) (_____) (_____) warm in cold places (shelters, clothes, fire), we won't grow furry again—unless that becomes, inexplicably, something which is ^(ク)(_____) (_____) (_____) (_____) (_____).

It's as hard to predict where our evolutionary destiny lies as it would have been to predict, 66 million years ago, that some of the mammals who hid ^(ケ)(_____) (_____) (_____) (_____) (_____) into monkeys, that some of those would have evolved into apes, and that some apes would have become habitual terrestrial bipeds—^(コ)(_____) (_____) (_____) (_____) (_____) and very clever. I don't think the happenchance and contingency (which is still there, albeit channeled by constraints) of evolution should make us feel inconsequential or insignificant. For me, well, I feel extraordinarily lucky to be here. Just imagine, for a moment, how easy it would have been *not* to be here.

出典: Alice Roberts, *The Incredible Unlikeliness of Being: Evolution and the Making of Us*. London: Heron Books, 2014. Pages 353-355.

(ア) 語群：as / improves / technology / well / which

(イ) 語群：be / for / going / here / to

(ウ) 語群：changes / no / occur / significant / will

(エ) 語群：across / by / right / spreading / the globe

(オ) 語群：could / different / from / look / very

(カ) 語群：about / change / how / humans / won't

(キ) 語群：keep / some / technology / to / us

(ク) 語群：attractive / be / considered / to / very

(ケ) 語群：evolved / from / have / the dinosaurs / would

(コ) 語群：good / hands / their / very / with

〔問 5〕次の和文を英訳しなさい。

　盆栽は、長い年月を費やして行うものであり、木によっては江戸時代から何人もの人手をわたってきたものもある。所有者が変わるごとに、その美意識によって改作が行われ、幹の傾斜や枝ぶりといった造型的特徴にも変更が加えられることさえある。一人の制作者が個性を表現するのが「美術作品」だとすれば、盆栽はその範疇（はんちゅう）からはずれてしまうのである。

依田徹、『盆栽の誕生』。大修館書館、2014 年。v-vi ページ。

数 学

問題

1 次の(1)から(4)までの各問いに答えなさい。 ［配点 80 点］

(1) 実数 x, y が $x^2 + y^2 = 2$ を満たすとき，式 $x^2 + 2y$ の値の最大値，最小値を求めなさい。また，そのときの x, y の値を求めなさい。 ［20 点］

(2) 点 O を中心とする円の内部の点 P を通る弦 AB について，PA・PB＝7，OP＝3であるとき，この円の半径を求めなさい。 ［20 点］

(3) a は実数とする。$\sin\theta + \cos\theta = a$ のとき，$\tan\theta$ の値が存在するような a の値の範囲と，そのときの $\tan\theta$ の値を求めなさい。［20 点］

(4) 10 進法で表すと 2 桁のある正の整数 n がある。

　　n を，9 進法で表すと 2 桁の 9 進数で表され，8 進法で表すとやはり 2 桁の 8 進数で表される。9 進数の 9^1 の位の数と 8 進数の 8^1 の位の数は等しく，9^0 の位の数は 8^0 の位の数より 3 小さい。

　　さらに，n を 7 進法で表したらこれも 2 桁の 7 進数で表され，9 進数で表したときと比べて，7^0 の位の数と 9^1 の位の数が等しく，7^1 の位の数と 9^0 の位の数が等しい。

　　n を 10 進法で表わしなさい。［20 点］

2 関数 $f(x) = e^{-x} \sin x$ に対し，$y = f(x)$ と x 軸で囲まれる部分の面積を S とするとき，次の問いに答えなさい。 ［配点 40 点］

(1) 閉区間 $[0, 3\pi]$ における $f(x)$ の極値をすべて求めなさい。

(2) 閉区間 $[0, \pi]$ における $y = f(x)$ と x 軸で囲まれる部分の面積 S_0 を求めなさい。

(3) n を $n > 0$ を満たす整数とするとき，閉区間 $[n\pi, (n+1)\pi]$ の任意 x に対して，$|f(x)| = e^{-n\pi}|f(x - n\pi)|$ が成り立つことを示しなさい。

(4) (3) で示したことを使い，面積 S を求めなさい。

3 1 枚の硬貨を n 回投げ，表が出たときは 1，裏が出たときは 0 を割り当てることで得られる数の列を $x_1, x_2, \cdots\cdots, x_n$ とする。同じ試行により新たに得られる数の列を $y_1, y_2, \cdots\cdots, y_n$ とする。

$z = x_1 + x_2 + \cdots\cdots + x_n$ ，$w = x_1 y_1 + x_2 y_2 + \cdots\cdots + x_n y_n$ とおくとき，次の問いに答えなさい。 ［配点 30 点］

(1) m は 0 以上 n 以下の整数とするとき，$z = m$ となる確率を求めなさい。

(2) w の値が奇数となる確率 p_n を求めなさい。

(3) z の値が奇数となる確率 q_n を求め，p_n と q_n の大小を比べなさい。

物　理

問題

30年度

〔問 1〕以下の問い (1) 〜 (4) に答えよ。導出過程が必要な問題は導出過程も簡潔にまとめて記し、解答は解答欄に記すこと。単位が必要なものは単位も記入すること。

(1) 図 1a のように、中点 P で 120° の折れ曲がりを持つ軽い棒の一端 A に 200 g の小物体、他端 B に 100 g の小物体を取り付け、P 点で自由に回転できるようにしてつるした。AP と鉛直線とのなす角を θ とする。次の各問いに答えよ。

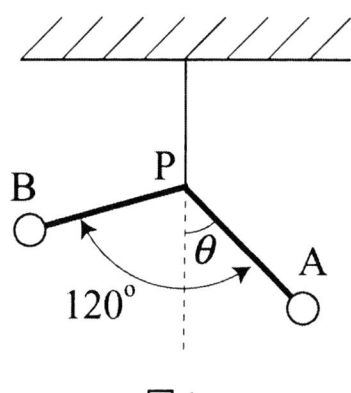

図 1a

①　つり合いの状態で、AP と鉛直線とのなす角 θ を求めよ。

②　この状態から、さらに、BP の中点におもりを取り付け、両端の A と B とが水平の状態でつり合うようにしたい。おもりの質量をいくらにすればよいか。

(2) ある媒質中を、位置 x [m]で変位 y [m]の振動が x 軸の正の向きに速さ 10 m/s で伝わっている波を考える。時刻 $t = 0$ s における波の変位 y [m]は図 1b のような正弦波であった。次の各問いに答えよ。

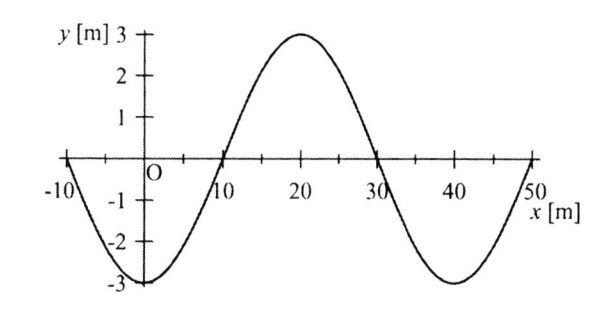

図 1b

①　この波の周期を求めよ。

②　$x = 10$ m での変位は時間 t [s]とともにどのように変化するか。波の変位 y [m]を時間 t [s]の関数としてグラフに表せ。ただし、グラフには縦軸・横軸ともに軸目盛を記入し、時間は $t = 0$ s から 2 周期分の範囲を示すこと。

〔問 1　続き〕

(3) 図 1c のように、空気中で鉛直にスクリーン S を立て、三角柱のプリズム R を置く。プリズム R の紙面に垂直な方向の面 OQ はスクリーン S の面と平行で、その間隔は L である。またプリズム R の角 POQ の大きさは α である。このプリズム R の紙面に垂直な方向の面 OP の一点に非常に細い白色光を面 OP に垂直に入射させると、スクリーンには赤から紫に変化する虹のような色の帯が現れた。プリズムの赤色光と紫色光に対する絶対屈折率がそれぞれ n_1、n_2 であるとき、次の各問いに答えよ。ただし、$n_2 > n_1 > 1$ であり、空気の絶対屈折率を 1 とする。

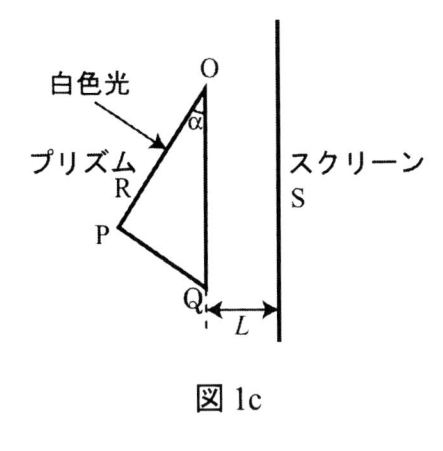

図 1c

① 赤色光の面 OQ における屈折角を β_1 としたとき、$\sin\beta_1$ を n_1、α を用いて表せ。

② スクリーン S 上に現れた赤色から紫色までの色の帯の幅を、L、n_1、n_2、α を用いて表せ。

(4) 原子核の放射性崩壊について考える。計算を簡単にするために、$^{238}_{92}\mathrm{U}$ および $^{235}_{92}\mathrm{U}$ の半減期をそれぞれ 45 億年、9 億年とし、地球の年齢を 45 億年とする。ただし、$^{238}_{92}\mathrm{U}$ および $^{235}_{92}\mathrm{U}$ の存在量に関しては、上記放射性崩壊以外の原子核反応での増減はないものとする。次の各問いに答えよ。

① 地球誕生時の $^{235}_{92}\mathrm{U}$ の存在量は、現在の何倍であったか。

② 現在地球上にある $^{238}_{92}\mathrm{U}$ と $^{235}_{92}\mathrm{U}$ の存在比が 140：1 であるとすると、地球誕生時の $^{238}_{92}\mathrm{U}$ と $^{235}_{92}\mathrm{U}$ の存在比はいくらであったと推定されるか。簡単な整数比で表せ。

〔問2〕　図2のように、鉛直方向になめらかな面を持つ固定された壁 W と、固定された支点 P とがある。支点 P には、長さ l の伸縮しない糸を結び付け、その先に質量 m の小球が付けられている。はじめ、小球は、糸をぴんと張った状態で支点 P よりわずかに下の点 A にあった。この小球を静かに離すと、糸がまっすぐに伸びた状態で運動し、壁 W 上の点 B において速さ v で壁に衝突した。このとき、糸と壁 W とのなす角度は θ　（$\theta \leq 30^\circ$）であった。その後、壁 W ではね返った小球は糸がたるんだ状態で運動し、支点 P 直下の点 C において最も高くはねあがっ

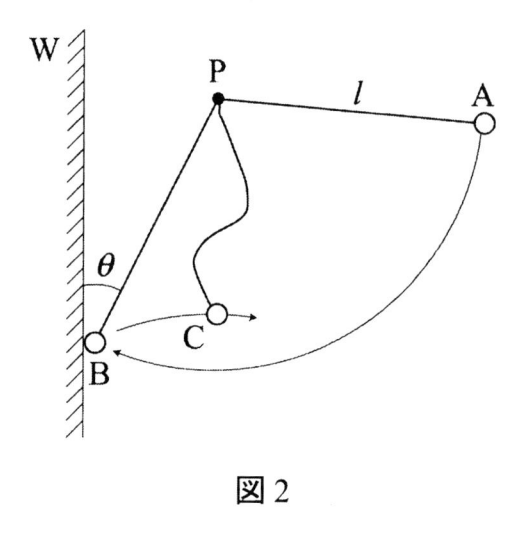

図2

た。次の各問いに答えよ。ただし、糸の質量や小球の大きさは無視でき、空気抵抗や支点 P での摩擦はないものとする。また、重力加速度の大きさを g とする。小球の壁 W への衝突は、必ずしも完全弾性衝突とは限らないことに注意せよ。導出過程も簡潔にまとめて記し、解答は解答欄に記すこと。

(1)　壁 W への衝突直後における小球の速度の鉛直成分の大きさを求めよ。

(2)　点 C と支点 P との間の高低差を求めよ。

(3)　壁 W への衝突直後から、再び糸がぴんと張る状態になるまでの時間を求めよ。

(4)　壁 W への衝突直後における小球の速度の水平成分の大きさを求めよ。

(5)　壁のはねかえり係数（反発係数）を求めよ。

〔問3〕　ある物質量の単原子分子からなる理想気体を、図3のように、圧力 p、体積 V である p–V 図での A→B→C→A に沿って状態変化させた。ここで、A→B、B→C、C→A の各状態変化は、p–V 図上での直線に沿っての変化である。状態 A における気体の温度を T_0、圧力を p_0、体積を V_0、状態 B における気体の圧力を $3p_0$、体積を $\frac{3}{2}V_0$ とする。また、状態 B における気体の温度と状態 C における気体の温度は等しく、状態 C における圧力は p_0 に等しい。次の各問いに答えよ。導出過程も簡潔にまとめて記し、解答は解答欄に記すこと。解答で分数が現れた場合は、分数のまま記してよい。

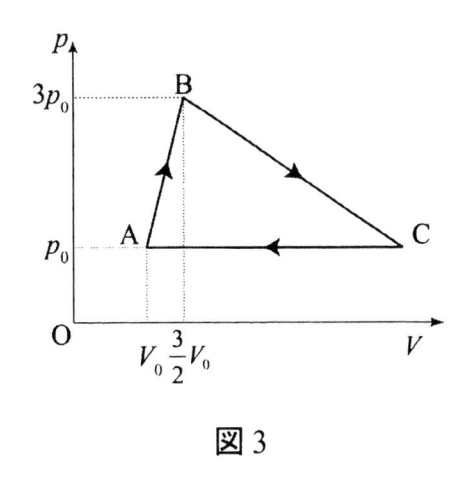

図 3

(1)　状態 B における気体の温度を求めよ。

(2)　A→B の過程で、理想気体の内部エネルギーの変化を求めよ。

(3)　B→C の過程で、理想気体がした仕事を求めよ。

(4)　B→C の過程の間で、理想気体の温度が最大になるとき、理想気体の体積および温度をそれぞれ求めよ。

(5)　熱サイクル A→B→C→A の熱効率を求めよ。

〔問 4〕 図 4 のように、面積 S で形の
同じ導体極板 A と B とを間隔 d で平
行に配置した。最初に、極板 A と極板
B とをスイッチ SW1 を介して接続し、
極板 A 側を接地した。また、極板 A と
B との間には、極板と同形・同面積の
金属板 P を、極板 A から距離 x だけ離
して平行に置き、平行板コンデンサー
とした。金属板 P にはスイッチ SW2
を介して電池につなぎ、正電荷を帯電
させることができる。これらが真空中
に置かれているものとして、次の問い
に答えよ。ただし、極板や金属板の電

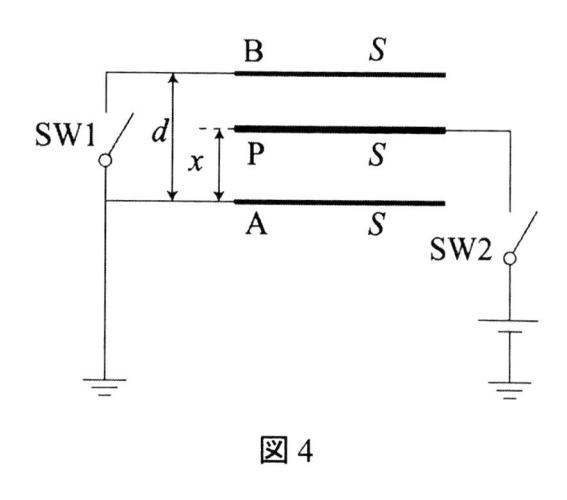

図 4

場に対する端の影響は無視でき、電気力線は極板間に限られるものとする。また、真空の
誘電率をε_0とし、導線、極板、金属板の電気抵抗、極板と金属板の厚さおよび重力は無視
できるとする。導出過程も簡潔にまとめて記し、解答は解答欄に記すこと。

Ⅰ. 最初、スイッチ SW1 およびスイッチ SW2 はともに開かれた状態で、極板 A、極板 B
および金属板 P はすべて帯電していなかった。
(1) 極板 A と極板 B との間の電気容量を求めよ。

Ⅱ. 次に、スイッチ SW1 およびスイッチ SW2 をともに閉じて、十分時間が経過した後、
金属板 P は電気量 Q の正電荷を帯電した。
(2) この電荷によって極板 A と B に誘起される電気量をそれぞれ求めよ。
(3) この状態で平行板コンデンサー全体に蓄えられている静電エネルギーを求めよ。

Ⅲ. 次に、スイッチ SW1 は閉じたままでスイッチ SW2 を開き、金属板 P を電気量 Q の
正電荷で帯電させたまま、金属板の位置を x から $x+\Delta x$ まで微小変化させた。
(4) この変化に伴う平行板コンデンサー全体の静電エネルギーの変化量を求めよ。ただし、
x や d に比べて$|\Delta x|$ は十分小さいので、$(\Delta x)^2$ の項は無視できるとする。
(5) 微小変位によりエネルギーが変化するということは、金属板 P が電場から力を受けて
いることを意味する。金属板 P が電場から受ける力を求めよ。ただし、微小変位の間に受
ける力の大きさを一定であるとみなして良い。極板 A から B に向かう向きを正として解答
すること。

〔問 5〕光の粒子性に関する次の各問いに答えよ。導出過程が必要な問題は導出過程も簡潔にまとめて記し、解答は解答欄に記すこと。

(1) 次の文の空欄 ｜ ア ｜ ～ ｜ オ ｜ に適切な語句や数式を記入せよ。

　金属の表面に紫外線や波長の短い可視光を照射すると、金属から電子が飛び出してくる。この現象を ｜ ア ｜ と言い、飛び出してきた電子のことを光電子と言う。この現象では、照射する光の強さがいくら大きくても、光の振動数がある値よりも小さいと光電子は飛び出さない。これは光が波としての性質のみを持つと考えると説明がつかない。そこで、アインシュタインは光が粒子としての性質も持つのではないかと考えた。この粒子を ｜ イ ｜ と呼び、そのエネルギーは、光の電磁波としての振動数を ν 、プランク定数を h とすると、 ｜ ウ ｜ と表すことができる。光が金属に当たると、金属中の個々の電子は ｜ イ ｜ を1個だけ吸収して、そのエネルギーを受け取る。光電子が飛び出すには、金属内部の自由電子が、金属原子からの引力の束縛を断ち切る必要があり、このためのエネルギーの最小値を ｜ エ ｜ と呼ぶ。 ｜ エ ｜ を W とおくと、 ｜ ア ｜ で飛び出した光電子の運動エネルギーの最大値は、 ｜ オ ｜ と表すことができる。

(2) (1)の現象において、右の図は、さまざまな振動数の光をある金属にあてたとき、飛び出してくる光電子の運動エネルギーの最大値 E_K [J]と光の振動数 ν [Hz]との関係を表している。

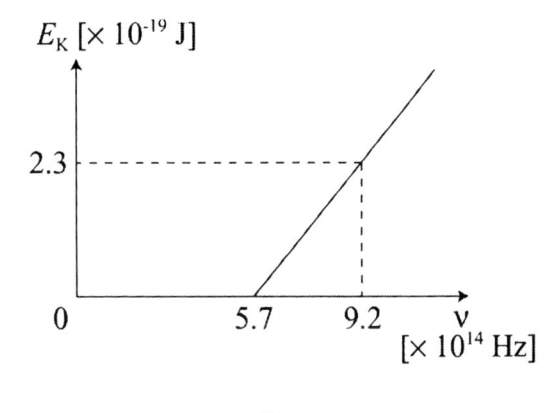

図 5

① プランク定数の値を、グラフから計算し、有効数字2けたで単位をつけて求めよ。導出過程を必ず示すこと。

② この金属の W の値を、グラフから計算し、有効数字2けたで単位をつけて求めよ。

③ 金属としてセシウム(Cs)を用いた場合、W の値は 3.1×10^{-19} J であった。セシウムの E_K [J]と ν [Hz]との関係を、解答欄のグラフ中に実線で書き入れよ。グラフ中には必ず光電子の飛び出す最小の振動数の値を、有効数字2けたで記入すること。

化　学

問題

30年度

〔問1〕次の文章を読み，設問 (1) ～ (6) に答えよ。ただし，原子量は H = 1.0，C = 12，O = 16，Na = 23 とし，$\log_{10} 2 = 0.30$ とする。また，25 ℃ において，炭酸の電離定数は 4.0×10^{-7} mol/L，炭酸水素イオンの酸としての電離定数は 5.0×10^{-11} mol/L，水のイオン積は 1.0×10^{-14} $(mol/L)^2$ とする。なお，次亜塩素酸ナトリウムの分解に用いた過酸化水素は，それ以外の反応には関与しないものとする。

　　殺菌剤や漂白剤として広く利用されている (a)次亜塩素酸ナトリウム NaClO は，水酸化ナトリウム水溶液に塩素ガスを通じて製造されている。次亜塩素酸ナトリウムには，原料である水酸化ナトリウムや，水酸化ナトリウムが空気中の二酸化炭素を吸収して生成した炭酸ナトリウムが不純物として含まれている。そこで，次亜塩素酸ナトリウム中に含まれる水酸化ナトリウムと炭酸ナトリウムの量を調べるために，以下の実験を行った。

（実　験）　市販の次亜塩素酸ナトリウム水溶液 10 mL を蒸留水で希釈し，100 mL の溶液を作成した。これに (b)過酸化水素水を加えて次亜塩素酸ナトリウムを完全に分解させた。 (c)この溶液にフェノールフタレインを加え，0.50 mol/L の塩酸を用いて滴定を行ったところ，14.0 mL 加えたときに (d)溶液の色が　ア　に変化した。この滴定後の溶液にメチルオレンジを加え，再び 0.50 mol/L の塩酸を用いて滴定を続けると，さらに 3.0 mL 加えたときに溶液の色が　イ　に変化した。

設　問

(1) 下線部 (a) の反応を化学反応式で書け。また，反応の前後で酸化数が変化した原子に下線を引き，〔例〕にならって酸化数を書け。

〔例〕　　$\underline{Cu}O + \underline{H}_2 \rightarrow \underline{Cu} + \underline{H}_2O$
　　　　　+2　　 0　　　 0　 +1

(2) 下線部 (b) について，次の (i)，(ii) に答えよ。

　(i) この反応を化学反応式で書け。

　(ii)次亜塩素酸ナトリウムの分解を行わずに下線部 (c) の滴定を行うと，水酸化ナトリウムや炭酸ナトリウムの量を正確に求めることができない。その理由を化学反応式をもとに簡潔に説明せよ。

(3) 文中の　ア，　イ　に当てはまるものを a 〜 e から 1 つずつ選び，記号で書け。

　　　　a. 青色　　　　b. 赤色　　　　c. 緑色　　　　d. 黄色　　　　e. 無色

(4) 塩酸の滴下を始めてからフェノールフタレインの色が変わるまでに起こった 2 つの中和反応を，化学反応式で書け。

(5) 次の (i) 〜 (iii) に答えよ。ただし，水溶液の温度は 25 ℃ に保たれているものとする。答えは有効数字 2 桁で書き，計算の過程も記せ。

(i) 溶液中における炭酸イオンと炭酸水素イオンの平衡①，②について，電離定数 K_{b1}，K_{b2} の値をそれぞれ求めよ。

$$CO_3^{2-} + H_2O \rightleftarrows HCO_3^- + OH^- \qquad \cdots \quad ① \qquad\qquad K_{b1} = \frac{[HCO_3^-][OH^-]}{[CO_3^{2-}]}$$

$$HCO_3^- + H_2O \rightleftarrows H_2CO_3 + OH^- \qquad \cdots \quad ② \qquad\qquad K_{b2} = \frac{[H_2CO_3][OH^-]}{[HCO_3^-]}$$

(ii) 25 ℃ において，下線部 (d) の溶液では炭酸水素イオン，炭酸，炭酸イオンの間で主に平衡③が成り立っており，他の平衡で生じる炭酸と炭酸イオンの量は無視できるほどわずかである。

$$2HCO_3^- \rightleftarrows H_2CO_3 + CO_3^{2-} \qquad \cdots \quad ③$$

　　このとき，電離定数の積 $K_{b1}K_{b2}$ を水素イオン濃度 $[H^+]$ を用いて表せ。

(iii) 下線部 (d) の溶液の pH を求めよ。

(6) (実　験)で用いた次亜塩素酸ナトリウム水溶液 10 mL に含まれていた水酸化ナトリウムと炭酸ナトリウムの質量は，それぞれ何 mg か。答えは有効数字 2 桁で書き，計算の過程も記せ。

〔問 2〕次の文章を読み，設問 (1) ～ (7) に答えよ。

　実験室でアンモニアを得るには，(a) 塩化アンモニウムと水酸化カルシウムの混合物をガスバーナーで加熱し，(b) 乾燥剤で水分を取り除いてから捕集する方法が用いられる。一方，アンモニアを工業的に製造するには，Fe_3O_4 を主成分とする触媒を用いて窒素と水素から直接合成するハーバー・ボッシュ法が用いられる。

　アンモニア合成の熱化学方程式は①で表される。

$$N_2 (気) + 3H_2 (気) = 2NH_3 (気) + 92\,kJ \quad \cdots \quad ①$$

　①の反応を 300 ℃，500 ℃，700 ℃ で行い，圧力を変化させ平衡状態における混合気体中のアンモニアの物質量の割合〔%〕を調べたところ，図 1 の関係が得られた。

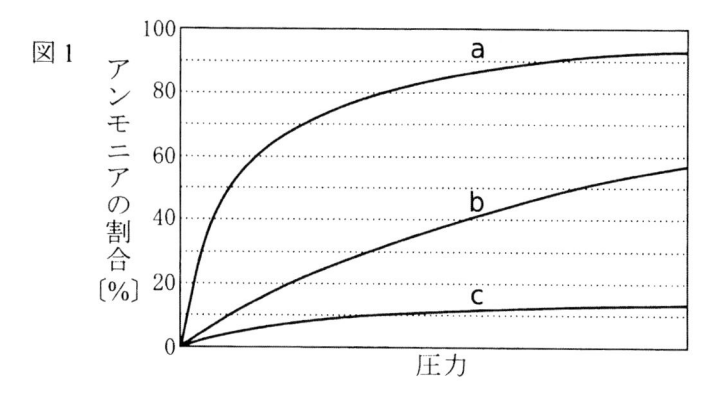

　また，ある一定の圧力の下，500 ℃ で①の反応を行ったところ，混合気体中のアンモニアの物質量の割合〔%〕は図 2 のように変化した。

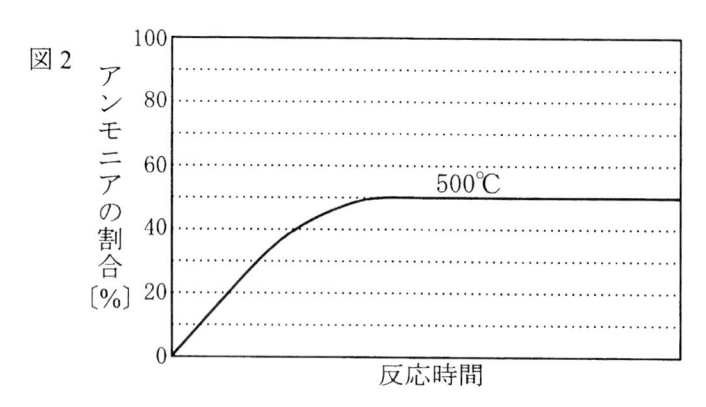

設　問

(1) 下線部 (a) の反応を化学反応式で書け。

(2) 下線部 (a) の反応で生成した物質がアンモニアであることを確認する方法を簡潔に説明せよ。

(3) 下線部 (b) の乾燥剤として最も適当なものを a ～ e から選び，記号で書け。

    a. H_2SO_4　　　　　　b. CaO　　　　　　　c. $NaCl$

    d. P_4O_{10}　　　　　　e. $CaCl_2$

(4) Ca^{2+}, Zn^{2+}, Fe^{2+}, Cu^{2+}, Pb^{2+}, Ag^+ のうち，いずれかの陽イオンを含む水溶液に
アンモニア水を少しずつ加えると沈殿が生じたが，アンモニア水をさらに加えると
沈殿は溶解した。次の (i), (ii) の沈殿が生じた場合について，沈殿が溶解する過程
で起こった変化をイオンを含む化学反応式（イオン反応式）で書け。

(i)　青白色沈殿が生じた場合
(ii)　褐色沈殿が生じた場合

(5) 図 1 で，反応を 300 ℃ で行った結果を表す曲線を a ～ c から選び，記号で書け。

(6) 図 2 と同じ圧力の下，700 ℃ でアンモニアの合成を行った場合，混合気体中のア
ンモニアの物質量の割合〔%〕は，時間の経過とともにどのように変化するか。その
概形を解答欄の図に実線（—）で書き込め。

(7) 次の文章を読み，(i) ～ (iii) に答えよ。(i), (ii) については計算の過程も記せ。
ただし，気体定数 R は $8.31×10^3$ $L·Pa / (mol·K)$ とし，気体は全て理想気体としてふ
るまうものとする。

　10.0 mol の窒素と 30.0 mol の水素を容器に入れ，ある一定の圧力の下，500 ℃ で
反応①を行ったところ，容器内のアンモニアの物質量の割合は図 2 のように変化し
た。この反応が平衡状態となったとき，混合気体の体積は 2.00 L であった。

(i)　平衡状態における混合気体中の窒素，水素，アンモニアの物質量の割合を，整
数の比で書け。
(ii)　平衡状態におけるアンモニアの分圧は何 Pa か。答えは有効数字 2 桁で書け。
(iii)　平衡状態の混合気体に，温度と体積を一定に保ったまま 10.0 mol のアルゴンを
加えると，アンモニアの物質量はどのようになるか。最も適切なものを（ア）～
（ウ）から選び，記号で書け。また，その理由を簡潔に書け。

　　（ア）増加する　　　　　　　（イ）減少する　　　　　　　（ウ）変化しない

〔問 3〕 次の文章を読み，設問 (1) 〜 (5) に答えよ。ただし，原子量は H = 1.0, C = 12,
N = 14, O = 16 とする。

　合成高分子化合物は (a)成型加工が容易であり，耐久性や耐薬品性に優れているが，
自然界では分解されにくく，環境汚染を引き起こすことが問題となっている。そこで，
(b)合成高分子化合物の回収・再利用の推進，自然環境中の微生物や生体内の酵素に
よって分解される　A　の開発等が積極的に行われている。
　A　にはポリグリコール酸や (c)ポリグルタミン酸などがあり，前者は (d)抜糸す
る必要がない手術用縫合糸，後者は医薬品の基剤や保湿剤などとして実用化されてい
る。

設　問
(1) 下線部 (a) について述べた下記の文中の　ア　〜　エ　に適当な語句を入れ
よ。

　合成高分子化合物には，熱を加えると硬くなる　ア　樹脂と，熱を加えると柔
らかくなり，冷やすと再び硬くなる　イ　樹脂がある。例えば，尿素樹脂やフェ
ノール樹脂は　ウ　によって作られる　ア　樹脂であり，ポリエチレンやポリ
塩化ビニルは　エ　によって作られる　イ　樹脂である。

(2) 下線部 (b) に関する次の文章を読み，(i), (ii) に答えよ。

　合成高分子化合物を再利用するためには，種類ごとに化合物を分類する必要があ
る。例えば，あるペットボトル製品では，ボトル部分にはポリエチレンテレフタラ
ート，キャップにはポリプロピレン，ラベルにはポリスチレンが使用されており，
それぞれの特性は表 1 のとおりであった。

表 1

高分子の種類	密度 〔g/cm³〕	燃焼時発熱量 〔kJ/kg〕
ポリプロピレン	0.90	約 44000
ポリスチレン	1.05	約 40000
ポリエチレンテレフタラート	1.38	約 23000

(i) 表 1 の 3 種類の素材をそれぞれ細かく裁断して混ぜたものがある。これを表 2 の液体を用いて，それぞれの素材に分ける方法を考え，簡潔に書け。ただし，分離操作は 2 回で行うこと。

表 2

液体の種類	密度 $[g/cm^3]$
エタノール	0.80
50%エタノール水溶液	0.91
水	1.00
飽和 NaCl 水溶液	1.21
飽和 $ZnCl_2$ 水溶液	2.01

(ii) 表 1 の素材の中で，ポリエチレンテレフタラートは燃焼時発熱量が小さく，燃焼熱を発電などに利用するサーマルリサイクルには向いていない。なぜ燃焼時発熱量が小さいか，その構造から推察して簡潔に書け。

(3) 　A　 に適切な語句を入れよ。

(4) 下線部 (c) について，ポリグルタミン酸の構造は右のように表される。次の (i)，(ii) に答えよ。ただし，高分子化合物の末端構造が分子量に与える影響は無視できるものとする。

$$\left[\overset{\displaystyle \text{H} \quad \text{COOH}}{\underset{}{\text{N}-\text{CH}-\text{CH}_2-\text{CH}_2-\overset{\displaystyle \text{O}}{\text{C}}}} \right]_n$$

ポリグルタミン酸

(i) 2 分子のグルタミン酸がアミド結合により縮合した化合物には，光学異性体を含めて何種類の異性体が存在するか。ただし，環状化合物の生成について考慮する必要はない。

(ii) ポリグルタミン酸 3.87 kg 中の窒素原子をすべて窒素ガスに変換したとすると，標準状態に換算して何 L に相当するか。計算の過程も記せ。

(5) 下線部 (d) の 1 つとして，グリコール酸 $HOCH_2COOH$ と乳酸 $CH_3CH(OH)COOH$ の共重合体が使用されている。この共重合体からなる縫合糸を調べたところ，炭素原子と酸素原子の物質量 $[mol]$ 比が 21 : 20 であった。この縫合糸の全繰り返し単位中に占めるグリコール酸の単位数 $[mol]$ の割合は何%か。計算の過程も記せ。

生　物

問題　　　　　　　　　　30年度

〔問1〕次の(1)〜(15)の問いに，選択肢から適切なものを選び，記号で答えよ。

(1)　細胞膜の厚さはおよそ何 μm か，<u>1つ</u>選べ。

A. 0.01　　B. 0.1　　C. 1　　D. 10　　E. 100

(2)　ボーマンのうでろ過された後に，原尿からほとんどすべて再吸収されて尿中に残らないものを<u>1つ</u>選べ。

A.　尿素
B.　血小板
C.　グルコース
D.　タンパク質
E.　クレアチニン
F.　ナトリウムイオン

(3)　A型，B型，AB型，O型の血液型のそれぞれの血液に抗A抗体（凝集素 α）を含む血清を混ぜたとき，凝集が起こるものを<u>すべて</u>選べ。

A. A型　　B. B型　　C. AB型　　D. O型

(4)　細胞性免疫による反応を<u>2つ</u>選べ。

A.　スギ花粉症
B.　血液凝固反応
C.　ツベルクリン反応
D.　移植臓器の拒絶反応
E.　アナフィラキシーショック

(5)　タンパク質とその機能の組み合わせとして適当なのはどれか，<u>1つ</u>選べ。

A.　チューブリン　　：　モータータンパク質
B.　ミオシン　　：　水の輸送
C.　アクアポリン　　：　染色体を形成
D.　カドヘリン　　：　細胞接着
E.　ヒストン　　：　細胞間の情報伝達

(6) 真核生物の行う呼吸を「解糖系」,「クエン酸回路」,「電子伝達系」の 3 つの反応過程に分けたとき, ATP を消費するのはどれか, 1 つ選べ。

A. 解糖系
B. クエン酸回路
C. 電子伝達系
D. 解糖系とクエン酸回路
E. 解糖系と電子伝達系
F. クエン酸回路と電子伝達系

(7) 真核生物の行う呼吸を「解糖系」,「クエン酸回路」,「電子伝達系」の 3 つの反応過程に分けたとき, 酸素がないと反応が停止する過程はどれか, 1 つ選べ。

A. 解糖系
B. クエン酸回路
C. 電子伝達系
D. 解糖系とクエン酸回路
E. 解糖系と電子伝達系
F. クエン酸回路と電子伝達系

(8) 生態系における窒素の循環について, 正しいものを 1 つ選べ。

A. 植物は, 窒素同化を行うことができない。
B. 一部の真核生物は, 大気中の窒素ガスを直接利用できる。
C. 窒素固定細菌は, 硝酸塩を窒素ガスに変え, 大気中に戻す。
D. 窒素 (N) はタンパク質や核酸に含まれ, ATP には含まれない。
E. 窒素固定を生体内で行うには, 多くのエネルギー (ATP) を必要とする。

(9) 湖や海などにおいて発生する赤潮やアオコ (水の華) について, 正しいものを 2 つ選べ。

A. アオコが発生すると, 水生植物などの生育が盛んになる。
B. 赤潮の原因となるプランクトンが大量に死滅すると, 水中の酸素が減少する。
C. 赤潮は, 窒素やリンなどの無機物が不足して濃度が低くなる貧栄養化によって起こる。
D. 水中に排出された有機物は, 細菌などによって窒素やリンを含む無機物に分解される。
E. 富栄養化は人間活動によって引き起こされ, 人間が介在しない環境ではみられない。

(10) ホイタッカーやマーグリスは，生物を①原核生物界，②原生生物界，③植物界，④菌界，⑤動物界という 5 つに分ける五界説を提案した。これに対し，ウーズは，rRNA の塩基配列の比較から，全生物を古細菌ドメイン，細菌ドメイン，真核生物ドメインの 3 ドメインに分ける説を提出した。3 ドメイン説によると，五界説の①～⑤は 3 つのドメインのどれに分けられるか，<u>1 つ</u>選べ。

A. 古細菌ドメイン―①　細菌ドメイン―②　真核生物ドメイン―③④⑤
B. 古細菌ドメイン―②　細菌ドメイン―①　真核生物ドメイン―③④⑤
C. 古細菌ドメイン―①　細菌ドメイン―①　真核生物ドメイン―②③④⑤
D. 古細菌ドメイン―②　細菌ドメイン―②　真核生物ドメイン―①③④⑤
E. 古細菌ドメイン―④　細菌ドメイン―①②　真核生物ドメイン―③⑤
F. 古細菌ドメイン―①　細菌ドメイン―②④　真核生物ドメイン―③⑤

(11) 樹木には，細胞壁の木質化に関与するペルオキシダーゼという酵素が存在する。この酵素は一対の対立遺伝子 A, a によってつくられる 2 つの型があることが分かっている。いま，ある種の樹木の集団 3000 個体のそれぞれの遺伝子型を調べたところ，AA が 1800 個体，Aa が 600 個体，aa が 600 個体であった。この樹木の集団の対立遺伝子 A の遺伝子頻度を p，a の遺伝子頻度を q とし，p+q=1 とした場合，p の値に最も近いのはどれか，<u>1 つ</u>選べ。

A. 0.2　　B. 0.3　　C. 0.4　　D. 0.5　　E. 0.6　　F. 0.7　　G. 0.8　　H. 0.9

(12) 植物の受精について正しく述べた文章を<u>2 つ</u>選べ。

A. 胚のう母細胞は減数分裂により 4 個の胚のう細胞となる。
B. めしべには子房が存在し，その内部にある胚珠が将来の種子となる。
C. 精細胞と受精した卵細胞は，さらに中央細胞と融合する重複受精を行う。
D. 卵細胞，助細胞，反足細胞，中央細胞はすべて胚のうを構成する細胞である。
E. 花粉内部に存在する雄原細胞が受粉後に分裂して精細胞と花粉管細胞になる。
F. 受精後，胚乳細胞は細胞分裂を繰り返して胚となり，胚は胚柄，種皮に分化して種子になる。

(13) 右の図は，ある１つの対立遺伝子によって支
配される，ある形質の遺伝を示した家系図で
ある。以下のＡからＤのうち，正しいものを
１つ選べ。家系図中の○は女性を，□は男性
を示し，斜線で塗りつぶしたものはある遺伝
形質が発現していることを示しているもの
とする。また，この遺伝の過程で原因遺伝子
が突然変異で出現することはないものとす
る。

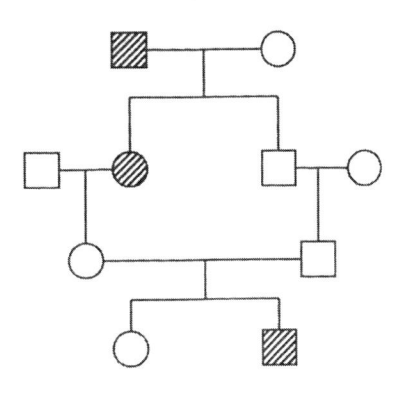

A. この形質は，Ｙ染色体上に遺伝子が存在する可能性がある。
B. この形質は，常染色体上の優性遺伝子により遺伝する可能性がある。
C. この形質は，常染色体上の劣性遺伝子により遺伝する可能性がある。
D. この形質は，Ｘ染色体上の優性遺伝子により遺伝する可能性がある。

(14) マウスのある遺伝子は以下の図に示されるように，黒塗りの箱で図示した４つの
エキソンがイントロンで分断されている。

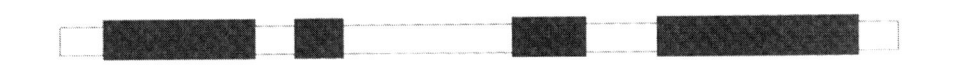

この図に示した領域をすべて含む２本鎖DNA断片と，この遺伝子から転写されてでき
るmRNAとを試験管内で混合し，高温で２本鎖DNAをほぐした後，ゆっくり冷やし
てmRNAとその相補的なDNA配列とを結合させた。このとき，どのような構造物が
形成されると予想できるか。最適と思われるものを以下から１つ選べ。

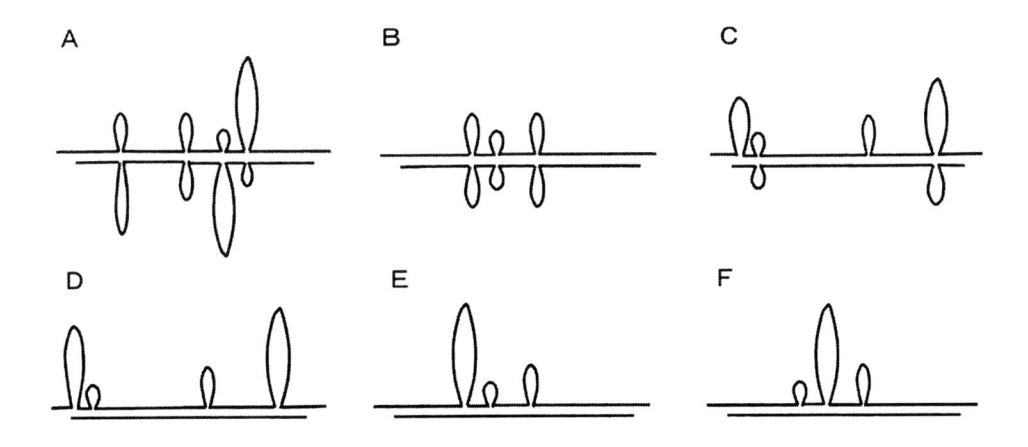

(15) PCR 法により増幅した DNA 断片に含まれる遺伝子 A 全体をプラスミドに組み込みたい。用意した 5 種類の制限酵素は図 1 の塩基配列を認識して切断する。増幅した DNA 断片およびプラスミド上で制限酵素が認識する部位は図 2 と図 3 の通りである。

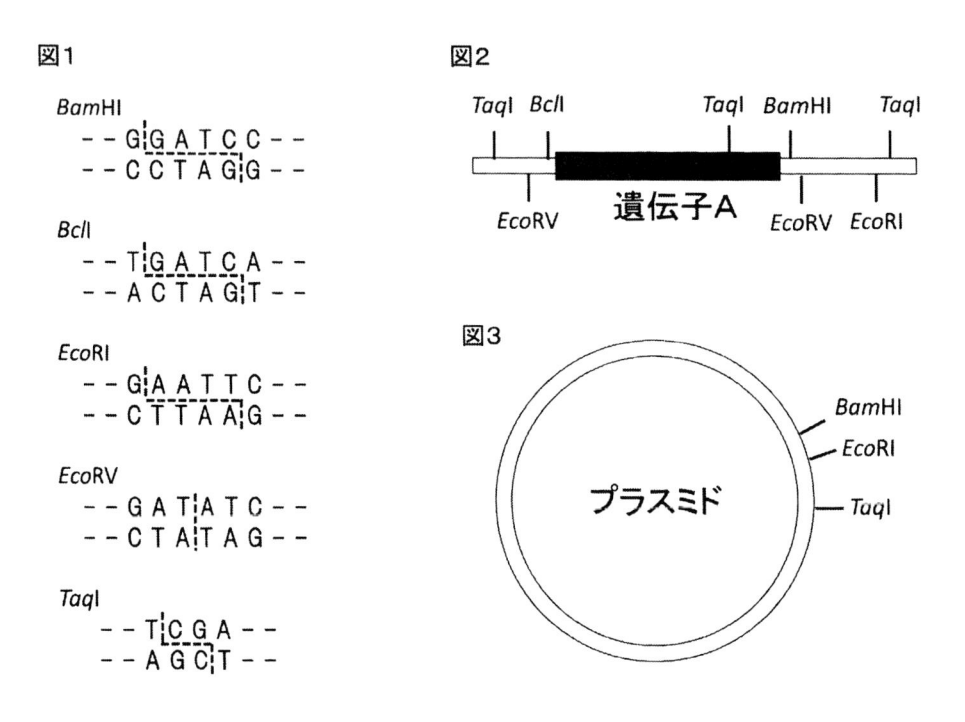

図1

*Bam*HI

*Bcl*I

*Eco*RI

*Eco*RV

*Taq*I

図2

図3

遺伝子 A をプラスミドに組み込むために必要な制限酵素を，以下から<u>すべて</u>選べ。

A. *Bam*HI
B. *Bcl*I
C. *Eco*RI
D. *Eco*RV
E. *Taq*I

〔問2〕 次の図は, ①rRNA にもとづく動物界の系統を示したものである。(1)～(8)の問いに答えよ。

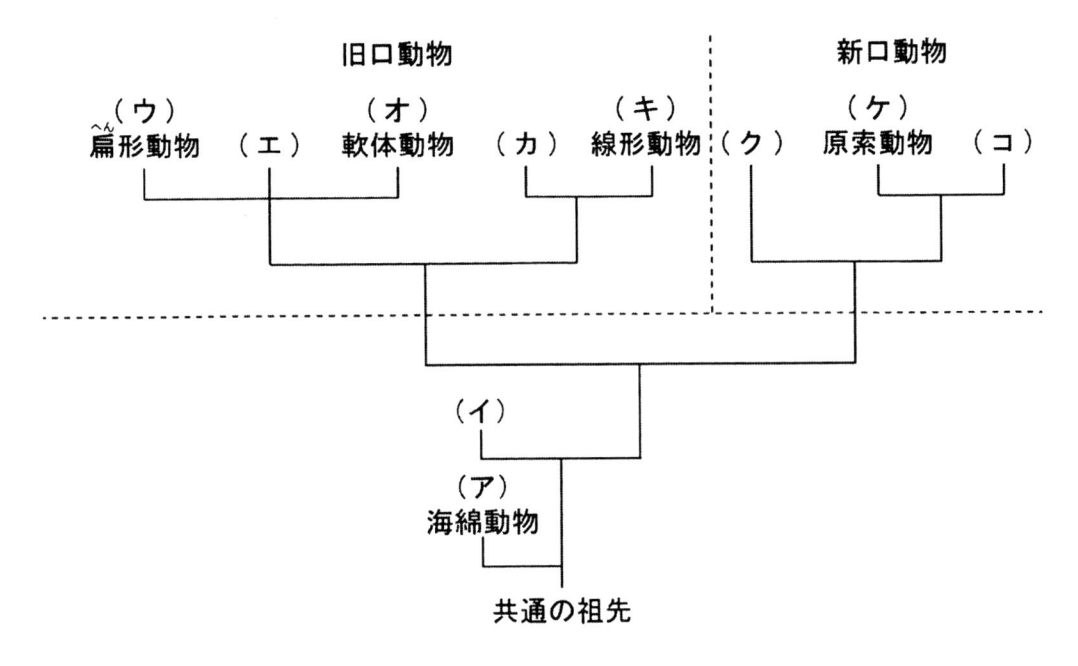

(1) 下線部①について, RNA には rRNA のほかに, mRNA, tRNA などがある。rRNA, mRNA, tRNA をそれぞれ 40 字以内で説明せよ。

(2) 図のように, 生物が進化してきた道筋を, 樹木状の形で描いたものを何というか。

(3) 図の空欄イ, エ, カ, ク, コに入る動物群の名称を記せ。

(4) 図のア～コのうち, 発生過程において中胚葉が形成されず, 内胚葉と外胚葉に由来する細胞からなる動物はどれか。すべて選び記号で答えよ。

(5) 図の点線で左右に区切られた, 旧口動物と新口動物の違いについて, 40 字以内で説明せよ。

(6) カ, キに共通する特徴で, ウ, エ, オには見られないものは何か, 簡潔に記せ。

(7) ケ, コに共通する特徴で, クには見られないものは何か, 簡潔に記せ。

(8) ウ, オ, ケに属する動物名をそれぞれ 1 つずつ挙げよ。

〔問3〕次の図は，生態系における窒素（N）の循環を模式的に示したものである。(1)〜(8)の問いに答えよ。

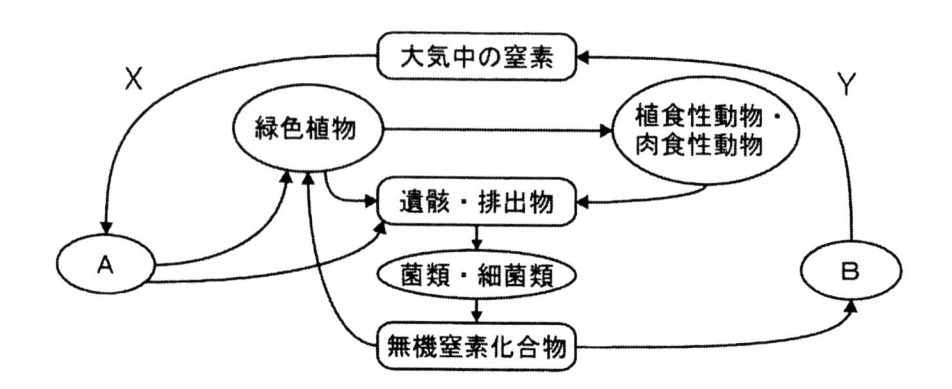

(1) 以下から窒素（N）を含む物質を<u>すべて</u>選び，記号で記せ。

A. ATP　　　　　B. DNA　　　　　C. RNA
D. グルコース　　E. タンパク質　　F. 尿素

(2) 図の空欄 A に当てはまる生物名を以下から<u>すべて</u>選び，記号で記せ。

A. アオカビ　　B. アゾトバクター　　C. イトミミズ　　D. クロストリジウム
E. クロモ　　　F. ネンジュモ　　　　G. 酵母菌　　　　H. 根粒菌

(3) 図の空欄 A の生物群に共通する，細胞の構造上の特徴を簡潔に述べよ。

(4) 図の空欄 A の生物群には，ある植物に共生しているものがある。ある植物とは何か。

(5) 図の空欄 B に当てはまる生物の名称を記せ。

(6) 生物の遺骸・排出物が菌類・細菌類によって分解されてできる無機窒素化合物は，再び植物に利用される。この物質をイオン式で<u>2つ</u>記せ。

(7) 大気中の窒素は，生物によるはたらきのほかに，ある現象によって無機窒素化合物となり，緑色植物が利用できる形に変えられることがある。この現象は何か。

(8) 図の X，Y が示す作用の名称を記せ。

〔問4〕 以下の図は，心臓を中心としたヒトの血液の循環を模式的に示している。→は体内での血液循環を示し，⇒は心臓内での血液の移動を示す。この図を元に，以下の(1)〜(4)の問いに答えよ。

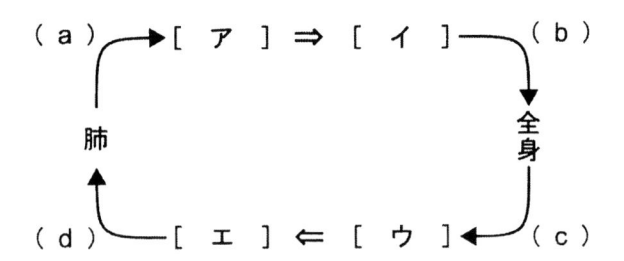

(1) 図の空欄ア〜エに入る適当な名称を，下の語群より選んで答えよ。

【語群】 左心室，左心房，右心室，右心房

(2) 体内を循環する血液中の酸素濃度は，血管の種類によって異なることが知られている。図中の(a)〜(d)に示した血管内の血液に含まれる酸素濃度について述べた以下の文章のうち正しいものを2つ選び，記号で記せ。

A. (a)の酸素濃度は(c)よりも低い。
B. (a)の酸素濃度は(b)よりも高い。
C. (c)の酸素濃度は(a)よりも低い。
D. (d)の酸素濃度は(a)よりも高い。
E. (d)の酸素濃度は(b)よりも高い。

(3) ヒトを含む脊椎動物の循環系は閉鎖循環系とよばれている。一方で，昆虫に代表される節足動物の循環系は開放血管系である。開放血管系の特徴を答えよ。

(4) ヒトの心臓は2心房2心室であるが，同じ脊椎動物でも魚類の心臓は異なる形態を持つことが知られている。コイや金魚などの魚類は肺を持たず「えら」を持っている。図にならって，魚類の血液循環を模式的に示す図を作れ。ただし，図中には以下の語を入れること。

【入れる語】 心房，心室，えら，全身

〔問 5〕以下の I，II の文を読み，(1)〜(6)の問いに答えよ。

I.　動物発生の初期段階では，受精卵は(a)卵割とよばれる体細胞分裂を連続して起こして，細胞数を増やしていく。卵内で核が存在し，(b)減数分裂による極体が生じる側は（　ア　）とよばれ，逆側は（　イ　）とよばれている。また，卵は内部に蓄積されている卵黄の量や分布の違いによって分類され，ウニやヒトは（　ウ　），両生類は（　エ　），(c)ショウジョウバエのような昆虫類は（　オ　）とよばれている。

　　両生類の一種，アフリカツメガエルでは，第一卵割は，（　ア　）と（　イ　）を結ぶ面で起こる。両生類卵の多くでは，受精後，第一卵割までに灰色三日月環が現れるが，第一卵割面はこの灰色三日月環を分割するように入る。第二卵割は第一卵割面と直交する面で起こる。第三卵割は（　ア　）と（　イ　）を結ぶ線に(d)_____起こる。

(1)　文中の空欄（　ア　）から（　オ　）にあてはまる適当な語を答えよ。

(2)　下線部(a)に関して述べた以下の文章より誤っているものを 1 つ選び，記号で記せ。

A.　卵割が進行すると卵割腔が生じる。
B.　間期において，割球は大きくならない。
C.　S 期において DNA 複製は起こらない。
D.　通常の体細胞分裂よりも細胞周期が短い。

(3)　下線部(b)に関連して，ある動物の受精卵を観察すると，極体が 3 個観察できた。なぜ極体が 3 個あると考えられるか，90 字以内で答えよ。

(4)　下線部(c)に関連して，ショウジョウバエ卵の卵割の特徴を 40 字以内で答えよ。

(5)　下線部(d)に関して，第三卵割の説明を完成するように適当な文章を答えよ。

II.　アフリカツメガエルの第二卵割終了後，つまり 4 細胞期の胚を第一卵割面，または第二卵割面で二分する実験を行った。すると，どちらの卵割面で分割するかによって異なる結果となった。その結果は，「どちらの半分もほぼ正常に発生する」と，「どちらの半分もほとんど正常に発生しない」であった。

(6)　分割した半分が正常に発生する結果となったのはどちらの卵割面で分割した場合か，理由とともに 100 字以内で答えよ。

〔問 6〕以下の I，II の文を読み，(1)〜(3)の問いに答えよ。ただし I，II の同じ数字の空欄には同じ語句が入るものとする。

I．大腸菌は生育にグルコースを必要とするが，グルコースが培地にない状態でも，ラクトースがあれば，(a)ラクトースの代謝と輸送に必要な 3 つの酵素 (β-ガラクトシダーゼ，ラクトース輸送体，β-ガラクトシドアセチルトランスフェラーゼ) を合成し，ラクトースを分解してグルコースを作ることができる。これらの 3 つの酵素をコードする遺伝子は隣接して存在し，lac オペロンとよばれており，オペロンの発現誘導は次のように行われる。培地中のラクトースが代謝されてできた産物が □1□ に結合すると，□1□ が □2□ 配列に結合できなくなる。すると遺伝子発現の抑制が解除され，DNA 上の □3□ 領域に結合した RNA ポリメラーゼが転写を開始する。このとき，ラクトースの代わりに，その類似物質である(b)IPTG (イソプロピルチオガラクトシド) で発現を誘導することもできる。IPTG は lac オペロンの誘導物質であるが，β-ガラクトシダーゼの基質にはならない。

(1)　□1□〜□3□ の空欄を埋めよ。

(2)　下線部(a)の 3 つの酵素を大量に精製するために，lac オペロンの □3□ 領域から 3 つの酵素の遺伝子までの領域をタンパク質発現ベクターにクローニングして大腸菌に導入して発現を誘導させた。このとき，ラクトースではなく下線部(b)のように IPTG を培地に加えて大腸菌を培養した。発現誘導にラクトースではなく IPTG を用いる理由は何か。100 字以内で説明せよ。

II．大腸菌で五炭糖アラビノースの利用に関係する酵素群をコードする ara オペロンは，グルコースが存在せずにアラビノースが存在するときに限って発現する。オペロンの発現は AraC とよばれるタンパク質によって制御されている。(c)アラビノースが存在しない時には AraC は □1□ として ara オペロンの調節領域に結合して転写を抑制するが，アラビノースと結合した AraC は活性化因子として転写を活性化する。AraC をコードする遺伝子 araC が欠失すると，ara オペロンはアラビノース存在下でも発現しない。

　右図に示した，ベクターとして用いるプラスミド pGLO が大腸菌に導入されると，Amp^r からはアンピシリンを分解する酵素が，araC からは AraC タンパク質がそれぞれ発現する。また GFP 遺伝子はオワンクラゲ由来の緑色蛍光タンパク質 GFP を PBAD 領域による制御下で発現する。PBAD 領域には，ara オペロンの調節領域から □3□ 領域までが含まれている。

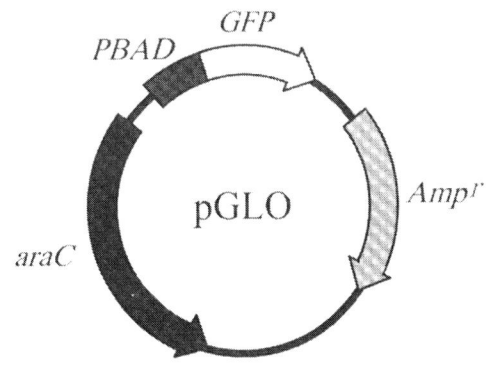

(3) AraC をコードする遺伝子が欠失した大腸菌に pGLO を導入する処理を行い，下の表に示した寒天培地 A〜F で，処理した大腸菌を同じ量ずつ培養してコロニーを形成させた。コロニー形成後に紫外線（UV ランプ）を照射すると，GFP を発現しているコロニーは緑色蛍光を発する。培地 A で培養すると，下の(ア)のようにコロニーを形成した。培地 B〜F で培養した際のコロニーを模式的に示しているものを下の(ア)〜(ク)からそれぞれ選べ。ただし，処理した大腸菌のすべてに pGLO が導入されるわけではない。

培地	A	B	C	D	E	F
アンピシリン	−	+	−	−	+	+
アラビノース	−	−	+	+	+	+
グルコース	+	+	+	−	+	−

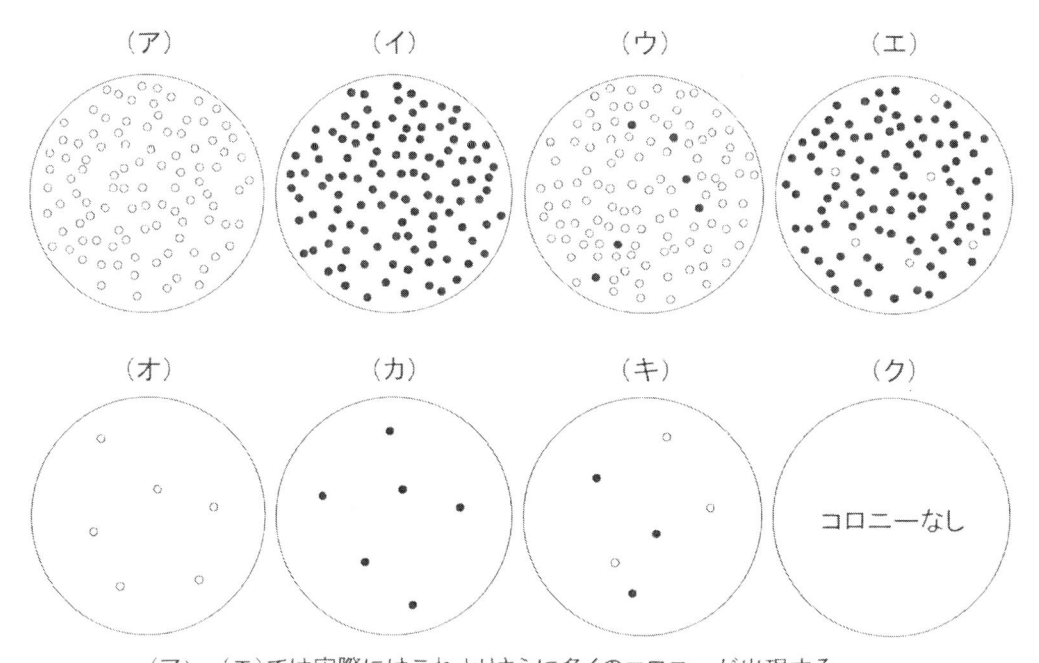

(ア)　　　　　(イ)　　　　　(ウ)　　　　　(エ)

(オ)　　　　　(カ)　　　　　(キ)　　　　　(ク)

コロニーなし

（ア）〜（エ）では実際にはこれよりさらに多くのコロニーが出現する。

UVランプを照射すると緑色蛍光を発するコロニーは●、蛍光を発しないコロニーは〇で模式的に示してある。

英 語

解答

30年度

問1

〔解答〕

　我々が与えることを考えるとき、しばしば壮大な行為について考え、世に出るのを見てみたいと思う個人やグループに対して、何時間も何日も割いてボランティアをしたり、助言したり、貢献したりする。また、寄付すべき特定の慈善団体、財団、協会のことを考えたりもする。しかし、たとえ最少のレベルのことであっても与えるという行為（自体）が力を持つ。あまりにもしばしば我々は、貢献すべき束の間の機会、つまり、気前よくあるべき、助けになるべき、役に立つべき、数えきれないほどの瞬間を、ふと見逃してしまうのだ。

〔出題者が求めたポイント〕

　giving「与えること」。setting aside 〜「〜（時間）を確保する」これは分詞構文。mentor to 〜「〜に助言をする」。miss 〜「〜を見逃す」。for a moment「一瞬、ふと」。

問2

〔解答〕

(1) 私の祖父が、「人間は進歩の犠牲者になるだろう！」と言うたびに私の弟と私は目を白黒させた。大人になった今、私はこれらの言葉の裏にある真実を理解している。使い捨て製品が市場に出て、家庭に入ってきたため、我々の清潔さの基準は極端なものになったのだ。

(2) ア ⑤ イ ① ウ ⑧ エ ⑩ オ ⑨ カ ⑦ キ ④
　ク ② ケ ⑥ コ ③

〔出題者が求めたポイント〕

(1) roll one's eyes「目を白黒させる」。every time 〜「〜するたびに」。victim「犠牲者」。disposability「使い捨て製品」。hit the market「市場に出る」。

(2) ア find reassurance in 〜「〜に安心を見出す」。
　イ such products as 〜「〜などの製品」。
　ウ be under the attack of 〜「〜の攻撃を受けている」。
　エ while Ving「〜しながら」。
　オ live up to 〜「〜に沿って生活する」。
　カ spend 金 on 〜「〜に金を使う」。
　キ look for 〜「〜を探す」。
　ク be effective at Ving「するのに効果がある」。
　ケ the development of 〜「〜の発生」。
　コ by Ving「〜することによって」。

〔全訳〕

　私の祖父が、「人間は進歩の犠牲者になるだろう！」と言うたびに私の弟と私は目を白黒させた。大人になった今、私はこれらの言葉の裏にある真実を理解している。使い捨て製品が市場に出て、家庭に入ってきたため、我々の清潔さの基準は極端なものになったのだ。

　再利用可能な代替品よりも、より清潔で、それゆえより健康的な生活を約束する使い捨て製品の広告に煽られて、我々の社会はますます病的潔癖症になり、ペーパータオル、ゴム手袋、ティッシュ、抗菌ワイプといった製品の慎重な使用と廃棄に安心を見出す。我々の購買力を勝ち取ろうとするばかげた主張のおかげで、我々は自分が不潔であり、確実に殺す必要があるか、少なくとも避けねばならない危険な細菌の攻撃を受けており、再利用は気持ちが悪い、と信じるようになった。ある会社は、自社の使い捨てハンドタオルをあなたに売りつけながら、「トイレのハンドタオルを定期的に洗っても清潔な手が保証されるわけではない」と主張する。我々の清潔な洗濯物を含む、あらゆる細菌の居場所に市場を見出そうとする業界の専門家は、使い捨ての有害な製品に対する我々の依存を強化する。しかし、これらの捏造された基準に沿って生活することは、資源の枯渇と使い捨て製品の廃棄によって、我々の惑星の健康を犠牲にするのみならず、我々個人の健康にも負担をかけているのだ！

　マザー・ネイチャー・ネットワーク（Mother Nature Network）によれば、「米国消費者は、必要でない抗菌製品に年間およそ10億ドルを費やしている」。手指用除菌ローションをキーホルダーにつけて持ち歩く人もいれば、公共の場でディスペンサーを探す人もいる。しかし、Mayo Clinic が警告するように、「抗菌石けんが、通常の石けんよりも病原菌を殺す効果があるわけではない。抗菌石けんを使用すると、製品の抗菌剤に耐性ある細菌の発生さえもたらすことがあり、将来これらの細菌を殺すのが難しくなる」。我々は自分たちも十分わかっていない、目に見えない戦争を戦っており、全力でそれを攻撃することにより、我々はスーパー耐性菌を繁殖させている。

　非常な清潔さと衛生的の間で適切なバランスを見つけることは、新たな必要性である。一部の細菌は私たちの免疫にとって有益であり、抗菌ワイプやジェルが必要ないことを理解することは重要である。人手のかからない家事のやり方を採用し、清掃や洗濯用品を合理化し、残り物を堆肥化することで、家事を簡素化しなさい。

問3

〔解答〕

(1) 現時点では、微小重力下における手術は実際的ではない。なぜなら、患者の体（4分の3が水分）から血液や体液が漏出して浮遊し、他の宇宙飛行士に伝染し、宇宙船を汚染するからだ。

(2) ア ④ イ ③ ウ ⑤ エ ① オ ②

〔出題者が求めたポイント〕

(1) operations「手術」。microgravity「微小重力」。leak out of 〜「〜から漏出する」。contaminate 〜「〜を汚染する」。

(2) 選択肢訳
① より高性能の医療機器が必要だろう
② 迅速な医学的アドバイスは可能ではないだろう
③ 基本的な医療行為を行う
④ それは出血を止めることができるだろう
⑤ これはまだかなり遠い先のことだ

〔全訳〕
　月、火星、さらにかなたへの有人宇宙飛行が計画されているため、宇宙における緊急医療を改善する必要性はさらに増している。有資格の医師を乗組員の一員にすることが、地球から数千マイル離れた医学的緊急事態に対処するのに役立つかも知れない。スタートレックの宇宙船エンタープライズ号の乗組員にはこれが奏功した。しかし、宇宙で緊急手術を行うのは現実的なのだろうか？
　現時点では、微小重力下における手術は実際的ではない。なぜなら、患者の体（4分の3が水分）から血液や体液が漏出して浮遊し、他の宇宙飛行士に伝染し、宇宙船を汚染するからだ。米国の科学者たちは、透明なドームで傷を覆い、それを生理食塩水などの液体で満たして血流をせき止めるというアイデアを試している。それは出血を止めるか、あるいは外科医に傷をふさぐ時間を与えはするだろう。NASAはまた、ロボットを宇宙外科医に転向させる計画も立てている。ロボノート2はすでに国際宇宙ステーション（ISS）に乗っており、その目的は地球から遠隔操作で基本的な医療行為を行うことだ。最終的には、複雑な手術が行えるようプログラムされることが望まれるが、これはまだかなり遠い先のことだ。
　長期間の宇宙飛行においては、より高性能の医療機器、より長い貯蔵寿命がある薬剤、そしてより広範な医療訓練が必要だろう。火星への道のりは長く、地球と通信するときに約20分の時間遅延があるので、迅速な医学的アドバイスは可能でないだろう。宇宙医療の専門家たちは多くの仕事を抱えているが、皆に恩恵をもたらす革新的な解決策を、彼らはきっと思いつくだろう。

問4

〔解答〕
(ア) well as technology which improves
(イ) going to be here for
(ウ) no significant changes will occur
(エ) by spreading right across the globe
(オ) could look very different from
(カ) about how humans won't change
(キ) some technology to keep us
(ク) considered to be very attractive
(ケ) from the dinosaurs would have evolved
(コ) with their hands very good

〔出題者が求めたポイント〕
(ア) as well as ～ の形に気づく。
(イ) going to be の固まりを見抜く。
(ウ) will occur の述語動詞を確定し、主語を作る。
(エ) right across the globe「地球全体に」。
(オ) look very different の固まりができれば容易。

(カ) about の後ろに疑問詞が導く名詞節が来ている。
(キ) considered to be ～「～と見なされる」。
(ク) hide from ～「～から身を隠す」。would have evolved の主語は some of the mammals
(コ) 付帯状況の with に気づく。

〔全訳〕
　我々は、これまでとてもうまくやってきた類人猿である。私はそのことを否定しない。類人猿の種がこれほどうまくやれたのは珍しいことだ。我々は素晴らしいものを創造している。その中には、芸術、音楽、文学、さらには、我々の生存、繁殖、長寿の可能性を高める科学技術が含まれる。
　しかし、個人として、我々が永遠に生きる（胃にとってそれがどれほど困難でも）ことがないように、種としても我々が永遠にここにいるわけではない。我々は進化を少し遅らせたかも知れないし、自然淘汰の名で知られる死神の大鎌の刃を、少なくとも先進国においては鈍らせたかも知れない。しかし、赤ちゃんが成人期まで生き延びる可能性がとても高い、こうした恵まれた場所でさえ、夫婦が何人子供を持つかには違いがあり、この違いが集団内の遺伝子頻度を変化させる。おそらくはゆっくりとだが、それでもこれは進化なのだ。
　我々が、自分の暮らす環境の安定性を制御し維持しうる、現在のような高みの状態にいる間は、少なくとも解剖学的に大きな変化は起こらないだろう。他の種が我々の周りで興隆したり没落したりする中、我々はカブトガニやシーラカンスのような生きた化石になる可能性がある。我々は、地球全体に広まることによって、地域的大変動を生き延びるわずかな可能性を得てきた。しかし究極的には、環境の壊滅的な変化が ―正直に現実を受け入れるなら、むしろそれは我々自身が起こすのかも知れないのだが― ゲームのルールを大幅に変える可能性がある。その時点で、我々の種は消滅しているかも知れない。あるいは、まだ生存可能な場所にしがみつく、ごく少数の小さな集団へと成り下がっているかも知れない。そのような退避地（絶滅を免れた生物が生き残った地域）では、自然淘汰はその鎌を磨いて仕事に取りかかり、遺伝的浮動の影響も重大になる可能性がある。こうした状況では、未来の人類は現在の肉体とは大きく異なって見える可能性がある。
　私は、我々の種の未来を予測するために自分の水晶球を磨くつもりはない。なぜなら、進化には、そして銀河における進化には、あまりに予測不可能性が大きいからだ。しかし私は、近い将来人間がいかに変化しないのかについては少し予言しよう。つまり、完全に機能する余分な指や足指は生えてこないこと、5本指のパターンが我々のゲノムにあまりに深く埋め込まれているので、そんなことは全くありそうもないということだ。我々は、同じ理由で翼や余分な足も生やさない。我々が寒い場所で自分を暖かく保つ技術を保持する限り（住処、衣服、火）、そしてそれがよほど魅力的だと思われるものでない限り、我々は再び毛皮を生やさないだろう。
　恐竜から身を隠した哺乳動物の一部が猿に進化し、そ

の中の一部が類人猿になり、類人猿の一部が、手をとてもうまく賢く使う、陸上の常習二足歩行者になることを、6,600 万年前に予想するのが困難だったのと同様、我々の進化の運命がどこにあるのかを予測することは困難だ。私は、進歩の偶然性や偶発性（制約があるとはいえ、そこに存在するもの）のせいで、我々が自分のことを取るに足らないとか、重要でないとか感じるべきだとは思わない。私には、そう、ここにいることが非常に幸運だと感じられる。ちょっと想像してみてごらんなさい。ここに「いない」ことがどれほど簡単だっただろうか、ということを。

問5
〔解答例〕

　It takes many years to grow bonsai trees, and some of them have been handed down from person to person since the Edo period. Every time their owners change, some alterations are made in accordance with the aesthetic sense of their new owners. In some cases, even the fundamental features of the shape like the inclination of trunks or the shapes of branches are changed. If "art work" means the personality expressed by a single creator, bonsai falls out of that category.

数　学

解答　30年度

❶

〔解答〕

(1) 最大値 $3(x=\pm1,\ y=1)$
最小値 $-2\sqrt{2}\ (x=0,\ y=-\sqrt{2}\ )$

(2) 半径 4

(3) $-\sqrt{2}\le a\le\sqrt{2}$

$a^2\ne1$ のとき，$\tan\theta=\dfrac{1\pm a\sqrt{2-a^2}}{a^2-1}$

$a=1$ のとき，$\tan\theta=0,\ \infty$

$a=-1$ のとき，$\tan\theta=0,\ -\infty$

(4) 31

〔出題者が求めたポイント〕

(1) 2次関数

$P=x^2+2y$ とすると，x^2 を y で表わし代入する。

P を y について平方完成する。

$x^2\ge0$ より y の値の範囲を求めて，最大値，最小値を求める。

(2) 三角比

△OAB は 2 等辺三角形であるから，

$$\angle OBA=\angle OAB$$
$$OP^2=OA^2+AP^2-2OA\cdot AP\cos\angle OAP$$
$$OP^2=OB^2+BP^2-2OB\cdot BP\cos\angle OBP$$

2 式より円の半径を求める。

(3) 三角関数

$r=\sqrt{b^2+c^2}$，$\dfrac{b}{r}=\cos\alpha$，$\dfrac{c}{r}=\sin\alpha$　のとき，

$$b\sin\theta+c\cos\theta=r\sin(\theta+\alpha)$$

$\sin$ の値が $-1\le\sin(\theta+\alpha)\le1$ より a の値の範囲を求める。

$\sin\theta+\cos\theta=a$ と $\sin^2\theta+\cos^2\theta=1$ より

$\sin\theta,\ \cos\theta$ の値を求めて，$\tan\theta=\dfrac{\sin\theta}{\cos\theta}$

分母が 0 になるときは，特別に $\sin\theta,\ \cos\theta,\ \tan\theta$ の値を求める。

(4) n 進法

$ab_{(n)}$ は 10 進法では，$an+b$ である。

〔解答のプロセス〕

(1) $x^2+y^2=2$　より　$x^2=2-y^2$

$P=x^2+2y$ とする。

$$P=x^2+2y=2-y^2+2y=-y^2+2y+2$$
$$=-(y-1)^2+3$$

$x^2\ge0$　より　$2-y^2\ge0$　よって　$y^2-2\le0$

$(y+\sqrt{2})(y-\sqrt{2})\le0$　より　$-\sqrt{2}\le y\le\sqrt{2}$

$y=1$ のとき，$x^2=1$ より $x=\pm1$ で，

P は最大値 3 である。

$y=-\sqrt{2}$ のとき，$x=0,\ P=-2\sqrt{2}$

$y=\sqrt{2}$ のとき，$x=0,\ P=2\sqrt{2}$

従って，$y=-\sqrt{2},\ x=0$ で，

P は最小値 $-2\sqrt{2}$ である。

---

(2)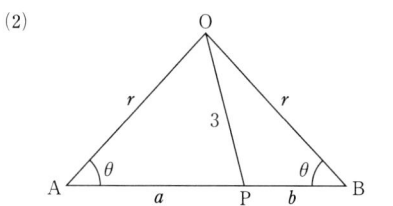

△OAB は 2 等辺三角形であるから，

$\angle OAB=\angle OBA=\theta$ とする。

また，円の半径 $OA=OB=r$，$AP=a$，

$BP=b$ とする。

△OAP より

$$a^2+r^2-2ar\cos\theta=9\quad\cdots\cdots①$$

△OBP より

$$b^2+r^2-2br\cos\theta=9$$

2 式の辺々引くと

$$a^2-b^2-2(a-b)r\cos\theta=0\quad\cdots\cdots②$$

$a\ne b$ のとき

$$2r\cos\theta=\dfrac{a^2-b^2}{a-b}=a+b$$

①に代入すると

$$a^2+r^2-a(a+b)=9\quad より\quad r^2=9+ab$$

よって，$r^2=9+7=16$　従って，$r=4$

$a=b$ のとき，つまり $a=b=\sqrt{7}$

△OAP で三平方の定理より，

$$r^2=3^2+(\sqrt{7})^2$$
$$r^2=16\qquad r=4$$

（別解）

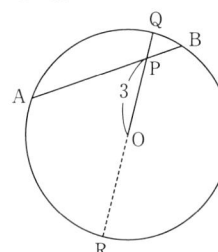

左図のように Q, R をとる。

円 O の半径を r とすると，

方べきの定理より

$$PA\cdot PB=PQ\cdot PR$$
$$7=(r-3)(r+3)$$
$$7=r^2-9\qquad r^2=16$$

$r>0$　より　$r=4$

(3) $\sin\theta+\cos\theta=\sqrt{2}\sin\left(\theta+\dfrac{\pi}{4}\right)$

$a=\sqrt{2}\sin\left(\theta+\dfrac{\pi}{4}\right)$　で，$-1\le\sin\left(\theta+\dfrac{\pi}{4}\right)\le1$

従って，$-\sqrt{2}\le a\le\sqrt{2}$

$\cos\theta=a-\sin\theta$　で　$\sin^2\theta+\cos^2\theta=1$

$\sin^2\theta+(a-\sin\theta)^2=1$　より

$$2\sin^2\theta-2a\sin\theta+a^2-1=0$$

$$\sin\theta=\dfrac{a\pm\sqrt{a^2-2(a^2-1)}}{2}=\dfrac{a\pm\sqrt{2-a^2}}{2}$$

$$\cos\theta=a-\dfrac{a\pm\sqrt{2-a^2}}{2}=\dfrac{a\mp\sqrt{2-a^2}}{2}$$

$\sin\theta=\dfrac{a+\sqrt{2-a^2}}{2}$，$\cos\theta=\dfrac{a-\sqrt{2-a^2}}{2}$　のとき

$$\tan\theta = \frac{a+\sqrt{2-a^2}}{a-\sqrt{2-a^2}}$$

$$= \frac{(a+\sqrt{2-a^2})^2}{(a-\sqrt{2-a^2})(a+\sqrt{2-a^2})}$$

$$= \frac{1+a\sqrt{2-a^2}}{a^2-1}$$

$\sin\theta = \dfrac{a-\sqrt{2-a^2}}{2}$,　$\cos\theta = \dfrac{a+\sqrt{2-a^2}}{2}$　のとき,

$$\tan\theta = \frac{a-\sqrt{2-a^2}}{a+\sqrt{2-a^2}}$$

$$= \frac{(a-\sqrt{2-a^2})^2}{(a+\sqrt{2-a^2})(a-\sqrt{2-a^2})}$$

$$= \frac{1-a\sqrt{2-a^2}}{a^2-1}$$

$a=1$ のとき, $\sin\theta=1$, $\cos\theta=0$, $\tan\theta=\infty$
　　　　　$\sin\theta=0$, $\cos\theta=1$, $\tan\theta=0$

$a=-1$ のとき, $\sin\theta=0$, $\cos\theta=-1$, $\tan\theta=0$
　　　　　$\sin\theta=-1$, $\cos\theta=0$, $\tan\theta=-\infty$

従って,

$a^2\neq1$ のとき, $\tan\theta = \dfrac{1\pm a\sqrt{2-a^2}}{a^2-1}$

$a=1$ のとき, $\tan\theta = 0,\ \infty$

$a=-1$ のとき, $\tan\theta = 0,\ -\infty$

(4) $ab_{(9)}$, $ac_{(8)}$, $ba_{(7)}$ とする。$b=c-3$
　$9a+b=8a+c$ より $a=c-b$
　$a=c-(c-3)=3$ 　よって, $a=3$
　$3\cdot9+b=7b+3$ より $6b=24$
　従って, $b=4$, $c=7$
　$34_{(9)}$ は 10 進法では, $3\times9+4=31$
　$37_{(8)}$ は 10 進法では, $3\times8+7=31$
　$43_{(7)}$ は 10 進法では, $4\times7+3=31$

2

〔解答〕

(1) 極大値 $\dfrac{1}{\sqrt{2}}e^{-\frac{1}{4}\pi}\left(x=\dfrac{1}{4}\pi\right)$,

　　$\dfrac{1}{\sqrt{2}}e^{-\frac{9}{4}\pi}\left(x=\dfrac{9}{4}\pi\right)$

　　極小値 $-\dfrac{1}{\sqrt{2}}e^{-\frac{5}{4}\pi}$ $\left(x=\dfrac{5}{4}\pi\right)$

(2) $S_0 = \dfrac{e^{-\pi}+1}{2}$ $\left(\text{又は}\ \dfrac{e^\pi+1}{2e^\pi}\right)$

(3) 解答のプロセス参照

(4) $\dfrac{e^\pi+1}{2(e^\pi-1)}$ 　（$x\geq0$ 部分と考えた。）

〔出題者が求めたポイント〕

微分法, 積分法, 数列の極限

(1) $f(x)$ を微分して, 増減表をつくる。
　$(g(x)h(x))' = g'(x)h(x)+g(x)h'(x)$

(2) $\displaystyle\int_a^b f(x)g'(x)dx = \Big[f(x)g(x)\Big]_a^b - \int_a^b f'(x)g(x)dx$

(3) $\sin(x-n\pi) = -\sin(n\pi-x)$

n が奇数のとき, $\sin(n\pi-x)=\sin x$
n が偶数のとき, $\sin(n\pi-x)=-\sin x$
従って, $|\sin(x-n\pi)|=|\sin x|$

(4) （$0\leq x$ の部分として考える。）

$|r|<1$ のとき, $\displaystyle\sum_{n=1}^\infty ar^{n-1} = a+ar+\cdots = \dfrac{a}{1-r}$

〔解答のプロセス〕

(1) $f'(x) = -e^{-x}\sin x + e^{-x}\cos x$
　　　　$= e^{-x}(\cos x - \sin x)$
　$f'(x)=0$ のとき, $\cos x = \sin x$

　よって, $x = \dfrac{1}{4}\pi,\ \dfrac{5}{4}\pi,\ \dfrac{9}{4}\pi$

x	0	$\cdots$	$\dfrac{1}{4}\pi$	$\cdots$	$\dfrac{5}{4}\pi$	$\cdots$	$\dfrac{9}{4}\pi$	$\cdots$	3π
$f'(x)$		+	0	−	0	+	0	−	
$f(x)$		↗	極大	↘	極小	↗	極大	↘	

極大値 $x=\dfrac{1}{4}\pi$ のとき, $e^{-\frac{1}{4}\pi}\sin\dfrac{1}{4}\pi = \dfrac{1}{\sqrt{2}}e^{-\frac{1}{4}\pi}$

　　　　$x=\dfrac{9}{4}\pi$ のとき, $e^{-\frac{9}{4}\pi}\sin\dfrac{9}{4}\pi = \dfrac{1}{\sqrt{2}}e^{-\frac{9}{4}\pi}$

極小値 $x=\dfrac{5}{4}\pi$ のとき,

$$e^{-\frac{5}{4}\pi}\sin\dfrac{5}{4}\pi = -\dfrac{1}{\sqrt{2}}e^{-\frac{5}{4}\pi}$$

(2) $S_0 = \displaystyle\int_0^\pi e^{-x}\sin x\, dx$

$$= \Big[-e^{-x}\sin x\Big]_0^\pi + \int_0^\pi e^{-x}\cos x\, dx$$

$$= \int_0^\pi e^{-x}\cos x\, dx$$

$$= \Big[-e^{-x}\cos x\Big]_0^\pi - \int_0^\pi e^{-x}\sin x\, dx$$

よって, $S_0 = \{-e^{-\pi}(-1)\} - \{-e^0\cdot1\} - S_0$

従って, $S_0 = \dfrac{e^{-\pi}+1}{2}$ $\left(\text{又は}\ \dfrac{e^\pi+1}{2e^\pi}\right)$

(3) n が奇数のとき,
　$\sin(x-n\pi) = -\sin(n\pi-x) = -\sin x$
n が偶数のとき,
　$\sin(x-n\pi) = -\sin(n\pi-x) = \sin x$
従って, どちらも $|\sin(x-n\pi)| = |\sin x|$
　$|f(x-n\pi)| = e^{-x+n\pi}|\sin(x-n\pi)|$
　　　　　　$= e^{-x+n\pi}|\sin x|$
　$e^{-n\pi}|f(x-n\pi)| = e^{-n\pi}e^{-x+n\pi}|\sin x|$
　　　　　　　　$= e^{-x}|\sin x| = |f(x)|$
従って, $|f(x)| = e^{-n\pi}|f(x-n\pi)|$

(4) $[n\pi,\ (n+1)\pi]$ で $\displaystyle\int_{n\pi}^{(n+1)\pi}|f(x)|dx$ を求める。

$t = x-n\pi$ とおく。

$$\dfrac{dt}{dx}=1 \qquad \begin{array}{c|ccc} x & n\pi & \longrightarrow & n+1\pi \\ \hline t & 0 & \longrightarrow & \pi \end{array}$$

$[0,\ \pi]$ では $\sin t\geq0$

$$\int_{n\pi}^{(n+1)\pi} |f(x)|dx = \int_0^\pi e^{-n\pi}|e^{-t}\sin t|dx$$
$$= e^{-n\pi}\int_0^\pi e^{-t}\sin t\,dt$$
$$= e^{-n\pi}\frac{e^{-\pi}+1}{2}$$
$$S = \frac{e^{-\pi}+1}{2}(e^0 + e^{-\pi} + e^{-2\pi} + \cdots + e^{-n\pi} + \cdots)$$
$$= \frac{e^{-\pi}+1}{2}\frac{1}{1-e^{-\pi}} = \frac{e^\pi+1}{2(e^\pi-1)}$$

$$= \left(\frac{1}{2}\right)^n \{{}_nC_1 + {}_nC_3 + \cdots\cdots\}$$

従って，{}の中は①で $x=1$ のときであるので，
$$q_n = \left(\frac{1}{2}\right)^n \frac{1}{2}\{(1+1)^n - (1-1)^n\}$$
$$= \frac{1}{2}\left(\frac{1}{2}\right)^n\{2^n - 0^n\} = \frac{1}{2}$$
$$q_n - p_n = \frac{1}{2} - \frac{1}{2}\left\{1 - \left(\frac{1}{2}\right)^n\right\} = \left(\frac{1}{2}\right)^{n+1} > 0$$
従って，$q_n > p_n$

3

〔解答〕

(1)　$\dfrac{n!}{m!(n-m)!}\left(\dfrac{1}{2}\right)^n$

(2)　$p_n = \dfrac{1}{2}\left\{1 - \left(\dfrac{1}{2}\right)^n\right\}$　　(3)　$q_n = \dfrac{1}{2}$，$q_n > p_n$

〔**出題者が求めたポイント**〕

確率，二項定理

(1)　$x_1,\ \cdots,\ x_n$　で m 個が 1 となる。

(2)　$(1+x)^n = {}_nC_0 + {}_nC_1x + {}_nC_2x^2 + \cdots\cdots + {}_nC_nx^n$
　　　$(1-x)^n = {}_nC_0 - {}_nC_1x + {}_nC_2x^2 - \cdots\cdots + (-1)^n{}_nC_nx^n$
　　x^m の m が奇数の項の和は
$$\frac{(1+x)^n - (1-x)^n}{2} = {}_nC_1x + {}_nC_3x^3 + \cdots\cdots$$
　　これを利用する。

(3)　(2)と同様

〔**解答のプロセス**〕

(1)　${}_nC_m\left(\dfrac{1}{2}\right)^m\left(\dfrac{1}{2}\right)^{n-m} = {}_nC_m\left(\dfrac{1}{2}\right)^n$
$$= \frac{n!}{m!(n-m)!}\left(\frac{1}{2}\right)^n$$

(2)　$(1+x)^n = {}_nC_0 + {}_nC_1x + {}_nC_2x^2 + \cdots\cdots + {}_nC_nx^n$
　　　$(1-x)^n = {}_nC_0 - {}_nC_1x + {}_nC_2x^2 - \cdots\cdots + (-1)^n{}_nC_nx^n$
　　x^m の m が奇数の項の和は，
$$\frac{(1+x)^n - (1-x)^n}{2} = {}_nC_1x + {}_nC_3x^3 + \cdots\cdots + {}_nC_nx^n$$
　　この式を①とする。

$$p_n = {}_nC_1\left(\frac{1}{4}\right)\left(\frac{3}{4}\right)^{n-1} + {}_nC_3\left(\frac{1}{4}\right)^3\left(\frac{3}{4}\right)^{n-3}$$
$$+ \cdots\cdots + {}_nC_n\left(\frac{1}{4}\right)^n$$
$$= \left(\frac{3}{4}\right)^n\left\{{}_nC_1\left(\frac{1}{3}\right) + {}_nC_3\left(\frac{1}{3}\right)^3 + \cdots\cdots + {}_nC_n\left(\frac{1}{3}\right)^n\right\}$$

従って，{}の中は①で $x=\dfrac{1}{3}$ のときであるので，
$$p_n = \left(\frac{3}{4}\right)^n \frac{1}{2}\left\{\left(1 + \frac{1}{3}\right)^n - \left(1 - \frac{1}{3}\right)^n\right\}$$
$$= \frac{1}{2}\left(\frac{3}{4}\right)^n\left\{\left(\frac{4}{3}\right)^n - \left(\frac{2}{3}\right)^n\right\} = \frac{1}{2}\left\{1 - \left(\frac{1}{2}\right)^n\right\}$$

(3)　$q_n = {}_nC_1\left(\dfrac{1}{2}\right)^n + {}_nC_3\left(\dfrac{1}{2}\right)^n + \cdots\cdots$

物　理

解答　30年度

問 1

〔解答〕

1) ① 30°　② 200 g
2) ① 4.0 s
　 ②

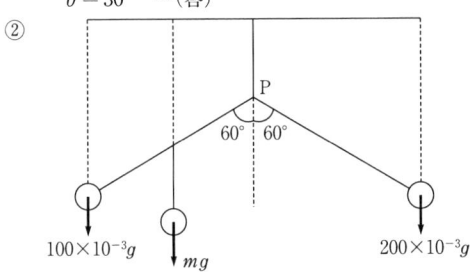

3) ① $\sin \beta_1 = n_1 \sin \alpha$

　 ② $L \sin \left(\dfrac{n_2}{\sqrt{1 - n_2{}^2 \sin^2 \alpha}} - \dfrac{n_1}{\sqrt{1 - n_1{}^2 \sin^2 \alpha}} \right)$

4) ① 32 倍　② 35 : 4

〔出題者が求めたポイント〕

1)力のモーメントのつり合い　2)正弦波
3)屈折の法則・光の分散　4)半減期

〔解答のプロセス〕

1) ① 点 P まわりの力のモーメントのつり合い

$$l \sin (120° - \theta) \cdot 100 \times 10^{-3} g = l \sin \theta \cdot 200 \times 10^{-3} g$$

加法定理を用いて，計算すると

$$\theta = 30° \quad \cdots(答)$$

②

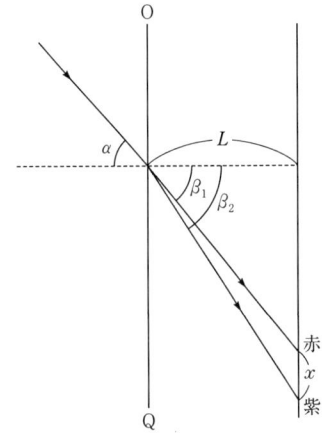

$100 \times 10^{-3} g$　　mg　　$200 \times 10^{-3} g$

点 P まわりの力のモーメントのつり合い

$$l \sin 60° \cdot 100 \times 10^{-3} g + \frac{1}{2} l \sin 60° \cdot mg = l \sin 60° \cdot 200 \times 10^{-3} g$$

$$\therefore \quad m = 200 [g] \quad \cdots(答)$$

2) ① グラフより，波長 $\lambda = 40 [m]$
　波の速さ $v = 10 [m/s]$ より，求める周期を $T [s]$ として，

$$T = \frac{\lambda}{v}$$

$$= \frac{40}{10}$$

$$= 4.0 [s] \quad \cdots(答)$$

② 波は右へ進むので，$x = 10 [m]$ の位置の変位は $t = 0 [s]$ より少し時間がたつと，負の方向に変位し

ていることに注意してグラフを描くと，解答のようなグラフになる。

3) ① 屈折の法則より

$$\sin \beta_1 = n_1 \sin \alpha \quad \cdots①$$

② 紫色光の屈折角を β_2 として屈折の法則より

$$\sin \beta_2 = n_2 \sin \alpha \quad \cdots②$$

$$x = L (\tan \beta_2 - \tan \beta_1)$$

$$= L \left(\frac{\sin \beta_2}{\cos \beta_2} - \frac{\sin \beta_1}{\cos \beta_1} \right)$$

$$= L \left(\frac{\sin \beta_2}{\sqrt{1 - \sin^2 \beta_2}} - \frac{\sin \beta_1}{\sqrt{1 - \sin^2 \beta_1}} \right)$$

$$= L \left(\frac{n_2 \sin \alpha}{\sqrt{1 - n_2{}^2 \sin^2 \alpha}} - \frac{n_1 \sin \alpha}{\sqrt{1 - n_1{}^2 \sin^2 \alpha}} \right)$$

$$= L \sin \alpha \left(\frac{n_2}{\sqrt{1 - n_2{}^2 \sin^2 \alpha}} - \frac{n_1}{\sqrt{1 - n_1{}^2 \sin^2 \alpha}} \right)$$

$$\cdots(答)$$

4) ① 半減期の式 $N(t) = N_0 \left(\dfrac{1}{2} \right)^{\frac{t}{T}}$ (T：半減期) より

$$N(45) = N_0 \left(\frac{1}{2} \right)^{\frac{45}{9}}$$

$$= \frac{1}{32} N_0 \quad \cdots①$$

$$\therefore \quad 現在の 32 倍 \quad \cdots(答)$$

② $^{238}_{92}U$ について半減期の式は，

$$N(45) = N_0' \left(\frac{1}{2} \right)^{\frac{45}{45}}$$

$$(N_0' : 地球誕生時の \ ^{238}_{92}U \ の存在量)$$

$^{238}_{92}U : {}^{235}_{92}U = 140 : 21$ なので，

$$N_0' \left(\frac{1}{2} \right)^{\frac{45}{45}} = 140 \times N_0 \left(\frac{1}{2} \right)^{\frac{45}{9}}$$

$$\frac{1}{2} N_0' = \frac{140}{32} N_0$$

$$N_0' = \frac{35}{4} N_0$$

$$\therefore \quad N_0' : N_0 = 35 : 4 \quad \cdots(答)$$

問2

〔解答〕

1) $v \sin\theta$ 2) $l\cos\theta - \dfrac{v^2 \sin^2\theta}{2g}$ 3) $\dfrac{2v\sin\theta}{g}$

4) $\dfrac{gl}{v}$ 5) $\dfrac{gl}{v^2\sin\theta}$

〔出題者が求めたポイント〕

衝突・放物運動

〔解答のプロセス〕

1) 図を参照して，衝突直後の小球の速度の鉛直成分の大きさは，
   $v\sin\theta$ …(答)

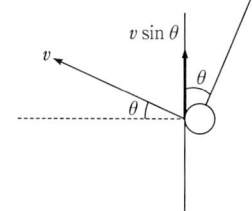

2) 衝突直後の水平方向の速度を u とする。また B と C の高さの差を h とする。
   力学的エネルギー保存則より
   $$\frac{1}{2}m\{u^2 + (v\sin\theta)^2\} = \frac{1}{2}mu^2 + mgh$$
   $$\Leftrightarrow h = \frac{v^2\sin^2\theta}{2g}$$
   $$\therefore \quad PC = l\cos\theta - h$$
   $$= l\cos\theta - \frac{v^2\sin^2\theta}{2g} \quad \cdots(答)$$

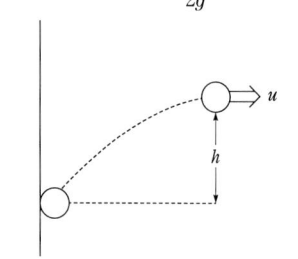

3) 直線 PC に関して，点 B と対称な位置に小球がきたときの時間を求めればよい。
   点 C（最高点）に小球がきたときの時間を t_c として
   $$v\sin\theta - gt_c = 0$$
   $$t_c = \frac{v\sin\theta}{g} \quad \cdots\cdots①$$
   よって，求める時間 t は
   $$t = 2t_c$$
   $$= \frac{2v\sin\theta}{g} \quad \cdots(答)$$

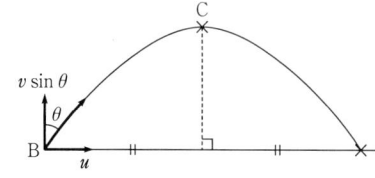

4) $ut_c = l\sin\theta$
   $$u \cdot \frac{v\sin\theta}{g} = l\sin\theta \quad (①より)$$

$$\therefore \quad u = \frac{gl}{v} \quad \cdots(答)$$

5) 反発係数を e として
   $$e = \frac{u}{v\cos\theta}$$
   $$= \frac{\dfrac{gl}{v}}{v\cos\theta}$$
   $$= \frac{gl}{v^2\cos\theta} \quad \cdots(答)$$

問3

〔解答〕

1) $\dfrac{9}{2}T_0$ 2) $\dfrac{21}{4}p_0V_0$ 3) $6p_0V_0$

4) 体積 $3V_0$，温度 $6T_0$ 5) $\dfrac{7}{26}$

〔出題者が求めたポイント〕

熱力学第一法則・熱効率

〔解答のプロセス〕

1) A → B でのボイル・シャルルの法則より
   $$\frac{p_0V_0}{T_0} = \frac{3p_0 \cdot \dfrac{3}{2}V_0}{T_B}$$
   $$\therefore \quad T_B = \frac{9}{2}T_0 \quad \cdots(答) \quad \cdots\cdots①$$

2) 内部エネルギー U_{AB}
   $$U_{AB} = \frac{3}{2}nR\Delta T$$
   $$= \frac{3}{2}\Delta(pV) \quad (\Delta(pV) = nR\Delta T \text{ より})$$
   $$= \frac{3}{2}\left(3p_0 \cdot \frac{3}{2}V_0 - p_0V_0\right)$$
   $$= \frac{21}{4}p_0V_0 \quad \cdots(答)$$

3) C → A でのボイル・シャルルの法則より
   $$\frac{p_0V_C}{T_B} = \frac{p_0V_0}{T_0}$$
   $$V_C = \frac{T_B}{T_0}V_0$$
   $$= \frac{9}{2}V_0 \quad (①より)$$
   求める仕事 W_{BC} は

$$W_{BC} = \frac{1}{2}(3p_0 + p_0)\left(\frac{9}{2}V_0 - \frac{3}{2}V_0\right)$$

$$= 6p_0V_0 \quad \cdots (\text{答})$$

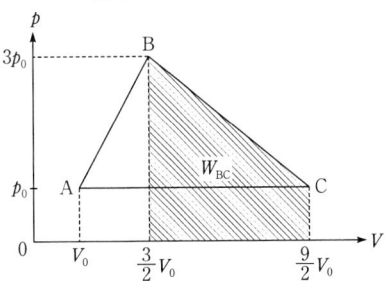

4) 直線 BC の方程式

$$p - p_0 = -\frac{2p_0}{3V_0}\left(V - \frac{9}{2}V_0\right)$$

$$p = -\frac{2p_0}{3V_0}V + 4p_0$$

$$= -\frac{2}{3}p_0\left(\frac{V}{V_0} - 6\right) \quad \cdots\cdots ②$$

理想気体の状態方程式より

$$T = \frac{pV}{nR} \quad \left(n = \frac{p_0V_0}{RT_0} \quad \cdots\cdots ③\right)$$

$$= \frac{T_0}{p_0V_0}\left\{-\frac{2}{3}p_0\left(\frac{V}{V_0} - 6\right)\right\}V \quad (②より)$$

$$= -\frac{2}{3}T_0\frac{V}{V_0}\left(\frac{V}{V_0} - 6\right) \quad \cdots\cdots ④$$

$$= -\frac{2}{3}T_0\left(\frac{V}{V_0} - 3\right)^2 + 6T_0$$

したがって，温度が最大となるときの体積とその温度は

$$\begin{cases} V = 3V_0 \\ T = 6T_0 \end{cases} \quad \cdots (\text{答})$$

5) B → C の過程での途中の点 D までの内部エネルギーの変化 U_{BD} と気体がする仕事 W_{BD} を考える。

$$U_{BD} = \frac{3}{2}nR(T - T_B)$$

$$= \frac{3}{2}\frac{p_0V_0}{T_0}\left(T - \frac{9}{2}T_0\right) \quad (③より)$$

$$= \frac{3}{2}p_0V_0\left\{-\frac{2}{3}\frac{V}{V_0}\left(\frac{V}{V_0} - 6\right) - \frac{9}{2}\right\} \quad (④より)$$

$$= -p_0V_0\left(\frac{V}{V_0} - \frac{9}{2}\right)\left(\frac{V}{V_0} - \frac{3}{2}\right)$$

$$W_{BD} = \frac{1}{2}(3p_0 + p)\left(V - \frac{3}{2}V_0\right)$$

$$= \frac{1}{2}\left\{3p_0 - \frac{2}{3}p_0\left(\frac{V}{V_0} - 6\right)\right\}\left(V - \frac{3}{2}V_0\right) \quad (②より)$$

$$= \frac{1}{2}p_0V_0\left(-\frac{2}{3}\frac{V}{V_0} + 7\right)\left(\frac{V}{V_0} - \frac{3}{2}\right)$$

熱力学第一法則より

$$Q_{BD} = U_{BD} + W_{BD}$$

$$= p_0V_0\left(\frac{V}{V_0} - \frac{3}{2}\right)\left\{-\left(\frac{V}{V_0} - \frac{9}{2}\right) + \frac{1}{2}\left(-\frac{2}{3}\frac{V}{V_0} + 7\right)\right\}$$

$$= -p_0V_0\left(\frac{V}{V_0} - \frac{3}{2}\right)\left(\frac{4}{3}\frac{V}{V_0} - 8\right)$$

$$= -\frac{4}{3}p_0V_0\left(\frac{V}{V_0} - \frac{3}{2}\right)\left(\frac{V}{V_0} - 6\right)$$

$$= -\frac{4}{3}p_0V_0\left(\frac{V}{V_0} - \frac{15}{4}\right)^2 + \frac{27}{4}p_0V_0$$

$$\frac{dQ}{dV} > 0 \text{ のとき吸熱}$$

すなわち，$\frac{3}{2}V_0 < V < \frac{15}{4}V_0$ で吸熱

また，$Q_{AB} = U_{AB} + W_{AB}$

$$= \frac{21}{4}p_0V_0 + \frac{1}{2}(p_0 + 3p_0)\cdot\frac{1}{2}p_0V_0$$

$$= \frac{25}{4}p_0V_0$$

1サイクルでした全仕事 W は △ABC の面積だから，

$$W = \frac{1}{2}(3p_0 - p_0)\left(\frac{9}{2}V_0 - V_0\right)$$

$$= \frac{7}{2}p_0V_0$$

求める熱効率を e として

$$e = \frac{W}{Q_{AB} + Q_{BD}}$$

$$= \frac{\frac{7}{2}p_0V_0}{\frac{25}{4}p_0V_0 + \frac{27}{4}p_0V_0}$$

$$= \frac{\frac{7}{2}}{13}$$

$$= \frac{7}{26} \quad \cdots (\text{答})$$

問 4

〔解答〕

I 1) $\varepsilon_0\dfrac{S}{d}$ II 2) A：$-\dfrac{d-x}{d}Q$，B：$-\dfrac{x}{d}Q$

3) $\dfrac{Q^2x(d-x)}{2\varepsilon_0Sd}$

III 4) $\dfrac{Q^2(d-2x)}{2\varepsilon_0Sd}\Delta x$ 5) $\dfrac{Q^2(2x-d)}{2\varepsilon_0Sd}$

〔出題者が求めたポイント〕

I 合成容量 II コンデンサーの接続様式

III 静電エネルギーの変化と電場による力の関係

〔解答のプロセス〕

I 1) AP 間，PB 間の静電容量を C_A，C_B とすると

$$C_A = \varepsilon_0\frac{S}{x} \quad \cdots\cdots ①, \quad C_B = \varepsilon_0\frac{S}{d-x} \quad \cdots\cdots ②$$

直列接続に注意して，合成容量 C を求めると，

$$\frac{1}{C} = \frac{1}{C_A} + \frac{1}{C_B} \text{ より}$$

$$C = \varepsilon_0 \frac{S}{d} \quad \cdots (\text{答})$$

Ⅱ　2)　次の図のように接続されたようになるので，

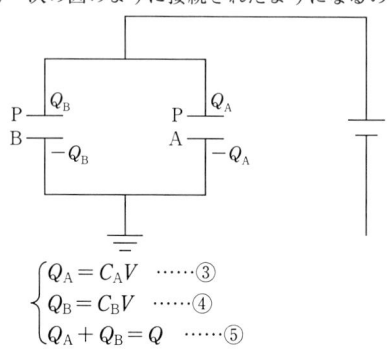

$$\begin{cases} Q_A = C_A V & \cdots\cdots ③ \\ Q_B = C_B V & \cdots\cdots ④ \\ Q_A + Q_B = Q & \cdots\cdots ⑤ \end{cases}$$

③，④より　$Q_B = \dfrac{C_B}{C_A} Q_A$　$\cdots\cdots ⑥$

⑥を⑤に代入して

$$\left(1 + \frac{C_B}{C_A}\right) Q_A = Q$$

$$\left(1 + \frac{x}{d-x}\right) Q_A = Q \quad (①，②より)$$

$$\frac{d}{d-x} Q_A = Q$$

$$\therefore \quad Q_A = \frac{d-x}{d} Q \quad \cdots\cdots ⑦$$

⑥に⑦を代入して

$$Q_B = \frac{C_B}{C_A} \cdot \frac{d-x}{d} Q$$

$$= \frac{x}{d} Q \quad \cdots\cdots ⑧$$

極板 AB は共に－に帯電している

$$\therefore \quad A : -\frac{d-x}{d} Q \qquad B : -\frac{x}{d} Q$$

3)　求める静電エネルギーを U_1 として

$$U_1 = \frac{Q_A{}^2}{2C_A} + \frac{Q_B{}^2}{2C_B}$$

①，②，⑦，⑧を代入して

$$U_1 = \frac{Q^2 x (d-x)}{2\varepsilon_0 S d} \quad \cdots (\text{答})$$

Ⅲ　4)　静電エネルギーの変化を ΔU として

$$\Delta U = \frac{Q^2}{2\varepsilon_0 S d} \left[(x + \Delta x)\{d - (x + \Delta x)\} \right.$$
$$\left. - x(d-x) \right]$$

展開して，$(\Delta x)^2$ の項を無視して

$$\Delta U \fallingdotseq \frac{Q^2 (d - 2x)}{2\varepsilon_0 S d} \Delta x \quad \cdots (\text{答})$$

5)　(4)の結果と題意より，求める力を F として

$$-F = \frac{\Delta U}{\Delta x}$$

$$F = \frac{Q^2 (2x - d)}{2\varepsilon_0 S d} \quad \cdots (\text{答})$$

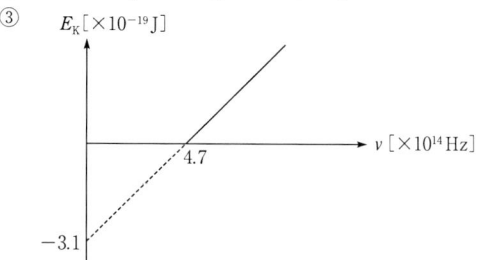

問5
〔解答〕
1)　㋐光電効果　　㋑光子　　㋒$h\nu$　　㋓仕事関数
　　㋔$h\nu - W$

2)　①$6.6 \times 10^{-34}$ J・S　　②$3.7 \times 10^{-19}$ J
　　③

$E_K [\times 10^{-19}\text{J}]$

（グラフ：直線が $\nu = 4.7$ で交わり，縦軸切片 -3.1）

$\nu [\times 10^{14}\text{Hz}]$

4.7

-3.1

〔出題者が求めたポイント〕

光電効果

〔解答のプロセス〕

2)　①光電効果の式　$E_K = h\nu - W$
　　グラフの傾きがプランク定数 h である
　　よって

$$h = \frac{2.3 \times 10^{-19}}{(9.2 - 5.7) \times 10^{14}}$$

$$= 0.6571 \times 10^{-33}$$

$$\fallingdotseq 6.6 \times 10^{-34} \quad [\text{J} \cdot \text{s}] \quad \cdots (\text{答})$$

　　②グラフの直線の式は

$$E_K = h(\nu - 5.7 \times 10^{14})$$

$$= h\nu - 5.7 \times 10^{14} h$$

　　よって

$$W = 5.7 \times 10^{14} \times 6.57 \times 10^{-34}$$

$$= 37.44 \times 10^{-20}$$

$$\fallingdotseq 3.7 \times 10^{-19} \quad [\text{J}] \quad \cdots (\text{答})$$

　　③グラフの傾きは金属によらず一定

$$E_K = h\nu - W$$

$E_K = 0$，$h = 6.57 \times 10^{-34}$，$W = 3.1 \times 10^{-19}$ を代入して

$$\therefore \quad \nu_0 = \frac{3.1 \times 10^{-19}}{6.57 \times 10^{-34}}$$

$$= 0.471 \times 10^{15}$$

$$\fallingdotseq 4.7 \times 10^{14} \quad [\text{Hz}] \quad (\text{限界振動数})$$

　　グラフは解答のようになる

化 学

解答　　　　30年度

〔解答〕

(1)　$2NaOH + \underset{0}{Cl_2} \longrightarrow \underset{-1}{NaCl} + \underset{+1}{NaClO} + H_2O$

(2)　（ i ）　$NaClO + H_2O_2 \longrightarrow NaCl + O_2 + H_2O$

　　（ ii ）　$NaClO + 2HCl \longrightarrow NaCl + Cl_2 + H_2O$ のように，塩酸は還元剤として働き次亜塩素酸ナトリウムと反応してしまうため，正確な滴定結果が得られなくなる。

(3)　ア　e　　イ　b

(4)　$NaOH + HCl \longrightarrow NaCl + H_2O$
　　$Na_2CO_3 + HCl \longrightarrow NaHCO_3 + NaCl$

(5)　（ i ）　$K_{b1} = 2.0 \times 10^{-4}\,mol/L$
　　　　　　$K_{b2} = 2.5 \times 10^{-8}\,mol/L$
　　　　　　（計算過程は解答のプロセスを参照）

　　（ ii ）　$\dfrac{1.0 \times 10^{-28}}{[H^+]^2}\,(mol/L)^2$
　　　　　　（計算過程は解答のプロセスを参照）

　　（ iii ）　8.35（計算過程は解答のプロセスを参照）
　　　　　　（参考：pH の整数部分は有効数字とは無関係の数になるので，pH の有効数字は小数点以下の桁数を数える。）

(6)　水酸化ナトリウムの質量…$2.2 \times 10^2\,mg$
　　炭酸ナトリウムの質量…$1.6 \times 10^2\,mg$
　　（計算過程は解答のプロセスを参照）

〔出題者が求めたポイント〕

二段滴定（ワルダー法），炭酸水素ナトリウムの pH

〔解答のプロセス〕

(2)　（ i ）　次亜塩素酸ナトリウムは酸化剤，過酸化水素は還元剤として働く。
　　　$ClO^- + 2H^+ + 2e^- \longrightarrow Cl^- + H_2O$　……①
　　　$H_2O_2 \longrightarrow O_2 + 2H^+ + 2e^-$　……②
　　　①式＋②式より，$ClO^- + H_2O_2 \longrightarrow Cl^- + O_2 + H_2O$
　　　$NaClO + H_2O_2 \longrightarrow NaCl + O_2 + H_2O$

　　（ ii ）　ClO^- が HCl を酸化することにより塩素が発生する。
　　　$ClO^- + 2H^+ + 2e^- \longrightarrow Cl^- + H_2O$　……①
　　　$2HCl \longrightarrow Cl_2 + 2H^+ + 2e^-$　……②
　　　①式＋②式より，$ClO^- \longrightarrow Cl^- + Cl_2 + H_2O$
　　　$NaClO + 2HCl \longrightarrow NaCl + Cl_2 + H_2O$

(3)　フェノールフタレインの色が変わるまでに次の2つの中和反応が起こる
　　　$NaOH + HCl \longrightarrow NaCl + H_2O$　……（あ）
　　　$Na_2CO_3 + HCl \longrightarrow NaHCO_3 + NaCl$　……（い）
　　（い）式より，第1中和点は弱塩基性側にあるため，フェノールフタレインが赤色から無色に変化する。
　　また，メチルオレンジの色が変わるまでに次の中和反応が起こる

$NaHCO_3 + HCl \longrightarrow NaCl + H_2O + CO_2$
　　　　　　　　　　　　　　……（う）

　（う）式より，第1中和点は弱酸性側にあるため，メチルオレンジが黄色から赤色に変化する。

(5)　（ i ）　炭酸 H_2CO_3 は，2価の弱酸であり，次のように2段階で電離する。
　　　$H_2CO_3 \rightleftharpoons H^+ + HCO_3^-$
　　　$HCO_3^- \rightleftharpoons H^+ + CO_3^{2-}$
　　それぞれ炭酸の第1電離と第2電離の電離定数を K_1 と K_2 で表すと，

$$K_1 = \frac{[HCO_3^-][H^+]}{[H_2CO_3]} = 4.0 \times 10^{-7}\,mol/L,$$

$$K_2 = \frac{[H^+][CO_3^{2-}]}{[HCO_3^-]} = 5.0 \times 10^{-11}\,mol/L$$

①式から，$K_{b1} = \dfrac{[HCO_3^-][OH^-]}{[CO_3^{2-}]}$

$$= \frac{[HCO_3^-][OH^-][H^+]}{[CO_3^{2-}][H^+]}$$

$$= \frac{K_W}{K_2} = \frac{1.0 \times 10^{-14}}{5.0 \times 10^{-11}}$$

$$= 2.0 \times 10^{-4}\,mol/L$$

②式から，$K_{b2} = \dfrac{[H_2CO_3][OH^-]}{[HCO_3^-]}$

$$= \frac{[H_2CO_3][OH^-][H^+]}{[HCO_3^-][H^+]}$$

$$= \frac{K_W}{K_1} = \frac{1.0 \times 10^{-14}}{4.0 \times 10^{-7}}$$

$$= 2.5 \times 10^{-8}\,mol/L$$

（ ii ）　$K_{b1}K_{b2} = \dfrac{[HCO_3^-][OH^-]}{[CO_3^{2-}]} \times \dfrac{[H_2CO_3][OH^-]}{[HCO_3^-]}$

$$= \frac{[H_2CO_3][OH^-]^2}{[CO_3^{2-}]}\,(mol/L)^2$$

③の反応式から，$[H_2CO_3] = [CO_3^{2-}]$ が成立しているので，

$$K_{b1}K_{b2} = [OH^-]^2 = \frac{K_W^{\,2}}{[H^+]^2}$$

$$= \frac{1.0 \times 10^{-28}}{[H^+]^2}\,(mol/L)^2$$

（ iii ）　$K_{b1}K_{b2} = \dfrac{1.0 \times 10^{-28}}{[H^+]^2}$

$$= 2.0 \times 10^{-4} \times 2.5 \times 10^{-8}$$

$$= 5.0 \times 10^{-12}\,(mol/L)^2$$

$$[H^+]^2 = 2.0 \times 10^{-17}\,(mol/L)^2$$

$$[H^+] = \sqrt{2.0} \times 10^{-\frac{17}{2}}\,mol/L$$

$$pH = -\log_{10}\left(\sqrt{2.0} \times 10^{-\frac{17}{2}}\right)$$

$$= 8.5 - \frac{1}{2}\log_{10}2 = 8.35$$

（別解）

$$K_1K_2 = \frac{[HCO_3^-][H^+]}{[H_2CO_3]} \times \frac{[H^+][CO_3^{2-}]}{[HCO_3^-]}$$

$$= \frac{[CO_3^{2-}][H^+]^2}{[H_2CO_3]} \ (mol/L)^2$$

③の反応式から，$[H_2CO_3] = [CO_3^{2-}]$ が成立しているので，

$$K_1K_2 = [H^+]^2 = 4.0 \times 10^{-7} \times 5.0 \times 10^{-11}$$
$$= 2.0 \times 10^{-17} \ (mol/L)^2$$

$$[H^+] = \sqrt{2.0} \times 10^{-\frac{17}{2}} \ mol/L$$

$$pH = -\log_{10}\left(\sqrt{2.0} \times 10^{-\frac{17}{2}}\right) = 8.5 - \frac{1}{2}\log_{10}2$$
$$= 8.35$$

(6)　次亜塩素酸ナトリウム水溶液 10 mL 中の NaOH，Na_2CO_3 をそれぞれ x, y (mol) とおくと，

$$x + y = 0.50 \times \frac{14.0}{1000} \quad \cdots\cdots①$$

$$y = 0.50 \times \frac{3.0}{1000} \quad \cdots\cdots②$$

②式より，$y = 1.5 \times 10^{-3}$ mol，これを①式に代入すると，$x = 5.5 \times 10^{-3}$ mol となる。

よって，水酸化ナトリウムの質量は，
$$5.5 \times 10^{-3} \times 40.0 \times 10^3 = 2.2 \times 10^2 \ mg$$
炭酸ナトリウムの質量は，
$$1.5 \times 10^{-3} \times 106 \times 10^3 ≒ 1.6 \times 10^2 \ mg$$

問2

〔解答〕

(1)　$2NH_4Cl + Ca(OH)_2 \longrightarrow 2NH_3 + 2H_2O + CaCl_2$

(2)　濃塩酸 HCl を近づけると塩化アンモニウム NH_4Cl の白煙を生じる。
（または水で湿らせた赤色リトマス試験紙が青色に変化する。）

(3)　b

(4)　（ⅰ）　$Cu(OH)_2 + 4NH_3 \longrightarrow [Cu(NH_3)_4]^{2+} + 2OH^-$
　　（ⅱ）　$Ag_2O + 4NH_3 + H_2O \longrightarrow$
　　　　　　　　　　　　　$2[Ag(NH_3)_2]^+ + 2OH^-$

(5)　a

(6)　
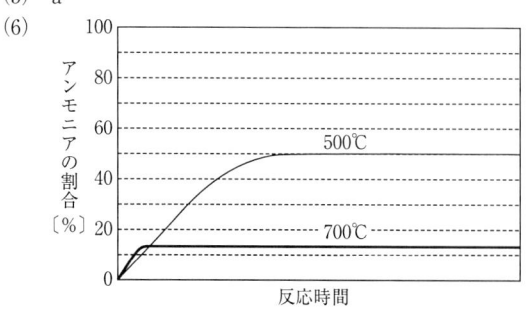

(7)　（ⅰ）　$N_2 : H_2 : NH_3 = 1 : 3 : 4$
　　（ⅱ）　$4.3 \times 10^7 \ Pa$
　　（ⅲ）　ウ

（理由）　温度と体積が一定なので，アルゴンを加えても全圧は増加するだけで，反応に関係ある分子の濃度も分圧も変化しない。したがって，平衡も移動せず，アンモニアの物質量も変化しない。

〔出題者が求めたポイント〕

アンモニア合成，平衡，ルシャトリエの原理

〔解答のプロセス〕

(1)　固体の塩化アンモニウム NH_4Cl と固体の水酸化カルシウム $Ca(OH)_2$ を反応させるとアンモニアが発生する。（弱塩基の遊離反応。）
$$2NH_4Cl + Ca(OH)_2 \longrightarrow 2NH_3 + 2H_2O + CaCl_2$$

(2)　濃塩酸 HCl を近づけると塩化アンモニウム NH_4Cl の白煙を生じる。これは，HCl の検出にも利用できる。
（$NH_3 + HCl \longrightarrow NH_4Cl$）
また，アンモニアは塩基性の気体なので，水で湿らせた赤色リトマス試験紙が青色に変化する。
他にも，アンモニアはフェノールフタレイン溶液やネスラー試薬でも検出することもできる。

(3)　アンモニアは塩基性の気体なので塩基性の乾燥剤 (b) を用いる。塩基性の気体には酸性の乾燥剤 (a, d) は使えない。また，中性の乾燥剤 (e) である塩化カルシウム $CaCl_2$ はアンモニアと反応して $CaCl_2 \cdot 8NH_3$ が形成されるので，不適。

(4)　（ⅰ）　Cu^{2+} に少量のアンモニア水を加えると，水酸化銅(Ⅱ)$Cu(OH)_2$ の青白色沈殿が生じる。
$$Cu^{2+} + 2OH^- \longrightarrow Cu(OH)_2$$
　　さらに，アンモニア水を加えると，溶けて深青色のテトラアンミン銅(Ⅱ)イオン $[Cu(NH_3)_4]^{2+}$ を生じる。
$$Cu(OH)_2 + 4NH_3 \longrightarrow [Cu(NH_3)_4]^{2+} + 2OH^-$$
　（ⅱ）　Ag^+ に少量のアンモニア水を加えると，水酸化物は生成せず，酸化銀 Ag_2O の褐色沈殿が生じる。
$$2Ag^+ + 2OH^- \longrightarrow Ag_2O + H_2O$$
　　さらに，アンモニア水を加えると，溶けて無色のジアンミン銀(Ⅰ)イオン $[Ag(NH_3)_2]^+$ を生じる。
$$Ag_2O + 4NH_3 + H_2O \longrightarrow 2[Ag(NH_3)_2]^+ + 2OH^-$$

(5)　$N_2(気) + 3H_2(気) = 2NH_3(気) + 93 \ kJ \quad \cdots\cdots①$
①式より，温度のみを下げると反応速度は小さくなるが，発熱方向に平衡が移動するので NH_3 の物質量の割合は多くなる。よって，反応を 300℃ で行うと曲線は a となる。

(6)　温度を上げると反応速度（グラフの傾き）は大きくなり，平衡状態に達するまでの時間は短くなるが，吸熱方向に平衡が移動するので NH_3 の割合は少なくなる。また，平衡時の NH_3 の割合は 500℃ のとき 50%（図2より）なので，700℃ のときは図1から約 12% とわかる。

(7)　（ⅰ）

	$N_2(気)$	$+$	$3H_2(気)$	$\rightleftharpoons$	$2NH_3(気)$	
反応前	10.0		30.0		0	(mol)
反応量	$-x$		$-3x$		$2x$	(mol)
平衡時	$10.0-x$		$30.0-3x$		$2x$	(mol)

　　平衡時の NH_3 の割合は 50% なので，

$$\frac{2x}{40.0-2x}=0.50 \qquad x=\frac{20.0}{3} \text{ mol}$$

よって，$N_2 : H_2 : NH_3$

$$=\left(10.0-\frac{20.0}{3}\right):\left(30.0-3\times\frac{20.0}{3}\right):2\times\frac{20.0}{3}$$

$$=\frac{10.0}{3}:10.0:\frac{40.0}{3}=1:3:4$$

（ⅱ）　平衡状態におけるアンモニアの分圧を x（Pa）とおくと，気体の状態方程式（$PV=nRT$）より，

$$x\times 2.00=\frac{40}{3}\times 8.31\times 10^3\times(500+273)$$

$$x\fallingdotseq 4.3\times 10^7 \text{ Pa}$$

問3

〔解答〕

(1)　ア　熱硬化性　　イ　熱可塑性
　　　ウ　付加縮合　　エ　付加重合

(2)　（ⅰ）　表1，表2の密度より，水を用いるとボトルとラベルは共に水に沈み，キャップは水に浮くので，キャップを分離できる。続けて飽和 NaCl 水溶液を用いると，ボトルは水溶液に沈み，ラベルは水溶液に浮くので，ラベルを分離できる。
　　　（ⅱ）　ポリエチレンテレフタラートは酸素を多く含むため。

(3)　生分解性高分子

(4)　（ⅰ）　8種類
　　　（ⅱ）　336 L（計算過程は解答のプロセスを参照）

(5)　90%（計算過程は解答のプロセスを参照）

〔出題者が求めたポイント〕

合成高分子，生分解性高分子

〔解答のプロセス〕

(1)　尿素樹脂やフェノール樹脂などの熱硬化性樹脂を構成する分子は，単量体が付加と縮合を繰り返して進む重合によって作られる。この重合は付加縮合とよばれる。一方，ポリエチレンやポリ塩化ビニルなどの熱可塑性樹脂を構成する分子は，付加重合によって作られる。（付加重合は，二重結合をもつ単量体が互いに付加反応して重合する反応。）

(2)　（ⅰ）　プラスチックは種類によって密度が異なるので，密度によって分離できる。まず，水を用いるとボトルの PET とラベルの PS は水より密度が大きいので共に水に沈み，キャップの PP は水より密度が小さいので水に浮き，キャップを分離できる。続けて飽和 NaCl 水溶液を用いると，ボトルの PET は飽和 NaCl 水溶液より密度が大きいので沈み，ラベルの PS は飽和 NaCl 水溶液より密度が小さいので浮き，ラベルを分離できる。
　　　（ⅱ）　ポリエチレンテレフタラートは酸素を多く含むことから，ポリプロピレンやポリスチレンに比べると重量あたりでの発熱量は小さくなる。このことから，ポリエチレンテレフタラートは，エネルギー回

収よりも素材としてのリサイクルに向いていると言える。

ポリエチレンテレフタラート

ポリプロピレン　　　　ポリスチレン

(4)　（ⅰ）　2分子からなるグルタミン酸(Glu)の鎖状ジペプチドの構造異性体は，グルタミン酸の α 位の $-COOH$ を C_1，γ 位の $-COOH$ を C_2 とすると，次の2種類が考えられる。

$$H_2N-\boxed{\text{Glu}}-C_1-N-\boxed{\text{Glu}}-COOH$$
$$H_2N-\boxed{\text{Glu}}-C_2-N-\boxed{\text{Glu}}-COOH$$

また，合計 n 個の不斉炭素原子があり，分子全体で対称性がなければ，立体異性体の数はそれぞれの構造異性体について 2^n 個存在する。このジペプチドには合計2個の不斉炭素原子があるので，異性体の総数は $2\times 2^2=8$ 種類である。

（ⅱ）

ポリグルタミン酸

のように変化する。ポリグルタミン酸の分子量 $129.0n$ より，窒素 N_2 の体積 (L) は

$$\frac{3.87\times 10^3}{129.0n}\times\frac{n}{2}\times 22.4=336 \text{ L}$$

（ⅲ）　グリコール酸と乳酸の共重合体は次のようになる。

C 原子：O 原子 $=(2x+3y):(2x+2y)=21:20$
より，$x=9y$

したがって，全繰り返し単位中に占めるグリコール酸の割合は，

$$\frac{x}{x+y}\times 100=\frac{9y}{9y+y}\times 100=90\%$$

生　物

解答

問1　小問集

〔解答〕

(1)　A　　(2)　C　　(3)　A・C　　(4)　C・D　　(5)　D

(6)　A　　(7)　F　　(8)　E　　(9)　B・D　　(10)　C

(11)　F　　(12)　B・D　　(13)　C　　(14)　F　　(15)　A・B

〔出題者が求めたポイント〕

生物全般にわたる基礎知識を確認する設問。思考力を問う問題は少ない。

(7)　酸素の必要な電子伝達系が停止し，H の受取先を失ったクエン酸回路も停止する。解糖系は解糖(筋肉)やアルコール発酵(酵母)などのように嫌気状態でも機能する。

(9)　アオコはシアノバクテリアを主体とする水の華を指すことが多いが，緑藻類の場合もある。アオコが発生すると遮光や酸欠のほか，シアノバクテリアの出す毒素等により水生植物の生育が妨げられる。赤潮は富栄養化によって引き起こされる。富栄養化は海洋深層水の上昇などの自然現象によることもある。

(10)　原核生物界は古細菌ドメインと細菌ドメイン(真性細菌ドメイン)を含み，真核生物ドメインは原核生物以外のすべての生物群を含む。

(11)　遺伝子頻度を求める問題は，集団内の遺伝子数の比を求める考え方で進めるとわかりやすい。各遺伝子型の個体数に注目すると，

(A の数)：(a の数)

$= (1800 \times 2 + 600 \times 1) \div (600 \times 2 + 600 \times 1)$

$= 4200 : 1800 = 7 : 3 = 0.7 : 0.3$

よって $p = 0.7$，$q = 0.3$ とわかる。

(13)　最初の両親を第1世代としたとき，第2世代の男性に表れない形質は Y 染色体上の遺伝子ではない。第3世代の女性に表れない形質は，常染色体・X 染色体に関わらず優性遺伝子ではない。

(14)　mRNA は鋳型となったエキソンに結合する。イントロンはループ状にはみ出し，そのサイズはイントロンのサイズで決まる。

(15)　*Bcl* I の切断によって生じる突出末端(5′GATC3′)は *Bam*H I の切断により生じた突出末端(5′GATC3′)に結合できる。

問2　系統分類・RNA

〔解答〕

(1)　rRNA：生体内で最も多く，タンパク質と共にリボソームを構成する RNA(30字)

mRNA：連続する3塩基で1アミノ酸に対応する遺伝情報をもち，リボソームで翻訳される RNA(40字)

tRNA：mRNA のコドンと対応するアンチコドンを持ち，アミノ酸を運搬する小型の RNA(38字)

(2)　系統樹

(3)　イ− 刺胞動物　　エ− 環形動物(輪形動物も可)

カ− 節足動物　　ク− キョク皮動物

コ− セキツイ動物

(4)　イ

(5)　原口の位置が口になる動物を旧口動物，原口の位置が肛門になる動物を新口動物という(39字)

(6)　クチクラ由来の外骨格を持ち，脱皮を行う。

(7)　管状神経系を持ち，少なくとも発生の一時期に脊索を形成する。

(8)　ウ− プラナリア(ヒラムシ，コウガイビル)　　オ− サザエ(アサリ，アワビ，カキ，イカ，タコ，アメフラシ，ウミウシ，カタツムリ，ナメクジなど)　　ケ− ホヤ(ナメクジウオ)

〔出題者が求めたポイント〕

動物の系統樹を題材に，系統分類や各動物群の特徴，RNA の機能などの知識を要求している。

(4)　海綿動物は胚葉の区別がない。刺胞動物は外胚葉と内胚葉の二胚葉生物である。

問3　窒素循環

〔解答〕

(1)　A・B・C・E・F　　(2)　B・D・F・H

(3)　核膜を持たない単細胞生物　　(4)　マメ科植物

(5)　脱窒素細菌　　(6)　NO_3^-・NH_4^+　　(7)　雷

(8)　X− 窒素固定　　Y− 脱窒

〔出題者が求めたポイント〕

窒素循環に関する基本的な知識を確認する設問。

(4)　窒素固定生物のうち根粒菌はほとんどのマメ科植物と共生している。スギナ，ハンノキ，ソテツなどは他の窒素固定生物と共生関係にある。

(7)　雷のほか，紫外線による光化学反応でも窒素酸化物がつくられる。

問4　血液循環

〔解答〕

(1)　ア− 左心房　　イ− 左心室　　ウ− 右心房　　エ− 右心室

(2)　B・C

(3)　毛細血管が無い血管系で，心臓から送り出された血液は動脈末端から出て組織間を流れ，その後心臓に戻る。

(4)　心房　⇒　心室 / 全身　←　えら

〔出題者が求めたポイント〕

血液循環に関する極めて基礎的な知識を確認する設問。

問5　発生

〔解答〕

I　(1)　ア− 動物極　　イ− 植物極　　ウ− 等黄卵

エ− 端黄卵　　オ− 心黄卵(中黄卵)

(2)　C

(3)　一次卵母細胞は減数分裂第一分裂後に二次卵母細胞と第一極体になる。続く第二分裂で二次卵母細胞から卵細胞と極体1つを生じ、第一極体も分裂して2つの極体になる。その結果、極体が3つできるから。(93字)

(4)　はじめに核が分裂し、増えた核が卵細胞表面に移動して細胞膜が形成され、卵割が進む。(40字)

(5)　直交する水平面で

Ⅱ　(6)　第一卵割面で二分したとき
　　　精子侵入時に母性因子が移動して背腹軸が決まる。背腹軸に沿った第一卵割面で分割した場合は腹側と背側の両要素を含み正常に発生できるが、第二卵割面は背腹軸を分割するため、要素が偏り、正常に発生できない(97字)

〔出題者が求めたポイント〕
発生の過程と発生のしくみに関する知識と理解の程度を確認する設問。

(2)　S期はDNA合成期ともいい、卵割期でもDNAの複製が行われる。

(3)　昆虫類の卵割様式を表割という。はじめに核分裂が先行して多数の核を生じ、それぞれの核が卵細胞表面に移動して卵表面側から核を仕切るように細胞膜が形成される。

(6)　発生には母性因子の濃度勾配が重要な役割を持つ。カエルの場合、植物極にあったディシェベルドタンパク質と呼ばれる母性因子が、精子侵入時の表層回転に伴い、精子侵入位置と反対側に移動する。ちょうど灰色三日月のすぐ下側である。精子侵入側が腹側、灰色三日月側が背側であり、ディシェベルドタンパク質の多い部位が将来の原口陥入開始部位である。第一卵割面は精子侵入部と灰色三日月を通り、第二卵割面はこれに直交する。

問6　遺伝子発現・遺伝子組換え
〔解答〕

Ⅰ　(1)　1-調節タンパク質(リプレッサー)
　　　　　2-オペレーター　　3-プロモーター

(2)　IPTGはラクトースオペロンの転写を誘導するが、ラクトースと異なり合成される酵素には分解されないので作用が持続する。これにより遺伝子を導入した大腸菌に目的の酵素を大量に合成させることができる(95字)

Ⅱ　(3)　B-オ　　C-ア　　D-カ　　E-オ　　F-カ

〔出題者が求めたポイント〕
知識確認問題としてラクトースオペロンの構造と機能を、論理的思考力を要求する設問としてIPTGでの誘導やプラスミドの構造とその発現を扱っている。

(2)　IPTGはリプレッサー(調節タンパク質)に結合してラクトースオペロンの転写を誘導するラクトース誘導物質(アロラクトース)に類似した物質である。IPTGはリプレッサーに結合してラクトースオペロンの転写

を誘導するが、ラクトースオペロンの発現によるタンパク質には分解されない。そのため誘導作用が持続する。ラクトースは合成される酵素に分解されるので培養中に補充する必要があるが、IPTGはその必要が無いので大量培養に適している。

(3)　遺伝子が導入される確率は基本的に低いことを押さえておこう。ベクターであるプラスミドpGLOがうまく導入された大腸菌は必ず遺伝子Amp^{r}を発現するので、抗生物質アンピシリンを含む培地でも生育できる。問題の培地図の下段はアンピシリンを含む培地での生育状況と予想できる。またpGLOが導入された大腸菌は同時にaraC遺伝子を発現して必ずAraCタンパク質を合成する。AraCはリプレッサー(調節タンパク質)であり、PBADと結合し、GFP遺伝子の発現を調節する。グルコースがあるかアラビノースがないときは、これらの遺伝子発現を抑制し、グルコースがなく、かつアラビノースがあるときにこれらの遺伝子発現を促進する。つまり、グルコースがなくアラビノースがあるときに発光する。表の条件Aはアンピシリンがないので大腸菌のコロニーは多く、グルコースがあるのでプラスミドを取り込んだ大腸菌も発光しない。つまりコロニー数が多く発光しない(ア)。Bはアンピシリンを含むのでプラスミドを取り込んだ大腸菌だけの少数のコロニーができ、グルコースがあるので発光しない(オ)。Cはアンピシリンを含まないのでコロニーは多く、グルコースがあるので発光しない(ア)。Dはアンピシリンを含まないが、グルコースも含まないため、増殖してコロニーを形成できるものはプラスミドを取り込んで、アラビノースを利用できるようになったもののみである。その大腸菌は全て発光する(カ)。Eはアンピシリンがあり、グルコースがあるので、コロニーは少なく発光しない(オ)。Fはアンピシリンがあり、グルコースがなくアラビノースがあるので、プラスミドを取り込んだ大腸菌だけがコロニーを作り、同時に発光する(カ)。

平成３０年度一般入学試験
外 国 語 答 案 用 紙 (1)

【注意】 1. 受験番号を受験番号欄に記入しなさい。
　　　　 2. 答案用紙を切り離してはいけません。
　　　　 3. 解答を指定された場所に記入しなさい。

〔問 1〕

〔問 2〕

(1)

(2)

(ア)	(イ)	(ウ)	(エ)	(オ)	(カ)	(キ)	(ク)	(ケ)	(コ)

（この線から下には，何も記入してはいけません）

1	2(1)	2(2)	2

この解答用紙は124%に拡大すると、ほぼ実物大になります。

〔問 3〕

(1)

....

....

....

....

....

....

(2)

(ア)	(イ)	(ウ)	(エ)	(オ)

（この線から下には，何も記入してはいけません）

3(1)	3(2)	3

この解答用紙は 124%に拡大すると、ほぼ実物大になります。

平成３０年度一般入学試験
外 国 語 答 案 用 紙 (2)

〔問 4〕

(ア)				
(イ)				
(ウ)				
(エ)				
(オ)				
(カ)				
(キ)				
(ク)				
(ケ)				
(コ)				

（この線から下には，何も記入してはいけません）

4

この解答用紙は124％に拡大すると、ほぼ実物大になります。

〔問 5〕

					5

1	2	3	4	5	計

この解答用紙は 124％に拡大すると、ほぼ実物大になります。

受　験　番　号

平成３０年度一般入学試験
数 学 答 案 用 紙 (1)

【注意】　1. 受験番号を受験番号欄に記入しなさい。
　　　　　2. 答案用紙を切り離してはいけません。
　　　　　3. 解答を指定された場所に記入しなさい。

1 (1)　（ここに 1 (1) の解答を記入すること。）

この解答用紙は 124% に拡大すると、ほぼ実物大になります。

1 (2)　（ここに 1 (2) の解答を記入すること。）

平成３０年度一般入学試験

数 学 答 案 用 紙 (2)

1 (3) （ここに 1 (3) の解答を記入すること。）

1 (4)　（ここに 1 (4) の解答を記入すること。）

平 成 ３ ０ 年 度 一 般 入 学 試 験

数 学 答 案 用 紙 (3)

2 (1) （ここに 2 (1) の解答を記入すること。）

2 (2)　（ここに 2 (2) の解答を記入すること。）

平 成 ３ ０ 年 度 一 般 入 学 試 験

数 学 答 案 用 紙 (4)

2 (3) （ここに 2 (3) の解答を記入すること。）

2 (4)　（ここに 2 (4) の解答を記入すること。）

平 成 ３ ０ 年 度 一 般 入 学 試 験

数 学 答 案 用 紙 (5)

3 (1)　（ここに 3 (1) の解答を記入すること。）

$\boxed{3}$ (2)　（ここに $\boxed{3}$ (2) の解答を記入すること。）

平成３０年度一般入学試験

数 学 答 案 用 紙 (6)

3 (3)　（ここに 3 (3) の解答を記入すること。）

1-(1)	1-(2)	1-(3)	1-(4)		ST1

2-(1)	2-(2)	2-(3)	2-(4)		ST2

3-(1)	3-(2)	3-(3)		ST3

	Total

この解答用紙は 124%に拡大すると、ほぼ実物大になります。

平成３０年度一般入学試験

物 理 答 案 用 紙 (1)

【注意】 1. 受験番号を受験番号欄に記入し, 物理を選択する場合に○印を選択欄に記入しなさい。
2. 答案用紙を切り離してはいけません。
3. 解答は指定された場所に記入しなさい。
4. 得点欄には何も記入してはいけません。

〔問 1〕(1) ① [導出過程]

① [答]

(1) ② [導出過程]

② [答]

(2) ① [導出過程]

① [答]

② [答]

y [m]

t [s]

得点 1-1

この解答用紙は124%に拡大すると、ほぼ実物大になります。

〔問 1〕(3) ① [導出過程]

① [答]

(3) ② [導出過程]

② [答]

(4) ① [導出過程]

① [答]

(4) ② [導出過程]

② [答]

得点　1-2

この解答用紙は 124%に拡大すると、ほぼ実物大になります。

平成３０年度一般入学試験

物 理 答 案 用 紙 (2)

〔問 2〕(1) [導出過程]

[答]

(2) [導出過程]

[答]

(3) [導出過程]

[答]

(4) [導出過程]

[答]

(5) [導出過程]

[答]

得点　2

この解答用紙は 124％に拡大すると、ほぼ実物大になります。

〔問 3〕(1) [導出過程]

[答]

(2) [導出過程]

[答]

(3) [導出過程]

[答]

(4) [導出過程]

[答] 体積	[答] 温度

(5) [導出過程]

得点　3

[答]

平成３０年度一般入学試験

物 理 答 案 用 紙 (3)

〔問 4〕 (1) [導出過程]

[答]

(2) [導出過程]

[答] A

[答] B

(3) [導出過程]

[答]

(4) [導出過程]

[答]

(5) [導出過程]

得点 4

[答]

この解答用紙は 124% に拡大すると、ほぼ実物大になります。

〔問 5〕(1)

[答] ア	[答] イ	[答] ウ

[答] エ	[答] オ

(2) ① [導出過程]

① [答]

(2) ② [導出過程]

② [答]

(2) ③[導出過程]

③ [答]

E_K [× 10⁻¹⁹ J]

2.3

0　　　　5.7　　9.2　　　ν
[× 10¹⁴ Hz]

（この線から下には，何も記入してはいけません）

1-1	1-2	2	3	4	5	計

得点 5

この解答用紙は 124％に拡大すると、ほぼ実物大になります。

受 験 番 号

選 択

平成３０年度一般入学試験
化 学 答 案 用 紙 (1)

【注意】 1. 受験番号を受験番号欄に記入し，化学を選択する場合は○印を選択欄に記入しなさい。
2. 答案用紙を切り離してはいけません。
3. 解答は指定された場所に記入しなさい。

〔問 1〕

(1)		
(2)	(i)	
	(ii)	
(3)	ア	イ
(4)		

(5)

(i)

答： $K_{b1} =$ _____ mol/L, $K_{b2} =$ _____ mol/L

過程：

(ii)

答： $K_{b1}K_{b2} =$ _____ $(mol/L)^2$

過程：

この解答用紙は 124％に拡大すると、ほぼ実物大になります。

〔問 1〕　（続き）

(5)	(iii)	答：　pH ＝ ＿＿＿＿＿＿＿＿＿＿ 過程：
(6)		答：　炭酸ナトリウム ＿＿＿＿＿＿＿＿＿ mg，水酸化ナトリウム ＿＿＿＿＿＿＿ mg 過程：

（この線から下には，何も記入してはいけません）

1

この解答用紙は 124％に拡大すると、ほぼ実物大になります。

平成３０年度一般入学試験
化 学 答 案 用 紙 (2)

〔問 2〕

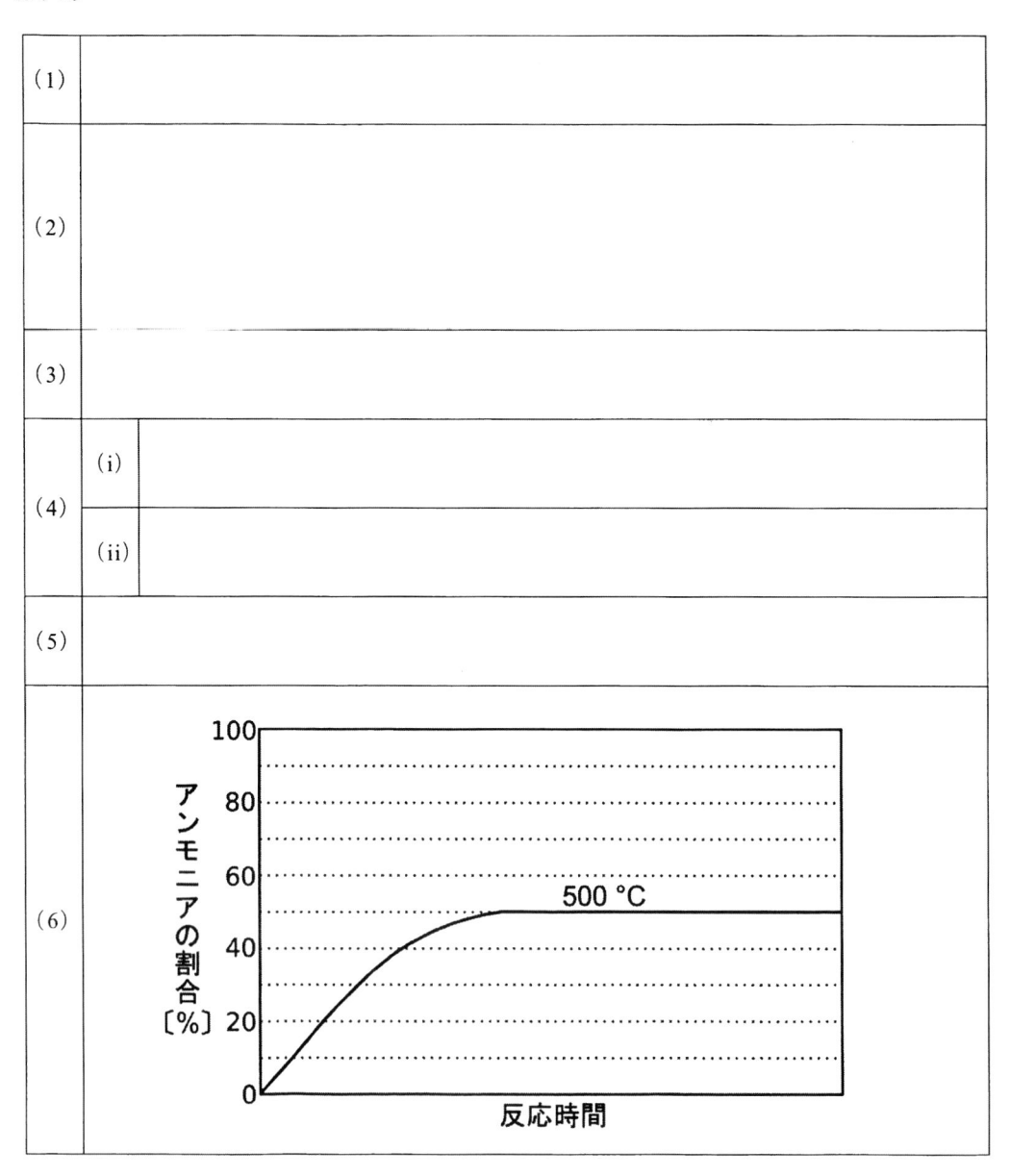

〔問 2〕　（続き）

（7）	（i）	答：　窒素：水素：アンモニア＝　　　　　：　　　　　：　　　　　 過程：
	（ii）	答：　　　　　　　Pa 過程：
	（iii）	記号　　理由

（この線から下には，何も記入してはいけません）

2

この解答用紙は 124％に拡大すると、ほぼ実物大になります。

平成３０年度一般入学試験
化 学 答 案 用 紙 (3)

〔問 3〕

		ア	イ	ウ	エ
(1)					

(2)	(i)	
	(ii)	

(3)	

(4)	(i)	
	(ii)	答：_____ L 過程：

〔問 3〕 （続き）

(5)

答： ＿＿＿＿＿＿＿ ％

過程：

1	2	3	計

3

この解答用紙は 124％に拡大すると、ほぼ実物大になります。

受　験　番　号

選　択

平成３０年度一般入学試験
生 物 答 案 用 紙 (1)

【注意】1. 受験番号を受験番号欄に記入し，生物を選択する場合に選択欄に○印を記入しなさい。
2. 答案用紙を切り離してはいけません。
3. 解答を指定された場所に記入しなさい。

〔問 1〕

(1)   (2)   (3)

(4)   (5)   (6)

(7)   (8)   (9)

(10)   (11)   (12)

(13)   (14)   (15)

（この線から下には，何も記入してはいけません）

1

この解答用紙は 124%に拡大すると、ほぼ実物大になります。

〔問 2〕

(1)

rRNA														
mRNA														
tRNA														

(2)

(3)

イ	エ	カ
ク	コ	

2-1

この解答用紙は 124%に拡大すると、ほぼ実物大になります。

平 成 ３ ０ 年 度 一 般 入 学 試 験
生 物 答 案 用 紙 (2)

〔問 2　続き〕

(4)

(5)

(6)

(7)

(8)

ウ	オ	ケ

（この線から下には，何も記入してはいけません）

2-2

この解答用紙は 124％に拡大すると、ほぼ実物大になります。

〔問 3〕

(1)

(2)

(3)

(4)

(5)

(6)

(7)

(8) | X | Y |

（この線から下には，何も記入してはいけません）

3

この解答用紙は 124％に拡大すると、ほぼ実物大になります。

平成３０年度一般入学試験

生 物 答 案 用 紙 (3)

〔問 4〕

(1)

ア	イ	ウ	エ

(2)

(3)

(4)

4

この解答用紙は 124％に拡大すると、ほぼ実物大になります。

〔問 5〕

(1)

ア	イ	ウ
エ	オ	

(2)

(3)

(4)

(5)

（この線から下には，何も記入してはいけません）

5-1

この解答用紙は 124％に拡大すると、ほぼ実物大になります。

平成３０年度一般入学試験

生 物 答 案 用 紙 (4)

〔問 5 続き〕

(6)

（この線から下には，何も記入してはいけません）

5-2

この解答用紙は 124％に拡大すると、ほぼ実物大になります。

〔問 6〕

(1)

1	2	3

(2)

(3)

B	C	D	E	F

（この線から下には，何も記入してはいけません）

1	2-1	2-2	3
4	5-1	5-2	6

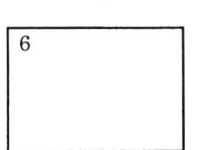

6

計

この解答用紙は 124% に拡大すると、ほぼ実物大になります。

平成29年度

問 題 と 解 答

英 語

問題

〔問1〕英文の意味が通るように、空所(ア)〜(コ)に入る最も適当なものを①〜⑤から1つ選び、数字で答えなさい。

Vaccination is a precursor to modern medicine, not the product of it. Its roots are in folk medicine, and its first practitioners were farmers. Milkmaids in eighteenth-century England had faces unblemished by smallpox. Nobody (ア) why, but anyone could see it was true. Nearly (イ) in England at that time got smallpox and many of those who survived bore the scars of the disease on their faces. Folk knowledge held that if a milkmaid milked a cow blistered with cowpox and developed some blisters on her hands, she would not contract smallpox even (ウ) nursing victims of an epidemic.

By the end of the century, just as the waterwheels of the industrial revolution were beginning to turn the spindles in cotton mills, physicians were noting the (エ) of cowpox on milkmaids and anyone who milked cows. During a smallpox epidemic in 1774, a farmer who had himself already been infected (オ) cowpox used a darning needle to drive pus from a cow into the arms of his wife and two small boys. The farmer's neighbors were horrified. His wife's arm became red and swollen and she fell ill before recovering fully, but the boys had mild reactions. They were exposed to smallpox many times over the course of their long lives, occasionally for the purpose of demonstrating their immunity, without (カ) contracting the disease.

Twenty years later, the country doctor Edward Jenner extracted pus (キ) a blister on the hand of a milkmaid and scraped it into the arm of an eight-year-old boy. The boy got a fever but did not become ill. Jenner then exposed the boy to smallpox, which did not infect him. Emboldened, Jenner continued his experiment (ク) dozens of other people, including his own infant son. Before (ケ), the procedure would be known by Jenner's term for cowpox, *variolae vaccinae*, from the Latin *vacca* for cow, the beast that would forever leave its (コ) on vaccination.

出典 : Eula Biss, *On Immunity: An Inoculation.* Minneapolis: Graywolf Press, 2014. Pages 51-52.

	①	②	③	④	⑤
(ア)	knew	know	knowingly	known	knows
(イ)	always	any	everyone	none	some
(ウ)	now	out	so	up	while
(エ)	effects	influential	memos	part	years
(オ)	but	for	in	over	with
(カ)	ever	most	past	rare	when
(キ)	before	from	on	such	that
(ク)	during	into	many	on	until
(ケ)	after	gone	just	long	soon
(コ)	line	mark	space	time	word

〔問 2〕下線部(ア)〜(コ)に入るように各語群にある語句を最も適当な順に並べ替えて、意味の通る英文を完成させなさい。

　　Beneath our feet, out of sight and often out of mind, soil is probably the least appreciated source of human welfare and security. More than simply a prerequisite for farming and food production, it is a profoundly complex web of interactions that enables many of the Earth's life support systems to function.

　　Soil is the medium through which the world of life (biosphere) meets the world of rocks (lithosphere). This is not simply ^(ア)(　　　) (　　　) (　　　) (　　　) (　　　) growing out of the ground. It is a highly complex subsystem of our living planet where a commingling of these two worlds takes place. It is also where dynamic relationships between the atmosphere and life are sustained. It is of vital importance and yet it is no more than a thin fragile skin. This is even more the case when seen against the scale of the atmosphere above and the geology below.

　　Soil actually seems far ^(イ)(　　　) (　　　) (　　　) (　　　) (　　　) such a complex and multifunctioning system, especially when one considers the ways in which the different components of soil can vary. For the make-up of soil is hugely diverse. Its essential components are weathered rock, once-living things that are now dead, living things that are still alive, gases and water. A very approximate breakdown of the proportions of these would be rock at about 45 per cent, air 25 per cent, water 25 per cent and organic material 5 per cent. Of course, these proportions vary hugely, with for example peaty soils comprising mainly organic matter.

　　Often the most important factor in the character of soil is geology. Sandy soils are gritty and formed from rocks such as limestone, quartz or granite, or from glacial, wind-blown or riverine deposits. Silty soil has finer particles and is often very fertile, although ^(ウ)(　　　) (　　　) (　　　) (　　　) (　　　). Another major influence on the character and properties of soil is the type and amount of biological material it contains—this can be comprised of pretty much anything that has been alive, including the decaying remains of soil fauna, leaves, wood and roots.

　　Soil organic matter performs a range of important functions and is ^(エ)(　　　) (　　　) (　　　) (　　　) (　　　) functions. For example, organic material in the soil can hold up to twenty times its own weight in water, and thus renders soil more resistant to the effects of drought. By storing water, soils can also ^(オ)(　　　) (　　　) (　　　) (　　　) (　　　) high rainfall periods.

　　The organic material in soil contains the carbon-based molecules that are the energy source that fuels what is the most important component of all—the living part. And when ^(カ)(　　　) (　　　) (　　　) (　　　) (　　　) animals, plants and microbes living and interacting below ground, the statistics quickly get quite dizzying. For example, it is estimated that ten grams (that's about a tablespoonful) of healthy soil from an arable landscape is home to more bacteria than there are people on Earth. And these bacteria might ^(キ)(　　　) (　　　) (　　　) (　　　) (　　　) some 20,000 species. It is not only the numbers and diversity that is impressive—on a hectare of arable soil (that is, a patch measuring 100 meters by 100 meters) there can be a volume of bacteria equivalent to the volume of 300 sheep!

　　In ^(ク)(　　　) (　　　) (　　　) (　　　) (　　　) organisms—that is, the bacteria, protozoa and nematodes—are larger creatures, including earthworms, centipedes and various insects. This vast mass of complex living organisms undertake a number of vital jobs.

One function is decomposition. As the term suggests, this is literally the business of breaking things down to their constituent parts—and in the process liberating nutrients, thus enabling new growth. Those numberless trillions of worms, bacteria and protozoa are thus ^(ケ)(　　) (　　) (　　) (　　) (　　) the ecological processes that enable the productivity of living systems—at least most of those on land.

Decomposition is also so important because it is the energy source that powers the processes going on in the soil. By breaking down the carbon-based molecules in the plant and animal remains in the organic matter, the bacteria, fungi, nematodes and protozoa fuel their own growth and reproduction. Most soils are complex systems that we are only just beginning to understand. And, while for example the pivotal importance of earthworms has been known for some time, it is comparatively recently that science ^(コ)(　　) (　　) (　　) (　　) (　　) the subtle roles played by other soil organisms, including fungi.

出典：Tony Juniper, *What Has Nature Ever Done For Us?*
London: Profile Books, 2013. Pages 29-31.

（ア）　語群： in　/　of　/　plants　/　reflected　/　the fact

（イ）　語群： a word　/　describe　/　small　/　to　/　too

（ウ）　語群： by　/　erosion　/　prone　/　to　/　water

（エ）　語群： determining　/　how　/　in　/　soil　/　vital

（オ）　語群： during　/　flooding　/　of　/　reduce　/　the risk

（カ）　語群： comes　/　it　/　of　/　the complement　/　to

（キ）　語群： be　/　comprised　/　from　/　of　/　representatives

（ク）　語群： addition　/　the　/　tiny　/　to/　truly

（ケ）　語群： at　/　base　/　of　/　the　/　very

（コ）　語群： a better　/　has　/　of　/　permitted　/　understanding

〔問 3〕次の英文を読んで、下記の設問に答えなさい。

So far only a few people know. The first thing to understand is that endless retelling is overwhelming. It is boring, draining, dispiriting. A tumor is hard to speak of and harder still to hear. I don't have anything else to talk about, but even after the first few attempts, my words sound dulled. It makes a poor recitation. ⁽¹⁾<u>Everyone who hears us wants all the details and the details will be the same: a fit—hospital—a scan—a tumor—cancer—surgery—treatment— uncertainty. The framing of the sequence can be stressed to suit different audiences or the whole might need retelling again from the beginning. Hearing can be veiled by not listening.</u> And our friends and families have their own responses that must be attended to. That is our responsibility. We owe them. We don't want to overburden them or frighten them off. This is our disaster. They are just being called upon to witness.

And where does the stress lie? We don't know. The facts are not many—surgery followed by radiotherapy followed by chemo followed by monitoring. The way the facts fall depends on how you tell it. Is it a story of disaster directly or a version of survival? What route does it take? Is it a story of duration? We don't want to give people the wrong idea but what is the idea? ⁽²⁾<u>The thing is an ugly knot of accuracy and projection, dead weight and measured hope. Tied up in there somewhere are the statistics.</u> Tom is beginning to describe it. I can barely speak. So together we write them a message in the form of an email.

14 September 2008

Dear Friends

　　We have some troubling news that you should know. A small tumor has been detected (　ア　) Tom's brain. It's not known yet whether it is malignant but that is possible. It needs taking (　イ　) and he'll be operated (　ウ　) in about a week.

　　We don't know yet what any of this means, in terms (　エ　) further problems or none, or possible side effects (　オ　) the operation. It's a very uncertain time (　カ　) us.

　　After the first shock, we are strong (　キ　) we can be. This is largely because Tom is (　ク　) the moment very well, looks well, is lucid, thoughtful, writing, working, preparing.

　　At the time of the operation and after, we may need some help. We don't know yet what form this might best take, it could be practical, or just to have our friends in contact, to be phoned (　ケ　), thought of, emailed, visited.

　　We will let you know when we have a date for Tom going into hospital.

(　コ　) love

In the study we bend over the computer, tight under the lamp. Tom presses *Send*. It is serious, this action. By agreeing to its terms and conditions we elect to turn everything pertaining to us a different shade. (3)Once the news has gone out we cannot deny it or pretend it is not happening. I cannot say I am prepared. I don't have a coherent idea what *Send* means.

出典：Marion Coutts, The Iceberg. New York: Grove Atlantic, 2014. Pages 9-11.

(1) 下線部(1)を和訳しなさい。

(2) 下線部(2)を和訳しなさい。

(3) 下線部(3)を和訳しなさい。

(4) 英文の意味が通るように、空所(ア)〜(コ)に入る最も適当なものを
①〜⑩から選び、数字で答えなさい。ただし、同じ語を2度使うことはない。
文頭に来る語も小文字で示してある。

① as	② at	③ for	④ from	⑤ in
⑥ of	⑦ on	⑧ out	⑨ up	⑩ with

〔問 4〕 次の英文を読んで、下記の設問に答えなさい。

As a distance runner, I already had a stash of reusable sports bottles at home. And living in the Bay Area, I had a fresh clean supply of drinking water running (ア) my own tap, nearly free! Why was I spending $1.50 for a new bottle of Dasani or Aquafina every time I went to the gym when, with a little planning ahead, I could bring water from home? Or fill up a bottle from the free water fountain on the workout floor? I didn't realize then how important this step would be. In the past few years, I've learned that the environmental impact from bottled water is about more than just the plastic bottle. But back then, it just seemed like an easy way to reduce my consumption of new plastic. The biggest challenge was remembering to bring my bottle.

I kept a mental list of the gear I needed to stash in my backpack for the gym: athletic shoes, socks, shorts, towel, lock, and key. Now I just had to add a reusable bottle. The first few times, I remembered it. And then one evening, I forgot. Standing half-dressed in the locker room, rummaging frantically through my backpack, I realized I hadn't packed a bottle. (2)Panic set in. How could I spend thirty to sixty minutes on a cardio machine without water? I was sure I would shrivel up and die. Everyone had water with them. Everyone. There were bottle holders attached to the treadmills and elliptical trainers and stair climbers, which meant that even the equipment manufacturers understood the importance of constant hydration! What should I do? Give (イ) once again to the vending machine? Leave without working out? Buy a new (plastic) sports bottle from the front desk? Or do the nearly unthinkable … work out without water?

And then I remembered Greenbelt Lake. Back when I was in college in the mid-1980s, my dad and I took (ウ) running. He would meet me at my apartment first thing in the morning, I'd throw (エ) my running shoes, and we'd head (オ) the street to join the other fitness buffs doing laps around the man-made lake in my suburban Maryland neighborhood. We each drank a glass of water before leaving the house and again when we got back home. There might have been a water fountain in the park for rehydrating between laps (except I don't think we called it "hydrating" back then), but we certainly didn't buy bottled water. The only bottled water brands we'd heard (カ) were Perrier, which was for rich people, and Evian, which we joked was "naïve spelled backwards." Why would anyone pay money for expensive water in a bottle? The point is that we survived our runs without carrying water. (3)The memory calmed me down, and that night at the gym, I made a plan. I would drink from the water fountain before my workout, and if I needed to, I could actually get (キ) the machine and walk to the fountain to drink some more. The plan worked. I completed my routine without a bottle of water by my side, and I didn't die.

I'll admit that going back and forth to the water fountain was not exactly convenient. It's much nicer to have my own bottle by my side, and these days I rarely forget to bring my reusable bottle or travel mug with me when I go out. But realizing that I could survive without the instant gratification that disposable plastic provides was actually pretty empowering. The bottled water industry spends over $150 million per year on advertising in the United States to convince us we can't be healthy or satisfied without its product. (4)I had bought into the bottled water myth. And that night at the gym, I broke free.

出典：Beth Terry, *Plastic Free: How I Kicked the Plastic Habit and How* You *Can Too.*
New York: Skyhorse Publishing, 2012. Pages 80-81.

(1) 英文の意味が通るように、空所(　ア　)〜(　キ　)に入る最も適当なものを
　　①〜⑦から選び、数字で答えなさい。ただし、同じ語を 2 度使うことはない。
　　① down　　② from　　③ in　　④ of　　⑤ off　　⑥ on　　⑦ up

(2) 下線部(2)を和訳しなさい。

(3) 下線部内にある The memory を具体的に示しながら、下線部(3)を和訳しなさい。

(4) 下線部内にある myth を具体的に示しながら、下線部(4)を和訳しなさい。

〔問 5〕次の和文を読んで、下線部(1)〜(3)を英訳しなさい。

(1)科学者さんたちもなかなかイキなことをする。そんな思いがわいた。火星と木星の軌道のあいだにうかぶ小さな天体がフレディ・マーキュリーと名づけられた、とのニュースを目にしたときだ。(2)史上最高ともたたえられるロック歌手にちなんでいるのは、いうまでもない。英国のロックバンド、クイーンのフレディ・マーキュリーが亡くなったのは 1991 年。その年に、くだんの小惑星は発見されていた。(3)国際天文学連合という学術団体が命名を発表したのは、生きていれば 70 歳になるという誕生日だった。そんなタイミングで、かつて歌ったそのままに「空をかける流星」となったわけだ。

出典：日本経済新聞　春秋　朝刊　2016 年 9 月 8 日付。

数 学

問題

29年度

1 次の(1)から(4)までの各問に答えなさい。 ［配点 80 点］

(1) 3 つの整数 55, 97, 118 は，2 以上の正の整数 X で割ると余りがすべて等しくなる。このような整数 X をすべて求めなさい。 ［20 点］

(2) 次の等式

$$\lim_{x \to 2} \frac{\sqrt{x^2 + ax} + b}{x^2 - 4} = \frac{1}{4}$$

が満たされるとき，実数 a, b の値を求めなさい。 ［20 点］

$\boxed{1}$ （続き）

(3) $a,\ b$ を実数とする。2 次方程式 $x^2 + ax + b = 0$ の 2 つの解 $\alpha,\ \beta$ が同符号の異なる実数で、$0 < \alpha + \beta < 2$ となるための条件を $a,\ b$ を用いて表しなさい。また、その条件が表す領域を ab 平面に図示しなさい。 ［20 点］

(4) 四角形 ABCD は半径 r の円に内接し、$\overrightarrow{AC} \cdot \overrightarrow{BD} = 0$, $\overrightarrow{AB} + \overrightarrow{AD} = \overrightarrow{AC}$ を満たす。四角形 ABCD の 4 辺の長さの和を r を用いて表しなさい。 ［20 点］

$\boxed{2}$　xyz 空間内の xz 平面上に放物線 $C_1: z = 1 - x^2$，yz 平面上に放物線 $C_2: z = 1 - y^2$ がある。C_2 を，その頂点が放物線 C_1 上を動くように，空間内で平行移動させてできる曲面を S とし，曲面 S と xy 平面で囲まれた立体を V とする。このとき，次の問に答えなさい。［40 点］

(1) s を $-1 \leqq s \leqq 1$ を満たす実数とする。立体 V の平面 $x = s$ による切り口の面積を，s を用いて表しなさい。

(2) 立体 V の体積を求めなさい。

(3) 立体 V の xy 平面に接している部分の図形の境界を表す方程式を x, y を使って表しなさい。

(4) t を $0 \leqq t \leqq 1$ を満たす実数とする。立体 V の平面 $z = t$ による切り口の図形の境界を表す x, y の方程式を x, y, t を使って表し，立体 V の表面積を求めなさい。ただし，xy 平面に接している部分の面積も含むものとする。

$\boxed{3}$ $z = r(\cos\theta + i\sin\theta)$ を，$r > 0,\ 0 \leqq \theta < \dfrac{\pi}{2}$ を満たす複素数とする。このとき，次の問に答えなさい。 ［30 点］

(1) $z^4 = 2 - 2\sqrt{3}\,i$ が成り立つとき，r と θ を求めなさい。

(2) $\dfrac{z}{2} + \dfrac{2}{z}$ が実数となるような r と θ を求めなさい。

(3) $\dfrac{z}{2} + \dfrac{2}{z}$ が実数で，その値が 0 以上 3 以下であるような点 z はどのような図形を描くか，複素数平面上に図示しなさい。

物 理

問題   29年度

〔問 1〕以下の問い (1) ～ (4) に答えよ。導出過程が必要な問題は導出過程も簡潔にまとめて記し、解答は解答欄に記すこと。

(1) 地面から斜め上向きに投げ上げた小球が、時間 t_0 後に地面に戻ってきた。投げ上げた場所から、小球の落下点までの水平距離を L とする。空気抵抗は無視できるものとし、重力加速度の大きさを g として、次の問いに答えよ。

① 小球を投げ上げてから、小球が最高点に達するまでの時間を求めよ。

② 地面から①の最高点までの高さを求めよ。

③ 小球を投げ上げた直後の、小球の初速度の大きさを求めよ。

(2) 電気と磁気に関して、次の問いに答えよ。必要であれば、真空の誘電率 ε_0、真空の透磁率 μ_0 を用いよ。

① 真空中に、電気量が q である正の点電荷 1 個が置かれている。点電荷から距離 r 離れた場所での電位を求めよ。ただし、無限遠での電位を 0 とする。

② 図 1a のように、真空中に、$+q$ の電気量を持つ正の点電荷と、$-q$ の電気量を持つ負の点電荷が、置かれている。この 2 個の点電荷のまわりでの、電気力線の概略図を描け。電気力線の方向には、必ず矢印をつけること。

図 1a

③ 真空中で、鉛直方向に十分に長い直線の導線 1 本があり、大きさ I の一定の電流が流れている。導線から水平距離 r 離れた場所での磁場の大きさを求めよ。

④ 図 1b のように、真空中に、紙面に垂直で十分に長い直線の導線が 2 本あり、互いに逆向きに大きさ I の一定の電流が流れている。図 1b では、左側の導線には紙面の表から裏へ、右側の導線には、紙面の裏から表へ電流が流れている。紙面を表から見たときの、磁力線の概略図を描け。磁力線の方向には、必ず矢印をつけること。

図 1b

〔問1 続き〕

(3) 図1cのように容積$3V$と$2V$の断熱容器 A と B をコックでつないだ。容器 A には圧力P、温度Tの単原子分子理想気体が、容器 B には圧力$3P$、温度$2T$の同じ種類の単原子分子理想気体がそれぞれ入っている。最初 A と B とをつなぐ中央のコックは閉じられた状態で、A と B との間の熱の移動はないとする。次の問いに答えよ。

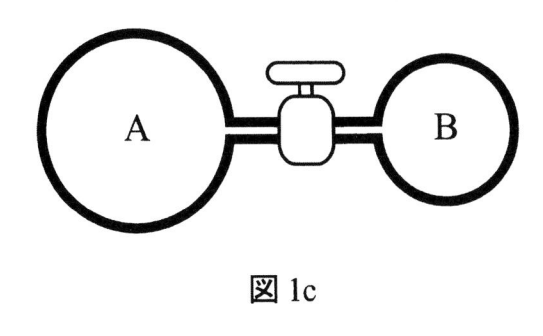

図1c

① コックを閉じた状態での、容器 A および容器 B に入っている気体の内部エネルギーをそれぞれ求めよ。

② 中央のコックを開いてから十分な時間が経過した後の単原子分子理想気体の圧力と温度を求めよ。ただし、容器 A と B との連結部分の容積は無視して良い。

(4) 物質を構成する基本的な粒子（素粒子）に関する次の文の空欄　ア　～　カ　にあてはまる適切な語句や数字を記入せよ。

　原子は、原子核と電子から、原子核は陽子と　ア　からなり、陽子と　ア　とを総称して核子と呼ぶ。湯川秀樹は、1930年代半ばに、核子間の相互作用である核力を媒介する粒子の存在を予測していたが、1947年、宇宙線の中からその粒子がついに発見され、　イ　と名づけられた。核子や　イ　のように、強い力で相互作用しあう粒子をまとめてハドロンと呼ぶ。当初、ハドロンは物質を構成する基本的な粒子と考えられていたが、加速器を用いる実験で数百種類も発見された。このため、ゲルマンは、より基本的な粒子を導入して物質の基本となる粒子を説明しようとした。それによると、核子はより基本的な粒子で分数の電荷をもつ3個の　ウ　からできている。小林・益川の理論によると、　ウ　は、　エ　種類以上あることが予言されていたが、現在までに実験で、反粒子を除いて　エ　種類が確認されている。

　一方、　ウ　とともに物質を構成する素粒子で、強い力のはたらかない　オ　には、電子、ミュー粒子、タウ粒子が含まれるほか、それらに付随する電荷をもたない3種類の　カ　が含まれる。この他にも、4つの基本的な力を媒介するゲージ粒子が、　ウ　や　オ　と同様、素粒子であると考えられている。

〔問2〕円すい振り子の運動に関する以下の問いに答えよ。導出過程が必要な問題は導出過程も簡潔にまとめて記し、解答は解答欄に記すこと。ただし、重力加速度の大きさをgとする。

I. まず、図2aのように長さLの伸縮せず質量の無視できる糸に、質量mの小球をつけ、天井の点Oからつり下げて回転させ、円すい振り子とした。小球は、糸とOからの鉛直線とのなす角がθとなるように、等速円運動させた。

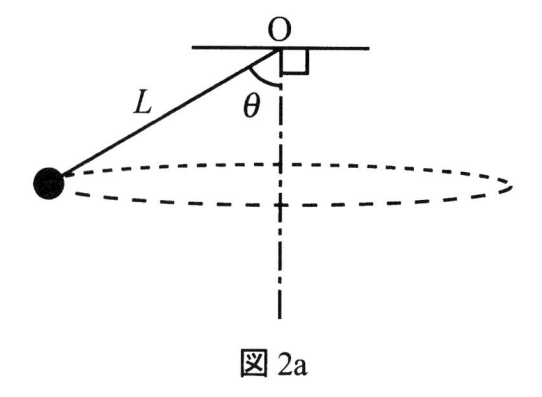

図 2a

(1) 小球に働く糸の張力の大きさを求めよ。

(2) 小球の等速円運動の角速度を求めよ。

II. 次に、図2bのように、糸に代わって自然の長さがLでばね定数がkのばねに、質量mの小球をつけて円すい振り子とし、ばねとOからの鉛直線とのなす角がθとなるように等速円運動させた。このとき小球は床から浮いていた。床面は水平面とし、床面から天井までの高さはLである。

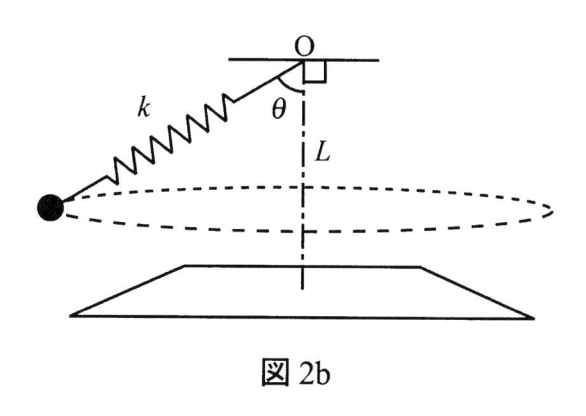

図 2b

(3) 床面から小球までの高さを求めよ。

(4) 小球が床面から浮くためにkが満たすべき条件を求めよ。

(5) 小球の等速円運動の角速度を求めよ。

〔問3〕　電気容量 C のコンデンサーに、振幅 V_0、角周波数 ω、時間 t である正弦波の交流電圧 $V = V_0 \sin \omega t$ を加えると、コンデンサーに流れる電流は、$\omega C V_0 \sin\left(\omega t + \dfrac{\pi}{2}\right)$ である。また、自己インダクタンス L のコイルに正弦波の交流電

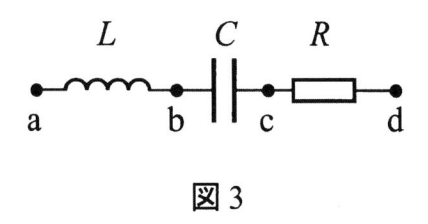

図 3

圧 $V = V_0 \sin \omega t$ を加えると、コイルに流れる電流は、$\dfrac{V_0}{\omega L} \sin\left(\omega t - \dfrac{\pi}{2}\right)$ である。図 3 のように、自己インダクタンス L のコイルと電気容量 C のコンデンサーおよび抵抗値 R の電気抵抗を直列に接続した。この回路の ad 間に正弦波の交流電圧 $V = V_0 \sin \omega t$ を加えた。交流回路における共振について、次の問いに答えよ。導出過程が必要な問題は導出過程も簡潔にまとめて記し、解答は解答欄に記すこと。

(1)　図 3 に示されている回路について、① ab 間のリアクタンス、② bc 間のリアクタンス、③ ad 間のインピーダンスを、それぞれ求めよ。

(2)　(1)の③で求めた ad 間のインピーダンスを Z とするとき、回路を流れる電流の振幅を I とすると、$I = \dfrac{V_0}{Z}$ である。I が ω に対して最大になるとき、ω の値を求めよ。

(3)　(2)で求めた ω の値を ω_0 とすると、ω_0 を共振角周波数という。このとき、図 3 の ac 間にかかる交流電圧の振幅を求めよ。

(4)　$\omega \gg \omega_0$ および $\omega \gg \dfrac{R}{L}$ のとき、I の漸近形を、$\dfrac{1}{\omega}$ の一次までの形で、V_0、ω、L を用いて表せ。

(5)　(4)と逆に、$\omega \ll \omega_0$ および $\omega \ll \dfrac{1}{RC}$ のとき、I の漸近形は $\omega C V_0$ と書ける。これらの漸近形を用いて、$V_0 = 2.0\ \text{V}$、$R = 10\ \Omega$、$L = 2.5\ \text{mH}$、$C = 4.0\ \mu\text{F}$ とするとき、ω の関数として I のグラフの概略を描け。グラフには、ω_0 の値および $\omega = \omega_0$ のときの I の値も単位をつけて記入すること。

〔問 4〕X 線について、以下の問いに答えよ。ただし、光速を c、プランク定数を h、電子の質量を m、電気素量を e とする。導出過程が必要な問題は導出過程も簡潔にまとめて記し、解答は解答欄に記すこと。

I.　図 4a は、X 線を発生する装置の一部を示したものである。X 線は、真空中で陰極 A から出た電子が強い電場 E によって加速され、陽極 B に衝突することによって発生する。真空中に固定された陰極 A と陽極 B とは距離 d だけ離れており、B から A の向きに一様で大きさ E である電場がかけられている。陰極 A から出た直後の電子の速さを 0 とする。

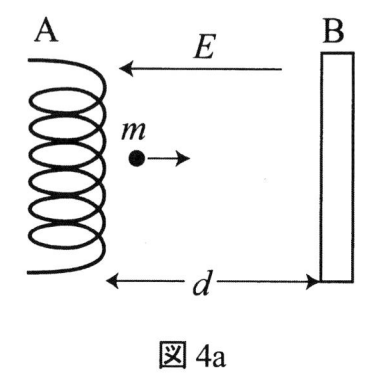

図 4a

(1)　陽極 B の電位を 0 とするとき、陰極 A の電位を求めよ。

(2)　電子が陽極 B に衝突する直前の速さを求めよ。

(3)　陽極から発生する X 線の最短波長を求めよ。

II.　発生する X 線の強さと波長の関係を調べてみると、発生する X 線には、最短波長よりも長い波長成分が連続的に含まれている連続 X 線と、特定の波長に強く現れる固有（特性）X 線の 2 種類があることが知られている。

(4)　次の文章の { ① }、{ ② } 内から、適切な語句を選べ。

　図 4a の E の大きさを大きくすると、連続 X 線の最短波長は{① 長くなる、変化しない、短くなる}。また、このとき、固有（特性）X 線の波長は {② 長くなる、変化しない、短くなる}。

〔問 4　続き〕

III.　X 線を物質にあてたとき、物質から散乱された X 線には、入射 X 線とは異なる波長が含まれている。これは、X 線が粒子（光子）から成り、光子と物質中に含まれる電子との衝突現象として説明できる。静止している電子に波長 λ の X 線が衝突する場合を考える。図 4b のように、衝突後、X 線は入射 X 線の方向に対して α の角度で散乱され、電子は β の角度ではねとばされたとする。散乱 X 線の波長を λ'、衝突後の電子の速さを v とする。

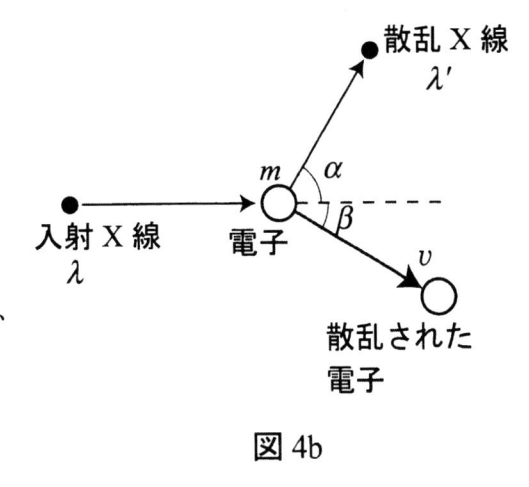

図 4b

(5)　X 線の入射方向の衝突前後での運動量保存則を書け。

(6)　X 線の入射方向に垂直な方向の衝突前後での運動量保存則を書け。

(7)　衝突前後でのエネルギー保存則を書け。

(8)　(5)〜(7)より、λ と λ' の差が小さいとき、X 線の波長の変化 $\lambda'-\lambda$ を求めよ。v と β とを消去し、$\dfrac{\lambda'}{\lambda} \fallingdotseq 1$ を用いるとよい。

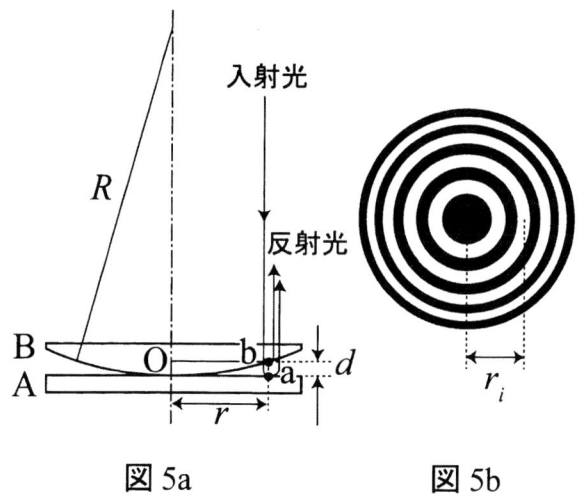

図 5a　　　　　　　図 5b

〔問 5〕図 5a のように、水平に置かれた平面ガラス板 A の上に、一方が平面で他方が半径 R の球面のガラス板 B を、平面側が水平で、球面が下になるように置いた。2 枚のガラス板が接触する点 O を中心とし、中心 O から水平方向に長さ r の位置での 2 枚のガラス板に挟まれた空気層の厚さを d とする。ガラス板 B の上方から垂直に単色光を当てると、図 5b のような同心円状の明暗の縞模様（ニュートンリング）が生じた。ニュートンリングが生じる仕組みについて、以下の問いに答えよ。ただし空気の屈折率を 1、ガラス板 A および B の屈折率をどちらも 1.5、光の波長を λ とする。導出過程が必要な問題は導出過程も簡潔にまとめて記し、解答は解答欄に記すこと。

(1)　ニュートンリングは、光のどのような性質に起因する現象か。最も適切な言葉を漢字 2 文字で答えよ。

(2)　図 5a のように半径 r の位置で、ガラス板 A の a 点で反射される光とガラス板 B の b 点で反射される光との光路差（媒質中での経路差と媒質の屈折率との積）は、空気の屈折率が 1 であることから $2d$ となる。$2d$ を R と r を用いて示せ。

以下、(2)で求めた光路差が、$R \gg d$ のとき、$2d \fallingdotseq \dfrac{r^2}{R}$ と近似できることを用いよ。

(3)　中心から i 番目($i = 0, 1, 2, 3, \cdots$)に**明るい**同心円において、光路差を i と λ で表せ。

(4)　中心から i 番目に明るい同心円の半径 r_i を R、λ、i で表せ。

(5)　波長 λ の光を照射して、i 番目と $i+1$ 番目の明るい同心円の半径を、それぞれ r_i、r_{i+1} とするとき、ガラス板 B の球面の半径 R を λ、r_i、r_{i+1} で表せ。

化 学

問題

29年度

〔問1〕次の文章を読み，設問 (1)〜(8) に答えよ。ただし，原子量は C = 12, O = 16, Si = 28, $\sqrt{2}$ =1.4, $\sqrt{3}$ =1.7, アボガドロ定数 N_A は 6.0×10^{23} /mol とする。

　ケイ素は地殻中に酸素に次いで多く存在する元素である。岩石中にはケイ素の酸化物 A やケイ酸塩が含まれており，これらは (a)ガラス，陶磁器，セメントなどの原料として用いられている。

　(b)乾燥剤や吸着剤に用いられるシリカゲルも，A を原料として作ることができる。(c)A に炭酸ナトリウムを加えて加熱すると B が生じる。B に水を加えて加熱すると，粘性の大きな ア となる。ア に塩酸を加えると半透明でゲル状の イ が生じ，(d) イ を加熱して脱水するとシリカゲルが得られる。

　一方，ケイ素の単体は自然界には存在しないため，(e)A を電気炉で融解し，炭素で還元して得ている。ケイ素の単体は，右図のように(f)ダイヤモンドと同様の単位格子からなる共有結合の結晶である。ケイ素は半導体であり，集積回路や太陽電池等に用いられている。

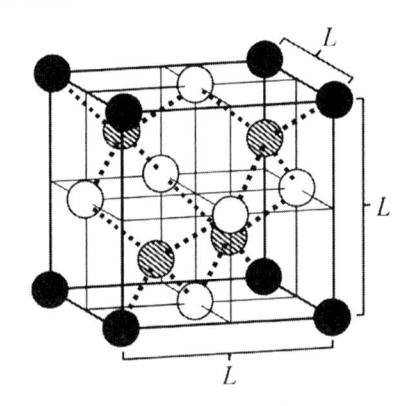

図　ケイ素の単位格子

設　問

(1) ケイ素の電子配置を（例）にならって書け。

　　　（例）酸素：K^2L^6，　カルシウム：$K^2L^8M^8N^2$

(2) 下線部（a）について，ガラス製品の表面に模様をつけるには，ガラスの主成分である A とハロゲン化水素の水溶液との反応が用いられている。この反応を化学反応式で書け。

(3) 下線部（b）について，シリカゲルが乾燥剤として用いられる理由を簡潔に書け。

(4) 下線部（c）の反応を化学反応式で書け。

(5) ┃　ア　┃，┃　イ　┃にあてはまる物質の名称を書け。

(6) 下線部（d）のように，ゲルから水分を除いたものを一般的に何というか。

(7) 下線部（e）について（ⅰ），（ⅱ）に答えよ。

　（ⅰ）この反応を化学反応式で書け。

　（ⅱ）A を 96 ％の割合で含むケイ砂 125 g を原料として用いた場合，得られるケイ素の単体の質量は何 g か。答えは有効数字 2 桁で書け。

(8) 下線部（f）について，（ⅰ）〜（ⅲ）に答えよ。ただし，図の単位格子は 1 辺の長さが L の立方体であり，破線でつないだ原子は互いに接しているものとする。なお，模様の違う 3 種類の球は全てケイ素原子を表しており，それらに違いはない。

　（ⅰ）図の単位格子の内部に含まれるケイ素原子は何個か。

　（ⅱ）図の破線で表したケイ素原子の中心間の距離は 2.3×10^{-10} m である。単位格子の 1 辺の長さ L は何 m か。答えは有効数字 2 桁で書き，計算の過程も記すこと。

　（ⅲ）ケイ素の密度は何 g/cm^3 か。答えは有効数字 2 桁で書き，計算の過程も記すこと。

〔問2〕次の文章を読み，設問 (1) 〜 (6) に答えよ。ただし，燃焼熱や生成熱はいずれも 25 ℃，1.0×10^5 Pa での値である。また，気体はすべて理想気体としてふるまい，気体定数 R は 8.3×10^3 Pa・L /（K・mol）とする。なお，燃焼によって生じた水の体積と蒸気圧は無視でき，メタン，酸素，二酸化炭素は水に溶解しないものとする。

　1 mol の物質が完全燃焼するときに発生する熱を燃焼熱という。例えば，メタンの燃焼熱は 891 kJ/mol である。これは，(a)1 mol のメタン（気）が完全に燃焼して，水（液）と二酸化炭素（気）が生じる際に，891 kJ の熱が発生することを意味している。

　1 mol の物質がその成分元素の単体から生成するときに発生または吸収する熱を生成熱という。(b)水素（気）から水（液）が生成するときには 286 kJ/mol の熱が発生し，(c)炭素（黒鉛）から二酸化炭素（気）が生成するときには 394 kJ/mol の熱が発生する。(d)メタン（気）の生成熱は，メタン（気）の燃焼熱の値と，水（液）と二酸化炭素（気）の生成熱の値から求めることができる。

　容積を変化させることができる容器に，240 mL の酸素とともにメタンを入れた。この混合気体の体積は 25 ℃，1.0×10^5 Pa で x mL であったが，混合気体を燃焼させると 25 ℃，1.0×10^5 Pa で y mL になった。(e)240 mL の酸素と様々な体積のメタンを燃焼させて x と y を測定し，その一部をグラフに書くと右図のようになった。このとき，容器に入れたメタンの量に関わらず反応は完全に進行し，常に液体の水と二酸化炭素のみが生成した。

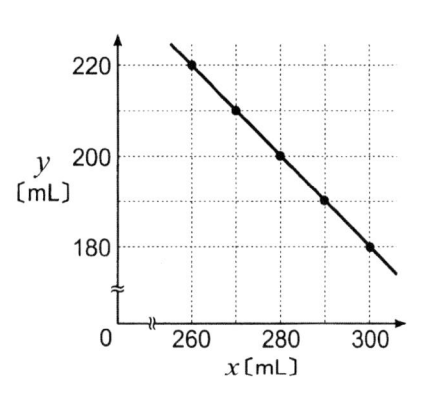

図　混合気体の燃焼前と燃焼後
　　の体積

設　問

(1) 下線部 (a)〜(c) を熱化学方程式でそれぞれ表せ。

(2) 下線部 (d) の値は何 kJ/mol か。

(3) 下線部 (e) について，燃焼で発生する熱を最も多くするためには，容器に入れる
メタンは少なくとも何 mL 必要か。

(4) (3) の場合に何 kJ の熱が発生するか。答えは有効数字 2 桁で書き，計算の過程も
記すこと。

(5) 容器に入れたメタンの体積が 0 mL から 300 mL の場合について，x と y の関係を
解答欄のグラフに書け。

(6) 燃焼後の体積 y mL が燃焼前の体積 x mL の $\frac{1}{2}$ になるのは，メタンを何 mL 入
れた場合か。すべての場合を答えよ。

〔問 3〕次の文章を読み，設問 (1)～(6) に答えよ。ただし，原子量は H = 1.0，C = 12，N = 14，O = 16，S = 32 とする。なお，実験によって不斉炭素原子の立体配置は影響を受けないものとする。

　分子内にアミノ基とカルボキシ基をもつ化合物をアミノ酸という。このうち，アミノ基とカルボキシ基が同じ炭素原子に結合したものを特に α–アミノ酸といい，右図に示す示性式で表される。図の R は水素原子あるいは基を表し，アミノ酸は R の種類によって分類されている。

$$H_2N-CH-COOH$$
$$R$$

図 α-アミノ酸

　グルタチオンは肝疾患，薬物中毒，角膜損傷等に使用される医薬品であり，表に示す 8 種類の α–アミノ酸のうち，3 種類からなる鎖状のトリペプチドである。グルタチオンを用いて，実験 1～実験 4 を行った。

表　α-アミノ酸の種類と略称

R	名称	略称	R	名称	略称
−H	グリシン	Gly	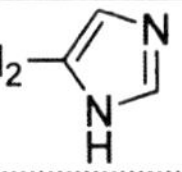 −CH₂−〔imidazole〕	ヒスチジン	His
−CH−CH₃ OH	トレオニン	Thr	−CH₂−COOH	アスパラギン酸	Asp
−CH₂−SH	システイン	Cys	−CH₂−CH₂−COOH	グルタミン酸	Glu
−CH₂−〔benzene〕	フェニルアラニン	Phe	−CH₂-CH₂-CH₂-NH-C-NH₂ NH	アルギニン	Arg

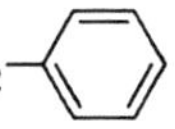

実験 1　グルタチオンを部分的に加水分解したところ，α-アミノ酸 A，B，C とジペプチド D，E が得られた。D は B と C からなり，1 つの不斉炭素原子を含んでいた。E は 2 つの不斉炭素原子と，2 つの窒素原子を含むことが分かった。

実験 2　C，D，E の水溶液にそれぞれ固体の水酸化ナトリウムを加えて加熱し，酢酸で中和後，酢酸鉛(Ⅱ)水溶液を加えると，いずれの水溶液からも黒色沈殿が生成した。

実験 3　625 mg の E に含まれる窒素原子をすべてアンモニアに変換したところ，その量は標準状態に換算して 112 mL であった。

実験 4　E をエタノールに溶解し，少量の酸を加えて加熱するとエステルが生成した。このエステル化された E に，ある酵素を作用させてペプチド結合のみを切断したところ，エステル化された A とエステル化された C が得られた。また，エステル化は，いずれも不斉炭素原子に結合したカルボキシ基で進行していることが分かった。

設　問

(1) 実験 2 で生成する黒色沈殿の名称と化学式を書け。

(2) Ｅの分子量を求めよ。計算の過程も記すこと。

(3) Ａ，Ｂ，Ｃに当てはまるアミノ酸をそれぞれ略称で書け。

(4) pH＝7 の緩衝液で湿らせたろ紙の中央付近にＡの水溶液を垂らした後，電気泳動を行うとどうなるか。中性付近の pH で存在するＡの構造を書き，それをもとに簡単に説明せよ。

(5) グルタチオンの構造を例をもとに書け。

（例）　　H$_2$N-CH-CH$_2$-CH$_2$-C-N-CH$_2$-CH-C-OH
　　　　　　　　OH　　　　　　　O H　　　　　CH$_3$ O

(6) Ａ，Ｂ，Ｃ各 1 分子からなり，☐—Ａ—☐ （―はペプチド結合を示す）の順に結合した鎖状のトリペプチドには何種類の異性体が存在するか。ただし，立体異性体について考える必要はない。

生　物

問題

29年度

〔問1〕次の(1)〜(20)の問いに，選択肢から適切なものを選び，記号で答えよ。

(1) 以下は，光学顕微鏡を使うときの手順を順不同に並べたものである。適切な順に並べかえたとき，6番目にくるのはどれか。1つ選べ。

A. 接眼レンズを取りつける。
B. 反射鏡を動かして視野が明るくなるようにする。
C. しぼりを調節して，試料の鮮明な像が見えるようにする。
D. 顕微鏡を直射日光の当たらない明るい水平な机の上におく。
E. プレパラートをセットし，試料がステージの中央にくるようにする。
F. 対物レンズを取りつけ，レボルバーをまわして最低倍率の対物レンズにする。
G. 横から見ながら調節ねじをまわして，対物レンズとプレパラートを近づける。
H. 接眼レンズをのぞきながら，対物レンズとプレパラートが遠ざかる方向に調節ねじをまわしてピントを合わせる。

(2) DNA研究の歴史について正しいのはどれか。あてはまるものを1つ選べ。

A. ミーシャーは，唾液に含まれる細胞の核からDNAを分離した。
B. サットンは，細胞分裂の観察から，遺伝子は染色体上に存在すると提唱した。
C. グリフィスは，インフルエンザ桿菌の形質転換を発見した。
D. エイブリーらは，形質転換の実験からタンパク質が遺伝物質であることをつきとめた。
E. ハーシーとチェイスは，バクテリオファージを使った実験で，DNAの二重らせん構造を解明した。

(3) ヒトにおいて正しいのはどれか。あてはまるものをすべて選べ。

A. 心房の筋細胞は，ホルモンを合成し分泌している。
B. ホルモン分泌を調節する中枢は，間脳の視床である。
C. 脳下垂体後葉は，神経分泌細胞の細胞体で構成されている。
D. セクレチンは，胃液中の塩酸の刺激で十二指腸の細胞から分泌される。
E. 体温が低下すると，アドレナリンや糖質コルチコイドなどのホルモンの分泌が促され，筋肉や肝臓などでの代謝が抑制される。
F. 血液中のチロキシンが少なくなると，甲状腺刺激ホルモンの分泌が増し，その結果チロキシンの分泌が増加するのは，正のフィードバックである。

(4) 正しいのはどれか。あてはまるものをすべて選べ。

A. すべての細胞には，細胞膜がある。
B. ヒトは，たくさんの細胞が集まった細胞群体である。
C. 現在地球上には，約 10 万種の生物が確認されている。
D. すべての生物は遺伝子をもち，その本体は DNA である。
E. 動物の細胞では，細胞膜の外側に細胞壁とよばれるかたい層がある。

(5) 生物において細胞外に分泌されてはたらく酵素はどれか。あてはまるものをすべて選べ。

A. ナトリウムポンプ
B. 胆汁に含まれる胆汁酸
C. 脂肪を分解する消化酵素
D. タンパク質を分解する消化酵素
E. 光合成によって有機物を合成するときにはたらく酵素
F. 呼吸によってエネルギーを取り出すときにはたらく酵素

(6) ヒトの体液の循環について正しいのはどれか。あてはまるものをすべて選べ。

A. 洞房結節は右心房にある。
B. 肺静脈には動脈血が流れる。
C. 心房と心室は同時に収縮する。
D. ヒトの血管系は開放血管系である。
E. 全身のリンパ液が集まるリンパ管は左右の鎖骨下静脈の所で血管と合流する。

(7) 溶岩流や大規模な山崩れから生じた裸地が，草原や森林へと変化していく過程を見たとき，遷移が進むにしたがって見られるのはどれか。あてはまるものをすべて選べ。

A. 地表が湿潤になる。
B. 階層構造が単純になる。
C. 風散布型の種子が多くなる。
D. 植物の最大の高さが高くなる。
E. 地表面の光の強さが強くなる。
F. 地表の地質は腐植層が発達する。
G. 地表の温度は高温で変化がはげしくなる。

(8)　ヒトにおいて正しいのはどれか。あてはまるものをすべて選べ。

A.　食道では，繊毛上皮による異物の排除が行われている。
B.　飲みこんだ病原体のほとんどは，胃酸によって殺菌される。
C.　汗に含まれるリソソームという酵素は，細菌を破壊している。
D.　異物の侵入を防ぐための物理的・化学的な防御を，免疫という。
E.　皮膚の角質層は，病原体などが体内に侵入するのを防いでいる。
F.　皮脂腺や汗腺などからの分泌物は，皮膚表面を弱アルカリ性に保つことにより，病原体の繁殖を防いでいる。

(9)　カエルの初期発生について正しいのはどれか。あてはまるものをすべて選べ。

A.　精子は，卵の動物極側に進入する。
B.　灰色三日月（環）ができる部分は，将来の腹側になる。
C.　人為的に表層回転を阻止した胚でも，原腸形成が起こる。
D.　受精後，約60度表層回転すると，卵に灰色三日月（環）があらわれる。
E.　表層回転で卵内を移動するディシェベルドタンパク質は，母性因子である。

(10)　カエルの各胚葉から形成される組織・器官の組合せとして正しいのはどれか。あてはまるものをすべて選べ。

A.　外胚葉 － 腸管　　　　B.　外胚葉 － 神経管　　　　C.　中胚葉 － 腎節
D.　中胚葉 － 体節　　　　E.　内胚葉 － 側板　　　　F.　内胚葉 － 脊索

(11)　植物について正しいのはどれか。あてはまるものをすべて選べ。

A.　トウモロコシやサトウキビは，C_4植物である。
B.　C_4植物の維管束鞘細胞内には，ルビスコが存在する。
C.　CAM植物は，非常に乾燥した地域に適した光合成を行う。
D.　カルビン・ベンソン回路に取り込まれた二酸化炭素は，まずC_5化合物に固定される。
E.　C_4植物のPEPカルボキシラーゼは，葉の二酸化炭素濃度が低下した環境下でも，二酸化炭素を効率よく固定することができる。

(12)　現在，多種多様な生物について，段階的に分類されている。イヌが含まれるのはどれか。あてはまるものをすべて選べ。

A.　動物界　　B.　脊索動物門　　　　C.　節足動物門　　　　D.　哺乳綱
E.　両生綱　　F.　サル目（霊長目）　　G.　ネコ目（食肉目）　　H.　クマ科
I.　ネコ科　　J.　キツネ属　　　　K.　タヌキ属

(13)　気孔に関して正しいのはどれか。あてはまるものを<u>すべて</u>選べ。

A.　水分が不足すると，気孔が閉じる。
B.　気孔の開閉は，膨圧運動によっておこる。
C.　葉のアブシシン酸は，気孔を開く作用がある。
D.　孔辺細胞は，葉緑体を含む表皮系の細胞である。
E.　孔辺細胞の細胞壁は，内側（気孔側）が薄く外側が厚い。
F.　気孔が閉じるときも開くときも，孔辺細胞内外での K^+ の流入や流出がある。

(14)　植物の反応で屈性によるのはどれか。あてはまるものを<u>すべて</u>選べ。

A.　エビスグサの葉が暗所で閉じる。
B.　ホウセンカの茎が光の方向に向かう。
C.　キュウリの巻きひげが支柱に巻き付く。
D.　オジギソウの葉に触れると葉柄（ようへい）が垂れ下がる。
E.　チューリップの花弁が温度が高くなると開く。
F.　トレニアのめしべ内で花粉管が胚珠（はいしゅ）の方向に向かう。

(15)　RNA干渉（かんしょう）（RNAi）に関して正しいのはどれか。あてはまるものを<u>2つ</u>選べ。

A.　RNA 干渉は，1998 年にショウジョウバエを用いた研究で発見された。
B.　RNA 干渉は，外部から侵入した RNA に対してもみられる現象である。
C.　RNA 干渉では，tRNA 由来の二本鎖 RNA から一本鎖 RNA が作られる。
D.　ヒトの場合，全遺伝子の少なくとも 3 分の 1 が RNA 干渉による制御を受けていると考えられている。
E.　RNA 干渉を利用して，標的とする遺伝子の発現を増加させることで，治療法への応用が期待されている。

(16)　バイオテクノロジーに関して正しいのはどれか。あてはまるものを<u>すべて</u>選べ。

A.　PCR 法では，耐熱性の DNA リガーゼを用いる。
B.　電気泳動法では，短い DNA 断片ほど速く移動する。
C.　緑色蛍光タンパク質 GFP は，赤外線によって緑色の蛍光を発する。
D.　電気泳動法では，DNA 断片はアガロースゲルの中をマイナス極に向かって移動する。
E.　人為的に交配することによってつくりだされたバラはすべて，トランスジェニック生物である。
F.　トランスジェニック植物の作成には，組換えプラスミドをもつアグロバクテリウムを用いるのが一般的である。
G.　特定の遺伝子を取り出し，それを別の遺伝子につないで新しい遺伝子の組み合わせをつくることをオーダーメイド医療という。

(17) 二つの異なる種の植物 a と植物 b は，11 時間の明期と 13 時間の暗期の光周期で育てると，どちらも花芽を形成する。13 時間の明期と 11 時間の暗期の光周期で育てると，植物 a のみが花芽を形成する。植物 a と植物 b の記述で最も適切なのはどれか。1 つ選べ。

A. 植物 a は短日植物で，植物 b は長日植物である。
B. 植物 a は長日植物で，植物 b は短日植物である。
C. 植物 a は短日植物で，植物 b は不明である。
D. 植物 a は長日植物で，植物 b は不明である。
E. 植物 b は短日植物で，植物 a は不明である。
F. 植物 b は長日植物で，植物 a は不明である。
G. 植物 a は短日植物で，植物 b は中性植物である。
H. 植物 a は長日植物で，植物 b は中性植物である。
I. 植物 b は短日植物で，植物 a は中性植物である。
J. 植物 b は長日植物で，植物 a は中性植物である。

(18) 三葉虫をはじめ，多くの生物種が絶滅したのは，（　　　）末期である。括弧内にあてはまるのはどれか。1 つ選べ。

A. カンブリア紀　　B. オルドビス紀　　C. シルル紀　　　D. デボン紀
E. 石炭紀　　　　　F. ペルム紀（二畳紀）　G. 三畳紀（トリアス紀）
H. ジュラ紀　　　　I. 白亜紀

(19) 動物細胞の上皮組織に見られる細胞間結合はどれか。あてはまるものをすべて選べ。

A. ギャップ結合
B. 原形質連絡
C. シナプス結合
D. 接着結合
E. デスモソームによる結合
F. 密着結合

(20)　大腸菌の形質転換実験をするときの行動として，適切なのはどれか。あてはまるものをすべて選べ。

A.　実験室は，常に整理して清潔に保つ。
B.　実験には，口を使うホールピペットは使用しない。
C.　実験の前後で，実験台を 70％エタノールで消毒する。
D.　実験室内での飲食はしないで，食品の保存にとどめる。
E.　実験中は，風通し良くするために実験室の窓は開けておく。
F.　実験の終了後，使用した器具類はオートクレーブや消毒液などによって滅菌する。
G.　形質転換させた大腸菌を取り扱う前には手を洗うが，取り扱った後は洗わないでおく。

〔問 2〕次の文を読み，(1)〜(5)の問いに答えよ。

ヒトが出血すると，まず血管の破れたところに（ ア ）が集まってかたまりをつくる。つぎに（ ア ）から放出される凝固因子と，血しょう中に含まれる凝固因子や（ イ ）イオンなどが，血しょう中の（ ウ ）と呼ばれるタンパク質に作用する。これによって（ ウ ）は（ エ ）と呼ばれる酵素になる。さらに（ エ ）は，血しょう中の（ オ ）と呼ばれるタンパク質を繊維状の（ カ ）に変える。（ カ ）は網状につながって血球を絡め，塊状の（ キ ）を形成する。（ キ ）が傷口をふさぐと出血が止まる。凝固因子にはさまざまな種類があるが，ある凝固因子の情報をもつ遺伝子に変異があると，血液が血管外で凝固しにくくなる血友病を発症することになる。

　さて，DNA での遺伝情報は RNA に転写され，タンパク質に翻訳される。ヒトでは多くの場合，RNA の合成後に，核内でそのヌクレオチド鎖の一部分が取り除かれる。取り除かれる部分に対応する DNA 領域をイントロン，それ以外の部分をエキソンという。つまり，転写の際には，イントロンを含めたすべての塩基配列が転写され，mRNA 前駆体が合成される。次に mRNA 前駆体からイントロンに対応する部分が取り除かれ，隣り合うエキソンの部分が結合されて mRNA がつくられるのである。このような RNA の加工過程をスプライシングという。

　図 2-1 の上段は，健康なヒトの凝固因子 IX の遺伝子 DNA の，エキソン 3 とエキソン 4 の配列の一部と，エキソン 3 とエキソン 4 の間にあるイントロンの配列の一部である。イントロンの中程の配列は…で省略してある。さて，エキソン 3 とそれに続くイントロンの境界部位の配列，およびイントロンとそれに続くエキソン 4 の境界部位の配列に注目しよう。この遺伝子の mRNA 前駆体の場合，境界部位にあるイントロンの 5'末端は GU（5'スプライス部位と呼び，太字と下線で強調してある），3'末端は AG（3'スプライス部位と呼び，太字と下線で強調してある）が，スプライシングに関わるタンパク質によって認識され，スプライシングがおこる。図 2-1 の下段の血友病を発症した男性患者 A では，健康なヒトの遺伝子における矢印（↓）の部分に変異が入り，A が G に変わっていた。結果として，より 5'側に新たな AG の 3'スプライス部位が生じ，血友病を発症したと考えられた。

健康なヒト

| | エキソン3 | ↓ | エキソン4 |

遺伝子　　...AAGCAGTATGTTGGTAAGCA...　　　　　...CTATCTCAAAGATGGAGATCAGTGTGAGTCCAATCCATGTTTAAATGGCGGC...
DNA　　　...TTCGTCATACAACCATTCGT...　　　　　...GATAGAGTTTCTACCTCTAGTCACACTCAGGTTAGGTACAAATTTACCGCCG...

mRNA　　　5'...AAGCAGUAUGUUG**GU**AAGCA...　　　...CUAUCUCAA**AG**AUGGAGAUCAGUGUGAGUCCAAUCCAUGUUUAAAUGGCGGC...3'
前駆体

mRNA　　　　　5'...AAGCAGUAUGUUGAUGGAGAUCAGUGUGAGUCCAAUCCAUGUUUAAAUGGCGGC...3'

タンパク質　　　　...Lys

男性患者A

遺伝子　　...AAGCAGTATGTTGGTAAGCA...　　　　　...CTATCTCAGAGATGGAGATCAGTGTGAGTCCAATCCATGTTTAAATGGCGGC...
DNA　　　...TTCGTCATACAACCATTCGT...　　　　　...GATAGAGTCTCTACCTCTAGTCACACTCAGGTTAGGTACAAATTTACCGCCG...

図 2-1

(1) （　ア　）〜（　キ　）に適切な語句をいれよ。

(2) 表 2-1 は mRNA の遺伝暗号表である。表 2-1 を参考にし，図 2-1 に示された部分について，健康なヒトの凝固因子 IX のアミノ酸配列を，先頭のアミノ酸 Lys に続けて書け。

コドンの2番目の塩基									
		U		C		A		G	
コドンの1番目の塩基	U	UUU UUC	フェニルアラニン (Phe)	UCU UCC	セリン (Ser)	UAU UAC	チロシン (Tyr)	UGU UGC	システイン (Cys)	U C
		UUA UUG	ロイシン (Leu)	UCA UCG		UAA UAG	（終止）	UGA （終止） UGG トリプトファン(Trp)		A G
	C	CUU CUC CUA CUG	ロイシン (Leu)	CCU CCC CCA CCG	プロリン (Pro)	CAU CAC	ヒスチジン (His)	CGU CGC	アルギニン (Arg)	U C A G
						CAA CAG	グルタミン (Gln)	CGA CGG		
	A	AUU AUC AUA	イソロイシン (Ile)	ACU ACC ACA	トレオニン (Thr)	AAU AAC	アスパラギン (Asn)	AGU AGC	セリン (Ser)	U C A
		AUG	（開始） メチオニン(Met)	ACG		AAA AAG	リシン(リジン) (Lys)	AGA AGG	アルギニン (Arg)	G
	G	GUU GUC GUA GUG	バリン (Val)	GCU GCC GCA GCG	アラニン (Ala)	GAU GAC	アスパラギン酸 (Asp)	GGU GGC	グリシン (Gly)	U C A G
						GAA GAG	グルタミン酸 (Glu)	GGA GGG		

表 2-1

(3) 表 2-1 を参考にし，図 2-1 に示された部分の，男性患者 A の凝固因子 IX のアミノ酸配列を，先頭のアミノ酸 Lys に続けて書け。

(4) 男性患者 A は，なぜ血友病を発症したと考えられるか。75 字以内で述べよ。

(5) 男性患者 A の家系図を調べたところ，図 2-2 のようであった。○は女性，□は男性，■は患者 A と同じ血友病を発症した男性を表し，番号で個々人を区別している。男性患者 A の位置は矢印（↑）で示してある。凝固因子 IX の遺伝子に，男性患者 A と同じ変異を持つことが確実な<u>女性の番号をすべて</u>書け。ただし，図に示した個人に新たに生じた突然変異はないものとする。

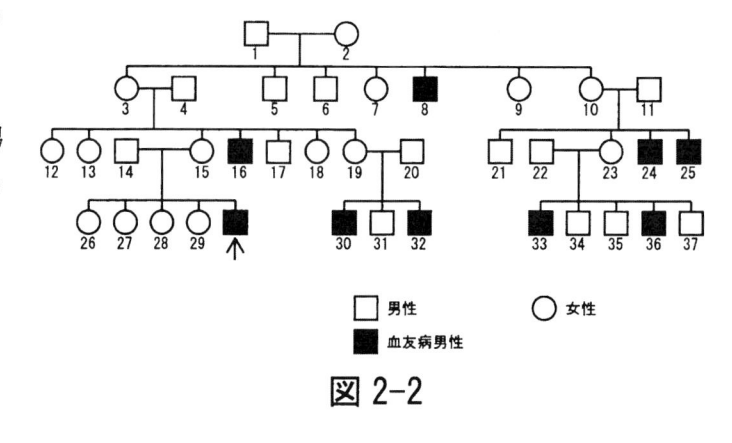

図 2-2

〔問 3〕次の文を読み，(1)〜(4)の問いに答えよ。

あるニューロンの軸索内にガラス微小電極（記録電極）を刺し込んで，細胞外を基準とした細胞内の電位変化を測定した。図 3-1 にはニューロンに活動電位が生じたときの，オシロスコープで観察された電位変化を示してある。

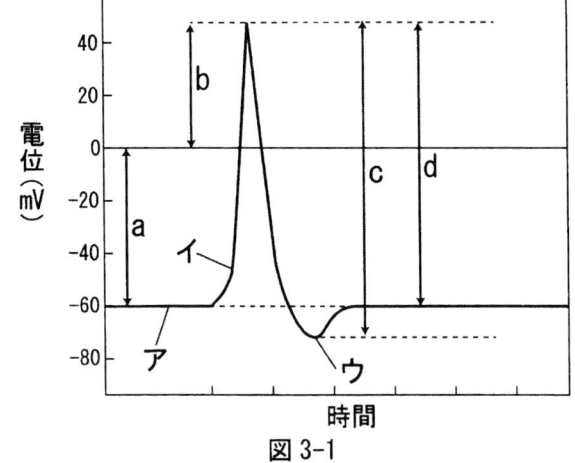

図 3-1

(1) 図 3-1 のア〜ウのそれぞれの状態にあてはまるのはどれか。すべて選べ。

A. 閉じた電位依存性 Na^+ チャネル
B. 閉じた電位依存性 K^+ チャネル
C. 閉じた電位変化に依存しない K^+ チャネル
D. 開いた電位依存性 Na^+ チャネル
E. 開いた電位依存性 K^+ チャネル
F. 開いた電位変化に依存しない K^+ チャネル
G. 能動輸送が止まったナトリウムポンプ

(2) このニューロンに閾値（いきち）以上の刺激を与えたとき，刺激の大きさを大きくしていくと，活動電位はどのようになるか。1 つ選べ。

A. 活動電位の最大値は大きくなり，その発生頻度は高くなる。
B. 活動電位の最大値は大きくなり，その発生頻度は変わらない。
C. 活動電位の最大値は大きくなり，その発生頻度は低くなる。
D. 活動電位の最大値は変わらず，その発生頻度は高くなる。
E. 活動電位の最大値は変わらず，その発生頻度は変わらない。
F. 活動電位の最大値は変わらず，その発生頻度は低くなる。
G. 活動電位の最大値は小さくなり，その発生頻度は高くなる。
H. 活動電位の最大値は小さくなり，その発生頻度は変わらない。
I. 活動電位の最大値は小さくなり，その発生頻度は低くなる。

(3) 活動電位の最大値をあらわすのはどれか。図 3-1 の a 〜 d から 1 つ選べ。

(4) 図 3-1 の横軸の一目盛りとして適切なのはどれか。あてはまるものを 1 つ選べ。

A. 10 秒　　　　B. 1 秒　　　　C. 1/10 秒　　　　D. 1/100 秒
E. 1/1000 秒　　F. 1/10000 秒　　G. 1/100000 秒

〔問4〕 次の文を読み，(1)〜(2)の問いに答えよ。

春の晴れた日に，あるキャベツ畑に複数のモンシロチョウが飛んでいた。活発に飛んでいるのには雄が多かった。一方，雌の多くはキャベツに産卵したり，キャベツの間の雑草から蜜を吸ったりしていた。このキャベツ畑に入り，飛んでいるモンシロチョウを無作為に捕獲したところ，雄150頭，雌50頭が得られた。捕獲後迅速に，これらすべての個体に印をつけて同じ場所に放し，晴れた翌日，再び無作為に捕獲したところ，雄160頭，雌60頭を得た。その中には前日に印をつけた個体が雄80頭，雌6頭入っていた。

(1) 標識再捕法を用いて，モンシロチョウの推定個体数を雄と雌について答えよ。

(2) 標識再捕法を用いて個体群の大きさを推定するためには，いくつかの前提条件を満たしていなければならない。120字以内で説明せよ。

〔問5〕 ある生物15個体を4リットルの培養液にいれて培養した。培養日数と生存している個体数との関係を調べたところ，下表のようになった。(1)〜(4)の問いに答えよ。

培養日数	0	1	2	3	4	5	6	7	8	9	10
個体数 (匹)	15	30	56	98	134	162	173	176	179	180	178

(1) 最初の1日間で増加する速度が維持されると仮定した場合，培養日数4日の個体数はいくらになるか。

(2) 実際に観察された，培養日数7日の個体群密度（匹/リットル）はいくらか。

(3) この実験での環境収容力は，およそいくらか。匹数で答えよ。

(4) この実験での環境収容力を決める要因に関して以下のように考えた。括弧内に適切な語句を入れよ。

個体群密度が増加し，（ a ）や（ b ）の不足，さらには（ c ）の増加などにより，生活環境が悪化したため，個体群の成長が妨げられた。

〔問6〕次の文を読み、(1)～(4)の問いに答えよ。

ヒトの耳は、外耳・中耳・内耳からなる。空気の振動である音波は、外耳の(ア)によって集められ、外耳道を通って (イ)に達し、これを振動させる。(イ)の振動は、中耳にある「つち骨・きぬた骨・あぶみ骨」の3つの(ウ)によって増幅され、内耳にあるうずまき管に伝えられる。うずまき管は(エ)で満たされており、(エ)が振動すると、うずまき管内の基底膜が振動する。基底膜上にある(オ)には、(カ)に接触した感覚毛をもつ聴細胞(有毛細胞)があり、基底膜の振動の結果、(カ)から受ける力によって感覚毛が曲がると、聴細胞が興奮する。聴細胞の興奮が聴神経によって(a)大脳に伝わると、そこで聴覚が生じる。(b)基底膜の幅は、うずまき管の基部で狭く、先端にいくほど広くなっている。

　ヒトの内耳には平衡覚の感覚器官もある。前庭の内部には感覚細胞(有毛細胞)があり、この上に(キ)がのっている。からだが傾くと、この(キ)が動いて感覚細胞を刺激し、結果として、ヒトは(ク)の方向とその変化を感じることになる。半規管は、前庭につながるリング状の管で、(c)3つの半規管が配置されている。各半規管の基部にはふくらんだ部分があり、その内部に感覚毛をもった感覚細胞(有毛細胞)がある。半規管の中の(エ)が一方向に流れると、感覚毛が変形し、感覚細胞が興奮する。この結果として、ヒトはからだの(ケ)を感知することができる。

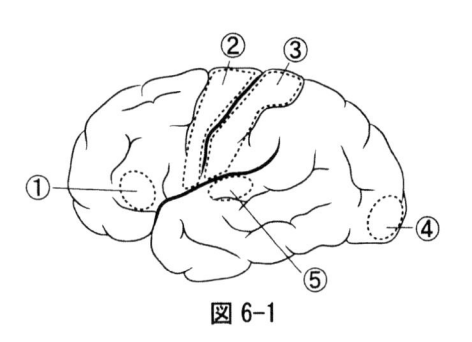

図 6-1

(1) (ア) ～ (ケ)に適切な語句をいれよ。

(2) 図 6-1 は、ヒトの大脳の左半球を表面から見た場合の主な機能領域を示している。下線部(a)のヒトの聴覚の中枢が存在するのはどれか。図中の①～⑤の記号で答えよ。

(3) 図 6-2 は基底膜の、あぶみ骨からの距離と、4 種類の音波による基底膜の振幅との関係を示している。下線部(b)と図 6-2 からわかることを、150 字以内で述べよ。

(4) 下線部(c)について、3 つの半規管は互いにどのように配置されているか、15 字以内で書け。

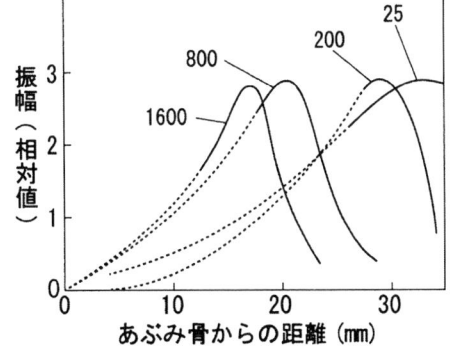

数値（25，200，800，1600）は
1秒間の振動数（単位はヘルツ）である。

図 6-2

英　語

解答　29年度

問1

〔解答〕

(ア) ①　(イ) ③　(ウ) ⑤　(エ) ①　(オ) ⑤
(カ) ①　(キ) ②　(ク) ④　(ケ) ④　(コ) ②

〔出題者が求めたポイント〕

長文の空所補充

(ア) 主語 Nobody を受ける動詞。時制は過去

(イ) 動詞 got に続く主語の部分。Nearly everyone で「ほとんどすべての人」

(ウ) 後の nursing は分詞。接続詞を前に置く分詞構文と考える。

(エ) 後の on に続いて「～に対する影響」となる。

(オ)「～に感染する」は be infected with ～

(カ) without ever ～ ing で「～することなしに」の意味

(キ)「B から A を取り出す」extract A from B

(ク)「～に対して行う実験」は an experiment on ～

(ケ)「まもなく」before long

(コ)「影響、爪痕を残す」leave one's mark

〔全訳〕

　ワクチン接種は現代医学に先行するものであって、現代医学から生まれたものではない。そのルーツは民間療法で、最初にそれを施したのは農民たちであった。18世紀イギリスの乳搾り女たちの顔には天然痘の痕跡がなかった。理由はだれにもわからなかったが、だれもがそれは本当だとわかっていた。当時のイギリスではほとんどすべての人が天然痘に罹り、生き延びた人々の多くは顔に病気の傷跡を残していた。民衆の知識から言われていたのは、牛痘の疱疹のある牛の乳を搾り、手にいくらかの水疱を生じさせた乳搾り女は、たとえ大流行のときに患者たちの世話をしていても天然痘には罹らないというものだった。

　その世紀の終わりまでには、つまり、ちょうど産業革命の水車が綿花工場で紡錘機を回し始めていた頃には、医師たちは、乳搾り女であれ誰であれ、牛の乳を搾るあらゆる人に及ぶ牛痘の影響に気づくようになっていた。1774 年の天然痘大流行のとき、自分自身すでに牛痘に罹った経験を持つある農民が、かがり針を使って、牛から取った膿を妻と 2 人の幼い息子たちの腕に注入した。農民の周囲の人たちは怯えた。妻の腕は赤く腫れ上がり、具合が悪くなった後に完全に回復したのだが、息子たちの反応は穏やかであった。彼らはその後の長い人生の中で幾度も天然痘にさらされ、ときには免疫性を証明するためにわざとそうされたこともあったが、この病気に罹ることは決してなかった。

　20 年後、地方の医師エドワード・ジェンナーは乳搾り女の手にできた水疱から膿を取り出して、8 歳の少年の腕にこすって植えつけた。少年は熱は出しても病気にはならなかった。それからジェンナーは少年を天然痘にさらしたが、天然痘は彼に感染しなかった。ジェンナーはこれに勇気を得て、彼の幼い息子を含む他の何十人もの人たちに実験を続けた。まもなくこの治療は、ジェンナーが牛痘につけた名前、ラテン語で牛を表す vacca から取った variolae vaccinae という名前で知られるようになった。牛という動物は永遠にワクチンに名を刻むことになったのだ。

問2

〔解答〕

(ア) reflected in the facts of plants

(イ) too small a word to describe

(ウ) prone to erosion by water

(エ) vital in determining how soil

(オ) reduce the risk of flooding during

(カ) it comes to the complement of

(キ) be comprised of representatives from

(ク) addition to the truly tiny

(ケ) at the very base of

(コ) has permitted a better understanding of

〔出題者が求めたポイント〕

長文中の語句整序英作文

(ア) be reflected in ～「～に反映されている」

(イ)［too + 形容詞 + a / an + 名詞］が正しい語順」

(ウ) be prone to ～「～されやすい」

(エ) be vital in ～「～に不可欠である」

(オ) can の後に動詞が必要なので reduce を持ってくる the risk of ～「～の危険性」

(カ) when it comes to ～「～ということとなると」

(キ) be comprised of ～「～から成っている」

(ク) in addition to ～「～に加えて」truly は tiny を飾る副詞

(ケ) the very ～「まさにその～」

(コ) a better understanding of ～「～をより深く理解すること」

〔全訳〕

　私たちの足の下にあり、私たちの視界の外にあって、そしてしばしば私たちの意識の外にあるのだが、土というものは、人間の幸福と安全の、おそらく最も認識されることの少ない源である。土は単に農業と食料生産に必要不可欠なものというにとどまらず、地球の生命維持システムの多くの働きを可能にする、まことに複雑な相互作用の網のような組織となっている。

　土は生命の世界(生物圏)が岩の世界(岩石圏)と出会うときの仲立ちをする、中間媒体である。このことは単に、植物が地面から出てきて成長するという事実の中に反映されているのではない。土は、これら 2 つの世界の混じり合いが起こる生きている地球の、高度に複雑な下位システムである。土はまた、大気と生命の間のダイナミックな関係が維持される場所でもある。土は極めて重要なものであり、しかも薄くてはかない皮膚にすぎない。こ

のことは、上にある大気、下にある地質の規模と比べてみると、さらによくあてはまる。

実際、土のさまざまな成分の多様なあり方を考えた場合には特に、土という言葉は、この複雑で多機能のシステムを描写するにはあまりに小さい言葉のように思われる。というのも、土の構造は極めて多岐にわたっているからだ。基本の成分は風化した岩、今は死んでいるかつての生物、今なお生きている生物、ガス、水である。これらの成分の非常におおまかな内訳としては、岩が約 45 パーセント、気体が 25 パーセント、水が 25 パーセント、有機物が 5 パーセントである。もちろん、たとえば主に有機物を含んでいる泥炭では、この割合は大きく違ってくる。

土の性質でしばしばもっとも大事になってくる要素が地質である。砂質土は砂のような土で、石灰岩、石英、花崗岩などの岩から、あるいは氷河や風や川によってできた堆積物から形成される。シルト質土は水の侵食は受けやすいが、粒子がもっと細かく、非常に肥沃であることが多い。土の性質や特性に大きく影響するのは、そこに含まれる生物学的な物質の種類と量である。ここには、土壌動物相、葉、木、根の朽ち果てた残骸など、かつて生きていたもののほとんどなんでもが含まれている。

土壌有機物はさまざまな重要な働きをし、土がどのように機能するかの決定に欠かせない。たとえば、土の中の有機物は自身の重さの、水にして 20 倍もの重さを保持することができ、土が干ばつの影響にもっとよく耐えられるようにする。土はまた水を蓄えることによって、雨の多い時期の洪水の危険性を減らすこともできる。

土の中の有機物は炭素ベースの分子を含んでいるが、これはすべての中でもっとも重要な要素であるもの一つまり生命活動部分一を動かすエネルギー源である。さらに、土の中で生き、相互に作用しあっている動物、植物、微生物の総数ということになると、その統計はすぐに目もくらむような数字になる。例を挙げれば、耕作地から取った健康な土 10 グラム（これはだいたいスプーン 1 杯量）の中に住む微生物の数は、地球上の人間の数よりも多いと見られる。そしてこれらの微生物は 20000 あまりの種を代表しているだろう。驚くのはその数と種類の多さだけではない。1 ヘクタールの耕作地（つまり 100 m ×100 m の土地）に、300 頭の羊に相当する分量の微生物がいるかもしれないのだ！

ごく小さな有機体一つまり微生物や原生動物や線虫類一に加えて、ミミズやムカデやさまざまな昆虫などの、もっと大きな生物がいる。この膨大な数の複雑な生きている有機体が、たくさんの生命活動を行っている。

ひとつの働きは分解である。言葉が示すように、これは文字通り、物を構成要素に分解し、その過程で栄養素を解き放ち、こうして新しい成長を可能にする、そのような作用のことである。こうして、この無数の虫や微生物や原生動物は、生命体一少なくとも陸地の生命体のほとんど一の生産性を可能にする生態学的プロセスの、まさに根幹のところにいるのである。

分解はまた、土の中で進行している過程を促すエネルギー源であることから、非常に重要なものとなっている。植物の中にある炭素ベースの分子や有機物の中の動物の残滓を分解することによって、微生物や菌類や線虫類や原生動物はそれを糧に成長し生殖する。ほとんどの種類の土は、私たちがまさに理解し始めたばかりの複雑なシステムである。そして、たとえばミミズ類の重要さがしばらく前から知られている一方で、科学によって、菌類など他の土壌有機物が果たしている微妙な役割がよりよく理解されるようになったのは、比較的最近のことである。

問3

〔解答〕

(1) 私たちの言うことを聞く人は誰でも事の詳細をすべて聞きたがり、そしてその詳細は同じことになる。つまり、発作―病院―精密検査―腫瘍―癌―手術―治療―不安。順序立てはさまざまな聞き手に合うように強弱がつけられるし、また、全部が最初から再び語られることが必要になるかもしれない。傾聴しないことで、聞いても頭に入っていかないこともある。

(2) 問題は、正確さと予測、重荷と予測された希望の不快なもつれである。そのどこかに関わるのが統計の数字である。

(3) いったん知らせが出て行ってしまえば、私たちはそれを否定することも起こっていないふりをすることもできない。私は心の準備ができているとは言えない。私は「送信」が何を意味するのかについて、一貫した考えを持っていない。

(4) （ア）⑤　（イ）⑧　（ウ）⑦　（エ）⑥　（オ）④
　　（カ）③　（キ）①　（ク）②　（ケ）⑨　（コ）⑩

〔出題者が求めたポイント〕

長文の部分訳および（　）に前置詞を入れる問題

(4)（イ）take out：摘出する
　（ウ）operate on ～：～に手術をする
　（エ）in terms of ～：～の点から
　（ク）at the moment：今
　（ケ）phone up ～：～に電話をかける
　（コ）With love：ではまた（手紙の結び文）

〔全訳〕

今までのところ知っている人はほんのわずかだ。まず理解すべきは、終わりのない繰り言に圧倒されるということだ。それは退屈で垂れ流しで意気をくじく。腫瘍は語るに辛く、聞くにはさらに辛い。私には他に語る言葉はないが、たとえちょっと語ろうとしても、たちまち私の言葉はくすんで聞こえる。下手な暗唱になってしまう。(1)私たちの言うことを聞く人は誰でも事の詳細をすべて聞きたがり、そしてその詳細は同じことになる。つまり、発作―病院―精密検査―腫瘍―癌―手術―治療―不安。順序立てはさまざまな聞き手に合うように強弱がつけられるし、また、全部が最初から再び語られることが必要になるかもしれない。傾聴しないことで、聞いても頭に入っていかないこともある。それに私たちの

友人や家族たちは、注意を払わなければならないそれぞれ独自の反応をする。注意を払うのは私たちの責任である。私たちには借りがある。私たちは彼らに過重の負担をかけたくないし、彼らを怖がらせたくもない。これは私たちの災難なのだ。彼らはただ立ち会うことが求められているだけなのだ。

それに、ストレスはどこにあるのだろう。私たちにはわからない。事実は多くはない。手術、その後放射線治療、その後化学療法、その後経過観察。事実がどのように受け取られるかは、それをどう話すかによる。それは全くの災難の物語か、サバイバルの話か。どんな道筋をたどるのか。持続の物語か。私たちは人々に間違った考えを与えたくないが、間違った考えとは何なのか。(2)問題は、正確さと予測、重荷と計測された希望の不快なもつれである。そのどこかに関わるのが統計の数字である。トムはそれを説明しようとしている。私はかろうじて話すことができる。だから私たちは一緒に、彼らにeメールの形でメッセージを書く。

2008年9月14日

友人たちへ

私たちには皆さんに承知してもらいたい厄介な知らせがあります。トムの脳に小さな腫瘍が見つかりました。悪性かどうかはまだわかっていませんが、その可能性はあります。摘出する必要があるので、彼は1週間ほどたって手術を受けることになっています。

このことが何を意味するのか、私たちにはまだわかりません。さらなる問題があるのかないのか、手術の副作用の可能性はあるのかという点から見てということです。私たちにとって、これはとても不安な時間です。

最初のショックの後、私たちはこの上なく強い気持ちでいます。これは主に、トムが現在はとても元気で、顔色は良く、頭はさえていて、考えたり書いたり動いたり準備したりしているからです。

手術の時とその後に助けが必要になるでしょう。どんな形が一番いいのかまだわかりません。実務的なものになるかもしれないし、私たちの友だちに連絡をくれるよう言ってほしい、電話がほしい、考えていてほしい、メールしてほしい、面会に来てほしいというだけかもしれません。

トムが入院する日がわかったらお知らせします。ではまた。

書斎で私たちは、電気スタンドの下で身をかたくしてコンピューターにかがみこんだ。トムは「送信」を押した。これは重大だ。この行為は。諸条件を受け入れることによって、私たちは自分たちをめぐるすべてのことがそれまでと違う陰影を帯びるのを選びとるのだ。(3)いったんこの知らせが出て行ってしまえば、私たちはそれを否定することも起こっていないふりをすることもできない。私は心の準備ができているとは言えない。私は「送信」が何を意味するのかについて、一貫した考えを持っていない。

問4
〔解答〕
(1) (ア)② (イ)③ (ウ)⑦ (エ)⑥
(オ)① (カ)④ (キ)⑤
(2) パニックが始まった。どうやったら水なしで30分から60分トレーニング(有酸素運動)マシーンで過ごせる? 私は絶対干からびて死ぬと思った。
(3) 水を持たなくてもランニングを乗り切ったという思い出が私を落ち着かせた。
(4) 私は、ボトルウォーターがなければ私たちは健康でいることも満足することもできないというボトルウォーター神話を信じ込んでいたのだ。そしてあの夜ジムで、私はそれから自由になった。
〔出題者が求めたポイント〕
長文の空所補充、部分訳
(1) (イ) give in：屈服する
(ウ) take up：(趣味などを)始める
(エ) throw on：〜を急いで着る
(オ) head down：〜を通って進む
(カ) hear of：〜を耳にする
(キ) get off：〜から降りる
〔全訳〕
私は長距離を走るので、くりかえし使用するスポーツ用マイボトルをすでに家に持っていた。それにベイエリアに住んでいたので、家の水道の蛇口から流れ出るきれいな飲み水の供給もあった。それもただ同然で。私はなんでジムに行くたびにDasaniやAquafinaのボトルを1本買うのに1.5ドル支払っていたのだろう。事前にちょっと準備するだけで家から水を持って来れたというのに。あるいは、トレーニング室の無料の水飲み器の水でボトルを満たせたというのに。私はその頃、この手間がいかに大事かわかっていなかった。ここ数年で、私はボトルウォーターの環境に与える影響が、単にペットボトルの問題以上のものだということを学んだ。だがその頃は、新たなプラスチック消費を減らす簡単な方法のように思っていただけだった。最大の課題はマイボトルを持ってくるのを忘れないことだった。

頭の中にはジム用のリュックに入れておくべき物のリストがあった。それは運動用シューズ、ソックス、ショーツ、タオル、錠と鍵。ここにマイボトルを加えさえすればいい。最初の数回は覚えていた。そしてある晩、忘れた。着替え途中でロッカールームの中に立ったまま、私はリュックの中を必死でかきまわして、ボトルを入れなかったことに気づいた。(2)パニックが始まった。どうやったら水なしで30分から60分トレーニング(有酸素運動)マシーンで過ごせる? 私は絶対干からびて死ぬと思った。だれもが水を携えていた。だれでもだ。トレッドミル、エリプティカルトレイナー、ステアクライマーにはボトルホルダーが取りつけられていた。ということは、機械を製造した人たちだって、絶え間ない水補給の大切さがわかっていたということだ! どうしよう。また自動販売機に屈服するか。トレーニングしないで帰るか。フロントで新しく(プラスチックの)スポーツ用ボト

ルを買うか。あるいはほとんど考えられないことだが、水なしでトレーニングをするか。

　その時、私はグリーンベルトレイクを思い出した。昔1980年代に大学生だった時、父と私はランニングを始めた。父は朝最初にやることとして私のアパートで私と落ち会い、私はランニングシューズをさっと履き、メリーランド郊外のわが家の近くで人造湖の周囲を回っている、他のフィットネスファンたちに加わろうと、通りを走って行ったものだ。ふたりとも出かける前に水を1杯飲み、家に戻ってからまた1杯飲んだ。公園には周回中の水補給のために（ただ、その当時は「水補給」とは言っていなかったように思う）水飲み場があったかも知れないが、私たちがボトルウォーターを買わなかったことは確かだ。唯一耳にしたことのあるボトルウォーターのブランドは、お金持ちのためのPerrierと、「naiveの逆さつづり」とジョークで言っていたEvianだった。なんでみんなボトルに入った高価な水にお金を払うのだろう。重要なのは、私たちが水を携帯することなしにランニングを乗り切ったということだ。(3)この思い出が私を落ち着かせ、その夜私はジムでひとつのプランを立てた。トレーニングの前に水飲み器から水を飲む。そして必要になったら、トレーニングマシンを降りて水飲み器まで歩いて行ってまた水を飲むことができる。この計画は功を奏した。私は脇に水のボトルを置くことなく通常のトレーニングを終えた。そして私は死ななかった。

　水飲み器まで行ったり来たりするのはあまり便利とは言えなかったことは認める。脇にマイボトルを持っておくほうが断然いいし、最近では出かけるときにくりかえし使用できるマイボトルや旅行用マグを持って行くのを忘れることはめったにない。だが、使い捨てペットボトルが提供してくれる即座の満足がなくてもやっていけるとわかったことが、実はかなり力を与えてくれたのだ。ボトルウォーター産業は、彼らの製品がなければ私たちは健康でいることも満足することもできないと私たちを説得するために、合衆国での広告に年間1億5000万ドル以上のお金を使っている。(4)私はボトルウォーター神話を信じ込んでいたのだ。そしてあの夜ジムで、私はそれから自由になった。

問5
〔解答例〕
(1) I thought that the scientists had quite a good sense.
(2) It goes without saying that it was named after a rock singer who is admired as the greatest singer in history.
(3) It was on his birthday when he would be 70 years old if he lived that the academic institution called International Astronomical Union announced the name. On that occasion, he really became "a shooting star leaping through the sky" as was sung in his song.

〔出題者が求めたポイント〕
和文英訳
　日本文をそのまま英語に訳そうとしても自然な英文にはならない。内容を理解した上で、自分の知識の範囲で表現できるように、まず日本語を組立て直すことが必要である。長すぎる日本文は分割してもよい。語法問題などでよく出るイディオムや言い回しなどを使うと簡潔でわかりやすい表現ができる。

数　学

解答

29年度

❶

〔解答〕

(1)　3, 7, 21

(2)　$a=0$, $b=-2$

(3)　$0<b<\dfrac{1}{4}a^2$, $-2<a<0$

（図は解答のプロセスを参照）

(4)　$4\sqrt{2}\,r$

〔出題者が求めたポイント〕

(1)　余りについての条件から X を絞り込むことができます。

(2)　$\lim\limits_{x\to 2}(x^2-4)=0$ であることから,

$\lim\limits_{x\to 2}(\sqrt{x^2+ax}+b)=0$ が成り立ちます。これを用いて, a, b の関係式を立式しましょう。

(3)　解の存在範囲を求める典型問題です。

(4)　条件を考えると四角形 ABCD は正方形となります。

〔解答のプロセス〕

(1)　55, 97, 118 を X で割った余りを r とする。（r は正の整数）

X を法とすると,

$$55\equiv r\ \ \cdots\cdots①,\ \ 97\equiv r\ \ \cdots\cdots②,$$
$$118\equiv r\ \ \cdots\cdots③$$

が成り立つ。

②−①より, $42\equiv 0$ であるから, X は 42 の約数である。

また, ③−②より, $21\equiv 0$ であるから, X は 21 の約数である。

さらに, ③−①より, $63\equiv 0$ であるから, X は 63 の約数である。

これより, X は 3, 7, 21 である。

(2)　$\lim\limits_{x\to 2}\dfrac{\sqrt{x^2+ax}+b}{x^2-4}=\dfrac{1}{4}\ \ \cdots\cdots①$

において, $\lim\limits_{x\to 2}(x^2-4)=0$ であるから,

$$\lim\limits_{x\to 2}(\sqrt{x^2+ax}+b)=0$$

が成り立つ。

これより,

$$\sqrt{4+2a}+b=0\ \ \therefore\ \ b=-\sqrt{4+2a}\ \ \cdots\cdots②$$

である。

これを用いると,

$$(①の左辺)=\lim\limits_{x\to 2}\dfrac{\sqrt{x^2+ax}-\sqrt{4+2a}}{x^2-4}$$
$$=\lim\limits_{x\to 2}\dfrac{(x^2+ax)-(4+2a)}{(x-2)(x+2)(\sqrt{x^2+ax}+\sqrt{4+2a})}$$
$$=\lim\limits_{x\to 2}\dfrac{(x+a+2)(x-2)}{(x-2)(x+2)(\sqrt{x^2+ax}+\sqrt{4+2a})}$$
$$=\dfrac{a+4}{8\sqrt{4+2a}}$$

したがって,

$$\dfrac{a+4}{8\sqrt{4+2a}}=\dfrac{1}{4}\ \ \ a+4=2\sqrt{4+2a}$$
$$a^2+8a+16=4(4+2a)\ \ \ \therefore\ \ a=0$$

②より, $b=-2$

(3)　$x^2+ax+b=0$ の異なる 2 つの実数解を α, β とすると, まず, 判別式より,

$$a^2-4b>0\ \ \ \therefore\ \ b<\dfrac{1}{4}a^2$$

また, 解と係数の関係から,

$$\alpha+\beta=-a,\ \alpha\beta=b$$

$0<\alpha+\beta<2$ より,

$$0<-a<2\ \ \ \therefore\ \ -2<a<0$$

α, β が同符号であることから,

$$\alpha\beta>0\ \ \ \therefore\ \ b>0$$

以上より, 求める a, b の条件は

$$-2<a<0,\ \ 0<b<\dfrac{1}{4}a^2$$

また, これを図示すると, 下図の斜線部分で, 境界線を含まない。

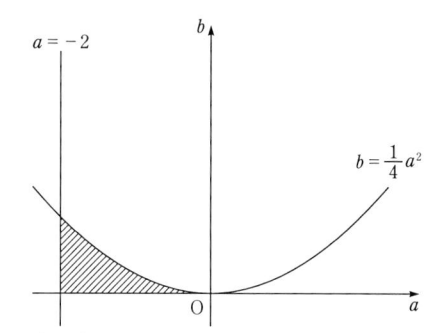

(4)　$\overrightarrow{AC}\cdot\overrightarrow{BC}=0$ と $\overrightarrow{AB}+\overrightarrow{AD}=\overrightarrow{AC}$ であることから, 四角形 ABCD はひし形である。

また, ひし形が円に内接するとき, それは正方形であるから, 四角形 ABCD は対角線の長さが $2r$ の正方形であるので, 周の長さは $4\sqrt{2}\,r$

❷

〔解答〕

(1)　$\dfrac{4}{3}(\sqrt{1-s^2})^3$

(2)　$\dfrac{3}{16}\pi$

(3)　$x^2+y^2=1$

(4)　$z=t$ による切り口の境界　$x^2+y^2=1-t^2$

表面積　$\dfrac{5\sqrt{5}+5}{6}\pi$

〔出題者が求めたポイント〕

空間における曲面を扱う問題ですが, 全体像を把握する必要はありません。(1), (3), (4)では立体を切断する平面

が指定されていますので，その平面による切り口の図形を考えてください。

〔解答のプロセス〕

(1) S は $C_2 : z = 1 - y^2$ を頂点が $C_1 : z = 1 - x^2$ 上を動くように空間内を平行移動させてできる曲面であるから，S を平面 $x = s$ で切ると，その切り口は C_2 を頂点が $(s, 1 - s^2)$ になるように平行移動した放物線
$z = -y^2 + 1 - s^2$ であるから，次の図のようになる。

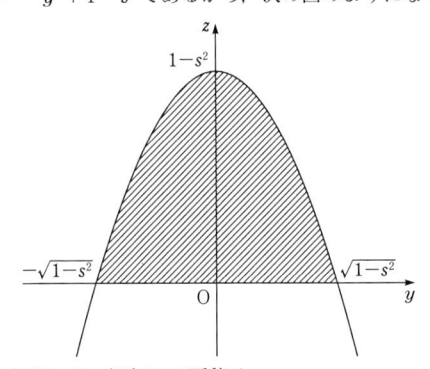

したがって，切り口の面積は
$$\int_{-\sqrt{1-s^2}}^{\sqrt{1-s^2}} \{(1-s^2) - y^2\} dy$$
$$= \frac{1}{6}\{\sqrt{1-s^2} - (-\sqrt{1-s^2})\}^3$$
$$= \frac{4}{3}(\sqrt{1-s^2})^3$$

(2) 立体 V の体積は，(1)より
$$\int_{-1}^{1} \frac{4}{3}(\sqrt{1-s^2})^3 ds = \frac{8}{3}\int_0^1 (\sqrt{1-s^2})^3 ds$$

ここで，$s = \sin\theta$ とおくと，

$\dfrac{ds}{d\theta} = \cos\theta,$

s	$0 \longrightarrow 1$
θ	$0 \longrightarrow \dfrac{\pi}{2}$

であるから，
$$\int_0^1 (\sqrt{1-s^2})^3 ds = \int_0^{\frac{\pi}{2}} (\sqrt{1-\sin^2\theta})^3 \cos\theta d\theta$$
$$= \int_0^{\frac{\pi}{2}} \cos^4\theta d\theta$$

また，$\cos^2\theta = \dfrac{1}{2}(1 + \cos 2\theta),$

$\cos^2 2\theta = \dfrac{1}{2}(1 + \cos 4\theta)$ より，

$\cos^4\theta = (\cos^2\theta)^2 = \left\{\dfrac{1}{2}(1 + \cos 2\theta)\right\}^2$
$$= \frac{1}{4}(1 + 2\cos 2\theta + \cos^2 2\theta)$$
$$= \frac{1}{4} + \frac{1}{2}\cos 2\theta + \frac{1}{8}(1 + \cos 4\theta)$$
$$= \frac{3}{8} + \frac{1}{2}\cos 2\theta + \frac{1}{8}\cos 4\theta$$

であるから，

$$\int_0^{\frac{\pi}{2}} \cos^4\theta d\theta = \int_0^{\frac{\pi}{2}} \left(\frac{3}{8} + \frac{1}{2}\cos 2\theta + \frac{1}{8}\cos 4\theta\right) d\theta$$
$$= \left[\frac{3}{8}\theta + \frac{1}{4}\sin 2\theta + \frac{1}{32}\sin 4\theta\right]_0^{\frac{\pi}{2}}$$
$$= \frac{3}{16}\pi$$

(3) C_2 が平行移動してできる曲面 S は
$z = -y^2 + 1 - x^2$ であるから，$z = 0$ を代入して，
$$0 = -y^2 + 1 - x^2 \quad \therefore \quad x^2 + y^2 = 1$$

(4) $z = -y^2 + 1 - x^2$ に $z = t$ を代入して，
$$x^2 + y^2 = 1 - t$$
これより，曲面 S は
$$x = \sqrt{1-z}$$
を z 軸に回転してできる立体である。
ここで，$f(z) = \sqrt{1-z}$ とおく。

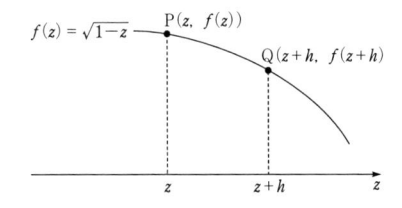

線分 PQ を z 軸に回転してできる立体の表面積は
$$PQ \times 2\pi f(z) = 2\pi f(z)\sqrt{(dz)^2 + (dx)^2}$$
$$= 2\pi f(z)\sqrt{1 + \left(\frac{dx}{dz}\right)^2} dz$$
$$= 2\pi f(z)\sqrt{1 + \{f'(z)\}^2} dz$$

したがって，求める表面積は，
$$\int_0^1 2\pi\sqrt{1-z}\sqrt{1 + \left(\frac{-1}{2\sqrt{1-z}}\right)^2} dz + \pi$$
$$= 2\pi\int_0^1 \sqrt{1-z}\sqrt{1 + \frac{1}{4(1-z)}} dz + \pi$$
$$= 2\pi\int_0^1 \sqrt{1 - z + \frac{1}{4}} dz + \pi$$
$$= 2\pi\int_0^1 \left(\frac{5}{4} - z\right)^{\frac{1}{2}} dz + \pi$$
$$= 2\pi\left[-\frac{2}{3}\left(\frac{5}{4} - z\right)^{\frac{3}{2}}\right]_0^1 + \pi$$
$$= \frac{(5\sqrt{5}-1)\pi}{6} + \pi = \frac{5\sqrt{5}+5}{6}\pi$$

3

〔解答〕

(1) $r = \sqrt{2}, \quad \theta = \dfrac{5}{12}\pi$

(2) $r = 2$ かつ $0 \leq \theta < \dfrac{\pi}{2}$，$r > 0$ かつ $\theta = 0$

(3) $x^2 + y^2 = 4(x > 0, \ y > 0),$
$y = 0(3 - \sqrt{5} < x < 3 + \sqrt{5})$
図は解答のプロセスを参照してください。

〔出題者が求めたポイント〕

極形式が問題で与えられているので，(1)，(2)はそれを用いて処理してください。

(3)は(2)の条件から図示することができます。

〔解答のプロセス〕

(1) $z^4 = 2 - 2\sqrt{3}\,i = 4\left(\dfrac{1}{2} - \dfrac{\sqrt{3}}{2}\,i\right)$

$$= 4\left(\cos\dfrac{5}{3}\pi + i\sin\dfrac{5}{3}\pi\right)$$

また，$z^4 = r^4(\cos 4\theta + i\sin 4\theta)$ であるから，

$r > 0$，$0 \leqq \theta < \dfrac{\pi}{2}$ より，$0 \leqq \theta < 2\pi$ に注意して，

$r^4 = 4$　∴　$r = \sqrt{2}$，$4\theta = \dfrac{5}{3}\pi$　∴　$\theta = \dfrac{5}{12}\pi$

(2) $\dfrac{z}{2} + \dfrac{2}{z}$ が実数となるとき，

$$\dfrac{z}{2} + \dfrac{2}{z} = \left(\dfrac{r}{2} + \dfrac{2}{r}\right)\cos\theta + i\left(\dfrac{r}{2} - \dfrac{2}{r}\right)\sin\theta$$

であるから，

$$\dfrac{r}{2} - \dfrac{2}{r} = 0$$

$r^2 - 4 = 0$　$r > 0$ より，$r = 2$

または，$\sin\theta = 0$　∴　$\theta = 0$

したがって，$r = 2$ かつ $0 \leqq \theta < \dfrac{\pi}{2}$，$r > 0$ かつ $\theta = 0$

(3) (2)より，$r = 2$ かつ $0 \leqq \theta < \dfrac{\pi}{2}$ のとき，z が描く軌跡は

$$x^2 + y^2 = 4 \quad (x > 0,\ y > 0)$$

である。

また，$r > 0$ かつ $\theta = 0$ のとき，$z = r$ であり，

$$0 \leqq \dfrac{z}{2} + \dfrac{2}{z} \leqq 3$$

より，

$$0 \leqq \dfrac{r^2 + 4}{2r} \leqq 3$$

$r > 0$ より，

$$0 \leqq r^2 + 4 \leqq 6r$$

左辺 ≦ 中央辺は常に成立するから，

$r^2 + 4 \leqq 6r$

$r^2 - 6r + 4 \leqq 0$　∴　$3 - \sqrt{5} \leqq r \leqq 3 + \sqrt{5}$

したがって，$y = 0\,(3 - \sqrt{5} \leqq x \leqq 3 + \sqrt{5})$

である。

以上，図示すると，

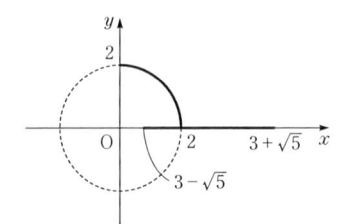

上図の太線部分である。

物　理

解答

29年度

問1

〔解答〕

(1) ① $\dfrac{t_0}{2}$　② $\dfrac{1}{8} gt_0{}^2$　③ $\sqrt{\left(\dfrac{L}{t_0}\right)^2 + \left(\dfrac{1}{2} gt_0\right)^2}$

(2) ① $\dfrac{1}{4\pi\varepsilon_0} \cdot \dfrac{q}{r}$

②

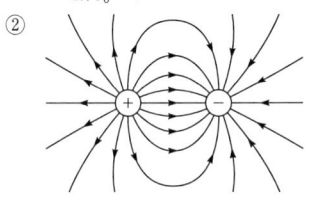

③ $\dfrac{I}{2\pi r}$

④

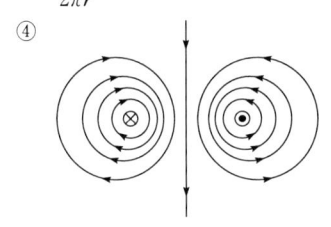

(3) ① A：$\dfrac{9}{2} PV$，　B：$9PV$

② 圧力：$\dfrac{9}{5} P$，　温度：$\dfrac{3}{2} T$

(4) ア　中性子　イ　中間子　ウ　クォーク
エ　6　オ　レプトン　カ　ニュートリノ

〔出題者が求めたポイント〕

斜方投射，電気力線・磁力線，気体の状態変化，素粒子

〔解答のプロセス〕

(1) ① 最高点に達するまでの時間 t_1 は，投げ上げてから地面に戻ってくるまでの時間の半分だから

$$t_1 = \frac{t_0}{2} \quad \cdots (答)$$

② 初速度の鉛直上向きの成分を v_{0y} とおくと，時間 t_1 後に速度の鉛直成分が0となるから

$$0 = v_{0y} - gt_1 \quad \therefore \quad v_{0y} = gt_1 = \frac{1}{2} gt_0$$

よって，最高点の高さ y は

$$y = v_{0y}t_1 - \frac{1}{2} gt_1{}^2 = \frac{1}{8} gt_0{}^2 \quad \cdots (答)$$

③ 初速度の水平成分は $v_{0x} = \dfrac{L}{t_0}$ であるから，初速度の大きさ v_0 は

$$v_0 = \sqrt{v_{0x}{}^2 + v_{0y}{}^2} = \sqrt{\left(\frac{L}{t_0}\right)^2 + \left(\frac{1}{2} gt_0\right)^2} \quad \cdots (答)$$

(2) ① クーロンの比例定数は $k = \dfrac{1}{4\pi\varepsilon_0}$ とかけるから，電位 V は

$$V = k\frac{q}{r} = \frac{1}{4\pi\varepsilon_0} \cdot \frac{q}{r}$$

② 電気力線は正電荷から出て負電荷に入る。

③ 直線電流から r の距離での磁場の大きさ H は

$$H = \frac{I}{2\pi r}$$

④ 直線電流のまわりには同心円状の磁場ができ，その向きは右ねじの法則に従う。

(3) ① A，B内の気体のモル数を n_A，n_B とすると，内部エネルギー U_A，U_B は

$$U_A = \frac{3}{2} n_A RT = \frac{3}{2} P \cdot 3V = \frac{9}{2} PV \quad \cdots (答)$$

$$U_B = \frac{3}{2} n_B R \cdot 2T = \frac{3}{2} \cdot 3P \cdot 2V = 9PV \quad \cdots (答)$$

② コックを開いた後の気体の圧力を P'，温度を T' とおくと，全体の内部エネルギー U は

$$U = \frac{3}{2} (n_A + n_B) RT' = \frac{3}{2} P' \cdot 5V$$

とかける。コックを開ける前後で内部エネルギーの合計は保存するから，$U_A + U_B = U$ より

$$\frac{9}{2} PV + 9PV = \frac{3}{2} P' \cdot 5V \quad \therefore \quad P' = \frac{9}{5} P$$
$$\cdots (答)$$

また，$n_A = \dfrac{3PV}{RT}$，$n_B = \dfrac{3P \cdot 2V}{2RT} = \dfrac{3PV}{RT}$ であるから，状態方程式 $P' \cdot 5V = (n_A + n_B)RT'$ より

$$9PV = \frac{6PV}{RT} RT' \quad \therefore \quad T' = \frac{3}{2} T \quad \cdots (答)$$

(4) 強い力によって結びつきハドロンを構成するクォークには，アップ，ダウン，チャーム，ストレンジ，トップ，ボトムの6種類が知られる。また，強い力が作用しない電子，ニュートリノなどの粒子はレプトンと呼ばれる。

問2

〔解答〕

Ⅰ．(1) $\dfrac{mg}{\cos\theta}$　　(2) $\sqrt{\dfrac{g}{L\cos\theta}}$

Ⅱ．(3) $L(1-\cos\theta) - \dfrac{mg}{k}$　　(4) $k > \dfrac{mg}{L(1-\cos\theta)}$

(5) $\sqrt{\dfrac{kg}{kL\cos\theta + mg}}$

〔出題者が求めたポイント〕

円錐振り子

〔解答のプロセス〕

Ⅰ．(1) 糸の張力を S とすると，鉛直方向の力のつりあいより

$$S\cos\theta - mg = 0 \quad \therefore \quad S = \frac{mg}{\cos\theta} \quad \cdots (答)$$

(2) 水平面内の円運動の半径は $L\sin\theta$ であるから，角速度を ω_1 とおくと円運動の方程式は

$$mL\sin\theta \cdot \omega_1{}^2 = S\sin\theta$$

$$\therefore \quad \omega_1 = \sqrt{\frac{g}{L\cos\theta}} \quad \cdots(答)$$

Ⅱ.(3) 円運動を行っているときのばねの伸びを x とすると，鉛直方向の力のつりあいの式より

$$kx\cos\theta - mg = 0 \quad \therefore \quad x = \frac{mg}{k\cos\theta}$$

このときばねの長さは $L+x$ であるから，床面から小球までの高さ h は

$$h = L - \left(L + \frac{mg}{k\cos\theta}\right)\cos\theta$$

$$= L(1 - \cos\theta) - \frac{mg}{k} \quad \cdots(答)$$

(4) 床面から浮くための条件は $h > 0$ より

$$L(1 - \cos\theta) - \frac{mg}{k} > 0$$

$$\therefore \quad k > \frac{mg}{L(1 - \cos\theta)} \quad \cdots(答)$$

(5) 円運動の半径は $(L+x)\sin\theta$ となるから，角速度を ω_2 とおくと円運動の方程式は

$$m(L+x)\sin\theta \cdot \omega_2{}^2 = kx\sin\theta$$

$$m\left(L + \frac{mg}{k\cos\theta}\right)\omega_2{}^2 = \frac{mg}{\cos\theta}$$

$$\therefore \quad \omega_2 = \sqrt{\frac{kg}{kL\cos\theta + mg}} \quad \cdots(答)$$

問3

〔解答〕

(1) ① ωL ② $\dfrac{1}{\omega C}$ ③ $\sqrt{R^2 + \left(\omega L - \dfrac{1}{\omega C}\right)^2}$

(2) $\dfrac{1}{\sqrt{LC}}$ (3) 0 (4) $\dfrac{V_0}{\omega L}$

(5)

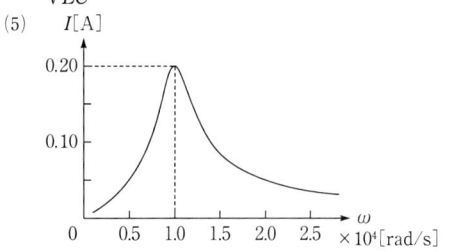

〔出題者が求めたポイント〕

交流回路

〔解答のプロセス〕

(1) ① コイルに $V = V_0\sin\omega t$ の電圧を加えたとき，電流の最大値が $I_0 = \dfrac{V_0}{\omega L}$ より，リアクタンス z_L は

$$z_L = \frac{V_0}{I_0} = \omega L \quad \cdots(答)$$

② コンデンサーの電流の最大値は $I_0 = \omega C V_0$ より，リアクタンス z_C は

$$z_C = \frac{V_0}{I_0} = \frac{1}{\omega C} \quad \cdots(答)$$

③ 流れる電流を $I = I_0\sin(\omega t + \alpha)$ とおく。ここで，α は電圧に対する電流の位相である。このとき，コンデンサー，コイル，抵抗の両端の電圧 V_C，V_L，V_R は

$$V_C = \frac{1}{\omega C} \cdot I_0\sin\left(\omega t + \alpha - \frac{\pi}{2}\right)$$

$$= -\frac{I_0}{\omega C}\cos(\omega t + \alpha)$$

$$V_L = \omega L I_0\sin\left(\omega t + \alpha + \frac{\pi}{2}\right)$$

$$= \omega L I_0\cos(\omega t + \alpha)$$

$$V_R = R I_0\sin(\omega t + \alpha)$$

よって，ad 間の電圧 V は

$$V = V_C + V_L + V_R$$

$$= R I_0\sin(\omega t + \alpha) + \left(\omega L - \frac{1}{\omega C}\right)I_0\cos(\omega t + \alpha)$$

$$= \sqrt{R^2 + \left(\omega L - \frac{1}{\omega C}\right)^2}\,I_0\sin(\omega t + \alpha + \beta)$$

与えられた電圧の式 $V = V_0\sin\omega t$ と比較して

$$V_0 = \sqrt{R^2 + \left(\omega L - \frac{1}{\omega C}\right)^2}\,I_0 \quad かつ \quad \alpha + \beta = 0$$

したがって，インピーダンス Z は

$$Z = \frac{V_0}{I_0} = \sqrt{R^2 + \left(\omega L - \frac{1}{\omega C}\right)^2} \quad \cdots(答)$$

(2) Z の値が最小のとき回路を流れる電流の振幅 I は最大となる。よって，(1)③の式より

$$\omega L - \frac{1}{\omega C} = 0 \quad \therefore \quad \omega = \frac{1}{\sqrt{LC}} \quad \cdots(答)$$

(3) ac 間の電圧 V_{ac} は

$$V_{ac} = V_C + V_L = \left(\omega L - \frac{1}{\omega C}\right)I_0\cos(\omega t + \alpha)$$

よって，ω が(2)の値のとき $V_{ac} = 0$ $\cdots$(答)

(4) $$Z = \sqrt{R^2 + \left(\omega L - \frac{1}{\omega C}\right)^2}$$

$$= L\sqrt{\left(\frac{R}{L}\right)^2 + \omega^2\left(1 - \frac{1}{\omega^2 LC}\right)^2}$$

ここで，$\omega_0{}^2 = \dfrac{1}{LC}$ より

$$Z = L\sqrt{\left(\frac{R}{L}\right)^2 + \omega^2\left(1 - \frac{\omega_0{}^2}{\omega^2}\right)^2} \fallingdotseq \omega L$$

よって

$$I = \frac{V_0}{Z} \fallingdotseq \frac{V_0}{\omega L} \quad \cdots(答)$$

(5) $$\omega_0 = \frac{1}{\sqrt{2.5 \times 10^{-3} \times 4.0 \times 10^{-6}}} = 1.0 \times 10^4 \ [\text{rad/s}]$$

このとき，$Z = R$ より

$$I = \frac{V_0}{R} = \frac{2.0}{10} = 0.20 \ [\text{A}]$$

また，

$$\omega \ll \omega_0 \ \text{では} \quad I \fallingdotseq \omega C V_0 = 8.0 \times 10^{-6} \cdot \omega \ [\text{A}]$$

$\omega \gg \omega_0$ では　$I \fallingdotseq \dfrac{V_0}{\omega L} = \dfrac{8.0 \times 10^2}{\omega}[\mathrm{A}]$

の直線および曲線に近づく。

問 4

〔解答〕

Ⅰ. (1) $-Ed$　(2) $\sqrt{\dfrac{2eEd}{m}}$　(3) $\dfrac{hc}{eEd}$

Ⅱ. (4) ① 短くなる　② 変化しない

Ⅲ. (5) $\dfrac{h}{\lambda} = \dfrac{h}{\lambda'}\cos\alpha + mv\cos\beta$

(6) $0 = \dfrac{h}{\lambda'}\sin\alpha - mv\sin\beta$

(7) $\dfrac{hc}{\lambda} = \dfrac{hc}{\lambda'} + \dfrac{1}{2}mv^2$

(8) $\dfrac{h}{mc}(1 - \cos\alpha)$

〔出題者が求めたポイント〕

X 線の発生，コンプトン効果

〔解答のプロセス〕

Ⅰ. (1)　陰極 A は陽極 B より Ed だけ電位が低いから，A の電位 V_A は

$V_A = -Ed$　…（答）

(2)　電子が電場からなされる仕事は eEd であるから，B に衝突する直前の電子の速さを v とすると，仕事とエネルギーの関係より

$\dfrac{1}{2}mv^2 = eEd$　∴　$v = \sqrt{\dfrac{2eEd}{m}}$　…（答）

(3)　電子の運動エネルギーのすべてが X 線光子のエネルギーに変換したときの X 線の波長が最短波長 $\lambda_{\min}$ であるから

$eEd = \dfrac{hc}{\lambda_{\min}}$　∴　$\lambda_{\min} = \dfrac{hc}{eEd}$　…（答）

Ⅱ. (4)　① 連続 X 線は，電子のエネルギーが直接光子のエネルギーに変換して発生するから，(3)の結果より E を大きくすると $\lambda_{\min}$ は小さくなる。

② 固有 X 線は，電子のエネルギーが一旦陽極の金属原子に吸収されてから放出されるので，固有 X 線の波長は金属の種類に依存し，E の大きさを変えても変化しない。

Ⅲ. (5) $\dfrac{h}{\lambda} = \dfrac{h}{\lambda'}\cos\alpha + mv\cos\beta$　……①

(6) $0 = \dfrac{h}{\lambda'}\sin\alpha - mv\sin\beta$　……②

(7) $\dfrac{hc}{\lambda} = \dfrac{hc}{\lambda'} + \dfrac{1}{2}mv^2$　……③

(8)　①より　$(mv\cos\beta)^2 = \left(\dfrac{h}{\lambda} - \dfrac{h}{\lambda'}\cos\alpha\right)^2$

②より　$(mv\sin\beta)^2 = \left(\dfrac{h}{\lambda'}\sin\alpha\right)^2$

上の 2 式より

$(mv)^2 = \left(\dfrac{h}{\lambda}\right)^2 + \left(\dfrac{h}{\lambda'}\right)^2 - \dfrac{2h^2}{\lambda\lambda'}\cos\alpha$

また，③より　$(mv)^2 = 2mhc\left(\dfrac{1}{\lambda} - \dfrac{1}{\lambda'}\right)$

よって，

$2mhc\left(\dfrac{1}{\lambda} - \dfrac{1}{\lambda'}\right) = \left(\dfrac{h}{\lambda}\right)^2 + \left(\dfrac{h}{\lambda'}\right)^2 - \dfrac{2h^2}{\lambda\lambda'}\cos\alpha$

∴　$\lambda' - \lambda = \dfrac{h}{2mc}\left(\dfrac{\lambda'}{\lambda} + \dfrac{\lambda}{\lambda'} - 2\cos\alpha\right)$

$\fallingdotseq \dfrac{h}{mc}(1 - \cos\alpha)$　…（答）

問 5

〔解答〕

(1) 干渉　(2) $2(R - \sqrt{R^2 - r^2})$　(3) $\left(i + \dfrac{1}{2}\right)\lambda$

(4) $\sqrt{\left(i + \dfrac{1}{2}\right)R\lambda}$　(5) $\dfrac{{r_{i+1}}^2 - {r_i}^2}{\lambda}$

〔出題者が求めたポイント〕

ニュートンリング

〔解答のプロセス〕

(1)　2 つの光が重ね合わさって，強め合ったり弱め合ったりする現象は干渉である。

(2)　三平方の定理より

$R^2 = (R - d)^2 + r^2$

解の公式より　$d = R \pm \sqrt{R^2 - r^2}$

d は R より小さいので

∴　$d = R - \sqrt{R^2 - r^2}$

よって

$2d = 2(R - \sqrt{R^2 - r^2})$　…（答）

(3)　ガラス板 A の上面で反射する光の位相が π ずれるから，強め合う条件は光路差 $2d$ について

$2d = \left(i + \dfrac{1}{2}\right)\lambda$　$(i = 0,\ 1,\ 2,\ \cdots)$　…（答）

(4)　光路差が $\dfrac{r^2}{R}$ と近似できるから，i 番目に明るい同心円について

$\dfrac{{r_i}^2}{R} = \left(i + \dfrac{1}{2}\right)\lambda$　∴　$r_i = \sqrt{\left(i + \dfrac{1}{2}\right)R\lambda}$

…（答）

(5) ${r_i}^2 = \left(i + \dfrac{1}{2}\right)R\lambda$，${r_{i+1}}^2 = \left\{(i+1) + \dfrac{1}{2}\right\}R\lambda$ より

${r_{i+1}}^2 - {r_i}^2 = R\lambda$　∴　$R = \dfrac{{r_{i+1}}^2 - {r_i}^2}{\lambda}$　…（答）

化　学

解答

29年度

問1

〔解答〕

(1)　$K^2 L^8 M^4$

(2)　$SiO_2 + 6HF \longrightarrow H_2SiF_6 + 2H_2O$

(3)　シリカゲルは表面に親水性のヒドロキシ基 $-OH$ を多数もつので，水蒸気を吸着する力が大きいため。

(4)　$SiO_2 + Na_2CO_3 \longrightarrow Na_2SiO_3 + CO_2$

(5)　ア　水ガラス　　イ　ケイ酸

(6)　キセロゲル

(7)　(ⅰ)　$SiO_2 + 2C \longrightarrow Si + 2CO$　　(ⅱ)　56(g)

(8)　(ⅰ)　8個　　(ⅱ)　5.4×10^{-10}(m)

　　(ⅲ)　2.4(g/cm³)

〔出題者が求めたポイント〕

ケイ素，ケイ素の化合物

〔解答のプロセス〕

(2)　ケイ素 Si は地殻中に酸素に次いで多く存在し，酸化物 SiO_2 やケイ酸塩として存在している。フッ化水素酸と二酸化ケイ素 SiO_2 を反応させるとヘキサフルオロケイ酸 H_2SiF_6 が生成する。

　　$SiO_2 + 6HF \longrightarrow H_2SiF_6 + 2H_2O$

(4)　二酸化ケイ素を炭酸ナトリウムとともに加熱するとケイ酸ナトリウム Na_2SiO_3 が得られる。

　　$SiO_2 + Na_2CO_3 \longrightarrow Na_2SiO_3 + CO_2$

(5)　ケイ酸ナトリウム B に水を加えて加熱すると，粘性の大きな液体の水ガラスになる。水ガラスの水溶液に塩酸を加えると，ゲル状のケイ酸 $SiO_2 \cdot nH_2O$ が生じる。

(6)　ゲルを乾燥させたものをキセロゲルという。

(7)　(ⅰ)　SiO_2 を電気炉で融解(2000℃ 以上で強熱)し，炭素 C で還元すると Si が得られる。

$SiO_2 + 2C \longrightarrow Si + 2CO$　(なお高温 1000℃ 以上だとほとんど CO 側に片寄っているので CO_2 は生成しない。$CO_2 + C(固) \rightleftarrows 2CO$)

(ⅱ)　(ⅰ)の反応式の係数から，物質量の比 SiO_2(式量 =60)：Si(=28)$=1：1$ で反応するので，得られるケイ素 Si の質量は，

$$125 \times \frac{96}{100} \times \frac{1}{60} \times 28 = 56(g)$$

(8)　(ⅰ)　$\frac{1}{8}$(頂点)$\times 8 + \frac{1}{2}$(面心)$\times 6 + 4 = 8$個

(ⅱ)　単位格子の $\frac{1}{8}$ の小立方体で考えると，

(中心間の距離)

$=$小立方体の体対角線の長さの $\frac{1}{2}$

$=$単位格子の体対角線の長さの $\frac{1}{4} = \frac{\sqrt{3}L}{4}$

$$L = \frac{4}{\sqrt{3}} \times (中心間の距離) = \frac{4}{1.7} \times 2.3 \times 10^{-10}$$

$= 5.41 \times 10^{-10} \fallingdotseq 5.4 \times 10^{-10}$(m)

(ⅲ)　単位格子の密度 $= \dfrac{単位格子の質量(g)}{単位格子の体積(cm^3)}$ より，

$$\frac{\dfrac{28}{6.0 \times 10^{23}} \times 8(g)}{(5.41 \times 10^{-8})^3 (cm^3)} = 2.35 \fallingdotseq 2.4(g/cm^3)$$

問2

〔解答〕

(1)　(a)　$CH_4(気) + 2O_2(気)$
　　　　$= CO_2(気) + 2H_2O(液) + 891\,kJ$

(b)　$H_2(気) + \dfrac{1}{2}O_2(気) = H_2O(液) + 286\,kJ$

(c)　$C(固) + O_2(気) = CO_2(気) + 394\,kJ$

(2)　75(kJ/mol)

(3)　120 mL

(4)　4.3(kJ)

(5)

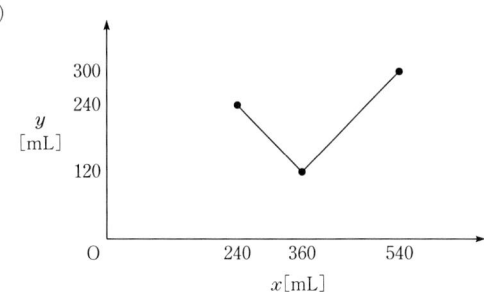

(6)　80(mL)　　240(mL)

〔出題者が求めたポイント〕

燃焼熱，生成熱

〔解答のプロセス〕

(2)　メタン CH_4 の生成熱を Q(kJ)とおくと，

　　$C(固) + 2H_2(気) = CH_4(気) + Q\,kJ$

反応熱＝(反応物の燃焼熱の和)－(生成物の燃焼熱の和)より，

　　$Q = (394 + 2 \times 286) - 891 = 75$(kJ)

(3)　発生する熱を最も多くするにはすべての酸素を反応させればよいので，必要なメタンの量は，

$CH_4 + 2O_2 \longrightarrow CO_2 + 2H_2O$ より

$$240 \times \frac{1}{2} = 120(mL)$$

(4)　120 mL のメタンの物質量を n(mol)とおくと，気体の状態方程式($PV = nRT$)より

$1.0 \times 10^5 \times 0.12 = n \times 8.3 \times 10^3 \times 298$

$n = 4.85\cdots \times 10^{-3}$(mol)

よって，求める熱量(kJ)は，

$891 \times 4.85 \times 10^{-3} = 4.32 \fallingdotseq 4.3$(kJ)

(5)　$CH_4 + 2O_2 \longrightarrow CO_2 + 2H_2O$ より，次の関係がわかる。

加えたメタン CH_4(mL)	0	～	120	～	300
燃焼前の混合気体 x(mL)	240	～	360	～	540
燃焼後の混合気体 y(mL)	240	～	120	～	300

(6)　(5)のグラフから，

（ⅰ）　$y = -x + 480 (240 \leqq x \leqq 360)$ のとき，

　　$\dfrac{1}{2}x = -x + 480$　　$x = 320$

　　よって，加えたメタンの体積は $320 - 240 = 80$(mL)

（ⅱ）　$y = x - 240 (360 \leqq x \leqq 540)$ のとき，

　　$\dfrac{1}{2}x = x - 240$　　$x = 480$

　　よって，加えたメタンの体積は $480 - 240 = 240$(mL)

問3
〔解答〕

(1)　名称　硫化鉛(Ⅱ)　　化学式 PbS

(2)　250

(3)　A　Glu　　B　Gly　　C　Cys

(4)　pH＝7.0 の緩衝液中ではAは一価の陰イオンになっているため，電気泳動を行うと陽極側に移動する。

　　構造… H_3N^+-CH-COO$^-$
　　　　　　　　CH$_2$-CH$_2$-COO$^-$

(5)

$$H_2N-CH-CH_2-CH_2-\overset{O}{\overset{||}{C}}-\overset{H}{\overset{|}{N}}-CH-\overset{O}{\overset{||}{C}}-\overset{H}{\overset{|}{N}}-CH_2-COOH$$
$$\underset{COOH}{|} \qquad\qquad \underset{\underset{SH}{\overset{|}{CH_2}}}{|}$$

(6)　6種類

〔出題者が求めたポイント〕

ペプチドの構成のアミノ酸

〔解答のプロセス〕

(1)　実験2から，硫黄Sを含むアミノ酸やペプチドの水溶液に，水酸化ナトリウム水溶液を加えて熱し，酢酸で中和後，酢酸鉛(Ⅱ)水溶液を加えると PbS の黒色の沈殿を生じる。(硫黄反応)

(2)　ペプチドEには2つの窒素原子を含むので，1 mol のEから 2 mol のアンモニアに変換できる。Eの分子量を M とおくと，

　　$\dfrac{625 \times 10^{-3}}{M} \times 2 = \dfrac{112 \times 10^{-3}}{22.4}$　　$M = 250$

(3)　実験2から，C，D，Eは硫黄反応を示すことから，アミノ酸Cはシステイン Cys とわかる。また，ペプチドEは Cys を含むので，残り1つのアミノ酸は分子量250より，$250 + 18 - 121 = 147$(グルタミン酸 Glu)である。実験4から，Eはアミノ酸A，Cからなるので，アミノ酸Aはグルタミン酸 Glu である。一方，実験1から，アミノ酸B，CからなるDは不斉炭素原子を1つ含むので，アミノ酸Bは不斉炭素原子を含まないグリシン Gly である。

(4)　アミノ酸Aであるグルタミン酸 Glu は酸性アミノ酸なので，pH＝7.0 の緩衝液中では一価の陰イオン

になっているため，電気泳動を行うと陽極側に移動する。

グルタミン酸の水溶液中での電離平衡は次式にとおりである。

$$\underset{\underset{NH_3^+}{|}}{HOOC-(CH_2)_2-CH-COOH} \rightleftarrows \underset{\underset{NH_3^+}{|}}{HOOC-(CH_2)_2-CH-COO^-} + H^+ \cdots\text{(1)}$$

$$\underset{\underset{NH_3^+}{|}}{HOOC-(CH_2)_2-CH-COO^-} \rightleftarrows \underset{\underset{NH_3^+}{|}}{{}^-OOC-(CH_2)_2-CH-COO^-} + H^+ \cdots\text{(2)}$$

$$\underset{\underset{NH_3^+}{|}}{{}^-OOC-(CH_2)_2-CH-COO^-} \rightleftarrows \underset{\underset{NH_2}{|}}{{}^-OOC-(CH_2)_2-CH-COO^-} + H^+ \cdots\text{(3)}$$

式(1)～(3)のそれぞれの電離定数を $K_1 = 10^{-2.19}$ mol/L，$K_2 = 10^{-4.25}$ mol/L，$K_3 = 10^{-9.67}$ mol/L

(6)　アミノ酸 A(Glu)，B(Gly)，C(Cys) 各1分子からなる鎖状トリペプチドの構造異性体は，グルタミン酸の α 位の -COOH を C_1，γ 位の -COOH を C_2 とすると，次の6種類が考えられる。

HOOC- Gly -N-C_1- Glu -N-C- Cys -NH$_2$

HOOC- Gly -N-C_2- Glu -N-C- Cys -NH$_2$

H$_2$N- Gly -C-N- Glu -C_1-N- Cys -COOH

H$_2$N- Gly -C-N- Glu -C_2-N- Cys -COOH

HOOC- Gly -N-C_1- Glu -C_2-N- Cys -COOH

HOOC- Gly -N-C_2- Glu -C_1-N- Cys -COOH

生　物

解答　29年度

問1

〔解答〕

(1) G　(2) B　(3) A D　(4) A D

(5) C D　(6) A B　(7) A D F

(8) B E　(9) A E　(10) B C D

(11) A B C E　(12) A B D G

(13) A B D F　(14) B C F　(15) B D

(16) B　(17) E　(18) F

(19) A D E F　(20) A C F

〔出題者が求めたポイント〕

出題分野：〔総合的な基本問題〕

(1) D → A → F → B → E → G → H → C となる。

(2) A. ミーシャーは膿から核酸を分離した。
　　C. グリフィスはインフルエンザ桿菌ではなく，肺炎双球菌の形質転換を発見した。
　　D. エイブリーは DNA が遺伝物質であることをつきとめた。
　　E. DNA の二重らせん構造を解明したのは，ワトソンとクリックである。

(3) A. 高校生物の範囲を超えるが，心房の筋細胞では体液量の低下にはたらく心房性ナトリウム利尿ペプチド(ANP)が分泌されている。
　　B. ホルモン調節の中枢は間脳の視床下部である。
　　C. 脳下垂体後葉は，神経分泌細胞の軸索で構成されている。
　　E. 体温が低下すると，代謝が促進される。
　　F. チロキシンは負のフィードバックによって調節されている。

(4) B. 細胞群体ではなく，多細胞生物である。
　　C. 現在地球上には 180 ～ 200 万種の生物が確認されている。
　　E. 細胞壁が見られるのは，植物・菌類・細菌の細胞である。なお，植物の細胞壁はセルロース，菌類の細胞壁はキチン，細菌の細胞壁はペプチドグリカンが主成分となっている。

(5) 一般的に消化酵素は，消化管に分泌されて働く酵素である。消化管内は細胞外である。

(6) C. 心臓の収縮は，先ず心房が収縮することで，心房内の血液を心室に送る。続いて心室が収縮することで，心室内の血液を全身に送り出す。
　　D. ヒトの血管系は閉鎖血管系である。
　　E. 全身のリンパ管が血管と合流する所は左鎖骨下静脈である。右上肢体のリンパ管は右鎖骨下静脈で血管と合流する。

(7) 遷移が進むにしたがって，階層構造が複雑になり地表面に届く光の強さは弱くなっていくことで，地表付近の温度変化は小さくなり安定していく。また，草本類などの風散型種子は少なくなる。

(8) A. 繊毛上皮による異物の排除が行われているのは，気管である。
　　C. リソソームではなく，リゾチームである。
　　D. 免疫とは体内に侵入した病原体などの異物を排除する仕組みである。
　　F. 皮膚表面は皮脂や汗によって，酸性に保たれることで，病原体の繁殖を防いでいる。

(9) B. 灰色三日月(環)は将来の背側にできる。
　　C. 表層回転を阻害すると，原腸形成は起こらない。
　　D. 表層回転は，植物極側に約 30° 回転する。

(10) 腸管は内胚葉，側板・脊索は中胚葉由来である。

(11) カルビンベンソン回路に取り込まれた CO_2 は，C 5 化合物であるリブロースビスリン酸と結合し，C 3 化合物であるホスホグリセリン酸に固定される。ちなみにこの反応はルビスコによって触媒される。

(13) C. アブシシン酸は，気孔を閉じる作用がある。
　　E. 孔辺細胞の細胞壁は内側が厚く外側が薄い。

(14) A・D・E はいずれも傾性である。

(15) A. RNA 干渉は線虫を用いた実験で研究で発見された。
　　C. DNA から転写された二本鎖 RNA から RNA 分解酵素の働きによって，一本鎖 RNA が合成される。
　　E. RNA 干渉を利用することで，特定の遺伝子の発現を抑制することができる。

(16) A. PCR 法では，耐熱性の DNA ポリメラーゼが用いられる。
　　C. GFP は紫外線によって，蛍光を発する。
　　D. DNA は H^+ を放出して負の電荷をもち，プラス極に向かって移動する。
　　E. 人為的な交配自体は，遺伝子導入技術ではないため，それによって作られたバラはトランスジェニック生物とは言わない。
　　G. 問題文の記述は，遺伝子治療のことである。オーダーメイド医療とは，個人差などに関わっている SNP(一塩基多型)を見つけ，個人の特徴にあった病気の予防や治療を行う医療の事をいう。

(17) 短日植物とは，暗期の長さが限界暗期以上になると花芽形成が促進される植物である。長日植物とは暗期の長さが限界暗期以下になると花芽形成が促進される植物のことをいう。従って，暗期を 13 時間から 11 時間に変化させると花芽が形成されなかった植物 b は短日植物であると考えられる。一方，a はどちらの条件でも花芽を形成しているため，短日植物か長日植物かの判断はできず，不明である。

(18) カンブリア紀以降に起こった大量絶滅は，オルドビス紀末・デボン紀末・ペルム紀末・三畳紀末・白亜紀末の 5 回だと考えられている。その中でも最大のものは，ペルム紀末のものであると考えられている。このペルム紀末の大量絶滅は，地層の特徴から，広範囲に及ぶ

海洋中の酸素濃度が低下した海洋無酸素事変が原因であると考えられている。

⒆　B.　原形質連絡とは植物細胞における，隣り合う細胞どうしの細胞膜が繋がっている部分をいう。

　　C.　シナプスとは神経細胞の軸索末端で，次の神経細胞や筋肉と狭い隙間を隔て接している部分をいう。

問2
〔解答〕

⑴　ア　血小板　　イ　カルシウム
　　ウ　プロトロンビン　　エ　トロンビン
　　オ　フィブリノーゲン　　カ　フィブリン
　　キ　血ぺい

⑵　Gln-Tyr-Val-Asp-Gly − Asp-Gln − Cys-Glu -Ser-Asn-Pro-Cys-Leu-Asn-Gly-Gly

⑶　Gln-Tyr-Val − Glu-Met-Glu-Ile-Ser-Val-Ser -Pro-Ile-His − Val − 終止

⑷　A が G に変化したことで，スプライス部位に変化が生じた。それによってエキソン 4 から翻訳されるアミノ酸配列が変化し，タンパク質の性質が変わったため。[72 字]

⑸ 2・3・10・15・19・23

〔出題者が求めたポイント〕

出題分野：[恒常性(血液凝固)・DNA・伴性遺伝]

⑴　血液凝固の仕組みを問う基本的な問題である。

⑵　m-RNA の 5' 側の AAG が Lys であるため，CAG から順にコドン表を用いてアミノ酸配列を書いていく。

⑶⑷　図 2−1 から，男性患者 A の遺伝子は，健康なヒトの遺伝子配列の矢印部分の塩基が A から G に変異している。これによって m-RNA 前駆体の塩基配列にも変異が起こる。

　　前駆体 RNA の塩基配列は以下のようになる。(スプライシング部位の 5' 末端の GU と 3' 末端の AG にアンダーバーを付し，変異箇所を□で囲ってある。)

　　5'…AAGCAGUAUGUUG<u>GU</u>AAGCA……CUAUCU CA□GAGAUGGAGAUCAGUGUGAGUCCAAUC CAUGUUUAAAUGGCGGC…3'

　　この前駆体 RNA からスプライシングの過程を経て作られる mRNA は以下のようになる。

　　5'…AAGCAGUAUGUUGAGAUGGAGAUCAGUGU GAGUCCAAUCCAUGUUUAAAUGGCGGC…3'

　　この mRNA と問題文にある健康なヒトの mRNA を比較すると，塩基配列に変化が生じていることがわかる。この変化により，読み取り場所のフレームシフトが起こり，翻訳されるアミノ酸が変化することになる。さらに健康なヒトには見られなかった終止コドンが生じており，ペプチド鎖が短くなっている。これらの変化はタンパク質の性質の変化へと繋がる。

⑸　血友病は，X 染色体上の遺伝子(以下原因遺伝子と呼ぶ)によって遺伝するため伴性遺伝によって遺伝する。

　　矢印で示してある男性が発症していることから，こ

の男性の X 染色体には原因遺伝子が存在している。この男性の X 染色体は，母親由来のものであるので，15 の女性は保因者である。同様に，30・32 の男性が発症していることから，19 の女性も保因者であり，33・36 の男性が発症していることから，23 の女性も保因者であることがわかる。さらに，16 の男性，8 の男性，24・25 の男性が発症していることから，それぞれの母親である 3・2・10 の女性も保因者であることがわかる。

問3
〔解答〕

⑴　ア　A　B　F　　イ　B　D　F　　ウ　A　E　F

⑵　D　　⑶　d　　⑷　E

〔出題者が求めたポイント〕

出題分野：[神経細胞と膜電位]

⑴　アは静止電位，イは活動電位上昇期，ウは過分極期である。

　　静止電位は，細胞膜に存在するナトリウムポンプの働きによって，ナトリウムイオンが絶えず濃度勾配に逆らって細胞外に汲み出されているのと同時に，電位非依存性 K⁺ チャネルから K⁺ も細胞外に流出していることで発生する。

　　活動電位は，閾値以上の刺激が加わると，電位依存性 Na⁺ チャネルが開口し，Na⁺ が細胞内に流入することで生じる。

　　過分極は，活動電位の下降時に開口した電位依存性 K⁺ チャネルから K⁺ の流出が続くことで，静止電位の状態以上に K⁺ が流出することで，生じる。

　　また，電位非依存性 K⁺ チャネルの開口と，ナトリウムポンプの能動輸送は全ての時期に共通してみられる。

⑵　一本のニューロンにおいては，刺激が強いほど活動電位発生の頻度は多くなるが，活動電位の大きさそのものは同じである。

⑷　静止状態から興奮状態への変化の時間的スケールはミリ秒オーダーである。

問4
〔解答〕

⑴　雄　300　　雌　500

⑵　2 度の捕獲は同じ条件で行い，付けた標識によって，個体の行動に影響が出ないこと及び，個体が捕獲される確率はどれも等しいこと。また，調査期間中は個体群内で個体の出生や死亡，他の個体群との間で個体の移出入が起こらない事が前提である。[113 字]

〔出題者が求めたポイント〕

出題分野：[個体群]

⑴　標識再捕法による区画内の全個体数の推定値は，以下の式で表すことができる。

$$区画内の全個体数 = \frac{標識を付けて放した個体数 \times 再捕獲された個体数}{再捕獲された標識付個体数}$$

これにそれぞれ数値を代入すればよい。すなわち

【雄】　区画内の全個体数 $= \dfrac{150 \times 160}{80} = 300$

【雌】　区画内の全個体数 $= \dfrac{50 \times 60}{6} = 500$

となる。

問5
〔解答〕
(1)　240
(2)　44 (匹／リットル)
(3)　180
(4)　a　栄養分　　b　生活空間　　c　老廃物
　　　[a と b は順不同]

〔出題者が求めたポイント〕
出題分野：〔個体群・密度効果〕
(1)　最初の 1 日で増加する速度は，$30 \div 15 = 2$ 倍/1 日である。したがって，培養後 4 日の個体数は，
$15 \times 2^4 = 240$ (匹)である。
(2)　問題文より，培養液は 4 リットルとあるので，培養日数 7 日の個体群密度は
$176 \div 4 = 44$ (匹/リットル)となる。
(3)　環境収容力とは，一定の資源を持つ環境において，収容できる最大の個体数のことである。問題文の表から，この培養液中での最大の個体数は，培養 9 日目の180 (匹)であることがわかる。
(4)　個体群内で個体数が増えると，栄養分・食物・生活空間などの減少や，排泄物などの老廃物の増加によって個体群の成長が妨げられる。このような現象を密度効果という。

問6
〔解答〕
(1)　ア　耳殻　　イ　鼓膜　　ウ　耳小骨
　　　エ　リンパ液　　オ　コルチ器　　カ　おおい膜
　　　キ　平衡石(耳石)　　ク　重力　　ケ　回転
(2)　⑤
(3)　あぶみ骨からの距離が小さい基部側の基底膜は，膜の幅が狭く，大きい周波数の音で振幅が大きくなるが，あぶみ骨からの距離が大きい先端側の基底膜は，膜の幅が広く，小さい周波数の音で振幅が大きくなっており，基部側では高音域を受容し，先端側では低音域を受容していると考えられる。[133 字]
(4)　互いに直交している。[10 字]

〔出題者が求めたポイント〕
出題分野：〔聴覚器・平衡器・脳の構造〕
(1)　聴覚及び平衡感覚成立の基本的な知識問題である。
(2)　①言語の中枢である。(ブローカ野) ②運動の中枢である。(運動野) ③皮膚の中枢である。(感覚野) ④視覚の中枢である。(視覚野)
(3)　図 6 − 2 からわかることは以下である。
　　　・振動数が大きい音(高音)程，あぶみ骨に近い基部側の基底膜で振幅が大きい。

　　　・振動数が小さい音(低音)程，あぶみ骨から遠い先端側の基底膜で振幅が大きい。
　　また下線部 b からわかることは以下である。
　　　・基底膜の幅は基部で狭く，先端ほど広くなっている。
　　これらを 150 字以内にまとめて書けば良い。
(4)　3 つの半規管は互いに直行する平面上に存在することで，頭部の回転を三次元で検出することができる。

平成29年度一般入学試験

外 国 語 答 案 用 紙 (1)

受 験 番 号

【注意】 1. 受験番号を受験番号欄に記入しなさい。
2. 答案用紙を切り離してはいけません。
3. 解答を指定された場所に記入しなさい。

〔問 1〕

(ア)		(イ)		(ウ)		(エ)		(オ)	
(カ)		(キ)		(ク)		(ケ)		(コ)	

〔問 2〕

(ア)				
(イ)				
(ウ)				
(エ)				
(オ)				
(カ)				
(キ)				
(ク)				
(ケ)				
(コ)				

(この線から下には，何も記入してはいけません)

1	2

この解答用紙は124%に拡大すると、ほぼ実物大になります。

〔問 3〕

(1)

(2)

(3)

(4)

(ア)		(イ)		(ウ)		(エ)		(オ)	
(カ)		(キ)		(ク)		(ケ)		(コ)	

（この線から下には，何も記入してはいけません）

3(1)	3(2)	3(3)	3(4)	3

この解答用紙は124%に拡大すると、ほぼ実物大になります。

平成29年度一般入学試験

外 国 語 答 案 用 紙 (2)

〔問 4〕

(1)

(ア)		(イ)		(ウ)		(エ)		(オ)		(カ)		(キ)	

(2)

(3)

(4)

（この線から下には，何も記入してはいけません）

4(1)	4(2)	4(3)	4(4)	4

この解答用紙は124%に拡大すると、ほぼ実物大になります。

〔問 5〕

(1)

....

....

(2)

....

....

(3)

....

....

....

....

（この線から下には，何も記入してはいけません）

5

1	2	3	4	5	計

この解答用紙は 124％に拡大すると、ほぼ実物大になります。

受 験 番 号

平成２９年度一般入学試験
数 学 答 案 用 紙 (1)

【注意】 1. 受験番号を受験番号欄に記入しなさい。
2. 答案用紙を切り離してはいけません。
3. 解答を指定された場所に記入しなさい。

1 (1) （ここに 1 (1) の解答を記入すること。）

1 (2) （ここに 1 (2) の解答を記入すること。）

平成２９年度一般入学試験

数 学 答 案 用 紙 （2）

1 (3) （ここに 1 (3) の解答を記入すること。）

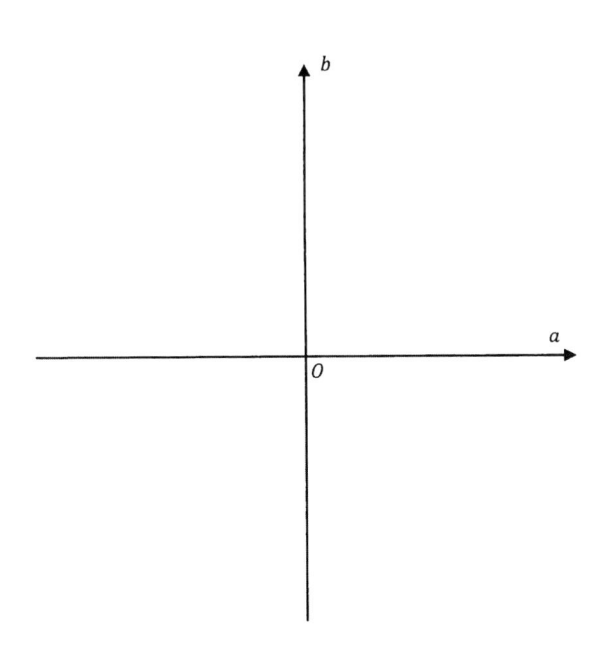

この解答用紙は 124% に拡大すると、ほぼ実物大になります。

1 (4)　（ここに 1 (4) の解答を記入すること。）

平成２９年度一般入学試験

数 学 答 案 用 紙 (3)

$\boxed{2}$ (1)　（ここに $\boxed{2}$ (1) の解答を記入すること。）

この解答用紙は 124％に拡大すると、ほぼ実物大になります。

2 (2) （ここに 2 (2) の解答を記入すること。）

平 成 ２ ９ 年 度 一 般 入 学 試 験

数 学 答 案 用 紙 (4)

2 (3)　（ここに 2 (3) の解答を記入すること。）

2 (4) 　（ここに 2 (4) の解答を記入すること。）

平 成 ２ ９ 年 度 一 般 入 学 試 験
数 学 答 案 用 紙 (5)

3 (1)　（ここに 3 (1) の解答を記入すること。）

$\boxed{3}$ (2)　（ここに $\boxed{3}$ (2) の解答を記入すること。）

平成２９年度一般入学試験

数 学 答 案 用 紙 （6）

3 (3)　（ここに 3 (3) の解答を記入すること。）

【得点記入欄】このページには何も記入してはいけない。

1-(1)	1-(2)	1-(3)	1-(4)		ST1

2-(1)	2-(2)	2-(3)	2-(4)		ST2

3-(1)	3-(2)	3-(3)			ST3

	Total

この解答用紙は124％に拡大すると、ほぼ実物大になります。

物 理 答 案 用 紙 (1)

受 験 番 号

選 択

【注意】 1. 受験番号を受験番号欄に記入し，物理を選択する場合に○印を選択欄に記入しなさい。
2. 答案用紙を切り離してはいけません。
3. 解答は指定された場所に記入しなさい。
4. 得点欄には何も記入してはいけません。

〔問 1〕 (1) ① [導出過程]

① [答]

(1) ② [導出過程]

② [答]

(1) ③ [導出過程]

③ [答]

(2) ① [答]

② [答]

+q   -q
○   ○

③ [答]

④ [答]

I   I
⊗   ⊙

得点 1-1

この解答用紙は 124％に拡大すると、ほぼ実物大になります。

〔問1〕(3) ① [導出過程]

① [答] A	① [答] B

(3) ② [導出過程]

② [答] 圧力	② [答] 温度

(4)

[答] ア	[答] イ
[答] ウ	[答] エ
[答] オ	[答] カ

得点 1-2

この解答用紙は124%に拡大すると、ほぼ実物大になります。

平成２９年度一般入学試験
物 理 答 案 用 紙 (2)

〔問 2〕 (1) [導出過程]

[答]

(2) [導出過程]

[答]

(3) [導出過程]

[答]

(4) [導出過程]

[答]

(5) [導出過程]

[答]

得点 2

この解答用紙は 124% に拡大すると、ほぼ実物大になります。

〔問 3〕

(1) ① [答]	(1) ② [答]	(1) ③ [答]

(2) [導出過程]

[答]

(3) [導出過程]

[答]

(4) [導出過程]

[答]

(5) [答]

得点 3

平成２９年度一般入学試験

物 理 答 案 用 紙 (3)

〔問 4〕

(1) [答]

(2) [導出過程]

(2) [答]

(3) [導出過程]

[答]

(4) ① [答]

(4) ② [答]

(5) [答]

(6) [答]

(7) [答]

(8) [導出過程]

[答]

得点 4

この解答用紙は 124％に拡大すると、ほぼ実物大になります。

〔問 5〕 (1) ［答］

(2) [導出過程]

［答］

(3) [導出過程]

［答］

(4) [導出過程]

［答］

(5) [導出過程]

［答］

（この線から下には，何も記入してはいけません）

1-1	1-2	2	3	4	5	計	得点 5

この解答用紙は 124％に拡大すると、ほぼ実物大になります。

| 受　験　番　号 |
| 選　択 |

平成２９年度一般入学試験

化 学 答 案 用 紙 (1)

【注意】 1. 受験番号を受験番号欄に記入し，化学を選択する場合は○印を選択欄に記入しなさい。
2. 答案用紙を切り離してはいけません。
3. 解答は指定された場所に記入しなさい。

〔問 1〕

(1)		
(2)		
(3)		
(4)		
(5)	ア	イ
(6)		
(7)	(i)	
	(ii)	g

この解答用紙は 124％に拡大すると、ほぼ実物大になります。

〔問 1〕　（続き）

(8)	(i)	個
	(ii)	答　　　　　　　m 計算
	(iii)	答　　　　　　　g/cm^3 計算

（この線から下には，何も記入してはいけません）

1

この解答用紙は 124％に拡大すると、ほぼ実物大になります。

平成２９年度一般入学試験

化 学 答 案 用 紙 (2)

〔問 2〕

(1)	(a)	
	(b)	
	(c)	
(2)	kJ/mol	
(3)	mL	
(4)	答　　　　　　　kJ 計算	

この解答用紙は 124％に拡大すると、ほぼ実物大になります。

〔問 2〕 （続き）

(5)

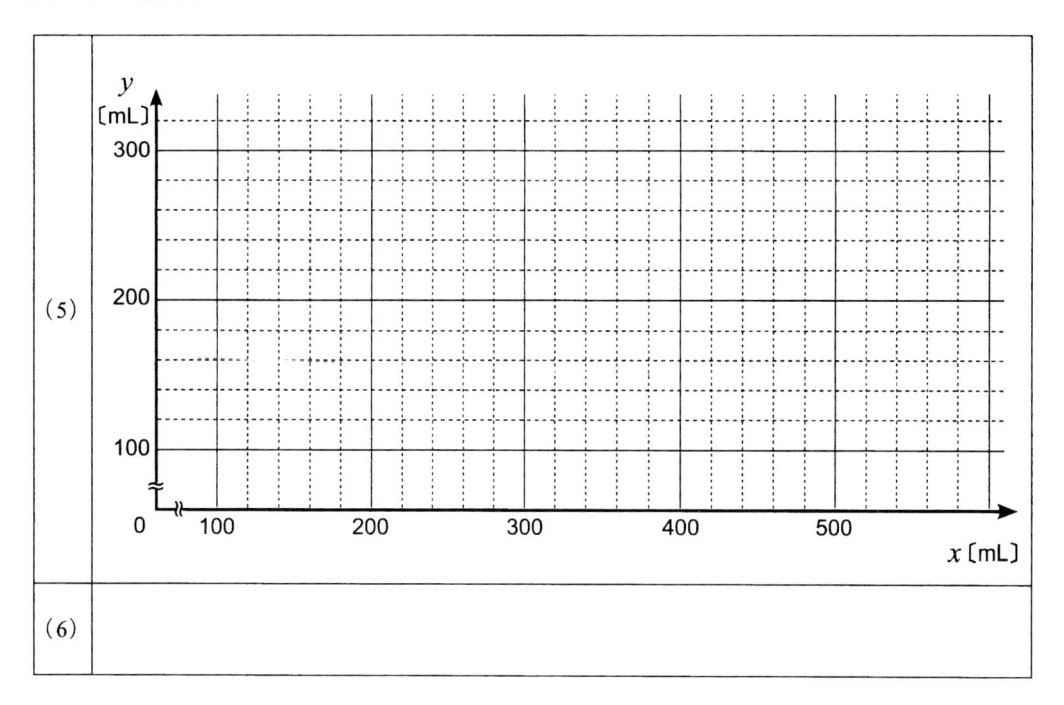

(6)

2

この解答用紙は 124% に拡大すると、ほぼ実物大になります。

平成２９年度一般入学試験

化 学 答 案 用 紙 (3)

〔問 3〕

(1)	名称		化学式	

(2) 答 ＿＿＿＿＿＿＿＿
　　計算

(3)	A		B		C	

(4)

(5)

(6)　　　　　　種類

1	2	3	計

3

この解答用紙は 124％に拡大すると、ほぼ実物大になります。

受　験　番　号

選　択

平成２９年度一般入学試験
生 物 答 案 用 紙 (1)

【注意】1. 受験番号を受験番号欄に記入し，生物を選択する場合に選択欄に〇印を記入しなさい。
2. 答案用紙を切り離してはいけません。
3. 解答を指定された場所に記入しなさい。

〔問 1〕

(1)　　　　　　(2)　　　　　　(3)

(4)　　　　　　(5)　　　　　　(6)

(7)　　　　　　(8)　　　　　　(9)

(10)　　　　　(11)　　　　　(12)

(13)　　　　　(14)　　　　　(15)

(16)　　　　　(17)　　　　　(18)

(19)　　　　　(20)

（この線から下には，何も記入してはいけません）

1

この解答用紙は 124% に拡大すると、ほぼ実物大になります。

〔問 2〕

(1)

	ア		イ		ウ	
	エ		オ		カ	
	キ					

(2)

(3)

(4)

(5)

（この線から下には，何も記入してはいけません）

2

この解答用紙は 124％に拡大すると，ほぼ実物大になります。

平成２９年度一般入学試験

生 物 答 案 用 紙 (2)

〔問 3〕

(1)

ア	イ	ウ

(2)

(3)

(4)

〔問 4〕

(1)

雄	雌

(2)

3	4

この解答用紙は 124%に拡大すると、ほぼ実物大になります。

〔問 5〕

(1)

(2)

(3)

(4)

a		b		c	

〔問 6〕

(1)

ア		イ		ウ	
エ		オ		カ	
キ		ク		ケ	

(2)

（この線から下には，何も記入してはいけません）

5	6·1

この解答用紙は 124％に拡大すると、ほぼ実物大になります。

平成２９年度一般入学試験
生 物 答 案 用 紙 (3)

〔問 6〕続き

(3)

(4)

（この線から下には，何も記入してはいけません）

1	2	3	4

5	6-1	6-2	

6-2

計

平成28年度

問 題 と 解 答

英 語

問題

〔問 1〕下線部(ア)〜(コ)に入るように各語群にある語句を並べ替えて、意味の通る英文を完成させなさい。

Today, Everest's peak is a decidedly less lonely place. More than 3,500 people have successfully climbed the 29,029 ft. (8,848 m) mountain—and more (ア)(＿＿＿)(＿＿＿)(＿＿＿)(＿＿＿)(＿＿＿) number scaled the peak just over the past year. On one day alone in 2012, 234 climbers reached the peak. As more and more people try (イ)(＿＿＿)(＿＿＿)(＿＿＿)(＿＿＿)(＿＿＿)—often paying over $100,000 for a "guided climb"—this desolate mountain is becoming as crowded as a Tokyo subway car at rush hour. Climbers have complained about waiting for hours in bottlenecks on the way to the summit, a situation that isn't just uncomfortable—it's cold and windy up there—but downright dangerous. If bad weather strikes during one of those bottlenecks, climbers can and do die, as happened in the sudden 1996 blizzard that (ウ)(＿＿＿)(＿＿＿)(＿＿＿)(＿＿＿)(＿＿＿) near the summit, a disaster that later became the Jon Krakauer book *Into Thin Air.*

But the tiresome, dangerous crowds aren't the only problems on Everest. All those climbers need to bring a lot of gear—and much (エ)(＿＿＿)(＿＿＿)(＿＿＿)(＿＿＿)(＿＿＿) left on the mountain, sometimes even the summit itself. Mount Everest—once the most remote and forbidding spot on the planet—(オ)(＿＿＿)(＿＿＿)(＿＿＿)(＿＿＿)(＿＿＿) heap. Here's mountaineer Mark Jenkins writing in *National Geographic* about the state of Everest: "The two standard routes, the Northeast Ridge and the Southeast Ridge, are not only dangerously crowded but also disgustingly polluted, with garbage leaking out of the glaciers and pyramids of human excrement befouling the high camps. And then there are the deaths. Besides the four climbers who perished on the Southeast Ridge, six others lost their lives in 2012, including three Sherpas." Expedition teams have left empty oxygen canisters, torn tents and other leftover equipment along the paths that lead from base camp to the summit. And because Everest is so cold and icy, the waste that's left there stays there, preserved for all time.

You can't necessarily blame the climbers, especially inexperienced ones, for their littering habit. Even under the best conditions, climbing the tallest mountain in the world is exhausting, dangerous work. Dropping used supplies on the mountain rather than carrying them can save vital energy and weight. It's not exactly (カ)(＿＿＿)(＿＿＿)(＿＿＿)(＿＿＿)(＿＿＿) in a city park, but the accumulated trash is still steadily ruining a unique place on earth. "You are surrounded by filth," mountaineer Paul Thelen told Germany's *Die Welt* recently.

But the good news is that some mountaineers are (キ)(＿＿＿)(＿＿＿)(＿＿＿)(＿＿＿)(＿＿＿) clean up Everest. Thelen and his friend Eberhard Schaaf are part of the annual Eco Everest Expedition, which has been cleaning up trash from base camp to the summit since 2008. So far they've collected over 13 tons of garbage, as well as a whole lot of frozen excrement and the occasional frozen corpse. (Nothing ever goes away on Everest.) And just recently a joint India-Nepal military team collected over 2 tons of garbage on the slopes of the mountain.

Some of that trash is even being used for a higher purpose—in the spiritual sense, if not the altitude one. As part of the Mount Everest 8848 Art Project, a group of 15 artists from Nepal collected 1.5 tons of garbage brought down the mountain by climbers. They've transformed the cans and oxygen cylinders—and in one case, part of the remains of a helicopter—into 74 pieces of art that have already gone on exhibition in Nepal's capital. Part (ク)(＿＿＿)(＿＿＿)(＿＿＿) (＿＿＿)(＿＿＿) go to the Everest Summiteers Association, which has (ケ)(＿＿＿)(＿＿＿) (＿＿＿)(＿＿＿)(＿＿＿) off the mountain. This is high-end recycling.

　　The association estimates that there might still be 10 tons of trash left on the mountain, and if the number of climbers on Everest keeps increasing, that figure will only grow. There's no beating Hillary and Norgay, who pulled off a feat 60 years ago that many thought was physically impossible. But at least the thousands of climbers who (コ)(＿＿＿)(＿＿＿)(＿＿＿) (＿＿＿)(＿＿＿) can take better care of this magnificent mountain.

　　出典：Bryan Walsh, "60 Years After Man First Climbed Everest, the Mountain Is a Mess."
TIME, May 29, 2013.

（ア）語群：a / of / tenth / than / that

（イ）語群：against / Everest / test / themselves / to

（ウ）語群：climbers / eight / of / the lives / took

（エ）語群：being / ends / of / that gear / up

（オ）語群：becoming / is / tallest / the world's / trash

（カ）語群：a beer / can / equivalent / to / tossing

（キ）語群：it / taking / themselves / to / upon

（ク）語群：from / of / sales / the proceeds / will

（ケ）語群：collect / debris / helped / of / tons

（コ）語群：followed / footsteps / have / in / their

〔問 2〕次の英文を読んで、下記の設問に答えなさい。

In 1854, John Snow noted that "the most terrible outbreak of cholera which ever occurred in this kingdom, is probably that which took place in Broad Street, Golden Square and the adjoining streets, a few weeks (ア). Within two hundred and fifty yards of the spot where Cambridge Street joins Broad Street, there were upwards of five hundred (イ) attacks of cholera in ten days." Snow tabulated the number of deaths from cholera that occurred from the (ウ) of the epidemic in August 1853 to January 1854 according to the two water companies supplying the various subdistricts of London. The areas of London supplied entirely by the Southwark and Vauxhall Company experienced a rate of 114 (エ) from cholera per 100,000 persons, whereas there were no deaths from cholera during that time in the districts supplied entirely by the Lambeth Company. A large area supplied by both companies experienced a rate midway between those for the districts supplied by either alone.

These observations were (オ) with Snow's hypothesis that drinking water supplied by the Southwark and Vauxhall Company increased the risk of cholera compared with water from the Lambeth Company. Snow also recognized the possibility that many factors (カ) than the water supply differed between the two geographic areas and thus could account (キ) the observed variation in cholera rates. His unique contribution to epidemiology lies in his recognition of an opportunity to test the hypothesis implicating the water supply. Snow outlined his natural experiment in his book *On the Mode of Communication of Cholera*.

Within the area supplied by both companies, Snow walked from house to house and, for every (ク) in which a cholera death had occurred, was able to determine (ケ) company supplied the water. The death rates from cholera according to source of water supply were tabulated. These data provided Snow (コ) convincing evidence that water supplied by the Southwark and Vauxhall Company was (サ) for the outbreak of cholera in London. Thus, Snow charted the frequency and distribution of cholera and also ascertained a cause, or determinant, of the outbreak. In so doing, he was perhaps the first investigator to draw together [2]all three components of the definition of epidemiology.

Snow's investigation of the cholera epidemic of 1853 to 1854 utilized the approach that epidemiologists still use (シ). Both his clinical knowledge and observations concerning the distribution of cholera rates helped formulate the hypothesis that the disease was (ス) through the water supply. He then proceeded to test this hypothesis, while recognizing the need to allow for evaluation of alternative explanations for his observations. This approach was applied primarily to outbreaks of infectious diseases (セ) the nineteenth and early twentieth centuries. Thus, the term *epidemiology* was originally used almost exclusively to (ソ) the study of epidemics of infectious disease. Over the past 80 years, patterns of mortality in developed countries have changed markedly, with chronic diseases assuming increasing importance. [3]As a consequence, the concept of an epidemic has become much broader and more complex, necessitating more advanced methods than those first developed by Snow.

出典: Charles H. Hennekens, et al. *Epidemiology in Medicine.*
Lippincott Williams & Wilkins: Philadelphia, 1987. Pages 6-8.

(1) 英文の意味が通るように、空所(ア)～(ソ)に入る最もふさわしい語句を
①～⑮から 1 つ選び、数字で答えなさい。但し、同じ語句を 2 度使うことはない。

① ago	② commencement	③ consistent	④ deaths	⑤ dwelling
⑥ fatal	⑦ for	⑧ mean	⑨ other	⑩ responsible
⑪ spread	⑫ throughout	⑬ today	⑭ which	⑮ with

(2) 下線部(2)が示す内容を、具体的に日本語で説明しなさい。

(3) 下線部(3)を和訳しなさい。

〔問 3〕次の英文を読んで、下記の設問に答えなさい。

　　　We think we know what causes cancer: smoking, the sun's UV rays, tumor-causing genes we （　ア　） from Mom and Dad. But these factors alone can't explain why cancer in its many forms is poised to edge out heart （　イ　） as America's No. 1 killer within the next few years. <u>That rise has sparked a large number of research into how much of cancer is within our control and how much of it is simply a roll of the genetic dice.</u>

　　　Now, in an eye-opening study published in *Science*, researchers report that the majority of cancer types are the （　ウ　） of pure chance, the product of random genetic mutations that occur when stem cells—which keep the body chugging along, replacing older cells as they die （　エ　）—make mistakes copying the cells' DNA.

　　　Cristian Tomasetti and Dr. Bert Vogelstein at the Sidney Kimmel Comprehensive Cancer Center of Johns Hopkins University School of Medicine found that the more stem cells there are in certain kinds of tissues and the more often they divide, the more likely that tissue is to （　オ　） cancer over a person's lifetime. About 65% of cancers are the result of these DNA mistakes made by stem cells.

　　　（　カ　） a small proportion of a tissue's cells are stem cells, which are essentially templates for making more tissue. The catch is that this kind of DNA copying is also the process behind cancer, which is triggered by cells that pick up mutations in their genes when they divide.

　　　The element of chance does not, however, mean you should stop （　キ　） sunscreen or take up smoking. "My biggest fear is that people will do （　ク　）. The opposite is true," says Tomasetti, who stresses that while we may not be able to prevent all tumors, we can focus （　ケ　） early detection and taking （　コ　） of lifesaving treatments like chemotherapy and radiation, among other things. "We need to do everything we did before, but we want to do it even more than before."

出典：Alice Park. "Most Cancer is Out of Our Control:
Random DNA changes are usually to blame." TIME, January 19, 2015.

(1) 英文の意味が通るように、空所（　ア　）～（　コ　）に入る最もふさわしい語句を①～⑤から 1 つ選び、数字で答えなさい。

（ア）① decide	② inherit	③ locate	④ prevent	⑤ treat
（イ）① disease	② massage	③ rate	④ transplant	⑤ valve
（ウ）① block	② cause	③ hope	④ lack	⑤ result
（エ）① for	② in	③ just	④ off	⑤ upon
（オ）① cure	② develop	③ heal	④ manage	⑤ study
（カ）① Despite	② Due to	③ Every	④ If	⑤ Only
（キ）① wear	② wearing	③ wearingly	④ wore	⑤ worn
（ク）① anything	② everything	③ nothing	④ something	⑤ thing
（ケ）① either	② on	③ than	④ too	⑤ when
（コ）① advantage	② criticism	③ distance	④ ease	⑤ leave

(2) 文中にある下線部を和訳しなさい。

〔問 4〕次の英文を読んで、下記の設問に答えなさい。

One dark side of materialism is its effect on our happiness. Now that it has provided so many millions of us with the basics of material wellbeing, materialism seems unable to also improve our overall wellbeing. Instead, it increasingly looks like it is doing the opposite. Rather than making us feel good, materialism is making millions of us feel joyless, anxious and, even worse, depressed.

Material goods, it must be said, can be useful for self-expression and signifying status— the type of shoes or shirt you wear says a lot about you, for instance. But in our materialistic consumer culture, we have come to rely on material goods too much, and they are letting us down. In today's materialistic culture, many people believe material things can solve emotional problems. But ⁽¹⁾this is a "false promise." Retail therapy does not work. Instead, it is more likely to make your problems worse—by putting you in debt, for instance.

In today's culture, material goods have become substitutes for deep and genuinely meaningful human desires and questions. Consumer culture has become a sort of pseudo-religion. Instead of pondering meaningful questions, like "Why am I here?", "What happens after death?", "How should I live?", it is easier to focus on questions like "The blue one or the red one?", "Will that go with the top I bought last week?", "What will she think if I buy that?" Instead of trying to understand who we really are, we reach for the "Real Thing." ⁽²⁾And, brainwashed by the system, when the goods we buy fail to match up to those deep desires, instead of giving up on material goods, we just keep banging our heads against the wall and buying more. Mass-produced goods, which are the natural product of the system, are the worst of all. They are so stripped of meaning and novelty that they have little chance of genuinely exciting or inspiring us. So we become quickly bored with the goods we have and, in the search for novelty, move on to the next thing, and begin the process again.

⁽³⁾Even where material goods are helpful, by signifying status, they create more problems than they solve. Because, in today's meritocratic society, having goods signifies success and, equally, not having goods says failure. As a result, we are not only smugly or painfully aware of who is above or below us in the pecking order. We also know we can clamber up or slip down the rankings at any moment. It is like living in an immense, stomach-churning session of Snakes and Ladders, where the game never stops and where everybody is a competitor. To play this paranoia-inducing game—and it is a game we all play—millions of us spend our days and nights worrying about our place in the pecking order, and scheming to get up the ladders and avoid the snakes. The end result is millions suffering from material-focused status anxiety.

Even worse than giving us status anxiety, materialism is making people depressed, in record numbers and to a record extent. From the 1970s to the turn of the century, mental illness in children and adults in developed countries doubled. A quarter of Britons now suffer emotional distress. Americans are three times more likely to be depressed today than in the 1950s. ⁽⁴⁾Those statistics are so shocking that many try to explain them away by pointing out that people tended to suffer silently in the past, and that doctors are quicker to diagnose and prescribe anti-depressants today. But those numbers are based on extensive and robust research, on anonymous survey reports from individuals and not from doctor diagnoses. So there is no doubt that depression is increasing, and at an alarming rate.

This becomes even more illuminating, and concerning, when you make comparisons between countries. Because, it turns out, emotional illness increases with income inequality, which also tends to be higher in English-speaking nations. In other words, the more a society resembles the US, in that it becomes materialistic, the higher the rate of emotional distress. The logical conclusion is one of the darkest sides of materialism: mass production and mass consumption, ultimately, cause mass depression. [5]That, surely, is not what anyone would call progress.

出典：James Wallman. *Stuffocation: Living More With Less.*
Penguin Books, 2015. Pages 63-67.

(1) 下線部内にあるthisを具体的に示しながら、下線部(1)を和訳しなさい。
(2) 下線部(2)を和訳しなさい。
(3) 下線部(3)を和訳しなさい。
(4) 下線部(4)は具体的に何を指すか、日本語で説明しなさい。
(5) 下線部内にある That を具体的に示しながら、下線部(5)を和訳しなさい。

〔問 5〕次の和文を英訳しなさい。

能力や財産に関して、途方もなく差がある人に、ひとは嫉妬しない。ひとが嫉妬する相手はむしろ、境遇が近い人、優劣や運不運など、その人との比較がいちいち気になってしかたがない人である。その意味で、嫉妬の相手は、実はもっとも気がかりな自分が映っている鏡なのである。

出典：鷲田清一、朝日新聞『折々のことば』2015 年 6 月 27 日。

数　学

問題

28年度

1 次の(1)から(5)までの各問いに答えなさい［配点70点］。

(1) ある高校で受験生100人に対して大学合格者数の調査をした。A大学，B大学，C大学，D大学，E大学，F大学の合格者数は，それぞれ5人，8人，10人，12人，15人，15人であった。これら6大学すべてに合格した受験生は3人で，E大学とF大学両方に合格した受験生は13人であった。6大学のうち少なくとも1つの大学に合格した受験生は，何人以上何人以下であるか求めなさい［10点］。

(2) 2種類の薬品A，Bがあり，それぞれの薬品1gあたりの成分P，Qの含有量は，下表のとおりである。この2つの薬品を混ぜ合わせて，成分Pを10mg以上，かつ，成分Qを30mg以上含むようにする。使用する薬品の質量の合計を最小にするためには，それぞれの薬品を何gずつ使用すればよいか答えなさい。ただし，薬品を組み合わせることによって，質量に影響をあたえる化学変化は起きないものとする。ただし，1mg＝0.001g である［10点］。

	成分P	成分Q
薬品A	3mg	2mg
薬品B	5mg	1mg

$\boxed{1}$ （続き）

(3) t は $t \neq \pm 1$ を満たす実数とし，x の方程式 $\dfrac{1}{x-1} + \dfrac{1}{x+1} + \dfrac{1}{x-t} = 0$ を考える［20 点］。

① 方程式が正と負の解を 1 つずつもつことを示しなさい。

② 方程式の負の解を α とする。t が $t > 1$ の範囲で変化するとき，α の存在する範囲を求めなさい。

(4) 1 辺の長さが 2 の正三角形 ABC がある。点 B,C から直線 BC に関して点 A と同じ側に辺 BC に垂直な半直線 BX,CY を引く。半直線 BX, 辺 AB,BC,CA, 半直線 CY の上にそれぞれ点 P,Q,R,S,T をとり，

$$\text{PQ} \,/\!/ \,\text{BC}, \quad \cos\angle\text{BQR} = \sqrt{2}\cos\angle\text{BQP}, \quad \angle\text{BRQ} = \angle\text{CRS}, \quad \sqrt{2}\cos\angle\text{CST} = -\cos\angle\text{ASR}$$

となるようにする［15 点］。

① $\angle\text{CRS}$ の大きさを求めなさい。

② $\text{BP} = x, \text{CT} = y$ とするとき，x と y の間に成り立つ関係式を求めなさい。

1 （続き）

(5) 1 の目の反対側が 6，2 の目の反対側が 5，3 の目の反対側が 4 である立方体のサイコロがある。
最初は 1 の目が上の面であるとする。このサイコロを横の面のいずれかが上になるように倒す。
この操作を繰り返して n 回目にどの目が上の面であるかを調べる。ただし，1 回の操作で，
4 つの横の面のそれぞれが上の面になる確率は等しいとする ［15 点］。

① n 回目に 2 または 5 の目が上の面である確率 p_n を求めなさい。

② n 回目に 1 の目が上の面である確率 q_n を求めなさい。

2 曲線 $C : y = x^4 - 9x^3 + 27x^2 - 31x + 12$ が，1 本の直線と異なる 2 点 P, Q で接する。次の問いに答えなさい ［40 点］。

(1) x 軸，y 軸との共有点をすべて求め，それらの座標を使って曲線 C のグラフの概形を描きなさい。

(2) 直線 PQ の方程式を求めなさい。

(3) 曲線 C と直線 PQ で囲まれた部分の面積を求めなさい。

$\boxed{3}$ i を虚数単位，a を $a > 1$ を満たす実数の定数とする。t を $t \geqq 0$ を満たす任意の実数として，複素数 z に関する 2 次方程式 $(z - a)^2 + t^2(z + a)^2 = 0$ について，次の問いに答えなさい [40 点]。

(1) 実数 t が任意に動くとき，複素平面上で点 z はどのような図形を描くか。それを図示しなさい。

(2) $\omega_1 = \dfrac{az}{z - a}$ として，z が (1) の図形上を動くとき，複素平面上で ω_1 の描く図形を求めなさい。

(3) $\omega_2 = \dfrac{z}{z - i}$ として，z が (1) の図形上を動くとき，複素平面上で ω_2 の描く図形を求めなさい。

(4) ω_1, ω_2 を (2) (3) で考えたものとする。ω_1, ω_2 の描く 2 つの図形が共有点をもつときの a の値の範囲を定めなさい。

物　理

問題　　　　　　　　　　28年度

〔問 1〕以下の問い (1) および (2) に答えよ。計算問題は導出過程も簡潔にまとめて記し、解答は解答欄に記すこと。

(1)　空気中から均一な材質のプリズム中へ入射した光の分散および屈折に関する次の問いに答えよ。ただし、空気の屈折率は 1 で、プリズムの屈折率は 1 より大きくおよそ 1.8 であるとする。また、空気とプリズムの境界における光の反射は考えなくてよい。

① 図1のように、正三角形のプリズムに白色光を入射させると、光はプリズム中で分散して色ごとに分かれたスペクトルが観察される。図1の (ア) のように、可視光の中で一番上側に分散されるスペクトルの色は何色か。また、その理由を説明せよ。ただし、図1の屈折角は、見やすいように少し誇張して描いてある。

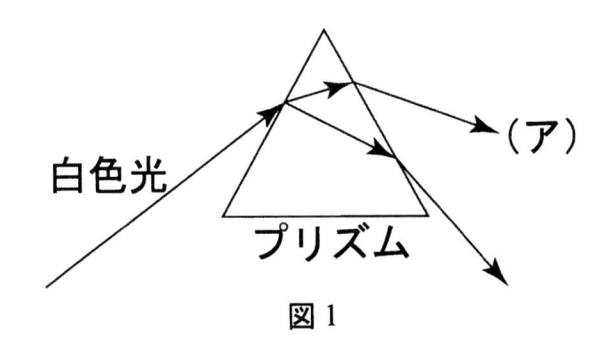

図1

② 図2のような断面が直角三角形のプリズムに、上側から平面波の単色光を入射する。図中の細い実線は平面波の位相のそろっている面（波面）を表し、矢印は入射波の進行方向を表している。プリズム内部およびプリズムより下側での平面波の波面を解答欄に実線で描け。ただし、図の破線で囲まれた部分のみ解答欄に記入すればよい。

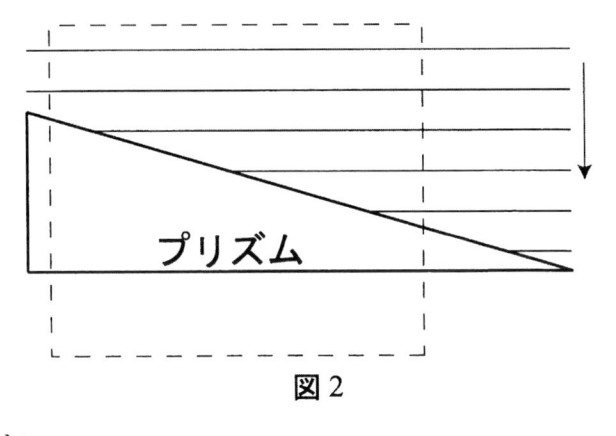

図2

(2)　ウラン $^{235}_{92}U$ の崩壊について、次の問いに答えよ。

①　$^{235}_{92}U$ が α 崩壊を 7 回、β 崩壊を 4 回行って安定な原子核になった。この原子核の原子番号と質量数はいくらか。

②　$^{235}_{92}U$ に 1 個の中性子を衝突させると、核分裂反応が起こる。このような核分裂の連鎖反応が生じている状態を何というか。

③　②のような核分裂の連鎖反応が起こるために、一定量以上の $^{235}_{92}U$ が必要な理由を説明せよ。

④　$^{235}_{92}U + ^{1}_{0}n \rightarrow ^{141}_{56}Ba + ^{92}_{36}Kr + 3^{1}_{0}n$ の核反応式で表される核分裂反応において発生するエネルギーは何 MeV か、単位に注意して求めよ。ただし、$^{235}_{92}U$、$^{141}_{56}Ba$、$^{92}_{36}Kr$ 原子核、中性子 $^{1}_{0}n$、それぞれの質量を m_1 [kg]、m_2 [kg]、m_3 [kg]、m_4 [kg] とし、真空中の光速を c [m/s]、電気素量を e [C] とする。

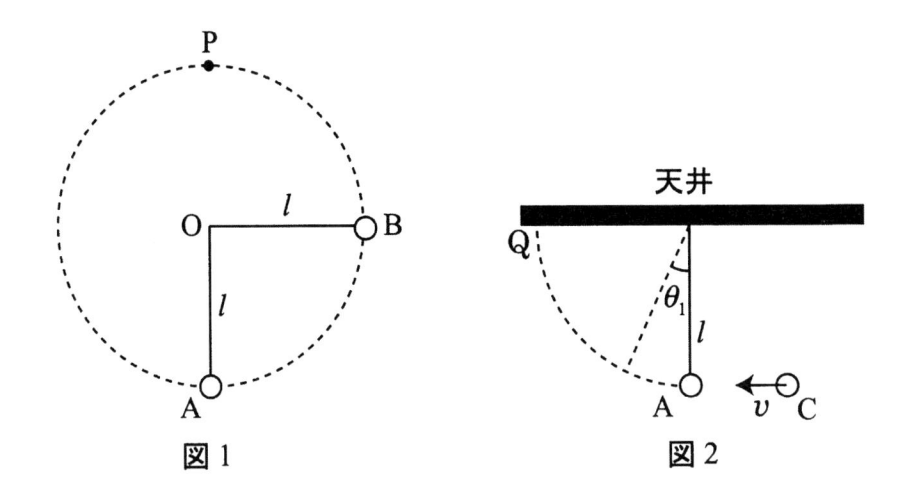

図1　　　　　　　　　　図2

〔問2〕小球が糸でつるされているときの運動について、I・II のそれぞれの場合に、以下の問いに答えよ。重力加速度の大きさを g とし、空気抵抗や小球の大きさおよび糸の質量は無視できる。また、糸は伸縮しない。計算問題は導出過程も簡潔にまとめて記し、解答は解答欄に記すこと。

I. 質量 m の小球Aおよび質量 M の小球Bが点Oからどちらも長さ l の糸でつるされている。図1のように、小球Bを糸が水平になるまで糸を張ったまま引き上げた。その後、小球Bを静かに離して、小球Bを静止している小球Aに衝突させた。

(1)　衝突直前の小球Bの速さを求めよ。

(2)　小球Aと小球Bとの反発係数が e のとき、衝突直後の小球Aの速さを求めよ。

(3)　小球Aと小球Bとの反発係数が e のとき、衝突直後の小球Bの速さを求めよ。

以下の問いでは、小球Aと小球Bとが弾性衝突（完全弾性衝突）したとする。衝突後、小球Aは、円周の頂点Pに到達した。

(4)　衝突後、小球Aがはじめて円周の頂点Pに到達したときの糸の張力を求めよ。

(5)　小球Aが頂点Pに到達するためには、M は m の何倍以上でなければならないか。有効数字2けたで求めよ。必要であれば、$\sqrt{2} = 1.41$、$\sqrt{3} = 1.73$、$\sqrt{5} = 2.24$、$\sqrt{7} = 2.65$、$\sqrt{10} = 3.16$ を用いよ。

II. 次に、図2のように、天井から長さ l の糸でつるされて静止している質量 m の小球 A に、質量 m' の小球 C を水平方向右側から速さ v で衝突させたところ、2 つの小球は衝突と同時に一体となり、振動を始めた。ただし、運動中は振り子の振動面は変化しないものとする。

(6)　衝突直後の一体となった小物体の速さを求めよ。

(7)　図2のように、振り子が鉛直線となす角（振れ角）は最大で θ_1 となった。$\cos \theta_1$ を求めよ。

その後、一体となって振動している小物体が、右から左方向に運動するときでかつ最下点に到達したときに、再び質量 m' の小球を速さ v で水平方向右側から衝突させ、一体化させた。

(8)　この一体となった小物体の最大の振れ角を θ_2 とするとき、$\cos \theta_2$ を求めよ。

このように、質量 m'、速さ v の小球を、小物体が右から左方向に運動するときでかつ最下点に到達したときに次々に水平方向右側から衝突させて、一体化を繰り返した。n 回目の衝突後、一体となった小物体が振動したときの最大の触れ角は θ_n であった。

(9)　小物体が天井に接触しないとき、$\cos \theta_n$ を求めよ。

(10)　10 回目の衝突後に小物体ははじめて天井の点 Q に軽く接触した。この場合、v はいくらであったか。

〔問3〕 断熱された容器の中に$-T_0$ [℃] $(T_0 > 0)$ の氷が m [g] 入っている。この容器内にはヒーターと温度計がついており、ヒーターで加熱し、温度計で氷または水の温度を測定することができる。右の図は、この容器内で一定の電力をヒーターに加えて加熱した際の温度計の温度変化を示している。加熱開始時の時刻を 0 s とし、このとき温度が$-T_0$ [℃] だった氷は、t_1 [s] のとき 0℃となり、その

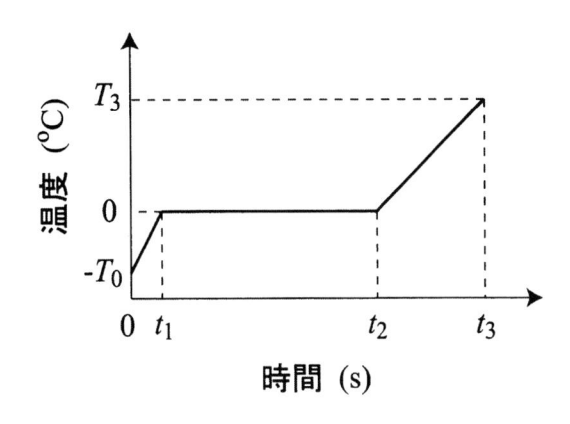

後温度はしばらく一定だった。t_2 [s] のとき氷は完全に溶けてすべて水になり、再び温度が上昇し始め、t_3 [s] のとき T_3 [℃] となった。水の比熱を C [J/(g・K)] とし、容器内の温度は常に一様であるとして、以下の問いに答えよ。ただし、容器と外部との熱の出入りはなく、容器の熱容量は無視できるものとして良い。また、水および氷の比熱は温度によって変化せず、すべての過程は 1 気圧のもとで行われ、水の蒸発は無視できるものとする。計算問題は導出過程も簡潔にまとめて記し、**単位を付して**、解答は解答欄に記すこと。

(1) 完全に氷が溶けた後の水の温度が、0℃から T_3 [℃] まで上昇する間に水に与えられた熱量を求めよ。

(2) 加熱中にヒーターに加えられた電力を求めよ。

(3) 図から、氷の融解熱を求めよ。

(4) 図から、氷の比熱は水の比熱の何倍になっているかを求めよ。

(5) 加熱を開始してからt' [s] 後にこの容器中に残っている氷の質量を求めよ。ただし、$t_1 < t' < t_2$ とする。

〔問4〕ボーアの水素原子模型について以下の問いに答えよ。ただし、電子の質量を m、電子の電気量を $-e$、プランク定数を h、クーロンの法則の比例定数を k とする。計算問題は、導出過程も簡潔にまとめて記し、解答は解答欄に記すこと。円周率は π とせよ。

電子が、水素原子核を中心として速さ v の等速円運動をしているとする。
(1) 電子に作用する原子核からのクーロン力と遠心力とのつり合いの式から、水素原子における電子の軌道半径を、e、k、m、v を用いて表せ。

ボーアは、原子内の電子の軌道は、電子の運動量と円軌道一周の長さの積がプランク定数の正の整数 n 倍に等しいときのみ許される（量子化条件）と考えた。
(2) 量子化条件から、水素原子において許される電子の軌道半径を、e、h、k、m、n を用いて表せ。
(3) 水素原子の電子軌道における 2 番目に小さい半径は、最も小さい半径（ボーア半径）の何倍か。

ボーアの量子化条件は、後に提唱されたド・ブロイの物質波の概念により説明された。この概念を用いれば、電子の許された軌道に関するボーアの量子化条件は、その軌道の一周の長さが物質波の波長の n 倍であるという仮定に等しい。
(4) 速さ v の電子の、物質波としての波長を、h、m、v を用いて表せ。
(5) 真空中で初速度 0 の電子をある電圧で加速させると、ボーア半径 r_B にいるときの電子と同じ波長を持つようになった。このときの加速電圧を、e、h、m、r_B を用いて表せ。

ボーアは、電子がある軌道から異なる軌道へ移るときにのみ、原子が光を吸収または放出すると仮定した。そのため、吸収または放出された光の波長もとびとびの値となり、水素原子が発する光は線スペクトルとなる。以下の問いでは、真空中での光速を c とする。
(6) ボーア半径にある電子が、それより 1 つ大きな半径の軌道へ移る場合に、電子が吸収する光の波長を、c、e、h、k、r_B を用いて表せ。

〔問5〕図のように、荷電粒子源Gから射出される荷電粒子の運動を考える。荷電粒子の質量をm、電気量の大きさをqとして、以下の問いに答えよ。ただし、重力による影響や空気抵抗および荷電粒子の大きさは無視して良い。計算問題は導出過程も簡潔にまとめて記し、解答は解答欄に記すこと。円周率はπとせよ。

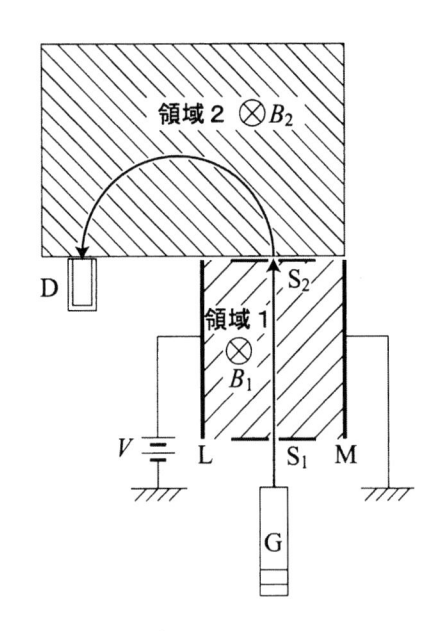

I. 荷電粒子は発生装置Gから図の上方向に射出された後、スリットS_1を通って平行に配置された平面電極LおよびMで挟まれた領域1を平面電極と平行方向に直進し、スリットS_2を通り抜けた。領域1には磁束密度B_1の一様な磁場が紙面に垂直に表から裏の方向に加えられている。平面電極LとMの間隔はdで、電極Mは接地されており、電極Lには電極Mに対して$+V$の電位差を加えてある。ただし、平面電極LとMとの間の電場は一様であるとする。

(1) 領域1における電場の大きさを求めよ。

(2) 領域1を荷電粒子が直進するときの速さを求めよ。

II. 領域1を直進した荷電粒子はスリットS_2を通り抜けた後、一様な磁束密度B_2の領域2を進み、等速円運動を行って半円軌道を描きながら検出器Dに入って検出された。領域2の磁場の方向は、紙面に垂直に表から裏であった。

(3) 領域2における運動から、荷電粒子の電気量の符号は正か負か答えよ。

(4) 領域2において等速円運動する荷電粒子の軌道半径を求めよ。また、荷電粒子が等速円運動する理由も説明せよ。

(5) 領域2の半円軌道上を常にN個の荷電粒子が等速円運動しているとする。このとき検出器Dで測定される電流値を求めよ。ただし、スリットS_2を単位時間あたりに通り抜ける荷電粒子数は一定であるとする。

化　学

問題　　　　　　　　28年度

〔問1〕次の文章を読み，設問（1）〜（5）に答えよ。ただし，原子量は H = 1.00，O = 16.0，Al = 27.0，S = 32.1，K = 39.1 とし，標準状態（0 ℃, 1.01×10^5 Pa）における気体 1 mol 当たりの体積は 22.4 L とする。

　　アルミニウムは周期表の　　ア　　族に属する元素であり，地殻中には酸素，　　イ　　に次いで多く存在する。

　　アルミニウムの単体は，鉱石である　　ウ　　から得られた純粋な(a)酸化アルミニウム Al_2O_3 を氷晶石 Na_3AlF_6 とともに(b)炭素電極を用いて融解塩電解することによって得られる。

　　アルミニウムの単体は面心立方格子の金属結晶であり，結晶を構成する原子はそれぞれ　　エ　　個の原子と互いに接するように配列している。これらの原子の全価電子が自由電子として互いの原子を結びつけていると考えると，アルミニウムの結晶では単位格子ごとに平均して　　オ　　個の自由電子が存在することになる。

　　アルミニウムを含む身近な物質に，染色や食品添加物などに使われているミョウバンがある。ミョウバンの組成式は $AlK(SO_4)_2 \cdot nH_2O$ と表されるが，(c)加熱すると水を失い約 300 ℃ で無水物 $AlK(SO_4)_2$ になる。ミョウバンの無水物の水に対する溶解度は，下の表に示すように温度によって大きく変化する。ミョウバンの無水物を溶解させた水溶液を冷却すると，(d)ミョウバン $AlK(SO_4)_2 \cdot nH_2O$ の結晶が析出する。

表　ミョウバンの無水物 $AlK(SO_4)_2$ の水に
　　対する溶解度

温度〔℃〕	溶解度〔g/水 100 g〕
20	6.0
80	70

設　問

(1) 文中の　$\boxed{\text{ア}}$ ～ $\boxed{\text{オ}}$ に入る適切な数値または語句を書け。

(2) 下線部 (a) について，酸化アルミニウム中のアルミニウムの半径を r_{Al}, 酸素の半径を r_{O} とするとき，これらの関係として最も適当なものを次の中から一つ選び，記号で答えよ。また，その理由を説明せよ。

    a. $r_{Al} > r_{O}$ b. $r_{Al} = r_{O}$ c. $r_{Al} < r_{O}$

(3) ある条件で下線部 (b) の操作を行ったところ，陰極ではアルミニウムの単体が生成し，陽極からは一酸化炭素と二酸化炭素を 1:3 の体積比で含む混合気体が生成した。この混合気体の体積は，標準状態に換算すると 268.8 L であった。このときアルミニウムは何 g 生成したか。有効数字 2 桁で求めよ。計算の過程も記すこと。

(4) 下線部 (c) について，100 g のミョウバン $AlK(SO_4)_2 \cdot nH_2O$ を 0 ℃ から 300 ℃ まで加熱すると，右図のように温度の上昇とともに質量は減少した。20 ℃ における n の値として最も適当なものを次の中から選び，記号で答えよ。計算の過程も記すこと。

    a. 4   b. 6   c. 8
    d. 10   e. 12

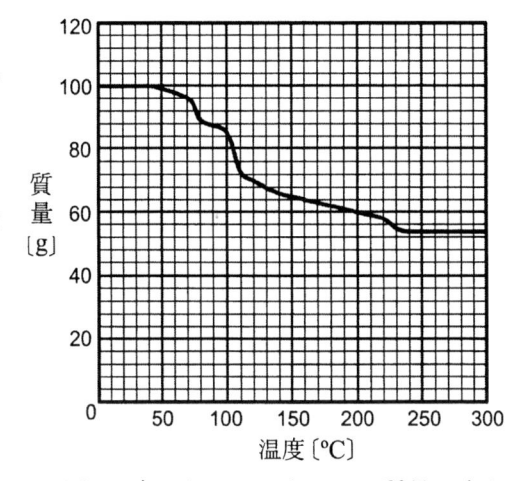

図　温度によるミョウバンの質量の変化

(5) 下線部 (d) について，80 ℃ のミョウバンの無水物 $AlK(SO_4)_2$ の飽和水溶液を 100 g つくり，これを 20 ℃ に冷却すると，ミョウバン $AlK(SO_4)_2 \cdot nH_2O$ は何 g 析出するか。有効数字 2 桁で求めよ。計算の過程も記すこと。ただし，操作中に水溶液から蒸発する水は無視できるものとする。

〔問 2〕次の文章を読み，設問（1）～（3）に答えよ。ただし，$\sqrt{10} = 3.16$，原子量は Na = 23.0，Cl = 35.5 とし，塩化銀の K_{sp} は 1.80×10^{-10} (mol/L)^2，クロム酸銀の K_{sp} は 3.60×10^{-12} (mol/L)^3 とする。

　　難溶性の塩 X_aY_b であっても，微量の X_aY_b は水に溶けて飽和水溶液となる。このとき，水に溶けた X_aY_b は完全に電離していると考えると，式①の溶解平衡が成立する。

$$X_aY_b(固) \rightleftharpoons aX^{b+} + bY^{a-} \qquad \cdots ①$$

式①の平衡定数を K とすると，式②が得られる。

$$K = \frac{\boxed{\text{ア}}}{[X_aY_b(固)]} \qquad \cdots ②$$

　　ここで，飽和水溶液では固体の濃度 $[X_aY_b(固)]$ は一定とみなすことができるので，$[X_aY_b(固)]$ を K にまとめると式③が得られる。

$$\boxed{\text{ア}} = K \cdot [X_aY_b(固)] = K_{sp} \qquad \cdots ③$$

　　この K_{sp} は塩 X_aY_b の $\boxed{\text{イ}}$ といい，温度のみに依存する物質固有の値となる。一般に，K_{sp} の小さな塩ほど溶液中に存在できるイオン濃度が小さく，式①の溶解平衡は大きく左に片寄っており，沈殿しやすいことを示している。

　　この原理を利用して，しょう油中に含まれる塩化ナトリウムの濃度を測定するため，次のような実験を行った。なお，溶液の混合による体積の変化，並びにクロム酸銀の沈殿に要した Ag^+ の量は無視してよい。また，溶液の温度は一定に保たれており，しょう油に含まれる他の成分はこの反応に影響しないものとする。

（実験）

　　市販されているしょう油 10.0 g を $\boxed{\text{ウ}}$ に入れ，蒸留水で希釈して全量を 1.00 L に合わせた。この水溶液 10.0 mL を $\boxed{\text{エ}}$ を用いて三角フラスコに移し，1.00×10^{-1} mol/L のクロム酸カリウム水溶液 1.00 mL を加えた。これに，$\boxed{\text{オ}}$ を用いて 1.00×10^{-2} mol/L の硝酸銀水溶液を少量ずつ滴下して攪拌したところ，塩化銀の $\boxed{\text{カ}}$ 色沈殿が析出した。さらに滴下を続けたところ，$\boxed{\text{オ}}$ の目盛りが 37.0 mL になったところでクロム酸銀の赤褐色沈殿が生成したため滴定を終了した。

滴下する前の　オ　の目盛りは 8.00 mL であった。滴定終了時，溶液中に存在する Ag^+ の濃度は　キ　mol/L，Cl^- の濃度は　ク　mol/L である。最初に三角フラスコに含まれていた塩化ナトリウムの濃度は　ケ　mol/L であるから，クロム酸銀が沈殿し始めたとき，塩化銀はほぼ完全に沈殿し終わっているとみなすことができる。したがって，実験に用いたしょう油中には　コ　%の塩化ナトリウムが含まれていることが分かった。

設　問

(1)　ア　〜　カ　に入る適切な語句や文字式を書け。

(2)　キ　〜　コ　に入る適切な数値を有効数字 2 桁で求めよ。計算の過程も記すこと。

(3) この実験を酸性あるいは塩基性条件下で行った場合，正確な値を得ることが難しくなる。その原因となる反応を，化学反応式でそれぞれ記せ。

〔問 3〕次の文章を読み，設問（1）～（6）に答えよ。ただし，原子量は H = 1.00，C = 12.0，N = 14.0，O = 16.0，気体定数は $R = 8.31 \times 10^3$ Pa·L/(K·mol) とする。なお，構造式は〔例〕にならって書け。

〔例〕

（構造式：ベンゼン環に NO$_2$，HO，および COCH$_3$ 基が置換した化合物）

　化学反応に伴って光が放出される現象を化学発光という。化学発光の例としてルミノール反応がある。ルミノールは，炭素，水素，酸素，窒素のみからなる有機化合物である。ルミノール，水酸化ナトリウム，(a)硫酸銅（Ⅱ）を含む水溶液を，過酸化水素水と暗所で混合すると，　　ア　　色の発光が観察される。これは，ルミノールが化学反応によって高エネルギー状態の分子となり，それが低エネルギー状態になるときにエネルギーを光として放出するからである。以下に示す手順で，ルミノールの合成に関する実験1～実験5を行った。

（実験1）分子式 $C_8H_6O_4$ の化合物 A を試験管に入れてガスバーナーで加熱すると，化合物 B が得られた。B はナフタレンを酸化バナジウム（V）を用いて酸化しても得ることができた。

（実験2）A を濃硝酸と濃硫酸の混合液と反応させると，ベンゼン環上の水素原子が一つ置換された2種類の化合物の混合物が得られた。この混合物を分離精製すると，A の官能基と隣接する位置に新たな官能基が導入された化合物 C が得られた。

（実験3）C にヒドラジン（$H_2N\text{-}NH_2$）を加えて加熱すると，1分子の C と1分子のヒドラジンが脱水縮合し，アミド結合をもつ化合物 D が1分子得られた。

（実験4）適当な還元剤と D を反応させると，実験2で導入された官能基のみが還元され，ルミノールが生成した。

（実験5）得られたルミノール 3.54 mg を完全に燃焼させたところ，7.04 mg の二酸化炭素，1.26 mg の水，および窒素酸化物が生成した。生じた窒素酸化物を完全に還元したところ，1.00×10^5 Pa, 27.0 ℃ で 74.8×10^{-2} mL の窒素ガスが生成した。

設 問

(1) ☐ ア ☐ に入る色として，最も適当なものを次の a～e から一つ選び，記号で答えよ。

    a. 青　　　　b. 緑　　　　c. 黄　　　　d. 赤　　　　e. 桃

(2) ルミノールの発光実験において，下線部 (a) の硫酸銅(II)と同じ働きをする物質を，次のa～eから一つ選び，記号で答えよ。

    a. 硫酸ナトリウム　　　b. ヘモグロビン　　　　c. フラーレン
    d. グリコーゲン　　　　e. アデノシン三リン酸

(3) A，B の構造式を書け。

(4) C と同一の官能基をもつ異性体のうち，C と官能基の結合する位置のみが異なるものは複数存在する。それらの構造式を，C も含めてすべて書け。

(5) ルミノールの分子式を書け。計算の過程も記すこと。

(6) ルミノールの構造式を書け。

生 物

問題

28年度

〔問1〕 次の(1)〜(20)の問いに，選択肢から適切なものを選び，記号で答えよ。

(1) 光学顕微鏡を用いたプレパラートの観察時に，ある対象物を視野の左下に移動させたいとき，実際のプレパラートをどの方向に動かせばよいか。あてはまるものを1つ選べ。

A. 上　　　　　B. 下　　　　　C. 左　　　　　D. 右
E. 左上　　　　F. 左下　　　　G. 右上　　　　H. 右下

(2) エキソサイトーシスによるのはどれか。あてはまるものをすべて選べ。

A. 胃壁の細胞からのペプシンの放出
B. アクアポリンを通る水分子の透過
C. 植物細胞からのセルロースの分泌
D. マクロファージによるウイルスの食作用
E. 十二指腸粘膜の細胞からのセクレチンの分泌
F. 副交感神経の神経終末からのアセチルコリンの放出
G. ナトリウムポンプによるナトリウムイオンの細胞外への排出
H. すい臓のランゲルハンス島のB細胞からのインスリンの分泌

(3) 以下の生物のうち，原生生物界に含まれる（　　）のなかまから陸上植物が進化したと考えられている。括弧内にあてはまるものを1つ選べ。

A. 褐藻類　　　　B. 紅藻類　　　　C. シアノバクテリア
D. シャジクモ類　　E. ミドリムシ類

(4) 酵素について正しいのはどれか。あてはまるものをすべて選べ。

A. 化学反応を触媒する。
B. タンパク質を主成分とする。
C. 基質はアロステリック部位に結合する。
D. 反応速度が最大になる温度を最適温度という。
E. 競争的阻害では，阻害物質が活性部位に結合する。

(5) 自然免疫における細菌類やウイルスを認識する受容体を（　　）といい，樹状細胞やマクロファージの細胞膜などに存在する。この受容体には複数の種類があり，それぞれが細菌類の細胞壁の成分やべん毛，ウイルスの RNA や DNA の一部を認識する。括弧内にあてはまるものを1つ選べ。

    A.　HLA（ヒト白血球抗原）
    B.　MCS（マルチクローニングサイト）
    C.　MHC（主要組織適合性複合体）
    D.　TCR（T 細胞受容体）
    E.　TLR（トル様受容体）

(6) 緑色硫黄細菌について，正しいのはどれか。あてはまるものをすべて選べ。

    A.　葉緑体をもつ。
    B.　光化学系 I と光化学系 II をもつ。
    C.　産生した ATP を炭酸同化に使う。
    D.　光化学系に電子を与えるのは水分子である。
    E.　光合成色素としてバクテリオクロロフィルをもつ。

(7) トノサマガエルとニワトリに共通するのはどれか。あてはまるものをすべて選べ。

    A.　羊膜をもつ。
    B.　脊椎骨をもつ。
    C.　真核生物である。
    D.　旧口動物である。
    E.　三胚葉動物である。

(8) 植物の花芽形成について，正しいのはどれか。あてはまるものをすべて選べ。

    A.　フロリゲンは長日植物には存在しない。
    B.　花芽形成に，温度の影響を受ける植物がある。
    C.　フロリゲンは根でつくられ，師管を通って芽に移動する。
    D.　フロリゲンの実体は炭水化物であることが近年明らかになった。
    E.　オナモミの葉をすべて除去して短日処理を施すと，花芽は形成されない。

(9) 以下のうち，正しいのはどれか。あてはまるものを<u>すべて</u>選べ。

    A. コウモリは，エコーロケーションに赤外線を用いる。

    B. 多くの渡り鳥は，太陽コンパスも星座コンパスも使えない場合は，地磁気を手がかりに使う。

    C. バッタの飛翔パターンは，三叉神経節にある中枢パターン発生器によって発現している。

    D. ミツバチはえさ場が近いときは円形ダンスを行い，巣にいるなかまにえさ場の位置を伝える。

    E. アメフラシの水管に接触刺激を与えると，えらを引っ込めるが，刺激を繰り返すと，引っ込めなくなってしまう。

(10) ニューロンのイオンチャネルについて，正しいのはどれか。あてはまるものを<u>すべて</u>選べ。

    A. 決まったイオンだけを選んで通す。

    B. イオンチャネルで行われる物質輸送は受動輸送である。

    C. ヒトのニューロンの静止電位は，ナトリウムチャネルが開いて発生する。

    D. 活動電位が神経終末まで伝導すると，シナプス前細胞にあるリガンド依存性カルシウムチャネルが開く。

    E. 神経伝達物質が，シナプス前膜にあるリガンド依存性イオンチャネルに特異的に結合し，興奮の伝達がおこる。

(11) 大腸菌にあてはまるものはどれか。<u>すべて</u>選べ。

    A. 長い DNA がヒストンと結合している。

    B. 基本転写因子が RNA ポリメラーゼと複合体を形成する。

    C. 遺伝子発現において調節タンパク質が転写の調節を担う。

    D. プロモーターに RNA ポリメラーゼが直接結合して転写が開始される。

    E. 転写されつつある mRNA にリボソームが付着し，タンパク質を合成する。

(12) ステロイドホルモンにあてはまるものはどれか。<u>すべて</u>選べ。

    A. 脂質に溶けやすい。
    B. 受容体は細胞膜に存在する。
    C. 受容体にはGタンパク質が結合する。
    D. 受容体との複合体はDNAの特定の部位に結合する。
    E. 受容体に結合するとセカンドメッセンジャーがつくられる。

(13) おもに微小管が関わるはたらきはどれか。あてはまるものを<u>すべて</u>選べ。

    A. 筋収縮
    B. 細胞質分裂
    C. アメーバ運動
    D. 核の形の保持
    E. べん毛の運動
    F. 細胞小器官の輸送

(14) 以下のうち，植物の基本組織系に属するのはどれか。あてはまるものを<u>すべて</u>選べ。

    A. 海綿状組織
    B. 孔辺細胞
    C. さく状組織
    D. 根毛
    E. 師管

(15) 鹿児島県の桜島における一次遷移について，遷移の順に並べたとき，適切なのはどれか。<u>1つ</u>選べ。

    A. ススキ草原→地衣類・コケ植物→低木林→陽樹林→陽樹・陰樹混合林→陰樹林
    B. ススキ草原→地衣類・コケ植物→低木林→陰樹林→陽樹・陰樹混合林→陽樹林
    C. 地衣類・コケ植物→ススキ草原→低木林→陽樹林→陽樹・陰樹混合林→陰樹林
    D. 地衣類・コケ植物→ススキ草原→低木林→陰樹林→陽樹・陰樹混合林→陽樹林
    E. 地衣類・コケ植物→ススキ草原→陽樹林→陰樹林→陽樹・陰樹混合林→低木林
    F. 地衣類・コケ植物→ススキ草原→陽樹林→陽樹・陰樹混合林→陰樹林→低木林

(16) 生態系におけるエネルギーと物質の流れについて適切なのはどれか。あてはまるものを<u>すべて</u>選べ。

 A.　物質が生態系を循環することを物質還流という。
 B.　植物や動物などの遺骸の有機物は分解者の栄養源となる。
 C.　食うものと食われるものの連続的なつながりを食物連鎖という。
 D.　すべての生物が直接利用できるエネルギーは，熱エネルギーのみである。
 E.　生物の間を流れたエネルギーは，最終的に熱エネルギーとして宇宙空間に出ていく。

(17) 現在，急速に生物多様性を減少させている要因と考えられているのはどれか。あてはまるものを<u>すべて</u>選べ。

 A.　生物の乱獲
 B.　生息地の汚染
 C.　外来生物の侵入
 D.　佐渡島でのトキの野生復帰
 E.　日本の山間部での水田耕作の放棄地の広がり

(18) 類人猿（ゴリラ）とヒトを比較したとき，類人猿に見られる特徴はどれか。あてはまるものを<u>すべて</u>選べ。

 A.　後肢が短い。
 B.　犬歯が小さい。
 C.　おとがいが無い。
 D.　眼窩上隆起が目立つ。
 E.　骨盤が横に広がっている。
 F.　大後頭孔が頭骨から真下に開口している。

(19)　以下の生物群を地球上に出現した年代順に並べたとき，正しいのはどれか。
　　　1 つ選べ。

　　A.　エディアカラ生物群　→　バージェス動物群　→　鳥類　→　両生類
　　B.　エディアカラ生物群　→　バージェス動物群　→　両生類　→　鳥類
　　C.　エディアカラ生物群　→　両生類　→　バージェス動物群　→　鳥類
　　D.　バージェス動物群　→　エディアカラ生物群　→　鳥類　→　両生類
　　E.　バージェス動物群　→　エディアカラ生物群　→　両生類　→　鳥類
　　F.　バージェス動物群　→　両生類　→　エディアカラ生物群　→　鳥類

(20)　光合成色素クロロフィル a がよく吸収する光の波長はどれか。あてはまるもの
　　　を 2 つ選べ。

　　A.　400〜450 nm　　　B.　450〜500 nm　　　C.　500〜550 nm
　　D.　550〜600 nm　　　E.　600〜650 nm　　　F.　650〜700 nm

〔問2〕次の文を読み，(1)〜(3)の問いに答えよ。

同じ鳥類でも水鳥の後肢には水かきがあるが，ニワトリの後肢にはない。しかし，ニワトリでも，(a)発生のある時期には平たい細胞のかたまりとして肢の指の間に水かきに相当する部分が存在し，発生が進むにつれて指と指の間の組織がアポトーシスを起こして消失し，残った部分から指の形ができる。一方，水鳥の場合は，発生時期に死ぬ細胞数が少なく，指と指の間の細胞が残るため，水かきがある。アポトーシスは，脳・心臓・骨格などが形成されるときや，カエルの幼生の(ア)時に尾が縮むときにも見られる。このような正常発生の過程だけでなく，アポトーシスは成体の組織や器官においてもみられ，細胞の新旧交代など，体内の恒常性に重要なしくみである。さらに，(b)ウイルス感染した細胞でもアポトーシスが起こることが知られている。アポトーシスは，さまざまな(イ)は正常な形態が保たれながら，(ウ)が断片化し，次いで細胞全体が断片化する細胞死である。

(1) (ア)〜(ウ)に適切な語句をいれよ。

(2) 下線部(a)の部位を，同じニワトリ胚（はい）の別の部位に移植する実験をした。アポトーシスが起こる2日前に移植した場合，移植された場所によってはアポトーシスが起こらなかったが，アポトーシスが起こる1日前以降に移植した場合，どこに移植してもアポトーシスが観察された。この実験結果から アポトーシスと時期についてわかることを，60字以内で述べよ。

(3) 下線部(b)に関して，ウイルス感染した生物にとってアポトーシスがどのように役にたつのか，60字以内で述べよ。

〔問3〕次の文を読み，問いに答えよ。

ある形質が性に依存してあらわれることはよく観察されている。また，ある種のウシ（エアシャーウシ）の体色は性によって優性劣性関係が逆転することが知られている。エアシャーウシの体には両性で白い部分があるが，白い部分以外の斑紋（はんもん）の色はマホガニー色か赤色である。斑紋の色を決める2つの対立遺伝子を，M（マホガニー色）およびR（赤色）であらわしたとき，Mは雄で優性であり，Rは雌で優性である。遺伝子型がMMは両性でマホガニー色，RRは両性で赤色，MRは雄ではマホガニー色で雌では赤色である。

マホガニー色の斑紋をもったエアシャー雌ウシから生まれた，赤色の斑紋をもった子ウシの性は，雄雌どちらであるか，根拠とともに40字以内で答えよ。なお，英字1文字は1マスに入れること。

〔問4〕次の文を読み，(1)～(4)の問いに答えよ。

生物種	異なるアミノ酸の数
ウシ	17
ウマ	18
ウサギ	25
カモノハシ	37
イモリ	62
コイ	68

さまざまな生物に共通して存在するタンパク質のアミノ酸配列を比較することにより，生物の系統関係や，生物が共通祖先から分かれた年代を推定することができる。右表は，いろいろな脊椎動物のヘモグロビン α 鎖のアミノ酸配列をヒトのヘモグロビン α 鎖と比べ，異なるアミノ酸の数をまとめたものである。一方，化石などの証拠から，ヒトとウマは 8,000 万年前に共通祖先から分かれたと推定されている。なお，アミノ酸 1 個が別のアミノ酸に置換される速度は，ここにあげた生物および年代で一定であると仮定する。

(1) ヒトではウマとの共通祖先と分かれてから，ヘモグロビン α 鎖のアミノ酸が何個置換されたと考えられるか。

(2) ヘモグロビン α 鎖の 1 個のアミノ酸が他のアミノ酸に置換されるのに必要な時間は何年か。有効数字 2 桁で答えよ。

(3) 上記の生物のうち，ヒトとの共通祖先から 1.5 億年より前に分かれたと考えられる生物をすべて書け。

(4) ヒトのヘモグロビン α 鎖とサメのヘモグロビン α 鎖のアミノ酸を比べたところ，異なるアミノ酸の数は 79 個であった。サメの祖先が，ヒトを含めた上記 7 種類の共通祖先から分かれたのは何億年前と考えられるか。最も適当なものを下から 1 つ選び，A～J の記号で答えよ。

A. 3.1   B. 3.3   C. 3.5   D. 3.7   E. 3.9
F. 4.1   G. 4.3   H. 4.5   I. 4.7   J. 4.9

〔問5〕次の文を読み，(1)，(2)の問いに答えよ。

あるヒトのゲノムを，同性の別のヒトのゲノムと比べると，99.9%の塩基配列は共通しているが，0.1%には違いがあるといわれている。この違いのうち，ある一定の範囲の塩基配列の中で 1 塩基が異なっている状態を(ア)という。

(1) (ア)にはいる語句を答えよ。

(2) (ア)を解析することは，医療にどのように有用であると考えられるか。120 字以内で述べよ。

〔問 6〕 次の文を読み，(1)〜(4)の問いに答えよ。

下図の左側に示すような 1,400 塩基対の DNA 分子の中に存在するある遺伝子を，長さ 20 塩基のプライマーF と長さ 21 塩基のプライマーR を用いて PCR 法にて増幅することにした。プライマーF の 5'末端は鋳型 DNA の 300 塩基内側に，プライマーR の 5'末端は鋳型 DNA の 100 塩基内側に結合する。下図の右側には第 1 サイクルの途中までの様子が示してある。すなわち，95℃に加熱・保温し，その後 60℃に冷やし，それぞれのプライマーが鋳型となる DNA の相補的な配列に結合した状態である。PCR 反応開始時の反応チューブ中には，1,400 塩基対の鋳型の 2 本鎖 DNA が 1 分子，耐熱性の DNA ポリメラーゼ，それぞれのプライマー，4 種類のヌクレオチドが，増幅に最適化された反応液に入っているとする。反応中に，2 種類のプライマーと 4 種類のヌクレオチドは枯渇せず，DNA ポリメラーゼは失活しないとする。PCR 反応は以下のサイクルで行い，理想的な条件下で行われるとする。

サイクル
95℃に加熱し 1 分間保温する。
60℃に急速に冷やし 1 分間保温する。
72℃に加熱し 2 分間保温する。

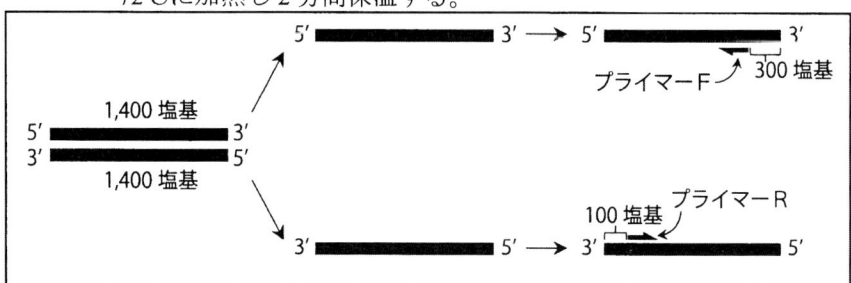

(1) 第 1 サイクル終了後，どのような長さの DNA が何分子，反応液中にあるか，以下の例にならって答えよ。ただし，対象とする DNA は，長さが 100 塩基以上のものとし，1 本鎖 DNA として何分子あるかを答えよ。

　　　例；1,400 塩基の DNA が 10 分子，1,500 塩基の DNA が 2 分子

(2) 第 2 サイクル終了後は，どのような長さの DNA が何分子，反応液中にあるか。(1)の答え方にならって答えよ。

(3) n サイクル終了後は，どのような長さの DNA が何分子，反応液中にあるか。(1)の答え方にならって答えよ。

(4) 耐熱性の DNA ポリメラーゼは，どのような生物に由来する酵素か。

〔問 7〕右は真核細胞内における
DNA 複製のしくみについて
の模式図である。図中の↓
は，時間とともに上から下
の状態になることを示して
いる。(1)〜(7)の問いに答え
よ。なお，(4)，(6)，(7)で
は，英数字 1 文字は 1 マス
に，ただし 5' や 3' は 1 マ
スに入れること。

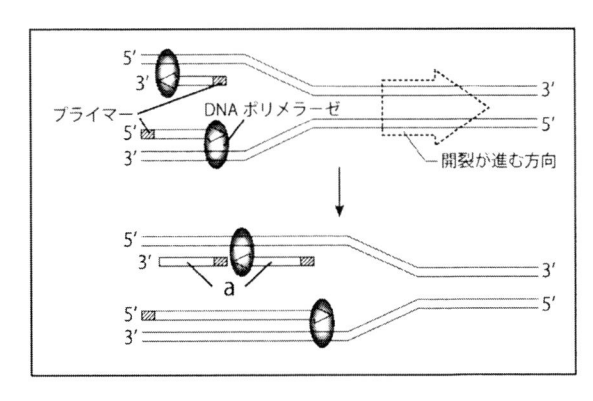

(1) 図中の a は，開裂が進む方向とは逆向きに合成された短い断片的な DNA である。
a を何というか。

(2) 図のプライマーについて正しいのはどれか。あてはまるものをすべて選び，記号
で答えよ。

A. DNA からなる。
B. のちに除去される。
C. 約 100 ヌクレオチドからなる。
D. 鋳型に対し相補的な配列をもつ。
E. 原核生物の複製過程では存在しない。
F. DNA ポリメラーゼによって作られる。

(3) 図中の a は，最終的には連結される。連結のときにはたらく酵素を何というか。

(4) 図のように，2 本のヌクレオチド鎖のうち一方が不連続に合成されるのはなぜか。
60 字以内で述べよ。

(5) DNA の複製では，もとの DNA の一方のヌクレオチド鎖が，複製された DNA に
そのまま受け継がれる。このような複製のしくみを何というか。

(6) 老化する細胞や寿命がある細胞の細胞分裂では，DNA 複製を繰り返すたびに
DNA の末端が短くなるのはなぜか。60 字以内で述べよ。

(7) DNA が複製されるとき，10^5 塩基対に 1 個の割合で，相補的でない塩基をもつ
ヌクレオチド同士が塩基対をつくるといわれている。しかし実際には，誤ったヌ
クレオチドが挿入された時点で（　　）ため，複製時の間違いの頻度は大幅に下
げられている。括弧内にあてはまる文を 60 字以内で述べよ。

英　語

解答

28年度

問1

〔解答〕

（ア）than a tenth of that

（イ）to test themselves against Everest

（ウ）took the lives of eight climbers

（エ）of that gear ends up being

（オ）is becoming the world's tallest trash

（カ）equivalent to tossing a beer can

（キ）taking it upon themselves to

（ク）of the proceeds from sales will

（ケ）helped collect tons of debris

（コ）have followed in their footsteps

〔出題者が求めたポイント〕

語句整序

（ア）a tenth of ～「～の10分の1」

（イ）＜ test oneself against ～＞「～に挑戦する」

（エ）＜ end up ～ ing ＞「結局～することになる」

（カ）＜ be equivalent to ～＞「～に等しい」

（キ）＜ take it（up）on oneself to do ～＞「～する責任を引き受ける」

（ク）proceeds「収益」

（ケ）＜ help do ～＞「～するのを手伝う」

（コ）＜ follow in A's footsteps ＞「Aの足跡をたどる、Aの志を継ぐ」

〔全訳〕

　　今日では、エベレストの山頂は以前よりもはるかに多くの人が行き交う場所になっている。これまでに3千5百人以上がこの標高2万9千29フィート（8千8百48メートル）の山の登頂に成功している。しかも、そのうち10分の1以上が去年1年間に登頂に成功した人である。2012年のある1日だけでも、234人が山頂に到達している。エベレストに挑戦する人の数がますます増えるにしたがって（これらの人たちは「ガイド付き登山」に10万ドル以上支払っている場合が多い）、この寂しかった山はラッシュ時の東京の地下鉄と同じくらいの混雑具合になりつつあるのだ。登山者たちは、頂上に上る途中で隘路で何時間も待つことについて文句を言っている。この状況は、単に寒さや強風のために不快であるばかりでなく、きわめて危険なものである。もしそういった隘路にいる間に、悪天候が襲ってきたら、登山者は死ぬ可能性があるし、実際に1996年の突然の暴風雪の際にあったように命を落とすことがある。この時には山頂付近で8人の登山者の命が奪われた。この惨事は後にジョン・クラカウワーによって「Into Thin Air」という本にまとめられた。

　　しかし、煩わしく、かつ危険を招く人ごみの問題だけがエベレストの問題なのではない。エベレストの登山者は全てたくさんの装備を持っていく必要がある。そしてその装備の多くは最終的に山中や時には山頂にさえも放置されることになる。エベレストは、かつては地球上で最も遠く、人を寄せ付けない場所であったが、今や世界で最も高いゴミの山と化しつつある。登山家のマーク・ジェンキンスは『ナショナル・ジオグラフィック』誌上で、エベレストの現状について以下のように述べている。「2つの標準的なルートの北東稜と南東稜は混雑して危険であるだけでなく、溶けた氷河からゴミが漏れ出し、山のように堆積した人間の排泄物が高地のベースキャンプを汚し、吐き気を催すほどに汚染された状態になっている。さらに、死者も相次いでいる。2012年には、南東稜で亡くなった4人の登山者に加えて、さらに6人が命を落とした。その内3人はシェルパである。」登山隊が空になった酸素ボンベや破れたテントや、その他の余った装備をベースキャンプから頂上まで続く道沿いに放置していく。エベレストはとても寒く、氷に覆われているため、現地に放置されたゴミはいつまでも分解されることなく残るのだ。

　　ゴミ問題を必ずしも登山客のせいにばかりにはできない。特に経験の浅い登山者の場合はそうだ。たとえベストなコンディションの下であっても、世界最高峰の山に登ることは過酷であり、危険を伴うものだ。使用済み装備を持ち運ばずに山に捨てれば、軽量化できるので、体力の節約になる。都市の公園でビール缶を投げ捨てるのとは必ずしも同じ行為ではないのだ。しかし、蓄積されたゴミは今でも着実に、地上で唯一無比の場所を荒廃させている。「辺り一面ゴミだらけです」と登山家のパウル・テレンは最近ドイツの『ヴェルト』誌に語っている。

　　だが、良い知らせもある。登山家の中に、自ら率先してエベレストの清掃を行う者が出てきているのだ。テレンとその仲間のエバーハルト・シャーフは年に一度、「エコ・エベレスト」チームに加わる。このチームは2008年以来、ベースキャンプから山頂までの清掃を行っている。これまでに彼らは13トン以上のゴミと、大量の凍結した排泄物と、時には凍った遺体も収集してきた（エベレストでは全てのものは消えないで残るのだ）。　そして最近では、インド・ネパール軍共同チームが山の斜面で2トン以上のゴミを収集した。

　　そのようなゴミの中には、より「高い」目的（物理的な意味ではなく精神的な意味で）のために用いられているものもある。エベレスト8848アートプロジェクトの一部として、ネパールの15人の芸術家から成る集団は、登山者によって山から下ろされた1．5トンのゴミを集めた。彼らは缶や酸素ボンベ、そして中にはヘリコプターの破片をも、74点の芸術作品に変えてしまった。これらの作品は既にネパールの首都で行われている展示会で展示されている。作品の売り上げによる収益金の一部はエベレスト登山者協会に贈られることになっている。この協会はエベレストから何十トンものゴミを回収する手助けをしてきた。これぞリサイクルの最たるものである。

　　協会の見積もりによれば、エベレストには未だに10

トンのゴミが残されている可能性があるという。もしエベレストの登山者数が増え続ければ、その数字は増えるばかりである。多くの人が身体的に不可能と考えた偉業を 60 年前に達成したヒラリーとノルゲイに勝つことは誰にもできない。しかし彼らの後に続いた数千人の登山者たちは、少なくともこの壮麗な山をもっと大切にすることはできるはずだ。

問2
〔解答〕

(1) （ア）① （イ）⑥ （ウ）② （エ）④ （オ）③
　　（カ）⑨ （キ）⑦ （ク）⑤ （ケ）⑭ （コ）⑮
　　（サ）⑩ （シ）⑬ （ス）⑪ （セ）⑫ （ソ）⑧

(2) 疾病の頻度と分布を調査し、決定要因を特定すること。

(3) 結果として、疫病の概念ははるかに広く、はるかに複雑なものとなり、そのため、スノウが最初に開発した手法よりも進歩的な手法が必要になった。

〔出題者が求めたポイント〕

空所補充　説明問題　和訳

(1) （オ）< be consistent with ～>「～と一致している」
　　（カ）< other than ～>「～以外に」ここでは other ～ supply が factors を後置修飾している。
　　（キ）< account for ～>「～の原因となる」
　　（サ）< be responsible for ～>「～の原因である」

(2) 疫学の定義の 3 要素は、直前の文にある①頻度 (frequency)、②分布 (distribution)、③決定要因 (determinant) である。

(3) necessitating 以下は分詞構文だが、意味上の主語が前文の内容全体で、前文との関係が原因⇒結果、になっている。よって「そのため～」「その結果～」などと訳すとよい。

〔全訳〕

　1854 年に、ジョン・スノウは以下のように述べた。「英国で起こった最も恐ろしいコレラの大発生は、おそらく、ゴールデンスクウェアのブロード通りと、それに隣接した通りで数週間前に発生したものだろう。ケンブリッジ通りとブロード通りが合流する地点から 250 ヤード以内の範囲で、10 日の間にコレラにより 500 人以上が命を落とした。」スノウは、ロンドンのさまざまな区域に水を供給している 2 つの水道会社に関して、会社別に 1853 年 8 月のコレラの始まりから 1854 年 1 月までに発生した同病による死亡者数の一覧表を作成した。サウスウォーク・ヴォウクス社のみが水を供給していたロンドンの地域では、コレラによる死亡率は 10 万人当たり 114 人の割合であった。一方、ランベス社のみが水を供給していた地域では、同じ時期にコレラによる死者はいなかった。両社が水を供給していた広い地域では、死亡率はどちらか一社のみが水を供給していた地域の死亡率の平均値であった。

　これらの観察結果は、サウスウォーク・ヴォウクス社が供給していた飲料水は、ランベス社が供給していた水と比較して、コレラのリスクを増加させた、というスノ

ウの仮説と一致するものであった。スノウはまた、この二つの地域の間には、水の供給源以外に多くの異なる要素があり、結果として観察されたようなコレラ発生率の変化が生じた、という可能性も認識していた。彼の疫学に対する独自の貢献は、水の供給が原因だとする仮説を検証する機会の必要性を認識していたという点にある。スノウは、自著『コレラの伝染様式について』の中で自然実験の概要を述べている。

　両社が水を供給していた地域の中で、スノウはコレラによる死者が出た家を求めて一軒一軒を訪問し、どちらの会社が水を供給していたのか突き止めることができた。水の供給源別のコレラ死亡率が一覧表にされた。これらのデータからスノウは、サウスウォーク・ヴォウクス社がロンドンのコレラ大発生の原因だという説得力のある証拠を得た。これに従って、スノウはコレラの頻度と分布をチャート化し、同時に、コレラ発生の原因、つまり決定要因も突き止めた。こうして、彼は疫学の定義の 3 要素すべてをおそらく最初に結びつけた研究者となったのである。

　スノウによる 1853 年から 1854 年までのコレラの流行の調査は、疫学者が今日でも使う手法を用いていた。彼の臨床の知識とコレラの発生率の分布に関しての観察結果の両方が、コレラが水道水の供給を通じて蔓延したという仮説を公式化するのに役立った。彼はその後引き続きこの仮説を検証する一方で、彼の観察結果に対する別の原因説明の評価も考慮にいれる必要があることも認識していた。この手法は、19 世紀から 20 世紀初頭まで主に伝染病の発生に適用された。従って、「疫学」という用語は元々ほとんど専ら伝染病の発生の研究を指して用いられた。過去 80 年間の間に、先進国の死亡率の傾向は著しく変化し、慢性的な病気がますます重要性を持つようになった。(3)結果として、疫病の概念ははるかに広く、はるかに複雑なものとなり、そのため、スノウが最初に開発した手法よりも進歩的な手法が必要になった。

問3
〔解答〕

(1) （ア）② （イ）① （ウ）⑤ （エ）④ （オ）②
　　（カ）⑤ （キ）② （ク）③ （ケ）② （コ）①

(2) この癌による死亡者数の増加により、癌のうちどの程度が抑制可能で、どの程度が単に遺伝子の偶然の組み合わせによるものであるのかということについて、多くの研究が開始された。

〔出題者が求めたポイント〕

空所補充　和訳

(1) （エ）< die off >「次々と死ぬ」
　　（オ）< develop cancer >「癌になる」
　　（カ）後ろに主節となる SV が来ているので、接続詞の④や前置詞の①②は不可。③ Every は every a ～に出来ない。⑤ Only は副詞だが、例外的に名詞を修飾出来る。
　　（ク）は直後の The opposite is true. がヒント。

The opposite の内容は、その直後の文から「さまざまな対策をする必要がある」ということだと分かる。よって The opposite の反対は「何もしないこと」。

（ケ）< focus on ～ >「～に焦点を合わせる，～に重点的に取り組む」

（コ）< take advantage of ～ >「～を利用する」

(2) a roll of dice とは「サイコロの一振り」のこと。つまりここでは「偶然生じること」「偶然の組み合わせ」。

〔全訳〕

　私たちは何が癌の原因か知っているものと思い込んでいる。例えば喫煙や太陽の紫外線や、父母から受け継ぐ発癌性遺伝子などである。しかし、これらの要素だけでは、癌が、その種類は何であれ、あと数年以内に心臓病を押しのけ、アメリカで最も死亡者数が多い病気になろうとしているのか、説明がつかない。この癌による死亡者数の増加により、癌のうちどの程度が抑制可能で、どの程度が単に遺伝子の偶然の組み合わせによるものであるのかということについて、多くの研究が開始された。

　『サイエンス』誌に掲載された目を見張るような研究論文において、大多数の種類の癌は純然たる偶然の結果であり、具体的に言うと、幹細胞が DNA を複製する際に誤りを犯す時に生じる、偶然による遺伝子の突然変異の産物であると研究者は報告している。幹細胞とは、古い細胞が次々と死んで行くのと同時にそれらを新しい細胞と交換し、身体が順調に活動を続けるのを維持する働きをするものである。

　ジョンズ・ホプキンス大学医学部附属シドニー・キンメル総合癌センターのクリスチャン・トマセティとバート・フォーゲルシュタイン博士は、ある種の組織内に幹細胞が多ければ多いほど、そしてそれらの幹細胞の分裂回数が多ければ多いほど、その細胞は人の一生の間に癌化する可能性が高くなるということに気づいた。癌の約65％は、幹細胞が犯すこれらの DNA の誤りの結果なのである。

　ある組織のうち、幹細胞が占める割合はほんのわずかでしかない。幹細胞は本質的には、より多くの組織を作る際の鋳型である。難点は、この種の DNA 複製は癌化のプロセスでもあるということだ。このプロセスは、細胞が分裂する際に遺伝子内で突然変異を生じさせることによって惹起される。

　しかしながら、癌の発生が偶然という要素によって左右されるからといって、日焼け止めを塗るのを止めたり、喫煙を始めたりしてもよいという訳ではない。「私が最も恐れているのは、人々が何も対策をしなくなることです。その反対が正しいのです。」とトマセティは語る。彼は、私たちは全ての腫瘍を予防することは出来ないかもしれないけれども、とりわけ早期発見ならびに、化学療法や放射線治療といった救命治療の利用に重点的に取り組むことはできる、ということを強調する。「私たちは以前やっていたことは全てやる必要がありますが、それだけでなく、以前よりもずっとしっかりと行うべきです」

問4

〔解答〕

(1) 物質が情緒的問題を解決できるというのは「偽りの約束」である。

(2) そして、体制によって洗脳されているため、購入する商品がそのような心の底からの願望を満たさない時は、物質に見切りをつける代わりに、ただひたすら叶わぬ望みを持ち続け、より多くのものを買い続けるのだ。

(3) 物質が地位を示すことで役に立つ場合でも、物質はそれ自体が解決できないほど多くの問題を引き起こす。なぜなら、今日の実力主義社会に於いては、モノを持っていることは成功を意味し、それと同時に、モノを持たないことは失敗を意味するからである。

(4) 1970年代から2000年までに、先進国の子供と大人の精神病は2倍に増え、今日では英国人の4人に1人が情緒障害に苦しみ、アメリカ人は1950年代の3倍うつ病にかかり易くなっている、ということ。

(5) 大量生産と大量消費が最終的には集団うつ病を引き起こすという流れは、誰であろうが進歩などとは呼べないものであることは間違いない。

〔出題者が求めたポイント〕

英文和訳　内容説明

(1) this が受ける内容は直前の material goods can solve emotional problems である。

(2) instead ～ goods は直後の主節の動詞を修飾している。< bang one's head against the wall >「壁に自分の頭をぶつける」は比喩的に「壁(＝障害)にぶつかって前に進めない」「虚しい努力をする」といった意味を表す。

(3) < even where ～ >「～である場合でも」。なお、because 節は、why 疑問文に対する答えを除いて、主節から独立して用いることは通例出来ない。6段落の2行目にも同様に独立した because 節があることから、恐らく筆者の文体上の癖であると思われる。

(4) That は直前の文のコロン以下を指す。「大量生産・大量消費⇒集団うつ病」という流れ＝進歩、とは言えない、ということである。

〔全訳〕

　物質主義の負の側面の1つは、私たちの幸福への影響である。今や物質主義は極めて多くの人たちに基本的な物質的幸福を与えたが、全体的な幸福度を同様に上げることは出来ないように思われる。それどころか、物質主義は以前にも増して、それとは反対のことをしているように思われる。物質主義は人を幸せにするのではなく、反対に楽しくないと感じさせたり、不安を与えたり、それよりずっと悪いことに、うつ状態にしたりするのだ。

　物質は、自己を表現したり身分を示したりするのには役立ち得ると認めざるを得ない。例えば、身に付けているシャツや靴の種類から、その人に関する多くのことが分かる。しかし、物質主義的消費文化に於いては、人は過度に物質に依存するようになり、物質は私たちの失望の原因となりつつある。今日の物質主義的文化では、物

質は情緒面の問題を解決し得ると多くの人が信じている。しかし、(1)物質が情緒的問題を解決できるというのは「偽りの約束」である。買い物療法は効果が無い。逆に、買い物療法は、例えば借金を抱えることになるなど、問題を悪化させる可能性の方が高い。

　今日の文化では、物質は深遠な、真に意味のある人間の欲求や問いに取って代わってしまった。消費文化は一種の疑似宗教と化してしまっている。「なぜ自分はここにいるのだ」「死後に何が起きるのか」「どのように生きるべきか」などといった有意義な問いについて熟考する代わりに、「青いのと赤いのとではどっちが良いか」「それは先週買った上着と合うだろうか」「あれを買ったら彼女はどう思うだろうか」というような問いに以前よりも心を奪われがちである。真の自分というものを理解しようとせずに、人は「実物」に手を伸ばす。(2)そして、体制によって洗脳されているため、購入する商品がそのような心の底からの願望を満たさない時は、物質に見切りをつける代わりに、ただひたすら叶わぬ望みを持ち続け、より多くのものを買い続けるのだ。この社会体制の下で生まれるべくして生まれた大量生産商品は、あらゆるものの中で最悪のものである。それらは意味や目新しさを剥ぎ取られた結果、真に人を興奮させたり感動させたりする可能性はほとんどない。従って、人はすぐに持っている商品に飽きてしまい、目新しさを求めて次のモノへと移り、そのプロセスを繰り返すのである。

　(3)物質が地位を示すことで役に立つ場合でも、物質はそれ自体が解決できないほど多くの問題を引き起こす。なぜなら、今日の実力主義社会に於いては、モノを持っていることは成功を意味し、それと同時に、モノを持たないことは失敗を意味するからである。その結果、人は誰が自分より序列が上か下かを知って自己満足したり、心を痛めたりする。また、人はいつ何時その序列を上がったり、滑り落ちたりするか分からない、ということも知っている。それはまるで、お腹が痛くなるような巨大すごろくゲームの中で生きているようなものである。そのゲームは決して終わることが無く、皆が競争相手なのだ。この偏執症を誘発するゲームをするために（しかもそれは皆がするゲームなのだ）、多数の人たちが昼も夜も費やして序列の中での自分の地位について心配し、転落することなく序列をよじ登ろうと策を巡らしているのだ。結果として、多くの人たちが物質的な地位に関する不安に苦しむ羽目になる。

　地位に関する不安を与えることよりもはるかに悪いことに、物質主義は人を鬱状態にしており、しかもその数と程度は前例の無いものだ。1970 年代から 2000 年までに、先進国の子供と大人の精神病は 2 倍になった。今日では英国人の 4 人に 1 人が情緒障害に苦しんでいる。アメリカ人は 1950 年代の 3 倍うつ病にかかり易くなっている。こうした統計は非常に衝撃的なものなので、多くの人が、昔は黙って苦しむことが多かったとか、今日では医者が以前より性急に診断を下して抗うつ剤を処方してしまう、などと指摘することで言い逃れをしようとする。しかし、これらの数字は広範囲かつ、しっかりした

調査と、個人からの匿名の調査報告に基づくものであり、医者の診察結果に拠るものではない。従って、間違いなくうつ病は増加しており、しかも驚くべき速さで増えている。

　このことは、国家間で比較すると、一層はっきりと憂慮すべきものになる。なぜなら、情緒障害は収入格差に比例して増加することが判明しているからだ。そして収入格差は、情緒障害と同様に、英語圏に於いて、より一層深刻化している傾向がある。言い換えると、物質主義化するという点で社会が米国に似れば似るほど、情緒障害の割合は高くなるのだ。ここから論理的に導き出せる結論は、物質主義の負の側面の最たるものの 1 つである。つまり、大量生産と大量消費は最終的には集団うつ病を引き起こす、ということである。(5)大量生産と大量消費が最終的には集団うつ病を引き起こすという流れは、誰であろうが進歩などとは呼べないものであることは間違いない。

問5

〔解答〕

You don't feel jealous of people who are far more competent or far richer than you are.

However, you feel jealous of those who live in circumstances similar to yours; you can't resist the constant urge to judge whether or not you are better or happier than they are.

This reveals the fact that people you envy can function as "mirrors" that reflect your own image, which you are most concerned about.

〔出題者が求めたポイント〕

和文英訳

　これだけこなれた日本文を英語に直訳しても、自然な英文にはまずならない。日本文をよく分析し、筆者が伝えたい内容をつかんだ上で、自分が自然な英文で表現できるまで、日本文を崩していく必要がある。長すぎる日本文は短く分割したり、無理に直訳すると英文が不自然になるような箇所は別の表現で言い換えたりするなどといった工夫をしよう。例えばこの問題で言えば、「ひとが嫉妬〜しかたがない人である」は直訳では訳しにくいので、解答例では「私たちは自分たちと境遇が近い人に対しては嫉妬心を抱く。その人たちよりも優れているかどうか、幸せなのかどうかをいつも判断せずにはいられないのだ」のように日本語を崩した上で英訳した。

数　学

解答　　28年度

❶

〔解答〕

(1) 22人以上40人以下。

(2) 薬品 $A:15\,g$, $B:0\,g$

(3)① （プロセス参照）

② $-\dfrac{1}{3}<\alpha<0$

(4)① $\angle CRS=\dfrac{5}{12}\pi$

② $x+y=\dfrac{3+\sqrt{3}}{2}$

(5)① $p_n=\dfrac{1}{3}-\dfrac{1}{3}\left(-\dfrac{1}{2}\right)^{n-1}$

② $q_n=\begin{cases}1 & (n=1)\\ 0 & (n=2)\\ \dfrac{1}{12}-\dfrac{1}{6}\left(-\dfrac{1}{2}\right)^{n-1} & (n\geqq3)\end{cases}$

〔出題者が求めたポイント〕

(1) 集合

(3) 二次方程式の解

(4) 図形・正弦定理

(5) 確率・数列

　　確率漸化式の考え方

〔解答のプロセス〕

(1) A〜D大学の合格者を，集合Xとして，ベン図に人数を書き入れる。

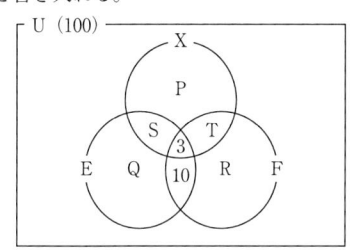

図のように各領域に対応する人数を P, Q, R, S, T で表すと，

$$Q+S+3+10=15$$
$$R+T+3+10=15$$

であるから，$Q+S=2$, $R+T=2$ となる。

さらに，D大学の合格者12人は，Xの中に全員含まれているので，

$$12\leqq P+S+T+3 \quad \therefore \quad P+S+T\geqq9$$

また，A〜Dの合格者のうち，全ての大学に合格した3人を除く全員が，1つの大学にのみ合格していたとすれば，Xの人数は最大となり，

$$P+S+T+3\leqq(5+8+10+12)-3\times4+3$$
$$P+S+T\leqq23$$

S, T が0以上の整数であることから，

$$5\leqq P\leqq23 \quad (\because \quad 0\leqq S\leqq2,\ 0\leqq T\leqq2)$$

ゆえに，少なくとも1つ以上の大学に合格した受験生は $P+Q+R+S+T+3+10$ で表せるので，

22人以上，40人以下。

(2) 成分 Q に注目すると，A と B の使用する量をそれぞれ $x\,g$, $y\,g$ とすれば，$x+y$ の最小値は15で，$x=15$, $y=0$ のときである。

このとき，成分Pの量は $45\,mg$ で，$10\,mg$ 以上であるので，題意を満たす。

（※本来線形計画法で解くべき問題であるが，解答が自明なので上のように解いた。）

(3) $\dfrac{1}{x-1}+\dfrac{1}{x+1}+\dfrac{1}{x-t}$

$$=\dfrac{(x+1)(x-t)+(x-1)(x-t)+(x+1)(x-1)}{(x-1)(x+1)(x-t)}$$

$$=\dfrac{-2xt+3x^2-1}{(x-1)(x+1)(x-t)}$$

① 題意を満たすには，$(x-1)(x+1)(x-t)\neq0$

かつ $3x^2-2xt-1=0$ が正と負の解を1つずつもつことを示せばよい。

$f(x)=3x^2-2xt-1$ とすると，

$$f(1)=-2t+2\neq0,\ f(-1)=2t+2\neq0,$$

$f(t)=t^2-1\neq0$ であり $x=1$, -1, t は $f(x)=0$ の解にはなり得ない。

さらに，$f(0)=-1<0$ であるから，$f(x)=0$ は正と負の2つの解をもつことがわかる。

② 解の公式を用いて $f(x)=0$ を解くと，

$$\alpha=\dfrac{t-\sqrt{t^2+3}}{3}\ \text{である。}$$

$t>1$ では $\dfrac{d}{dt}\alpha=\dfrac{1-\dfrac{t}{\sqrt{t^2+3}}}{3}>0$ であるので，α は t の単調増加関数であり，

$$\lim_{t\to\infty}\alpha=\lim_{t\to\infty}\dfrac{-1}{t+\sqrt{t^2+3}}=0,$$

$$\lim_{t\to1}\alpha=\dfrac{1-2}{3}=-\dfrac{1}{3}\ \text{であるから，}\quad -\dfrac{1}{3}<\alpha<0$$

(4)

① $PQ/\!/BC$ であるから，$\angle BQP=\dfrac{\pi}{3}$

ゆえに，$\cos\angle BQR=\sqrt{2}\cos\dfrac{\pi}{3}=\dfrac{1}{\sqrt{2}}$

よって，$\angle BQR = \dfrac{\pi}{4}$

$\angle CRS = \angle BRQ = \pi - (\angle RBQ + \angle RQB)$

$\qquad\qquad = \dfrac{5}{12}\pi$

② $\angle ASR = \angle SCR + \angle CRS = \dfrac{\pi}{3} + \dfrac{5}{12}\pi = \dfrac{3}{4}\pi$

ゆえに，$\cos\angle CST = -\dfrac{1}{\sqrt{2}}\cos\angle ASR = \dfrac{1}{2}$

$\therefore\quad \angle CST = \dfrac{\pi}{3}$

$BP = x$ とすると，$BQ = \dfrac{2}{\sqrt{3}}x$ であるから，正弦定理を用いて

$$\dfrac{BR}{\sin\dfrac{\pi}{4}} = \dfrac{BQ}{\sin\dfrac{5}{12}\pi} \qquad BR\sin\dfrac{5}{12}\pi = \sqrt{\dfrac{2}{3}}x$$

同様にして，$CR\sin\dfrac{5}{12}\pi = \sqrt{\dfrac{2}{3}}y$，

ここから，$(BR+CR)\sin\dfrac{5}{12}\pi = \sqrt{\dfrac{2}{3}}(x+y)$

ここで，$\sin\dfrac{5}{12}\pi = \sin\left(\dfrac{\pi}{6}+\dfrac{\pi}{4}\right) = \dfrac{\sqrt{6}+\sqrt{2}}{4}$ なので，

$$x+y = \dfrac{\sqrt{3}}{\sqrt{2}}\cdot\dfrac{\sqrt{6}+\sqrt{2}}{4}\cdot(BR+CR)$$

$$= \dfrac{3+\sqrt{3}}{2}$$

(5)①

	$n-1$ 回目		n 回目	
	2, 5 以外	$\xrightarrow{\times\frac{1}{4}}$	2	
	2, 5 以外	$\xrightarrow{\times\frac{1}{4}}$	5	

n 回目に2か5の目になるのは$n-1$回目で2か5以外の目が出ているときに，2か5の目に倒れたとき

すなわち，$p_n = \left(\dfrac{2}{4}\right)(1-p_{n-1})\ (n\geqq2)$

また，$p_1 = 0,\ p_2 = \dfrac{1}{2}$ であるから，漸化式を解いて，

$$p_n = \dfrac{1}{3} - \dfrac{1}{3}\left(-\dfrac{1}{2}\right)^{n-1}\ (n\geqq2)$$

この式は，$n=1$ のときも成り立つ。

②

	$n-1$ 回目		n 回目
	1, 6 以外	$\xrightarrow{\times\frac{1}{4}}$	1

n 回目に6の目が上になる確率 r_n とおくと，

$$q_n = \dfrac{1}{4}\times(1-r_{n-1}-q_{n-1})\ (n\geqq2)$$

同様に，$r_n = \dfrac{1}{4}\times(1-r_{n-1}-q_{n-1})$ であるから，

$q_n = r_n\ (n\geqq2)$

ゆえに，$q_n = \dfrac{1}{4}(1-2q_{n-1})\ (n\geqq3)$ を解いて，

$$q_n = \dfrac{1}{12} - \dfrac{1}{6}\left(-\dfrac{1}{2}\right)^{n-1}\ (n\geqq3)$$

よって，$q_n = \begin{cases} 1\ (n=1) \\ 0\ (n=2) \\ \dfrac{1}{12} - \dfrac{1}{6}\left(-\dfrac{1}{2}\right)^{n-1}\ (n\geqq3) \end{cases}$

❷

〔解答〕

(1)

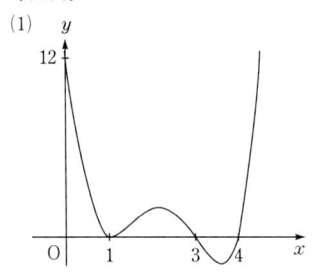

(2) $\dfrac{729\sqrt{3}}{320}$

〔出題者が求めたポイント〕

積分法

(1) 高次方程式(因数定理)の考え方が必要になるが，最終的にグラフを描くために増減表は必要なので，4次関数の普通の出題。

(2) $\alpha,\ \beta$ を重解とすると，C と PQ を連立した式が $(x-\alpha)^2(x-\beta)^2$ と変形できることに気がつけば早い。プロセスでは，$a,\ b$ の値を求めず，$\alpha,\ \beta$ のみで積分計算した。

〔解答のプロセス〕

(1) y 軸との交点は$(0,\ 12)$

$x^4 - 9x^3 + 27x^2 - 31x + 12 = (x-1)^2(x-3)(x-4)$ より，

交点は$(1,\ 0),\ (3,\ 0),\ (4,\ 0)$

$f(x) = x^4 - 9x^3 + 27x^2 - 31x + 12$ とすると，

$f'(x) = 4x^3 - 27x^2 + 54x - 31$

$\qquad = (x-1)(4x^2 - 23x + 31)$

以上から増減表をつくると，

x		1		$\dfrac{23-\sqrt{33}}{8}$		$\dfrac{23+\sqrt{33}}{8}$		
$f'(x)$	$-$	0	$+$	0	$-$	0	0	$+$
$f(x)$	$\searrow$	0	$\nearrow$		$\searrow$			$\nearrow$

以上より，グラフは解答のようになる。

(2) PQ の式を，$y = ax + b$ とすると，

$\qquad x^4 - 9x^3 + 27x^2 - 31x + 12 - (ax+b)$

$= x^4 - 9x^3 + 27x^2 - (31+a)x + (12-b)$ ……①

P, Q の x 座標を $\alpha,\ \beta\ (\alpha<\beta)$ とすると，$\alpha,\ \beta$ は①の重解であるから，

①式は $\alpha,\ \beta$ を使って変形でき，

①… $(x-\alpha)^2(x-\beta)^2$

$= x^4 - 2(\alpha+\beta)x^3 + (\alpha^2 + 4\alpha\beta + \beta^2)x^2$

$\qquad\qquad - 2\alpha\beta(\alpha+\beta)x + \alpha^2\beta^2$

係数比較して
$$-2(\alpha+\beta)=-9,\quad \alpha^2+4\alpha\beta+\beta^2=27$$
ここから, $\alpha=\dfrac{9-3\sqrt{3}}{4}$, $\beta=\dfrac{9+3\sqrt{3}}{4}$

囲まれた面積は
$$\int_\alpha^\beta\{(x^4-9x^3+27x^2-31x+12)-(ax+b)\}dx$$
$$=\int_\alpha^\beta\{(x-\alpha)(x-\beta)\}^2dx$$
$$=\frac{1}{30}(\beta-\alpha)^5=\underline{\frac{729\sqrt{3}}{320}}$$

❸

〔解答〕

(1)
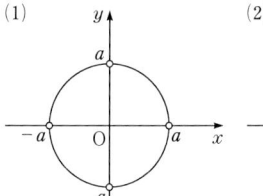

(2)
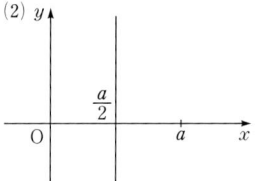

(3)
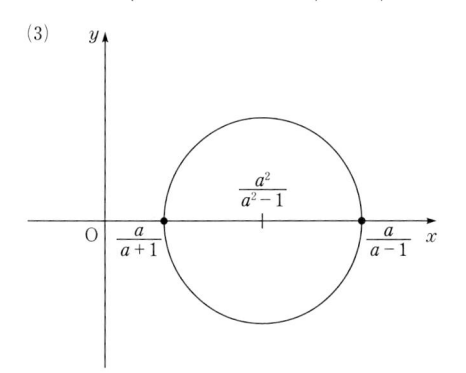

(4) $1<a<3$

〔出題者が求めたポイント〕

複素数平面

$|z-a|=r\Longleftrightarrow$ 複素数 z と a の間の距離は r

$\qquad\Longleftrightarrow z$ は, 中心 a, 半径 r の円上を動く

の関係を理解していれば早い。

〔解答のプロセス〕

(1) z を実数とすると, $z-a$, $z+a$ はともに実数となり, $(z-a)^2=-t^2(z+a)^2$ は矛盾する。よって, z は実数ではない。

$t^2=-\dfrac{(z-a)^2}{(z+a)^2}$ より

$$t=\frac{z-a}{z+a}i$$
$$=\frac{(z-a)(\bar{z}+a)}{(z+a)(\bar{z}+a)}i$$
$$=\frac{|z|^2+a(z-\bar{z})-a^2}{(z+a)(\bar{z}+a)}i$$

$$=\frac{(|z|^2-a^2)+a(z-\bar{z})}{(z+a)(\bar{z}+a)}i$$

ここで, $z-\bar{z}$ は純虚数であるから, 複素数 t の虚部は $\dfrac{|z|^2-a^2}{(z+a)(\bar{z}+a)}$ で与えられ, t が実数であることから, その値は 0 である。ゆえに, $|z|=a$

さらに, z は実数ではないので, $z\neq\pm a$

(2) $w_1=\dfrac{az}{z-a}$ を変形して, $z=\dfrac{aw_1}{w_1-a}$

$$|z|^2=\left(\frac{aw_1}{w_1-a}\right)\cdot\left(\frac{a\overline{w_1}}{\overline{w_1}-a}\right)$$
$$=\frac{a^2|w_1|^2}{|w_1|^2-a(w_1+\overline{w_1})+a^2}=a^2\ \text{より},$$
$$|w_1|^2=|w_1|^2-a(w_1+\overline{w_1})+a^2$$
$$\therefore\ a(a-w_1-\overline{w_1})=0$$

$a>1$ であるから, $a-w_1-\overline{w_1}=0$, すなわち
$$w_1+\overline{w_1}=a$$

$w_1=x+yi$ とおくと, $2x=a\quad\therefore\quad x=\dfrac{a}{2}$

(3) $w_2=\dfrac{z}{z-i}$ より, $z=\dfrac{w_2 i}{w_2-1}$

$$|z|^2=\left(\frac{w_2 i}{w_2-1}\right)\cdot\left(\frac{-\overline{w_2}i}{\overline{w_2}-1}\right)$$
$$=\frac{|w_2|^2}{(w_2-1)(\overline{w_2}-1)}=a^2$$

$w_2=x+yi$ とすると, $\dfrac{x^2+y^2}{(x-1)^2+y^2}=a^2$

ここから, $\left(x-\dfrac{a^2}{a^2-1}\right)^2+y^2=\dfrac{a^2}{(a^2-1)^2}$

(4) 題意を満たすには,
$$\left|\frac{a^2}{a^2-1}-\frac{a}{2}\right|<\frac{a}{a^2-1}$$
$$\left|\frac{-a^3+2a^2+a}{2(a^2-1)}\right|<\frac{a}{a^2-1}$$
$$\frac{|-a(a^2-2a-1)|}{2}<a\quad(\because\ a>1)$$

(i) $1<a<1+\sqrt{2}$ のとき $a^2-2a-1<0$ であるから,
$$-a(a^2-2a-1)<2a$$
ゆえに, $a\neq1$, よって $1<a<1+\sqrt{2}$

(ii) $1+\sqrt{2}\leq a$ のとき
$$a(a^2-2a-1)<2a$$
ゆえに
$$-1<a<3$$
よって
$$1+\sqrt{2}\leq a<3$$

(i)(ii)より
$$1<a<3$$

物 理

解答

28年度

❶

〔解答〕

(1) ① 赤色

理由…波長が長いほうが屈折率が小さく，曲がりにくいため。

②

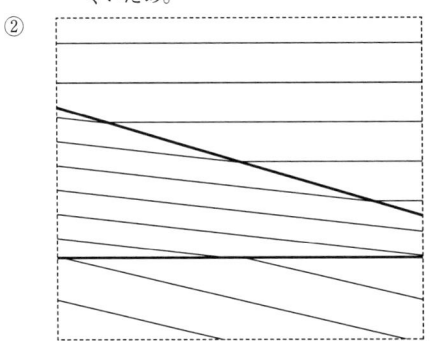

(2) ① 原子番号…82 質量数…207

② 臨界

③ 核分裂で生じた複数個の中性子が，別の ^{235}U 原子核に吸収されなければならないため。

④ $\dfrac{(m_1 - m_2 - m_3 - 2m_4)c^2}{e} \times 10^{-6}$[MeV]

〔出題者の求めたポイント〕

光の分散と屈折，原子核反応

〔解答のプロセス〕

(1) ① 波長による屈折率の違いのため，光が色ごとに分離する現象を分散という。屈折率は波長が短いほうが大きい。

② プリズムへの入射角と屈折角をθ_1，θ_2，空気中およびプリズム中の波長をλ_1，λ_2とすると，屈折の法則より

$$\frac{\sin\theta_1}{\sin\theta_2} = \frac{\lambda_1}{\lambda_2} = 1.8$$

したがって，プリズムに入射する光の屈折角の正弦は入射角の正弦の$\dfrac{1}{1.8}$倍，波長も$\dfrac{1}{1.8}$倍となる。

(2) ① 原子番号 Z は α 崩壊では 2 減少し，β 崩壊では 1 増加する。よって，

$$Z = 92 - 2 \times 7 + 1 \times 4 = 82 \quad \cdots\text{(答)}$$

質量数 A は α 崩壊では 4 減少し，β 崩壊では変わらない。よって，

$$A = 235 - 4 \times 7 = 207 \quad \cdots\text{(答)}$$

②，③ 1個の ^{235}U 原子核が核分裂すると複数個の中性子が生じ，それらが別の ^{235}U に吸収されて再び核分裂が起こる。連鎖的に核分裂が起こるためには，生じた中性子のうち 1 個以上がまわりの ^{235}U に吸収されなければならないから，一定量以上の ^{235}U が必要となる。

④ 質量の減少分 Δm は

$$\Delta m = (m_1 + m_4) - (m_2 + m_3 + 3m_4)$$
$$= m_1 - m_2 - m_3 - 2m_4$$

この質量に相当するエネルギー E は[J]の単位で

$$E = \Delta mc^2 = (m_1 - m_2 - m_3 - 2m_4)c^2\text{[J]}$$

であるから，$\text{MeV} = 10^6\text{eV}$ の単位に直すと

$$E = \frac{(m_1 - m_2 - m_3 - 2m_4)c^2}{e} \times 10^{-6}\text{[MeV]}$$

$$\cdots\text{(答)}$$

❷

〔解答〕

Ⅰ．(1) $\sqrt{2gl}$ (2) $\dfrac{(1+e)M}{M+m}\sqrt{2gl}$

(3) $\dfrac{|M-em|}{M+m}\sqrt{2gl}$ (4) $\dfrac{3M^2 - 10Mm - 5m^2}{(M+m)^2}mg$

(5) 3.8 倍

Ⅱ．(6) $\dfrac{m'}{m+m'}v$ (7) $1 - \left(\dfrac{m'}{m+m'}\right)^2\dfrac{v^2}{2gl}$

(8) $1 - \left(\dfrac{2m'}{m+2m'}\right)^2\dfrac{v^2}{2gl}$ (9) $1 - \left(\dfrac{nm'}{m+nm'}\right)^2\dfrac{v^2}{2gl}$

(10) $\dfrac{m+10m'}{10m'}\sqrt{2gl}$

〔出題者の求めたポイント〕

鉛直面内の円運動，2 物体の衝突

〔解答のプロセス〕

Ⅰ．(1) 衝突直前の B の速さを v_0 とすると，力学的エネルギー保存則より

$$\frac{1}{2}Mv_0^2 = Mgl \quad \therefore \quad v_0 = \sqrt{2gl} \quad \cdots\text{(答)}$$

(2) 衝突直後の A，B の速度を，左向きを正として v_A，v_B とおくと，運動量保存則より

$$Mv_0 = mv_A + Mv_B \quad \cdots\cdots①$$

はねかえり係数の式より

$$e = -\frac{v_A - v_B}{0 - v_0} \quad \therefore \quad ev_0 = v_A - v_B \quad \cdots\cdots②$$

①，②より v_B を消去して

$$v_A = \frac{(1+e)M}{M+m}\sqrt{2gl} \quad (>0) \quad \cdots\text{(答)}$$

(3) ①，②より v_A を消去して

$$v_B = \frac{M-em}{M+m}\sqrt{2gl}$$

よって，速さは

$$|v_B| = \frac{|M-em|}{M+m}\sqrt{2gl} \quad \cdots\text{(答)}$$

(4) 頂点 P での小球 A の速さを v_P とすると，力学的エネルギー保存則より

$$\frac{1}{2}mv_A^2 = mg \cdot 2l + \frac{1}{2}mv_P^2$$

$$\therefore \quad v_P^2 = v_A^2 - 4gl$$

点 P での張力を T として，円運動の方程式は

$$m \frac{v_P^2}{l} = T + mg$$

$$\therefore \quad T = m \frac{v_P^2}{l} - mg = \frac{m v_A^2}{l} - 5mg$$

ここで，弾性衝突のとき $e = 1$ として

$$v_A = \frac{2M}{M+m} \sqrt{2gl}$$

であるから

$$T = \left\{ \frac{8M^2}{(M+m)^2} - 5 \right\} mg$$

$$= \frac{3M^2 - 10Mm - 5m^2}{(M+m)^2} mg \quad \cdots (答)$$

(5) 頂点 P に到達する条件は，点 P での張力 T について，$T \geqq 0$ であることだから

$$T = \frac{3M^2 - 10Mm - 5m^2}{(M+m)^2} mg \geqq 0$$

$$\therefore \quad 3M^2 - 10m \cdot M - 5m^2 \geqq 0 \quad \cdots\cdots ③$$

(③の左辺) $= 0$ の実数解は

$$M = \frac{5m \pm \sqrt{25m^2 + 15m^2}}{3} = \frac{5 \pm 2\sqrt{10}}{3} m$$

ここで，$M > 0$ より，③の不等式の解は

$$\frac{M}{m} \geqq \frac{5 + 2\sqrt{10}}{3} = 3.77\cdots$$

よって，M は m の 3.8 倍以上。 $\cdots (答)$

Ⅱ. (6) 衝突直後の速度を V_1 とおくと，運動量保存則より

$$m'v = (m + m') V_1$$

$$\therefore \quad V_1 = \frac{m'}{m + m'} v \quad \cdots (答)$$

(7) 力学的エネルギー保存則より

$$\frac{1}{2} (m + m') V_1^2 = (m + m') gl (1 - \cos\theta_1)$$

$$\therefore \quad \cos\theta_1 = 1 - \frac{V_1^2}{2gl} = 1 - \left(\frac{m'}{m+m'} \right)^2 \frac{v^2}{2gl}$$

$$\cdots (答)$$

(8) 2 回目の衝突直後の速度を V_2 とおくと，運動量保存則より

$$(m + m') V_1 + m'v = (m + 2m') V_2$$

$$\therefore \quad V_2 = \frac{2m'}{m + 2m'} v$$

よって，力学的エネルギー保存則より

$$\frac{1}{2} (m + 2m') V_2^2 = (m + 2m') gl (1 - \cos\theta_2)$$

$$\therefore \quad \cos\theta_2 = 1 - \frac{V_2^2}{2gl} = 1 - \left(\frac{2m'}{m + 2m'} \right)^2 \frac{v^2}{2gl}$$

$$\cdots (答)$$

(9) (7), (8) と同様にして，n 回目の衝突直後の速度 V_n は

$$V_n = \frac{nm'}{m + nm'} v$$

$$\therefore \quad \cos\theta_n = 1 - \frac{V_n^2}{2gl} = 1 - \left(\frac{nm'}{m + nm'} \right)^2 \frac{v^2}{2gl}$$

$$\cdots (答)$$

(10) $n = 10$ のとき $\theta_n = \frac{\pi}{2}$ となるから，(9) の結果より

$$0 = 1 - \left(\frac{10m'}{m + 10m'} \right)^2 \frac{v^2}{2gl}$$

$$\therefore \quad v = \frac{m + 10m'}{10m'} \sqrt{2gl} \quad \cdots (答)$$

❸

〔解答〕

(1) $mCT_3 [J]$　　(2) $\dfrac{mCT_3}{t_3 - t_2} [W]$

(3) $\dfrac{CT_3(t_2 - t_1)}{t_3 - t_2} [J/g]$　　(4) $\dfrac{T_3 t_1}{T_0(t_3 - t_2)}$

(5) $\dfrac{t_2 - t'}{t_2 - t_1} m [g]$

〔出題者の求めたポイント〕

水の状態変化，比熱，融解熱

〔解答のプロセス〕

(1) $m[g]$ の水の温度が $T_3[K]$ 上昇したから，与えられた熱量 Q_1 は

$$Q_1 = mCT_3 [J] \quad \cdots (答)$$

(2) 単位時間当たりに発生する熱量が電力に相当する。$t_3 - t_2 [s]$ 間に $Q_1[J]$ の熱量が発生したから電力 P は

$$P = \frac{Q_1}{t_3 - t_2} = \frac{mCT_3}{t_3 - t_2} [W] \quad \cdots (答)$$

(3) $m[g]$ の氷がすべて溶けるのにかかった時間は $t_2 - t_1 [s]$ で，この間に加えられた熱量は $P(t_2 - t_1) [J]$ と表される。融解熱 q は氷 1g を溶かすのに要する熱量であるから

$$q = \frac{P(t_2 - t_1)}{m} = \frac{CT_3(t_2 - t_1)}{t_3 - t_2} [J/g] \quad \cdots (答)$$

(4) $0 \sim t_1 [s]$ の間に氷に加えられた熱量は $Pt_1 [J]$ と表される。一方，氷の比熱を $C_i [J/(g \cdot K)]$ とすると，温度を $T_0[K]$ 上昇させるのに要する熱量は $mC_i T_0 [J]$ であるから

$$mC_i T_0 = Pt_1 = \frac{mCT_3}{t_3 - t_2} t_1$$

$$\therefore \quad \frac{C_i}{C} = \frac{T_3 t_1}{T_0(t_3 - t_2)} \quad \cdots (答)$$

(5) $t_1 \sim t' [s]$ の間に加えられた熱量は $P(t' - t_1) [J]$ と表される。一方，残っている氷の質量を $x[g]$ とすると，この間に $m - x[g]$ の氷が溶けたことになるから，氷が吸収した熱量は融解熱 q を用いて $(m - x) q [J]$ とかける。したがって，

$$P(t' - t_1) = (m - x) \frac{P(t_2 - t_1)}{m}$$

$$m(t' - t_1) = (m - x)(t_2 - t_1)$$

$$\therefore \quad x = \left(1 - \frac{t' - t_1}{t_2 - t_1} \right) m = \frac{t_2 - t'}{t_2 - t_1} m [g] \quad \cdots (答)$$

4

〔解答〕

(1) $\dfrac{ke^2}{mv^2}$　　(2) $\dfrac{n^2h^2}{4\pi^2mke^2}$　　(3) 4倍

(4) $\dfrac{h}{mv}$　　(5) $\dfrac{h^2}{8\pi^2r_B^2me}$　　(6) $\dfrac{8hcr_B}{3ke^2}$

〔出題者の求めたポイント〕

水素原子模型，ボーアの量子条件，物質波

〔解答のプロセス〕

(1) 電子の軌道半径を r とすると，クーロン力と遠心力とのつり合いの式より

$$k\frac{e^2}{r^2} = m\frac{v^2}{r} \quad \therefore \quad r = \frac{ke^2}{mv^2} \quad \cdots(答)$$

(2) 与えられた量子化条件の式は，

$$mv \cdot 2\pi r = nh \quad \therefore \quad mv = \frac{nh}{2\pi r}$$

一方，(1)より

$$(mv)^2 = \frac{mke^2}{r}$$

よって

$$\left(\frac{nh}{2\pi r}\right)^2 = \frac{mke^2}{r} \quad \therefore \quad r = \frac{n^2h^2}{4\pi^2mke^2} \quad \cdots(答)$$

(3) (2)の式で，$n=1$ のときがボーア半径 r_B，$n=2$ のときが2番目に小さい半径 r_2 であるから

$$\frac{r_2}{r_B} = 2^2 = 4[倍] \quad \cdots(答)$$

(4) 量子化条件の式より　$2\pi r = n\dfrac{h}{mv}$ であるから，軌道の一周の長さが波長の n 倍のとき

$$\lambda = \frac{h}{mv} \quad \cdots(答)$$

(5) ボーア半径 r_B にいるときの電子の運動量 p は量子化条件の式で $n=1$ として

$$p = \frac{h}{2\pi r_B}$$

電子波の波長が同じとき運動量も同じであるから，加速電圧を V とすると，電子がもつ運動エネルギーは

$$eV = \frac{p^2}{2m}$$

$$\therefore \quad V = \frac{p^2}{2me} = \frac{h^2}{8\pi^2r_B^2me} \quad \cdots(答)$$

(6) 一般に半径 r の軌道におけるエネルギー E は，

$$E = \frac{1}{2}mv^2 - \frac{ke^2}{r} = \frac{1}{2}\frac{ke^2}{r} - \frac{ke^2}{r} = -\frac{ke^2}{2r}$$

よって，半径 r_B および r_2 の軌道におけるエネルギーを E_1, E_2 とすると

$$E_1 = -\frac{ke^2}{2r_B}, \quad E_2 = -\frac{ke^2}{2r_2} = -\frac{ke^2}{8r_B}$$

2つの軌道のエネルギー差 ΔE は

$$\Delta E = E_2 - E_1 = \frac{3ke^2}{8r_B}$$

したがって，吸収する波長を λ とすると

$$\frac{hc}{\lambda} = \frac{3ke^2}{8r_B} \quad \therefore \quad \lambda = \frac{8hcr_B}{3ke^2} \quad \cdots(答)$$

5

〔解答〕

I. (1) $\dfrac{V}{d}$　　(2) $\dfrac{V}{B_1d}$

II. (3) 正

(4) 軌道半径$\cdots\dfrac{mV}{qB_1B_2d}$

理由$\cdots$ローレンツ力は常に運動方向と垂直に働くため。

(5) $\dfrac{Nq^2B_2}{\pi m}$

〔出題者の求めたポイント〕

電磁場中の荷電粒子の運動

〔解答のプロセス〕

I. (1) 間隔 d の極板間に V の電圧がかかっているから，電場の大きさ E は

$$E = \frac{V}{d} \quad \cdots(答)$$

(2) 荷電粒子の速さを v とすると，電場による力 qE とローレンツ力 qvB_1 とのつり合いより

$$qE = qvB_1 \quad \therefore \quad v = \frac{E}{B_1} = \frac{V}{B_1d} \quad \cdots(答)$$

II. (3) フレミング左手の法則から，S_2 を通過した直後に左向きに力を受けるのは正電荷である。

(4) 半径を r とすると，ローレンツ力による円運動の方程式は

$$m\frac{v^2}{r} = qvB_2$$

$$\therefore \quad r = \frac{mv}{qB_2} = \frac{mV}{qB_1B_2d} \quad \cdots(答)$$

(5) 1個の荷電粒子が領域2を半周するのにかかる時間 T は

$$T = \frac{\pi r}{v} = \frac{\pi m}{qB_2}$$

この時間に N 個の荷電粒子が検出器 D に到達するから，単位時間当たり到達する電気量，すなわち電流 I は

$$I = \frac{Nq}{T} = \frac{Nq^2B_2}{\pi m} \quad \cdots(答)$$

化　学

解答

28年度

問1

〔解答〕

(1) ア．13　　イ．ケイ素　　ウ．ボーキサイト
　　エ．12　　オ．12

(2) c （理由は解説参照）

(3) $3.8×10^2$ g （計算の過程は解説参照）

(4) e （計算の過程は解説参照）

(5) 73 g （計算の過程は解説参照）

〔出題者が求めたポイント〕

Al とその化合物

〔解答のプロセス〕

(1) オ．単位格子（面心立方格子）中に含まれる Al の数は，

$$\frac{1}{8}×8+\frac{1}{2}×6=4 \text{ 個}$$

また，Al の価電子は 3 個なので Al は単位格子ごとに平均して $4×3=12$ 個の自由電子が存在する。

(2) Al_2O_3 中の $_8O^{2-}$，$_{13}Al^{3+}$ は，いずれも $_{10}Ne$ と同じ希ガス型の電子配置であり電子の数が 10 個である。このとき，原子番号が大きいほど，陽子の数が増加して電子を強く引きつけるため，Al^{3+} の半径は小さくなる。

(3) 発生した CO を x mol とすると

$$C + O^{2-} \longrightarrow CO + 2e^-$$
$$\qquad\quad x \qquad 2x \quad \text{(mol)}$$
$$C + 2O^{2-} \longrightarrow CO_2 + 4e^-$$
$$\qquad\qquad 3x \qquad 12x \quad \text{(mol)}$$
$$(x+3x)×22.4=268.8$$
$$x=3 \text{ (mol)}$$

反応した電子の物質量は，

$$2×3+12×3=42 \text{ (mol)}$$

陰極では，$Al^{3+}+3e^- \longrightarrow Al$ より，電子 3 mol から Al 1 mol が生成するため生成する Al は，

$$42×\frac{1}{3}×27=378 \text{ g} \qquad 3.8×10^2 \text{ g} \quad \cdots\text{（答）}$$

(4) $AlK(SO_4)_2 \cdot nH_2O$（式量 $258.3+18n$）を 300℃ まで加熱すると無水物 $AlK(SO_4)_2$ になるので，

$$\frac{AlK(SO_4)_2}{AlK(SO_4)_2 \cdot nH_2O}=\frac{258.3}{258.3+18n}=\frac{55}{100}$$
$$n=11.7≒12 \quad \cdots\text{（答）}$$

(5) 80℃ での飽和水溶液 100 g に含まれる $AlK(SO_4)_2$ の質量は，$100×\frac{70}{170}≒41.2$ g である。

20℃ に冷却して $AlK(SO_4)_2 \cdot 12H_2O$ が x g 析出すると，

$$\frac{溶質量 \text{ (g)}}{溶液量 \text{ (g)}}=\frac{41.2-\dfrac{258.3}{258.3+18×12}×x}{100-x}=\frac{6}{106}$$
$$x=72.8≒73 \text{ g} \quad \cdots\text{（答）}$$

問2

〔解答〕

問 2. (1) ア．$[X^{b+}]^a[Y^{a-}]^b$　　イ．溶解度積
　　ウ．メスフラスコ　　エ．ホールピペット
　　オ．ビュレット　　カ．白色

(2) キ．$3.8×10^{-5}$ （計算の過程は解説参照）
　　ク．$4.7×10^{-6}$ （計算の過程は解説参照）
　　ケ．$2.9×10^{-2}$ （計算の過程は解説参照）
　　コ．17 （計算の過程は解説参照）

(3) ・酸性条件下：
$$2CrO_4^{2-}+H^+ \longrightarrow Cr_2O_7^{2-}+H_2O$$
　　・塩基性条件下：
$$2Ag^++2OH^- \longrightarrow Ag_2O+H_2O$$

〔出題者が求めたポイント〕

モール法

〔解答のプロセス〕

(1) Cl^- を含む水溶液に K_2CrO_4 水溶液を少量加えておく。ここへ，$AgNO_3$ 水溶液を滴下していくと，まず AgCl の白色沈殿が生成する。

$$Cl^-+Ag^+ \longrightarrow AgCl（白）$$

さらに $AgNO_3$ 水溶液を滴下し続けると，AgCl の沈殿生成が終了し，次に Ag_2CrO_4 の赤褐色沈殿が生成し始める。

$$CrO_4^{2-}+2Ag^+ \longrightarrow Ag_2CrO_4$$

この点をこの滴定の終点とする。

このような沈殿滴定をモール法という。

食品中（例：しょう油）の塩分濃度を正確に測定できる方法。

(2) キ．Ag_2CrO_4 が沈殿し始めたとき，溶液中では，AgCl，Ag_2CrO_4 の両者ともに飽和状態にあり，それぞれの溶解度積の関係式を満たしている。

$$[CrO_4^{2-}]=1.00×10^{-1}×\frac{1.00}{10.0+1.00+37.0-8.00}$$
$$=2.50×10^{-3} \text{ (mol/L)}$$
$$K_{SP}=[Ag^+]^2[CrO_4^{2-}]=3.60×10^{-12} \text{ (mol/L)}^3 \text{ より}$$
$$[Ag^+]=\sqrt{\frac{3.60×10^{-12}}{2.50×10^{-3}}}$$
$$=3.79×10^{-5}$$
$$≒3.8×10^{-5} \text{ (mol/L)} \quad \cdots\text{（答）}$$

ク．$K_{SP}=[Ag^+][Cl^-]=1.8×10^{-10} \text{ (mol/L)}^2 \text{ より}$
$$[Cl^-]=\frac{1.8×10^{-10}}{3.79×10^{-5}}$$
$$=4.74×10^{-6}$$
$$≒4.7×10^{-6} \text{ (mol/L)} \quad \cdots\text{（答）}$$

ケ．NaCl の濃度を x (mol/L) とおくと，
$$x×\frac{10}{1000}=1.00×10^{-2}×\frac{37.0-8.00}{1000}$$
$$x=2.9×10^{-2} \text{ (mol/L)} \quad \cdots\text{（答）}$$

コ．しょう油中の NaCl の質量パーセント濃度は，

$$\frac{2.9 \times 10^{-2} \times 58.5}{10.0} \times 100 = 16.9$$

$$\fallingdotseq 17\% \quad \cdots (答)$$

(3) 溶液が酸性になれば $CrO_4{}^{2-}$ が $Cr_2O_7{}^{2-}$ となり，Ag_2CrO_4 が沈殿生成しない。また，溶液が塩基性ならば，先に Ag_2O（褐）が沈殿するため，いずれも正確な滴定ができなくなる。

よって，この滴定は中性の条件で行う必要がある。

問3

〔解答〕

(1)　a　　(2)　b

(3)　A

　　B

(4)

(5)　$C_8H_7O_2N_3$（計算の過程は解説参照）

(6)

〔出題者が求めたポイント〕

ルミノール反応

〔解答のプロセス〕

(2) ルミノール反応は銅や鉄が存在すると，これが触媒となり，より強く発光する。よって，鉄を含むヘモグロビンが正解。

(3) ナフタレンを酸化すると B（無水フタル酸）が生じるので，A はフタル酸とわかる。

A（フタル酸）　　B（無水フタル酸）

(4) C は次のように A をニトロ化して得られる。

A（フタル酸）　　　　C（3－ニトロフタル酸）

C は COOH 2 個と NO_2 1 個をもつので，求める構造異性体の数は6種存在する。

オルトは2種　　メタは3種　　パラは1種

(5)　$C : 7.04 \times \dfrac{12}{44} = 1.92$ mg

$H : 1.26 \times \dfrac{2}{18} = 0.14$ mg

$N : \dfrac{1.00 \times 10^5 \times 74.8 \times 10^{-2} \times 10^{-3}}{8.31 \times 10^3 \times 300} \times 2 \times 14 \times 10^3$

$$\fallingdotseq 0.84 \text{ mg}$$

$O : 3.54 - (1.92 + 0.14 + 0.84) = 0.64$ mg

$C : H : O : N = \dfrac{1.92}{12} : 0.14 : \dfrac{0.64}{16} : \dfrac{0.84}{14}$

$C : H : O : N = 8 : 7 : 2 : 3$

組成式 $C_8H_7O_2N_3$

実験からルミノールの炭素の数は，化合物 A（フタル酸）の炭素の数と同じとわかるので，ルミノールの分子式は $C_8H_7O_2N_3$　…（答）

(6)

化合物 C　　　　　　　　　化合物 D

還元剤

ルミノール

生　物

解答

28年度

❶

〔解答〕

(1)　G　　(2)　E F H　　(3)　D

(4)　A B D E　　(5)　E　　(6)　C E

(7)　B C E　　(8)　B E　　(9)　B D E

(10)　A B　　(11)　C D E　　(12)　A D

(13)　E F　　(14)　A C　　(15)　C

(16)　B C E　　(17)　A B C E

(18)　A C D　　(19)　B　　(20)　A F

〔出題者が求めたポイント〕

幅広い分野から出題されている小問集合。全般にかなり詳しい知識を必要とする。

(1)　光学顕微鏡の視野は，実物と上下左右逆に見える。

(2)　A．胃壁の細胞から放出されるのはペプシノーゲン。B．アクアポリンはチャネルである。C．セルロースは細胞膜上のセルロース合成酵素により合成される。D．食作用はエンドサイトーシス。G．ナトリウムポンプは輸送体タンパク質。

(3)　陸上植物は，現生のシャジクモ類の祖先的緑藻類から進化したと考えられている。

(4)　C．基質は活性部位と結合する。アロステリック酵素では，アロステリック部位に低分子物質が結合すると基質が活性部位に結合できなくなり酵素の活性が変化する。

(6)　A．原核生物である緑色硫黄細菌は葉緑体をもたない。B．バクテリオクロロフィルを光合成色素としてもつ光合成細菌は，光化学系を1つしかもたない。D．電子供与体は，硫化水素，硫黄などである。

(7)　A．水中に産卵する両生類は羊膜などの胚膜をもたない。D．脊椎動物は肛門が先，口が後にできる新口動物である。

(8)　A．長日植物であるシロイヌナズナではFTタンパク質がフロリゲンとして働くことが明らかにされた。B．春化（バーナリゼーション）は，低温を経験することが花芽形成を誘導する現象である。C．フロリゲンは葉でつくられる。D．フロリゲンとして同定されている物質は炭水化物ではなくタンパク質である。

(9)　A．コウモリのエコーロケーションは超音波が用いられる。B．渡り鳥の方向定位のしくみは様々だが，手がかりをきりかえる例が多くの渡り鳥で知られているとはいえない。C．昆虫は三叉神経節をもたない。

(10)　C．ナトリウムポンプの働きにより，細胞内はK^+濃度が高くなる。さらに電位非依存性K^+チャネルにより濃度勾配にしたがってK^+は細胞外へ運ばれる。結果，細胞外は細胞内と比較して＋の電位をもつ。すなわち静止電位が形成される。D．活動電位が神経終末まで伝導すると，シナプス前細胞にある電位依存性カルシウムチャネルが開く。E．神経伝達物質が結合するリガンド依存性イオンチャネルはシナプス後膜

にある。

(11)　A．ヒストンは原核生物にはみられない。B．基本転写因子がRNAポリメラーゼと複合体を形成するのは真核生物である。

(12)　B．ステロイドホルモンの受容体の多くは細胞内に存在するが，エストロゲンのように細胞膜上に受容体をもつホルモンも存在する。C．E．受容体へのGタンパク質の結合や，セカンドメッセンジャーの産生は，ペプチドホルモンでみられる。

(13)　A．B．C．はアクチンフィラメントが主に関わる。動物細胞の細胞質分裂はアクチン，ミオシンが収縮環を形成する。D．は中間径フィラメントが主に関わる。

(14)　B．D．は表皮系，E．は維管束系。

(15)　一次遷移の典型的な場合である。

(16)　A．物質還流ではなく物質循環という。D．光エネルギーか化学エネルギーが利用される。

(17)　D．は生物多様性の回復が見られる例である。E．では人の管理がなされなくなったことで，生物多様性が減少している。

(18)　B．E．F．はヒトに見られる特徴である。

(19)　エディアカラ生物群の出現は，約6億年から5億5千万年前。バージェス動物群の出現は，約5億3前年前。両生類の出現は，約3億6千万年前。鳥類の出現は，約1億5千万年前。

(20)　クロロフィルaの吸収スペクトルは450nm，650nm前後なので選択が難しいが，吸収スペクトルのピークから判断すれば，A．とF．であろう。

❷

〔解答〕

(1)　(ア) 変態　　(イ) 膜構造　　(ウ) DNA

(2)　アポトーシスが起こる2日前の細胞ではアポトーシスの開始は周囲の細胞の影響を受けるが，1日前では不可逆的に始まっている。(58字)

(3)　細胞と一緒にウイルスを処理することで，細胞内で増殖したウイルスが他の細胞へ感染を広げるのを防ぐことができる。(54字)

〔出題者が求めたポイント〕

(1)　発生，アポトーシスに関する問題。実験の考察の論述を含む。

(2)　2通りの移植実験をしているが，アポトーシスが起こる2日前か1日前かの違いだけである。実験結果の異なる点は，アポトーシスが起こらない場合の有無である。

(3)　アポトーシスが生物にとって役にたつ点を問われているので，ネクローシス（壊死）との対比は適切ではない。ネクローシスの際に起きる炎症なども生物にとっては必要な生体防御反応といえる。

❸

〔解答〕

母ウシは遺伝子型 MM で子ウシに必ず M が遺伝し，遺伝子型 MR で赤色だから雌である。(39字)

〔出題者が求めたポイント〕

遺伝に関する論述問題。

40字と比較的短く解答する必要があるが，要点は赤色の斑紋をもった子ウシの遺伝子型がヘテロの MR であることである。

❹

〔解答〕

(1) 9　　(2) 8.9×10^6 年

(3) コイ　イモリ　カモノハシ　　(4) C

〔出題者が求めたポイント〕

分子進化に関する問題。計算が必要である。

(1) 分子進化速度が一定と仮定されており，共通祖先からヒトとウマに至るそれぞれの系統でアミノ酸置換が生じたと考えられるので $18 \div 2 = 9$。

(2) $80,000,000 \div 9 = 8 \times 10^7 \div 9 = 8.9 \times 10^6$。

(3) コイ：$68/2 \times 8.9 \times 10^6 = 3.0 \times 10^8$ で約 3 億年前に分岐。イモリ：$62/2 \times 8.9 \times 10^6 = 2.8 \times 10^8$ で約 2 億 8 千万年前に分岐。カモノハシ：$37/2 \times 8.9 \times 10^6 = 1.6 \times 10^8$ で約 1 億 6 千万年前に分岐。ウサギ：$25/2 \times 8.9 \times 10^6 = 1.1 \times 10^8$ で約 1 億 1 千万年前に分岐。

(4) $79/2 \times 8.9 \times 10^6 = 3.5 \times 10^8$ で約 3 億 5 千万年前に分岐したと考えられる。

❺

〔解答〕

(1) 一塩基多型

(2) ある病気の予防や治療において，ある薬剤の効果の個人による有無や差が見られたとき，薬剤に対する同様の反応をもつ人に共通する一塩基多型を検索して特定する。これにより，個人ごとの遺伝的特徴に応じた薬剤の開発や処方が可能となる。(110字)

〔出題者が求めたポイント〕

一塩基多型(SNP：Single Nucleotide Polymorphism)の医療上の有用性について論述する問題。いわゆるテーラーメイド医療，オーダーメイド医療について述べるのが妥当だろう。

❻

〔解答〕

(1) 1,400 塩基の DNA が 2 分子，1,100 塩基の DNA が 1 分子，1,300 塩基の DNA が 1 分子

(2) 1,400 塩基の DNA が 2 分子，1,100 塩基の DNA が 2 分子，1,300 塩基の DNA が 2 分子，1,000 塩基の DNA が 2 分子

(3) 1,400 塩基の DNA が 2 分子，1,100 塩基の DNA が

n 分子，1,300 塩基の DNA が n 分子，1,000 塩基の DNA が $2^{n+1} - 2n - 2$ 分子

(4) 好熱菌

〔出題者が求めたポイント〕

PCR 法(ポリメラーゼ連鎖反応法)に関する問題。PCR 法は，特定の DNA 配列を短時間で大量に増幅する分子生物学の基礎的手法である。

(1)(2)(3) 1,400 塩基のオリジナルの DNA 分子の数は，サイクル数が増えても変化しない。また 1,400 塩基のオリジナルの DNA 分子から複製される DNA は，プライマーの外側の配列を一方だけ含み，サイクルごとに 1 分子ずつ増えていく。1,000 塩基の DNA は第 2 サイクルから現れ，以降指数関数的に増加していく。

(4) PCR 法でしばしば使用される DNA ポリメラーゼは，温泉等に生息する *Thermus aquaticus* から単離された。

❼

〔解答〕

(1) 岡崎フラグメント　　(2) B　D

(3) DNA リガーゼ

(4) DNA ポリメラーゼは鋳型となる鎖に対し，新しいヌクレオチド鎖を 5′ 末端から 3′ 末端への方向でのみ伸長するため。(53字)

(5) 半保存的複製

(6) プライマーが分解された後，その部分は複製されることがなく 1 本鎖のままとなるため，ラギング鎖はプライマーの分だけ短くなる。(60字)

(7) DNA ポリメラーゼの校正機能により，次のヌクレオチドを伸長させる前に誤ったヌクレオチドを除去し正しい塩基に置換する。(58字)

〔出題者が求めたポイント〕

DNA 複製に関する知識を問う問題と論述問題。

(2) A．プライマー配列は RNA である。C．一般にプライマーの長さは 5 ～ 10 ヌクレオチドとされる。E．原核生物でもプライマー配列は存在する。F．プライマーゼによって合成される。

(6) 真核生物の DNA の末端には特定の塩基配列が繰り返されるテロメアという配列があり，複製をするたびに短くなる。

(7) それでも残る複製エラーや，紫外線，化学物質等による損傷のある配列を修復する機構が複数存在する。例えばヌクレアーゼで損傷のある配列が切り出され，DNA ポリメラーゼによって新たに合成され，DNA リガーゼが連結する。

平成27年度

問 題 と 解 答

英　語

問題　　　　　　　27年度

〔問 1〕次の英文を読んで、下記の設問に答えなさい。

　　Within the school, a range of environmental conditions may enhance health, well-being, and academic performance, or if not well designed and managed, they can undermine these goals. ^(ア)(＿＿＿) (＿＿＿) (＿＿＿) (＿＿＿) (＿＿＿＿) as lighting, temperature and humidity, and noise.

　　Adequate, even, glare-free, balanced-spectrum lighting is an important environmental asset in schools. Good lighting ^(イ)(＿＿＿) (＿＿＿) (＿＿＿) (＿＿＿) (＿＿＿), improve health and learning, enhance safety, reduce vandalism, and help students connect visually to their environment. Optimal lighting provides daylight and outdoor views in all classrooms and work areas, combines daylight and electric lighting to prevent shadows and areas of poor illumination during dark or cloudy periods, and offers flexible lighting controls. A well-designed approach to lighting may improve general health and well-being; prolonged periods of low light levels such as those occurring in winter at high latitudes ^(ウ)(＿＿＿) (＿＿＿) (＿＿＿) (＿＿＿) (＿＿＿) performance (*seasonal affective disorder*) for some people. Good lighting also appears ^(エ)(＿＿＿) (＿＿＿) (＿＿＿) (＿＿＿) (＿＿＿). In one series of studies, students with more daylight in their classrooms progressed more than 20 percent faster in math and reading skills ^(オ)(＿＿＿) (＿＿＿) (＿＿＿) (＿＿＿) (＿＿＿) without daylight did.

　　Maintaining appropriate temperature and humidity indoors is important for the health and comfort of building occupants. ^(カ)(＿＿＿) (＿＿＿) (＿＿＿) (＿＿＿) (＿＿＿) the range of 21 to 23℃, and optimal humidity is between 40 and 60 percent. Excessively dry air can increase the ^(キ)(＿＿＿) (＿＿＿) (＿＿＿) (＿＿＿) (＿＿＿), a problem corrected by humidifying the air, but excessive humidity promotes the growth of mold and the persistence of both cockroach and dust mite allergens. ^(サ)<u>The term sick building syndrome has been used to describe a set of symptoms reported by people living or working in buildings with indoor air problems. These symptoms include irritation of the nose, eyes, and mucous membranes; fatigue; dry skin; and headaches.</u> Although sick building syndrome has not been widely described in schoolchildren, its occurrence in other ^(ク)(＿＿＿) (＿＿＿) (＿＿＿) (＿＿＿) (＿＿＿) the importance of good indoor air quality.

　　Noise is any unwanted sound that interferes with classroom communication and is both disturbing and detrimental to learning. Noise can be generated by many sources, including other students (both inside and outside the classroom), band practice, ventilation systems, and nearby vehicular traffic. ^(ケ)(＿＿＿) (＿＿＿) (＿＿＿) (＿＿＿) (＿＿＿) student learning and staff productivity and well-being. Both acute and chronic noisy conditions undermine learning. ^(シ)<u>Noise not only interferes with teacher-student and student-student communication; it also reduces students' attention and memory, and thus motivation and academic achievement, and produces stress, as manifested by increased blood pressure and heart rates.</u> Teachers in noisy conditions can experience mental and voice fatigue. To reduce noise exposure, learning spaces should be located away from noise sources such as cafeterias and athletic areas. Appropriately designed walls, floors, ceilings, and roofs, in conjunction with acoustical treatments, can

$^{(\exists)}$(_____) (_____) (_____) (_____) (_____) spaces significantly.

出典：Ed. by Andrew L. Dannenberg, Howard Frumkin, and Richard J. Jackson. *Making Healthy Places.* Washington: Island Press, 2011.

(1) 下線部(ア)〜(コ)に入るように各語群にある語句を並べ替えなさい。但し、文頭に来る語句も小文字で示してある。

(ア) 語群:　examples / factors / include / physical / such

(イ) 語群:　can / design / energy / expenditures / reduce

(ウ) 語群:　and / can / cause / depression / reduced

(エ) 語群:　academic / improved / performance / predict / to

(オ) 語群:　classrooms / counterparts / in / than / their

(カ) 語群:　in / indoor / is / optimal / temperature

(キ) 語群:　infections / of / respiratory / risk / upper

(ク) 語群:　a reminder / as / of / serves / settings

(ケ) 語群:　excessive / in / noise / schools / threatens

(コ) 語群:　adjacent / noise / reduce / to / transmission

(2) 下線部(サ)を和訳しなさい。

(3) 下線部(シ)を和訳しなさい。

〔問 2〕次の英文を読んで、下記の設問に答えなさい。

Not so long ago, it seemed like the fight against infectious diseases was nearly won. The discovery of penicillin in 1929 gave clinicians their first weapon to combat common ailments (ア) pneumonia, gonorrhea, and rheumatic fever. In the decades that followed, medical researchers discovered (イ) 150 other types of antibiotics. These widely hailed "wonder drugs" were so successful that U.S. Surgeon General William Stewart announced in 1967, "^(ク)The time has come to close the book on infectious diseases."

Stewart and most of his contemporaries greatly underestimated the ability of bacterial pathogens to adapt to these life-saving medicines. Almost (ウ) clinical use of penicillin began in 1946, the first drug-resistant pathogens appeared. During the golden age of antibiotic development (the 1940s to the 1960s), the spread of antibiotic resistance was balanced by the continued discovery and deployment of new classes of antibiotics. (エ) starting in the 1970s, a dwindling interest and ability of the pharmaceutical industry to develop new antibiotics resulted in a 40-year period when virtually no new broad-spectrum classes of antibiotics were brought to the market. (オ), companies focused on modifying the chemical scaffolds of already approved classes of antibiotics.

During this innovation gap, bacterial evolution did not cease. Consequently, drugs that were (カ) effective in treating a broad spectrum of infectious bacteria are now useful for fewer and fewer infections. Certain bacteria, including strains of *Escherichia coli* and *Klebsiella pneumonia*, are now resistant to all major antibiotics—even carbapenems, which have long been the drug of last resort to treat afflictions such as lung infections. (キ) dwindling treatment options, the mortality rate from those infections in the United States is (ク) 50 percent. In effect, for some diseases we are now living in a post-antibiotic age.

According to a September 2013 report from the U.S. Centers for Disease Control and Prevention (CDC), treatment of antibiotic-resistant infections adds $35 billion in health care costs and 8 million hospital days per year in the United States. A recent drug-resistant *Salmonella* outbreak (ケ) contaminated chicken meat was linked to nearly 300 illnesses across 18 states, sickening infants and nonagenarians alike. At least 23,000 Americans die each year from infections, many caused by the superbug methicillin-resistant *Staphylococcus aureus* (MRSA), because doctors have run (コ) drugs with which to treat them.

Government agencies are (サ) considering incentives to support renewed antibiotic drug development, but these initiatives have not yet had a direct impact on the drug development pipeline. As a result the number of antibiotics approved by the Food and Drug Administration (FDA) (シ) a record low of one new antibiotic in the five-year period from 2008 to 2012, down from 16 new drugs in the years from 1983 to 1987. CDC Director Tom Frieden recently warned, "If we don't act now, our medicine cabinet will be empty and we won't have the antibiotics we need to save lives." In reality, the development of new antibiotics is only (ス) the solution, as pathogens will inevitably develop resistance to even the most promising new compounds.

To save the era of antibiotics, scientists must figure out （　セ　） it is about bacterial pathogens that makes resistance inevitable. By studying the suite of genes—collectively known as the *resistome*—that can turn a susceptible pathogen （　ソ　） a superbug, (チ)<u>researchers may be able to uncover the Achilles heel of these multiple drug-resistant strains</u>.

出典：Gautam Dantas and Morten O. A. Sommer, "How to Fight Back Against Antibiotic Resistance." *American Scientist* January-February 2014.

(1) 文中の（　ア　）〜（　ソ　）それぞれに入る最もふさわしい語句はどれか、①〜⑮のうちから１つずつ選びなさい。但し、文頭に来る単語も小文字で示してある。同じ語句を２度使うことはない。

① approaching　② as soon as　③ belatedly　④ but　⑤ due to
⑥ hit　⑦ instead　⑧ into　⑨ like　⑩ more than
⑪ out of　⑫ part of　⑬ previously　⑭ what　⑮ with

(2) 下線部(タ)を和訳しなさい。

(3) 下線部(チ)を和訳しなさい。

〔問 3〕空所に入る最もふさわしい語句を①～⑤から 1 つ選びなさい。

(1) I owe a (　　) of gratitude to my colleagues who helped me through the tough times.
① debt　　　　② life　　　　③ success　　　④ token　　　⑤ word

(2) We were worried that she would suffer respiratory arrest at (　　) moment.
① all　　　　② any　　　　③ other　　　④ short　　　⑤ very

(3) (　　) enough, every parent is protective of their children.
① Having　　② Only　　　③ Saying　　④ Sure　　　⑤ Well

(4) It didn't take (　　) for the freshmen students to find their way around campus.
① after　　　② back　　　③ long　　　④ them　　　⑤ up

(5) The practice of washing hands is a major way to control infections in health-care (　　).
① insurance　② medicine　③ nursing　　④ pharmacy　⑤ settings

(6) Many people in town wanted to hold a (　　) service in honor of the late mayor.
① civil　　　② community　③ diplomatic　④ memorial　⑤ personal

(7) The story was fascinating with its twists and (　　) until the very end.
① characters　② plots　　　③ suspense　④ tragedy　　⑤ turns

(8) You cannot (　　) a price on the great work that is going on to preserve biodiversity.
① have　　　② make　　　③ pay　　　④ put　　　⑤ show

(9) I am (　　) that she will run for president next term.
① convinced　② convincement ③ convincible　④ convincing　⑤ convincingly

(10) Life-threatening allergic reactions would require you to get medical help (　　) away.
① break　　　② far　　　　③ get　　　④ just　　　⑤ right

〔問 4〕次の英文を読んで、下記の設問に答えなさい。

　　Air travel has always been rich with conspiracy theories and urban legends. I've heard it all. Nothing, however, gets me sputtering more than the myths and exaggerations about cockpit automation—(1)the idea that modern aircraft are flown by computer, with pilots on hand merely as a backup in case of trouble. In some not-too-distant future, we're told, pilots will be engineered out of the picture altogether.

　　For example, in a 2012 *Wired* magazine story on robotics, a reporter had this to say: "A computerized brain known as the autopilot can fly a 787 jet unaided, but irrationally we place human pilots in the cockpit to babysit the autopilot, just in case."

　　That's about the most reckless and grotesque characterization of an airline pilot's job I've ever heard. To say that a 787, or any other airliner, can fly "unaided" and that pilots are on hand to "babysit the autopilot" isn't just hyperbole or a poetic stretch of the facts. It isn't just a little bit false. It's totally false. (2)And that a highly respected technology magazine wouldn't know better and would allow such a statement to be published shows you just how pervasive this mythology is. Such assertions appear in the media all the time, to the point where they are taken for granted.

　　One thing you'll notice is that purveyors of this claptrap tend to be journalists or academics—professors, researchers, etc.—rather than pilots. (3)Many of these people, however intelligent they are and however valuable their work might be, are highly unfamiliar with the day-to-day realities of commercial flying. Pilots too are occasionally part of the problem. "This plane practically flies itself!" one of us might say. We're often our own worst enemies, enamored of gadgetry and, in our attempts to explain complicated procedures to the layperson, given to dumbing down. We wind up painting a caricature of what flying is really like—in the process undercutting the value of our profession.

　　Essentially, high-tech cockpit equipment assists pilots in the way that high-tech medical equipment assists physicians and surgeons. It has vastly improved their capabilities, but it by no means diminishes the experience and skill required to perform at that level and has not come remotely close to rendering them redundant. A plane is able to fly itself about as much as the modern operating room can perform an operation by itself. "Talk about medical progress, and people think about technology," wrote the surgeon and author Atul Gawande in a 2011 issue of *The New Yorker*. "(4)But the capabilities of doctors matter every bit as much as the technology. This is true of all professions. What ultimately makes the difference is how well people use technology." That about nails it.

　　　　　　　出典 : Patrick Smith, *Cockpit Confidential*. Naperville: Sourcebooks, 2013.

(1) 下線部(1)を和訳しなさい。

(2) 下線部内にある such a statement を具体的に示しながら、下線部(2)を和訳しなさい。

(3) 下線部内にある these people を具体的に示しながら、下線部(3)を和訳しなさい。

(4) 下線部(4)を和訳しなさい。

〔問 5〕次の和文を英訳しなさい。

現在のイギリスの教育の根底を流れている考え方に「子どもは話すことによって学ぶ」という理念がある。自分の理解を確かめるために質問をしたり、互いに議論したりすることが思考を発展させることにつながると考えられているわけである。年齢が進み、議論をするような際には、種々の違った見解をそれぞれ考えてみたり、取捨選択したり、要約したり、証拠となるものを引用したり、説得力のある議論を構築することなどの指導を受けるようになるが、この際も話すことと考えることは関連づけて捉えられている。

　　　　　出典：山本麻子『ことばを鍛えるイギリスの学校』　岩波書店　2012 年。

数　学

問題　　　　　　　　27年度

1 　次の(1)から(5)までの各問いに答えよ。最終的な解答は答の欄に記入すること［配点 70 点］。

(1) $x^2 + x + 1 = 0$ の相異なる解を α, β とするとき，

$\alpha^{-2015} + \alpha^{-2014} + \cdots + \alpha^{-2} + \alpha^{-1} + 1 + \beta + \beta^2 + \cdots + \beta^{2014} + \beta^{2015}$ の値を求めよ［10 点］。

(2) 実数全体で定義された関数 $f(x)$ が，次の３つの条件 (ⅰ), (ⅱ), (ⅲ) をすべて満たしている。関数 $f(x)$ を求めよ［15 点］。

(ⅰ) すべての実数 x について微分可能で，$f'(0) = 1$ である。

(ⅱ) すべての実数 x について，$f(x) > 0$ である。

(ⅲ) すべての実数 x, y について，$f(x + y) = f(x)f(y)e^{-xy}$ が成り立つ。

1 （続き）

(3) 数列 1, 1, 2, 1, 1, 2, 3, 2, 1, 1, 2, 3, 4, 3, 2, 1, 1, 2, 3, 4, 5, 4, 3, 2, 1, 1, 2, ……
の第 n 項を a_n とする［15 点］。

① 初めて，$a_n = 7$ となる n を求めよ。

② 初めて，$a_n = m$ となる n を l とするとき，$\displaystyle\sum_{k=1}^{l} a_k$ を求めよ。

(4) $m,\ n$ は $m \geqq n$ を満たす自然数とする［15 点］。

① $\dfrac{1}{m} + \dfrac{1}{n} = \dfrac{1}{8}$ を満たす自然数の組 $(m,\ n)$ をすべて求めよ。

② p を 3 以上の素数，t を自然数とするとき，$\dfrac{1}{m} + \dfrac{1}{n} = \dfrac{1}{p^t}$ を満たす自然数の組

$(m,\ n)$ を $p,\ t$ を用いて表せ。

1　（続き）

(5) c を定数とし，3次方程式 $2x^3 + 7x^2 + 4x + c = 0$ は，相異なる3個の実数解を持つとする［15点］。

　① 定数 c の値の範囲を求めよ。

　② 異なる3つの解を α, β, γ $(\alpha < \beta < \gamma)$ として，β が $\beta < -1$ を満たすとき，c の値の範囲と解 α, γ の値の範囲をそれぞれ求めよ。

2 点 O を原点とする座標空間に，4 点 A$(-2,\ 3,\ 1)$, B$(-1,-1,-2)$, C$(1,\ 1,\ 1)$, P$(3,\ a,\ 0)$ がある。次の各問いに答えよ［配点 40 点］。

(1) 点 A から直線 OB に引いた垂線と直線 OBとの交点を G とするとき，線分 OG の長さを求めよ。

(2) 点 C から平面 OAB に引いた垂線と平面 OABとの交点を H とするとき，線分 CH の長さと四面体 OABC の体積をそれぞれ求めよ。

(3) 四面体 OABC の外接球の中心と半径をそれぞれ求めよ。

(4) 四面体 OABP の体積が，四面体 OABC の体積の半分となるとき，定数 a の値を求めよ。

3 　1 から m までの m $(m \geqq 2)$ 個の自然数からなる順列 $a_1, \cdots, a_m$ を考える。

$a_i \neq i$ $(i = 1, \cdots, m)$ を満たす順列の個数を N_m で表す。次の各問いに答えよ［配点 40 点］。

(1) N_2，N_3，N_4，N_5 をそれぞれ求めよ。

(2) $m \geqq 4$ のとき，N_m を N_{m-1}，N_{m-2} を用いて表せ。

(3) $\dfrac{N_m}{m!}$ を m を用いて表せ。

物　理

問題

27年度

〔問 1〕次の設問 (1) 〜 (4) に答えよ。計算問題は、導出過程も簡潔にまとめて記し、解答は解答欄に記すこと。

(1)　図のように、長さが l で質量が $4m$ の一様な細い棒を壁に立てかけた。棒と床面のなす角は $30°$ で、棒と壁の間では摩擦がなく、棒と床との間では摩擦がはたらいている。さらに、床側から棒に沿って測った距離が $\frac{2}{3}l$ となる位置に、軽い糸で質量 m の小球をつり下げた。重力加速度の大きさを g として以下の各問いに答えよ。

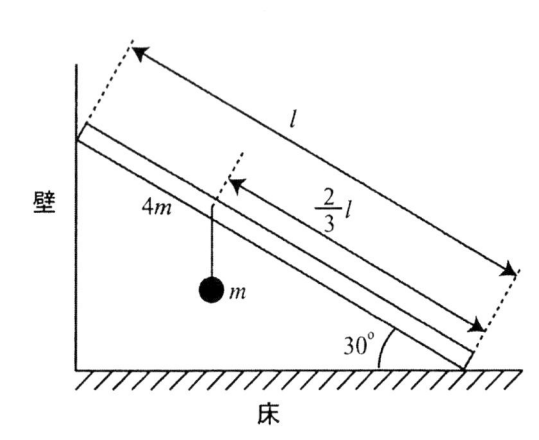

① 壁が棒を押す力の大きさを求めよ。

② 床側から棒に沿って測った距離が $\frac{2}{3}l$ から l の間で、棒のどの位置に小球をつり下げても棒が滑らないための、棒と床面との間の静止摩擦係数 μ の満たすべき条件を求めよ。

(2)　音速は、20℃の空気中では 344 m/s、水中では 1480 m/s である。20℃の空気中で振動数 450 Hz の音源から出た音が、同じ温度の水中に進むとき、水中での音の振動数はいくらか。単位も記すこと。

(3) 　地上で振らせたとき、周期が T_0 である単振動を行う単振り子がある。この単振り子を一定の大きさの加速度で加速しながら上昇しているエレベーターの中で振らせたときの周期を T_1、同じ大きさの加速度で加速しながら下降しているエレベーターの中で振らせたときの周期を T_2 とする。ただし、エレベーターの加速度は、重力加速度の大きさよりも小さく、空気抵抗の影響は無視できるものとする。このとき、T_0、T_1、T_2 の間の関係として、次の （ア） ～ （ケ） の中から正しいものを選び、記号で答えよ。

(ア) $T_0 < T_1 < T_2$ 　　　(イ) $T_0 < T_2 < T_1$ 　　　(ウ) $T_1 < T_0 < T_2$ 　　　(エ) $T_1 < T_2 < T_0$

(オ) $T_2 < T_1 < T_0$ 　　　(カ) $T_2 < T_0 < T_1$ 　　　(キ) $T_0 < T_1 = T_2$ 　　　(ク) $T_1 = T_2 < T_0$

(ケ) $T_0 = T_1 = T_2$

(4) 　図のように、十分に長い 2 本の導線 A、B を、原点 O を中心に水平方向に $2d$ 離して平行に張った。導線 A には紙面に垂直に裏から表へ、導線 B には紙面に垂直に表から裏へ、同じ大きさ I の電流を流した。原点 O から紙面内で図の真上の方向に d 離れた点 P での磁場の大きさを求めよ。また、点 P での磁場の向きを、図の**ア～ク**の中から選べ。

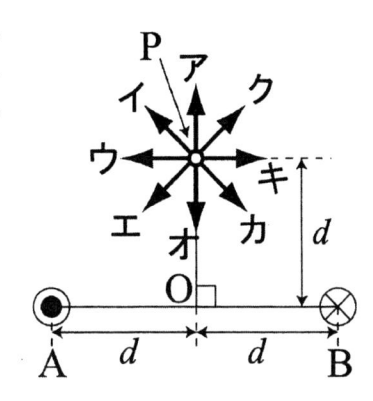

〔問2〕図のような水平面A、B と垂直面C、D をもつ、質量 M の台 S があり、台 S の面 A 上に質量 m の小物体P が置かれている。面 A の左右方向の長さは l であり、面 A は面 B から高さ h のところにあるとする。ただし、台 S と床の間の摩擦力は無視できるほど小さいが、小物体P と面 A との間には摩擦があり、静止摩

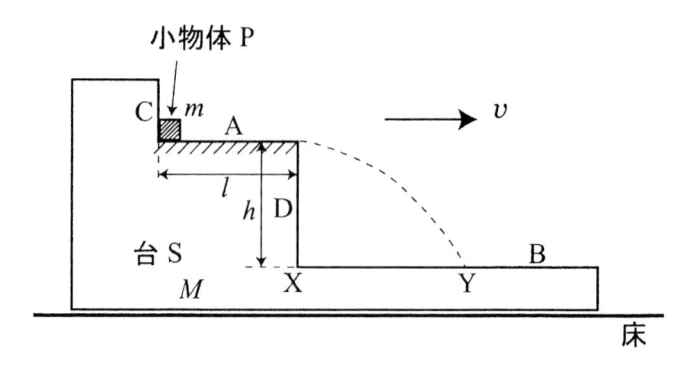

擦係数は μ、動摩擦係数は μ' であるとする。また、台 S の質量 M は、小物体の質量 m に比べて大きく、小物体P および台 S は紙面に垂直な方向には運動しない。重力加速度の大きさを g として、台 S と小物体P の運動について以下の各問いに答えよ。計算問題は導出過程も簡潔にまとめて記し、解答は解答欄に記すこと。

I. はじめ、小物体P は面 A 上で面 C と接触して置かれており、台 S 全体は床に対して図の右の方向に一定の速さ v で等速度運動をしていた。

(1) 床に静止している観測者から見た、小物体P と台 S とを合わせた全体の運動量の大きさを求めよ。

II. その後、きわめて短い時間 Δt の間に台 S に一定の力が加えられた結果、台 S は左の方向にはじめの2倍の速さ $2v$ で等速度運動をした。

(2) 時間 Δt の間に、台 S に生じた加速度の大きさを求めよ。

III. 台 S が運動の向きを変えた後、小物体P は面 C を離れ、面 A 上で運動を始めた。

(3) 小物体P が面 C を離れるための静止摩擦係数 μ の大きさの条件を求めよ。

(4) 小物体P が面 C を離れるときの、台 S に対する速さを求めよ。ただし、時間 Δt の間は、小物体P の面 A 上での移動は無視できるとする。

IV. その後、小物体P は面 A 上から飛び出し、面 B 上に落下した。

(5) 小物体P が面 A から飛び出す直前に、床に静止している観測者から見た小物体P の速度を求めよ。ただし、小物体P が面 A 上を移動する間、台 S の速さは $2v$ のままであったとする。また、右向きに動くときの速度を正とせよ。

(6) 面 D と面 B の交線 X から、小物体P が落下した面 B 上の点 Y までの距離を求めよ。

〔問3〕図(a)のように、屈折率 n_1 の透明な材質で作られた全長 L のまっすぐな円柱状の光ファイバーがある。この光ファイバーを屈折率 n_2 の溶液中に置き、左端の面 P の中心 O を通して単色光を入射させる。この入射角を i とする。光は面 P の境界で屈折して入射し、その後光ファイバーの壁面に入射角 j で入射するが、一部は屈折してファイバーの外に失われ、一部が反射角 j で反射しながら進み、右端の面 Q に到達する。ただし、面 P と面 Q は、中心軸に垂直であり、L はファイバーの直径よりも十分に長いものとする。また、n_1

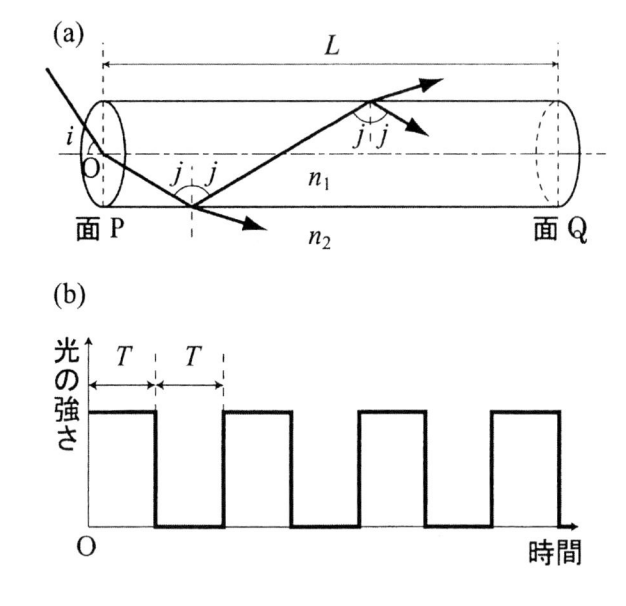

と n_2 との間には $n_1 > n_2$ の関係があるとして、以下の各問いに答えよ。計算問題は導出過程も簡潔にまとめて記し、解答は解答欄に記すこと。

I. まず、光の入射角と反射角との関係について考える。面 P における入射角が、ある特別な値 i_c かそれより小さくなったとき、光はファイバーの外に失われることなく反射し、面 Q に到達した。面 P における入射角が i_c であるときの光ファイバーの壁面における光の入射角を j_c とする。

(1)　このように、光の屈折率の異なる媒質間において、光が屈折率の大きい媒質側から屈折率の小さい媒質側に漏れることなく反射することを何というか。

(2)　$\sin j_c$ を、n_1、n_2 を用いて表せ。

(3)　$\sin i_c$ を、n_1、n_2 を用いて表せ。

II. 次に、光の面 P への入射角 i と、光が面 P から面 Q まで到達するのにかかる時間の関係を考える。ただし、真空中の光の速さを c とする。

(4)　$i = 0$ のときに、光が面 P から面 Q まで到達するのにかかる時間を、n_1、n_2、L、c から必要なものを用いて表せ。

(5)　$i = i_c$ のときに、光が面 P から面 Q まで到達するのにかかる時間を、n_1、n_2、L、c から必要なものを用いて表せ。

III.　図(b)のように時間 T の幅で明暗をくり返す長方形の光パルスを、0 から i_c までのさまざまな入射角で面 P の中心 O から入射させて面 Q で観測すると、光パルスの明るい時間が長くなり、暗い時間が短くなった。

(6)　面 Q で観測する光パルスの明るい部分が重なり、明るいままになる T の条件を、n_1、n_2、L、c から必要なものを用いて表せ。

〔問4〕図のように、起電力Vの電池、インダクタンスLのコイル、抵抗値Rの抵抗、容量Cのコンデンサーが、スイッチS_1およびS_2で接続された回路がある。最初、スイッチS_1およびS_2は開かれていて、コンデンサーに蓄えられた電気量は0であるとする。電池の内部抵抗や導線およびコイルの抵抗は無視できるものとして、以下の各問いに答えよ。計算問題は、導出過程も簡潔にまとめて記し、解答は解答欄に記すこと。

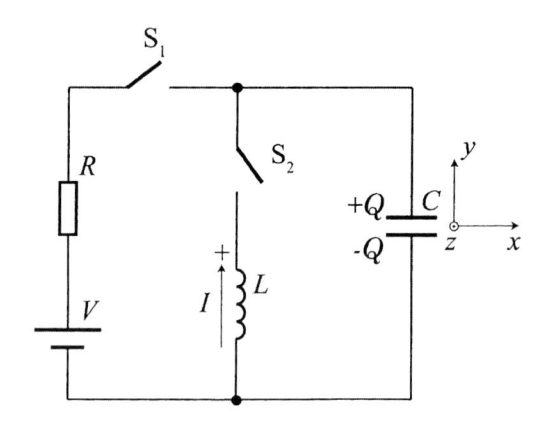

I. まず、スイッチS_1を閉じた。

(1) スイッチS_1を閉じた直後に抵抗に流れた電流を求めよ。

(2) 十分時間が経った後に、コンデンサーに蓄えられた電気量の大きさを求めよ。

(3) 十分時間が経った後に、コンデンサーに蓄えられた静電エネルギーを求めよ。

II. 次に、スイッチS_1を開き、スイッチS_2を閉じた。スイッチS_2を閉じた瞬間の時刻tを$t=0$とする。

(4) コンデンサーに蓄えられた電気量が振動するとき、振動の周期を求めよ。

(5) コイルを流れる電流の最大値を求めよ。

(6) 図のようにコンデンサーの上側の極板に蓄えられている電気量Qとコイルを流れる電流Iは、時間tとともにどのように変化するかを、Qは実線で、Iは破線で、それぞれ同じグラフに図示せよ。電流Iは、コイルを上向きに流れる方向を正の方向とする。ただし、(4)で求めた周期をTとして、$0 \leqq t \leqq 2T$の範囲を必ず図に含み、また、(2)で求めた電気量をQ_0、(5)で求めた電流をI_0とし、縦軸にQとIそれぞれについて、最大値と最小値も示すこと。

Ⅲ. 最後に、Ⅱ の場合に、コンデンサーから真空中に x 軸方向にのみ電磁波が放射されている場合を考える。ただし、電磁波の放射によって、電流や電磁波は減衰しないものとする。

(7) 図の x 軸方向に放射される電磁波では、x、y、z 軸方向のそれぞれに対応する電場の3つの成分 E_x、E_y、E_z と磁場の3つの成分 H_x、H_y、H_z は x 軸方向に沿ってどのように空間変化しているか、有限の値を持って変動する（常にゼロとなることはない）成分のものだけを 2つ 選び、グラフに図示せよ。ただし、電磁波の波長をλとして $0 \leqq x \leqq 2\lambda$ の範囲を必ず図に含み、縦軸にはどの成分を示しているかを必ず記入すること。時刻は各成分が有限の値を持つ任意の時刻を選んで良いが、2つの成分は同時刻のものを示すこと。各成分の最大値・最小値を明示する必要はない。紙面の垂直手前方向を z 軸の正の方向とする。

(8) $L = 0.050\,\mathrm{mH}$、$C = 0.020\,\mu\mathrm{F}$ の場合、真空中に放射される電磁波の波長を求めよ。ただし、光の速さを $3.0 \times 10^8\,\mathrm{m/s}$ とする。単位も記すこと。

(9) (8)の波長の電磁波は、次の（ア）～（キ）のいずれであるかを選び、記号で答えよ。
　（ア）長波　　（イ）短波　　（ウ）赤外線　　（エ）可視光線　　（オ）紫外線
　（カ）X 線　　（キ）γ 線

(10) 電磁波のうち、(9)で記されたもの以外にも、「超短波」や「マイクロ波」とよばれるものがある。この「超短波」や「マイクロ波」は、医療においてどのように用いられているか。例を一つあげて、「超短波」や「マイクロ波」との関係を含めて説明せよ。

〔問 5〕図のように、単原子分子からなる物質量 n の理想気体が、断面積 S の円筒容器に閉じ込められている。円筒容器に垂直に取り付けられたピストンの質量は m であり、円筒容器内を円筒の中心軸方向になめらかに動く。円筒容器内部には、中の気体の温度を調節できる熱源が取り付けられており、円筒容器やピストンは断熱材でできている。また、円筒容器の外の圧力は、つねに p である。

　最初、図(a)のように、円筒容器は中心軸が水平になるように置かれており、ある温度でピストンの下面は、円筒容器内部の底面から距離 h_0 の位置で静止していた。気体定数を R、重力加速度の大きさを g として以下の各問いに答えよ。ただし、理想気体の温度・圧力は容器内でいつも一様であるとする。計算問題は、導出過程も簡潔にまとめて記し、解答は解答欄に記すこと。

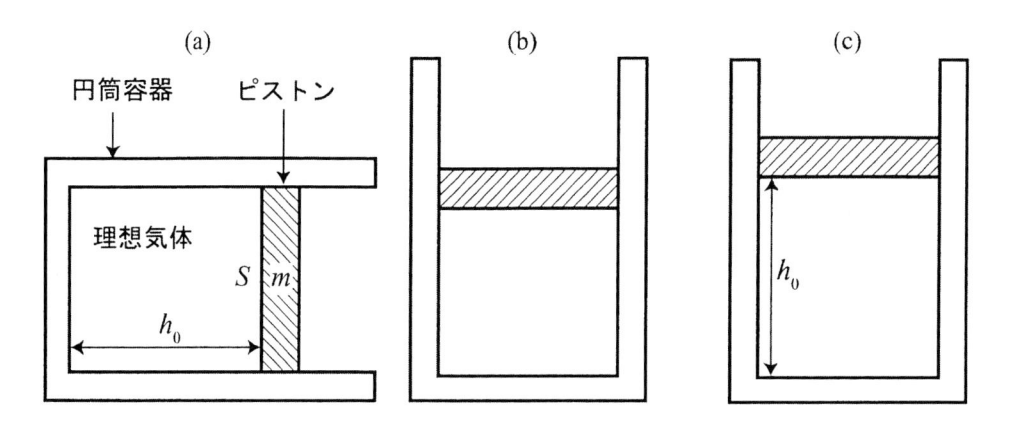

I. まず、理想気体の温度を一定に保ちながら、図(b)のように円筒容器を中心軸が鉛直方向になるまでゆっくりと回転させた。
(1) 図(b)の状態でのピストン下面から円筒容器内部の底面までの距離を求めよ。

II. 次に、理想気体に熱を加えたところ、ピストンがゆっくりと上昇し、図(c)のようにピストンの下面から円筒容器内部の底面までの距離が h_0 となった。
(2) 図(c)の状態での理想気体の温度はいくらか。

III. 図(b)の状態から図(c)の状態に移る過程を考える。
(3) 理想気体が外部にした仕事はいくらか。
(4) 理想気体の内部エネルギーの変化はいくらか。
(5) 理想気体に加えられた熱量はいくらか。

化 学

問題

27年度

〔問1〕次の文章を読み，設問 (1)〜(7) に答えよ。

気体Aは石油が燃焼するときに生じる硫黄化合物である。気体Aは ア ガスとも呼ばれる刺激臭の有毒気体であり大気汚染の原因となる。さらに，気体Aは大気中で酸化されると あ となり，これらが雨水に溶けると イ の原因になる。そこで，(a)気体Aを含む排煙を消石灰と反応させて気体Aを ア 塩として除去する方法が用いられている。

実験室で硫黄化合物に関する実験1〜実験4を行った。

(実験 1) 図1のような装置を組み立てて「硫酸」と銅片を加熱して反応させ，生じた気体Aをコニカルビーカーに入れた 1.0×10^{-2} mol/L の過マンガン酸カリウム水溶液 70 mL に吸収させた。

図1

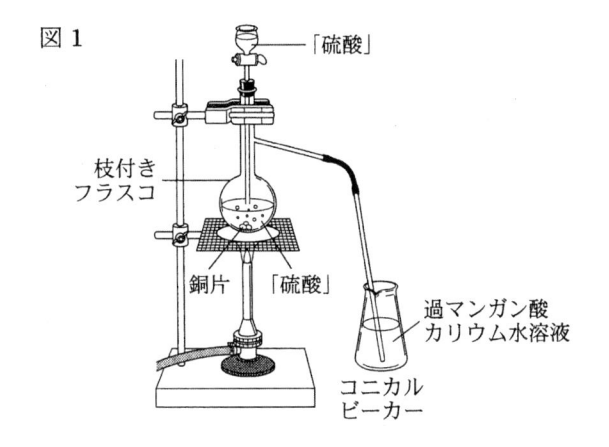

「硫酸」
枝付き
フラスコ
銅片 「硫酸」
過マンガン酸
カリウム水溶液
コニカル
ビーカー

(実験 2) 実験 1 の終了後，コニカルビーカーに「硫酸」を少量加え，バーナーで約 70 ℃ に加熱してから，2.0×10^{-2} mol/L のシュウ酸水溶液を滴下していったところ，12.5 mL 加えたところで溶液の色が変化した。

(実験 3) 二股試験管を用いて硫化鉄(Ⅱ)に「硫酸」を加えて発生させた気体を水に溶解させた。(b)この水溶液に気体Aを吸収させると溶液が白濁した。

(実験 4) ジエチルエーテルを合成するため，図1の装置を組みなおしてエタノールと「硫酸」を反応させた。

設　問

(1) ［　ア　］，［　イ　］に適切な語句を，［　あ　］に適切な化学式を記入せよ。

(2) 下線部 (a) と (b) の反応の反応式を書け。

(3) 実験 1〜実験 4 の「硫酸」は濃硫酸か希硫酸のいずれかである。実験 1〜実験 4 を「硫酸」の代わりに塩酸を用いて実施しても同じ結果が得られる場合は〇を，得られない場合は×を記入し，その理由をそれぞれ説明せよ。

(4) 実験 2 でコニカルビーカーを加熱する理由を説明せよ。

(5) 実験 2 の結果から，実験 1 で発生した気体 A の標準状態における体積を有効数字 2 桁で求めよ。計算の過程も記すこと。

(6) 実験 4 では図 1 と同じ装置を組むだけでは不十分である。ジエチルエーテルを効率よく回収するために，さらに必要な器具や操作法として不適切なものを次の中から一つ選び，記号で答えよ。また，その理由を説明せよ。
a.　枝付きフラスコを油浴で加熱する。
b.　シリコン栓を通して温度計を入れ，その球部の高さは枝付きフラスコの枝元に合わせる。
c.　枝付きフラスコの液体に沸騰石を入れておく。
d.　枝付きフラスコにリービッヒ冷却器を接続して発生した気体を通す。
e.　ジエチルエーテルの捕集は，口に綿をつめた空のコニカルビーカーを氷水で冷却しながら行う。

(7) 生体を構成しているタンパク質も硫黄を含んでいる。水溶液中の硫黄を含むタンパク質の検出方法として最も適当なものを次の中から一つ選び，記号で答えよ。また，その方法によって観察される変化を書け。
a.　水酸化ナトリウム水溶液を加えて加熱し，酢酸で中和後，酢酸鉛(Ⅱ)水溶液を加える。
b.　水酸化ナトリウム水溶液と硫酸銅(Ⅱ)水溶液を加える。
c.　濃硝酸を加えて加熱し，冷却後アンモニア水を加える。
d.　ニンヒドリン水溶液を加えて加熱する。
e.　硫酸酸性の二クロム酸カリウム水溶液を加えて加熱する。

〔問 2〕次の文章を読み，設問 (1)〜(6) に答えよ。ただし，気体は全て理想気体として
ふるまい，気体定数は 8.3×10^3 Pa·L/(K·mol)，原子量は O = 16，P = 31 とする。

　空間を飛んでいた気体分子 A が水に溶けるとき，気体分子の　ア　エネルギーは
著しく減少してエネルギー的に安定になり，その減少したエネルギーは　イ　エネ
ルギーに変換される。よって，気体分子 A が水と反応しない場合には，水に溶解する
ときの熱化学方程式は次のようになる。

$$A(気) + aq = Aaq + Q\,kJ \quad (Q>0)\cdots①$$

　式①より，(a)一般に気体の水への溶解度は，温度が低いときほど大きくなることが推
定できる。
　水への溶解度が小さく，水と反応しない気体の溶解度は，水に接している気体の圧
力（分圧）に比例する。この関係を　ウ　の法則という。例えば，酸素の圧力
（Pa）を横軸に，酸素の質量（mg）を縦軸に取り，水 1.0 L に対する酸素の溶解度を
表すと図1のグラフのようになる。

図1　（mg/水 1.0 L）

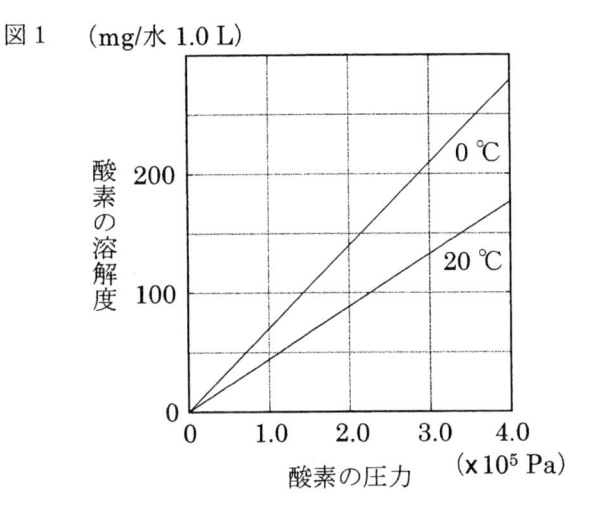

　一方，水と反応する塩化水素やアンモニアの水への溶解度は大きい。これらの水溶
液にそれぞれ存在する陽イオンの　エ　イオンや アンモニウムイオンはいずれも
分子とイオンの　オ　結合によって生成する。これらのイオンはいくら圧力を小さ
くしても元の気体に戻ることはできない。そのため，塩化水素やアンモニアなどのよ
うに水への溶解度の大きい気体では　ウ　の法則はあてはまらない。

設　問
(1)　ア　〜　オ　に適切な語句を記入せよ。

(2) 下線部 (a) についてその理由を説明せよ。

(3) 水中でアンモニウムイオンが生成する反応を例のような電子式を用いた反応式で表せ。

（電子式の例）　:C̈l:C̈l:　　[:C̈l:]⁻　　Na⁺

(4) 図1のグラフから正しいと思われる記述を<u>すべて選び</u>，記号で答えよ。
　a．一定温度では，水に溶解する酸素の物質量は水に接している酸素の圧力に比例する。
　b．一定温度では，水に溶解する酸素を標準状態に換算したとき，その体積は水に接している酸素の圧力に比例する。
　c．一定圧力では，水に溶解する酸素を標準状態に換算したとき，その体積は温度にかかわらず一定になる。
　d．一定圧力では，水に溶解する酸素の体積は温度にかかわらず一定になる。
　e．一定圧力では，酸素の水への溶解度は温度に反比例する。

(5) 酸素の圧力（Pa）を横軸に，その圧力下における酸素の体積（mL）を縦軸にとり，20 ℃ の水 1.0 L に対する酸素の溶解度を示すグラフを図2に書け。縦軸の目盛りに適当な数値を記入すること。

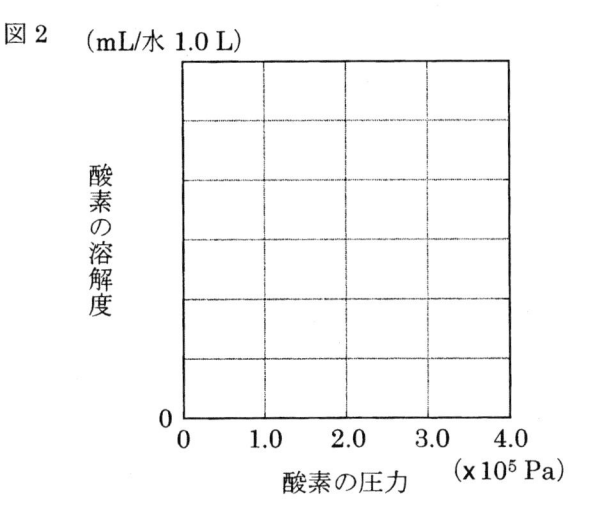

図 2　（mL/水 1.0 L）

酸素の溶解度

0

0　1.0　2.0　3.0　4.0

酸素の圧力　（×10⁵ Pa）

(6) 容積が 3.0 L の容器に 0.10 mol の空気を入れ，その中で (b)<u>赤リン 0.124 g を燃焼させた</u>のち，水を 1.0 L 加えた。この容器を 20 ℃ に保ちしばらく放置した。
　（ⅰ）下線部 (b) の反応式を書け。
　（ⅱ）容器内の酸素の分圧（Pa）を有効数字 2 桁で求めよ。ただし，空気は窒素と酸素が体積比 4：1 の割合で混合された気体で，水の体積は変化しないものとする。

〔問3〕次の文章を読み，設問 (1)〜(5) に答えよ。

分子式 $C_5H_{12}O$ の構造異性体A，B，C，D，Eがある。A〜Eの構造を決定するため以下に示す実験1〜実験4を行った。

（実験 1）単体のナトリウムの小片を加えると，いずれも気体が発生した。

（実験 2）A，Bに二クロム酸カリウムの希硫酸水溶液を加えて穏やかに加熱すると，いずれもアルデヒドが生成した。

（実験 3）濃硫酸を加えて加熱したところ，Aは変化しなかったが，BからはアルケンFが，CからはアルケンFとGが，DからはアルケンGとHが，EからはアルケンI，J，Kが得られた。なお，アルケンJとKは互いに立体異性体の関係にあった。

（実験 4）Hをオゾン分解すると，2種類のアルデヒドが生成した。なお，アルケンにオゾンを作用させて還元すると，図1に示すようにオゾニドを経てアルデヒドまたはケトンが生成する。この一連の反応はオゾン分解とよばれている。

図 1

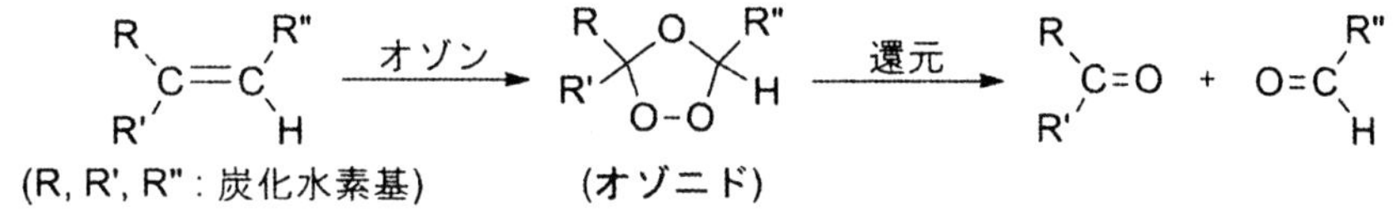

(R, R', R" : 炭化水素基)　　　　　（オゾニド）

設　問

(1) 次の文章の ア 〜 ウ にあてはまる数字を記せ。

分子式 $C_5H_{12}O$ の構造異性体のなかで，実験1の結果にあてはまる化合物は ア 種類存在し，その中で不斉炭素原子をもつものは イ 種類存在する。さらに，二クロム酸カリウムの希硫酸水溶液を加えて加熱しても不斉炭素原子をもつものは ウ 種類存在する。

(2) 構造が明確に区別できるようにJとKの構造式を書け。

(3) 実験3で生成したアルケンのなかで，すべての炭素原子が同一平面上に存在するアルケンはどれか，その記号と構造式を書け。

(4) Hをオゾン分解したときに得られた2つの化合物の構造式を書け。

(5) A〜Eの構造式を書け。

生　物

問題　　　　　　　27年度

〔問 1〕次の(1)～(11)の問いに，選択肢 A～F もしくは A～E から適切なものを選び，
　　　　記号で答えよ。

(1)　化石について正しいのはどれか。あてはまるものをすべて選べ。

- A.　示相化石は，生育環境を知る手がかりとなる。
- B.　示相化石は，生存年代が長いものほど有用である。
- C.　示準化石は，生育地域が狭いものほど有用である。
- D.　示準化石は，特定の時代区分を特徴（とくちょう）づけるものである。
- E.　地質時代前に繁栄した生物の子孫を，生きている化石という。
- F.　化石となった生物が生存した年代の推定には，放射性同位体が使われる。

(2)　生物の陸上進出と関連が深い現象はどれか。あてはまるものをすべて選べ。

- A.　胚膜（はい）の形成
- B.　染色体の倍加
- C.　オゾン層の形成
- D.　花粉管による受精
- E.　中枢神経系の獲得（かくとく）
- F.　大気中の二酸化炭素の増加

(3)　正しいのはどれか。あてはまるものをすべて選べ。

- A.　アリとアブラムシのように双方の種が利益を得る関係を，相利共生という。
- B.　ほ乳類などでみられる親以外の個体が子育てに関与する繁殖様式を，共同繁
　　　殖という。
- C.　ある場所に相互作用をもちながら生活している異種の個体群の集まりを，生
　　　態系という。
- D.　アリのように高度に組織化された集団をつくって生活している昆虫を，組織
　　　性昆虫という。
- E.　個体群密度を測る方法で，ある地域に一定面積の区画をつくり，その中の個
　　　体数を数える方法を，標識再捕法という。
- F.　大型の魚類に付着することで移動に要するエネルギーを抑えるコバンザメと，
　　　そのコバンザメに付着される魚類の関係を，寄生という。

(4) 真核生物の遺伝情報の発現に関して正しいのはどれか。あてはまるものを<u>すべ</u><u>て</u>選べ。

　　A.　スプライシングは核の中で起こる。
　　B.　コドンに対応するアミノ酸を運ぶのは rRNA である。
　　C.　完成した mRNA になる部分に対応する DNA の領域をエキソンという。
　　D.　ゲノム中のアミノ酸配列の情報をもたない DNA 部分をイントロンという。
　　E.　選択的スプライシングにより 1 つの遺伝子から多種類のタンパク質ができる。

(5) ナトリウムポンプについて正しいのはどれか。あてはまるものを<u>すべて</u>選べ。

　　A.　Na^+ と Ca^{2+} を輸送する。
　　B.　イオンチャネルの一種である。
　　C.　構造が変化し，イオンを輸送する。
　　D.　細胞膜を貫通するタンパク質である。
　　E.　ATP を AMP に分解し，エネルギーを得ている。

(6) タンパク質について正しいのはどれか。あてはまるものを<u>すべて</u>選べ。

　　A.　タンパク質のアミノ酸配列を一次構造という。
　　B.　タンパク質を構成するアミノ酸は 64 種類ある。
　　C.　タンパク質の立体構造が崩れることを変質という。
　　D.　タンパク質の二次構造として二重らせん状の構造がある。
　　E.　1 個のポリペプチドからなるタンパク質には四次構造はない。

(7) ヒトの血液凝固に関係するのはどれか。あてはまるものを<u>すべて</u>選べ。

　　A.　血小板
　　B.　トロンビン
　　C.　フィブリン
　　D.　血液凝固因子
　　E.　カルシウムイオン

(8) 外来生物はどれか。あてはまるものを<u>すべて</u>選べ。

    A. アマミノクロウサギ
    B. アライグマ
    C. オオクチバス
    D. カミツキガメ
    E. ジャワマングース

(9) 個体群について正しいのはどれか。あてはまるものを<u>すべて</u>選べ。

    A. 幼若型の齢構成をもつ個体群は，将来衰退すると考えられる。
    B. 食物や生活空間などに制限がある個体群の成長曲線は，S字状となる。
    C. 気候や食物量の変動が激しい環境には，大卵少産型の生物が多くみられる。
    D. 個体群密度に応じて同一種の形態や行動に著しい違いが生じることを相転換という。
    E. 数世代にわたって高い個体群密度で飼育したトノサマバッタは，体長に対して前翅が短い成虫になる。

(10) 植物の子房の成長に促進作用を示すのはどれか。あてはまるものを<u>すべて</u>選べ。

    A. アブシシン酸
    B. エチレン
    C. オーキシン
    D. ジベレリン
    E. チロキシン

(11) 酵素の性質で正しいのはどれか。あてはまるものを<u>すべて</u>選べ。

    A. 基質特異性を示す。
    B. 活性化エネルギーを上昇させて働く。
    C. 細胞外へ取り出すと働きがなくなる。
    D. 化学反応の前後で酵素自身が変化する。
    E. 補酵素として鉄や銅の金属イオンが組み込まれている。

〔問2〕　ネズミは高度な学習能力をもっており，自分の周囲の空間情報を記憶する
　　　　ことができる。水迷路は，1981 年にモリスらによって考案されたネズミ
　　　　の記憶学習を測定する方法である。水迷路を使って以下の実験を行った。
　　　　(1)〜(6)の問いに答えよ。

実験

直径 2 m の円形プールの容器を，無害な合成
着色剤で白色に濁らせた水で満たした。プール
の外側には，いろいろな方角に目印を置いた。
ある場所に(a)水面下に隠れた白色の踏み台（ネ
ズミの避難用の足場）を 1 個設置した（右図，
点線四角）。同じ年齢・性別で，ほぼ同じ体重
の，正常な黒色ネズミ群（野生型）と，ある遺
伝子 X が発現しないため試行錯誤による学習
が障害される黒色ネズミ群（変異型）を用意し，
ネズミを 1 匹ずつプールで泳がせた。水面下
に隠れた踏み台を探させる「訓練試行」では，

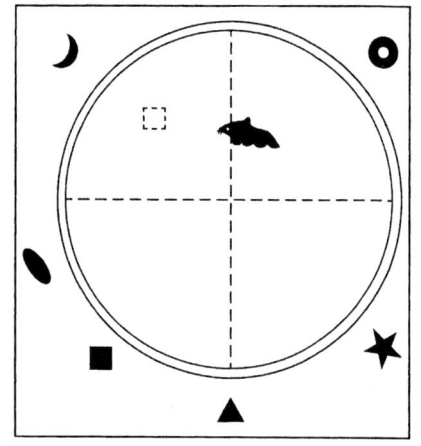

無作為にスタート位置を決めてネズミをプールに放ち，ネズミが避難用の足場までた
どり着き，踏み台上でからだを休めるまでの遊泳時間を計測し，データとした。もし
100 秒間たっても足場にたどり着かなかった場合は，(b)ネズミを水から取り出し，強
制的に足場に置くことにした。1 日に 6 回の (c)「訓練試行」を 4 日間行った。5 日目
には，踏み台を取り去ってネズミの行動を観察する「プローブ試行」を行った。「プ
ローブ試行」では，100 秒間ネズミを泳がせ，踏み台のあった場所を含む 4 分割(図，
点線)それぞれの部分に滞在する時間を計測し，(d)データとした。

(1)　下線部(a)について，踏み台を水面より下にし，隠れた状態にした理由を，40 字
　　以内で説明せよ。

(2)　下線部(b)について，台の上にネズミを置くのはなぜか。40 字以内で説明せよ。

(3)　下線部(c)について，野生型のネズミ（●）と変異型のネズミ（○）のデータとして適当なのはどれか。下のグラフから <u>1つ</u> 選び，ア〜オの記号で答えよ。なお，縦軸は踏み台にたどり着くまでの時間（秒），横軸は「訓練試行」の実施日である。

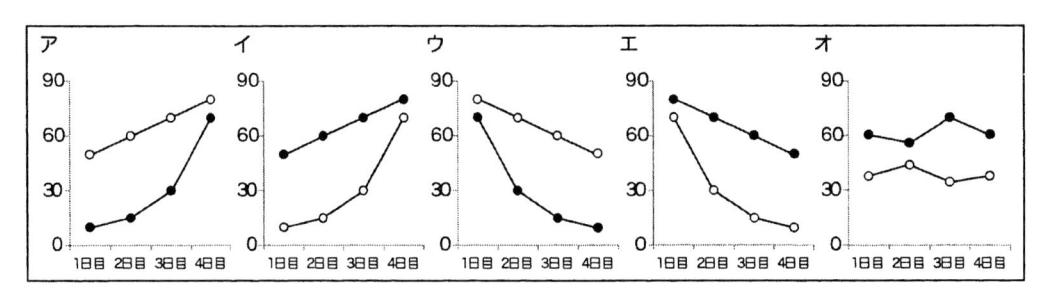

(4)　下線部(d)のデータを右下のグラフに示した。白棒は，野生型，変異型のいずれのネズミの結果か，答えよ。なお縦軸は泳がせた全時間（100 秒間）に対する 4 分割それぞれの部分に滞在する時間（%），横軸は以下の 4 分割の場所である。

A.　踏み台のあった場所を含む
　　4 分割のひとつ
B.　A の右隣の 4 分割のひとつ
C.　B の下側の 4 分割のひとつ
D.　A の下側の 4 分割のひとつ

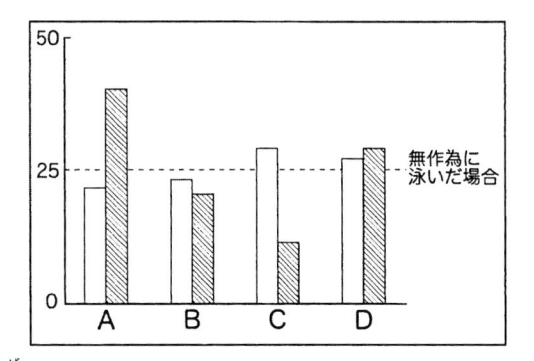

(5)　遺伝子 X は，野生型のネズミの海馬（かいば）と呼ばれる，脳のある部位に発現している。海馬がある脳の部分を以下から選べ。

　　大脳　　間脳　　中脳　　小脳　　延髄

(6)　この変異型のネズミの海馬だけに遺伝子 X を導入し，野生型のネズミと同じ量になるように遺伝子 X を発現させたとする。水迷路を使った実験を行った場合，結果はどうなると予想されるか。60 字以内で答えよ。

〔問3〕次の文を読み，(1)，(2)の問いに答えよ。

キイロショウジョウバエの未受精卵には，母性効果遺伝子（因子）であるビコイドmRNA が前端に偏って存在している。受精後，mRNA が（ア）されてビコイドタンパク質が合成される。このビコイドタンパク質は，後端に向かって拡散し，前端から後端に向かう濃度勾配（こうばい）を形成する。このタンパク質の濃度勾配が，前後軸の決定に重要な役割を果たしている。発生が進むと，この濃度勾配に応じて分節遺伝子の mRNA がつくられ，その後，前後軸にそった（イ）のくり返し構造がつくられる。さらにその後，各（イ）の位置に応じた特徴的な種々の器官が形成される。たとえば，あしや触角である。これらの器官形成には，（ウ）遺伝子という調節遺伝子が関与する。植物の花の器官形成においても（ウ）遺伝子が働くことが知られている。

　さて，キイロショウジョウバエのビコイド遺伝子に突然変異が入り，ビコイドタンパク質がはたらかないショウジョウバエの変異体（*bcd⁻*）の胚では，先端部・頭部・胸部が無くなり，両端に尾部が形成されることが観察された（下図左）。

(1)　（ア）〜（ウ）に入る最も適切な語句を下から選べ。

RNA ポリメラーゼ　　　アロステリック　　　オペレーター　　　オペロン
カルス　　　　脊（せき）つい　　　体節　　　転写　　　パフ　　　複製
ホメオティック　　　ホメオドメイン　　　ホメオスタシス　　　翻訳

(2)　正常のショウジョウバエ（野生型，下図右）の受精直後の受精卵前端の細胞質を抜きとり，これを用いて以下の A，B，または C の操作を行った。操作したあとの胚の前後軸を示す表現型はどのようになると予想されるか。下図の野生型と *bcd⁻* の胚の表現型を参考にし，解答欄に適当な文字と図を用いて示せ。

A.　受精直後の *bcd⁻* の受精卵前端に移植する。
B.　受精直後の *bcd⁻* の受精卵前後軸の真ん中に移植する。
C.　受精直後の野生型の受精卵後端に移植する。

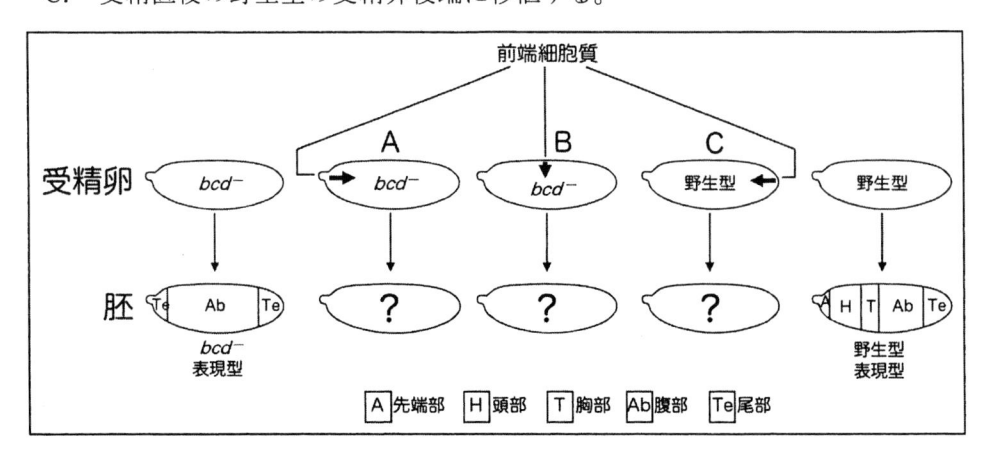

〔問 4〕次の文を読み，(1)，(2)の問いに答えよ。

抗生物質テトラサイクリンを無毒化するテトラサイクリン抵抗性遺伝子と，抗生物質アンピシリンを無毒化するアンピシリン抵抗性遺伝子の両方をもつプラスミドがある（下図）。さて，このプラスミドの矢印で示す位置に，ヒトのインスリン遺伝子を組み込むための実験操作をした。この実験操作後のプラスミドを大腸菌に取り込ませて，寒天培地上で一晩培養したところ，A〜G の 7 個のコロニー（集落）が生じた。この 7 個のコロニーの一部を取り，それぞれ抗生物質テトラサイクリン（Tet）または抗生物質アンピシリン（Amp）を含む液体培地中で一晩培養した。培養液が濁ったもの（大腸菌が増殖したもの）を+，濁らなかったものを–として下表に示した。

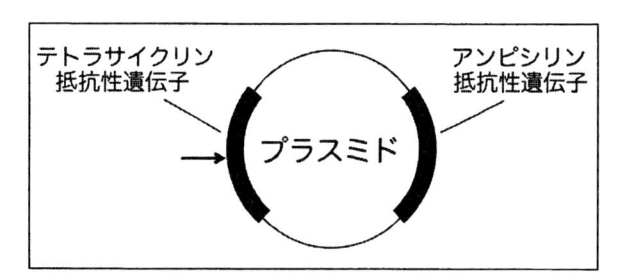

	A	B	C	D	E	F	G
Amp	+	−	+	+	−	+	+
Tet	+	−	−	−	−	−	+

(1) 下線部の操作で使用する酵素はどれか。以下からすべて選べ。

制限酵素　　　逆転写酵素　　　DNA リガーゼ　　　DNA ヘリカーゼ
RNA ポリメラーゼ　　　β–ガラクトシダーゼ　　　カタラーゼ

(2) ヒトのインスリン遺伝子が矢印の位置に組み込まれたプラスミドを取り込んだ大腸菌は，表の A〜G のどれか。あてはまるものをすべて選び，記号で答えよ。

〔問 5〕同じ量の葉をもつ 2 種類の植物（A，B）を用意し，一定時間光を照射し，光の強さを変化させて，光の強さと植物あたりの二酸化炭素吸収速度の関係を調べる実験をしたところ，以下のグラフが得られた。なお，実験中は温度，二酸化炭素濃度は一定に保った。このグラフから，以下の(1)，(2)の括弧内にあてはまる光の強さを，グラフの a〜i から選べ。

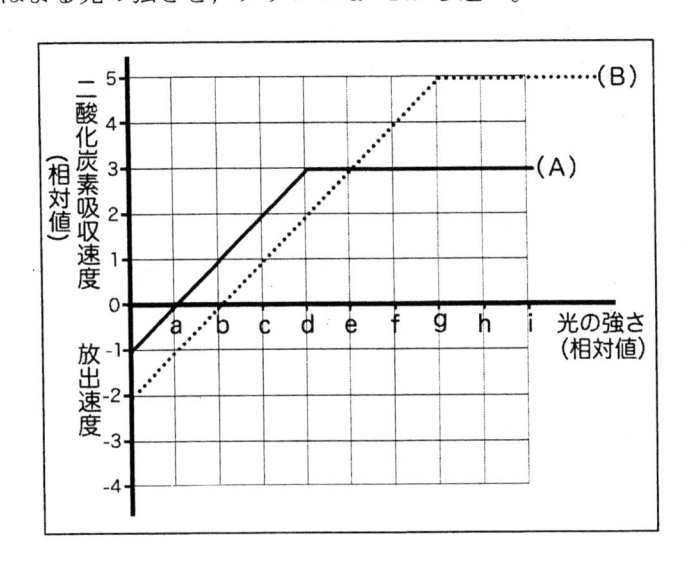

(1) （　　　）より弱い光の強さのもとでは，A と B のどちらの植物でも，光の強さが光合成速度の限定要因になっている。

(2) 12 時間一定の強さの光を照射し，その後 12 時間暗黒に置いたとき，A，B ともに乾燥重量が増加して，かつ A の方が B より重量の増加が大きかった。照射した光の強さは，（　　　）より強く（　　　）より弱い範囲にある。

〔問6〕次の文を読み，(1)〜(7)の問いに答えよ。

河川や海に有機物などを含む汚水が流入すると，その量が少ないときは，<u>環境の様々な作用によって水中の汚濁物が減少する</u>。しかし，この作用の範囲を超える量の汚水が流入すると，水質が悪化する。図1は，有機物を含む汚水が，ある河川に流れ込んだときの，流入した地点から下流に向けての水質変化を示したものである。なお，BOD は生物学的酸素要求量のことである。図2は，この河川に生息する生物の個体数の変化を，流入した地点から下流に向けて示したものである。

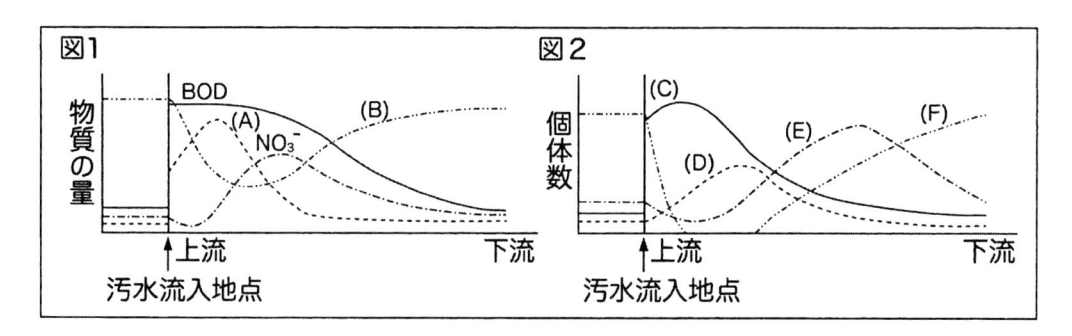

(1) <u>下線部</u>のはたらきを何というか。漢字4文字で答えよ。

(2) 図1のグラフの，(A), (B) が示しているのはどれか。次の①〜⑤から選び，記号で答えよ。

　　① Ca^{2+}　　② H^+　　③ NH_4^+　　④ 浮遊物質　　⑤ 酸素

(3) 図1の，(A) から NO_3^- ができる過程に関与する生物名をあげ，その過程を40字以内で説明せよ。なお，化学式は1マスに入れること。

(4) 生物個体数の変化について，(C)〜(F) が示しているのはどれか。次の①〜④から選び，記号で答えよ。

　　① 藻類　　② 細菌類　　③ イトミミズ　　④ 清水性動物

(5) (E) が上流でいったん減少し，下流にいくと増加するのはなぜか，120字以内で説明せよ。なお，化学式は1マスに入れること。

(6) 河川の汚染の度合いは，汚染の限られた範囲にすむ生物によって知ることができる。このような汚濁の程度を知る手がかりとなる生物を何というか。漢字 4 文字で答えよ。

(7) 分解できる有機物とは異なり，重金属や分解されにくい化合物が水界に排出され，生体内に取り込まれて高濃度に蓄積されることがある。

   (7-1) この現象を何というか。

   (7-2) この現象をおこす物質名を 2 つあげよ。

〔問7〕次の文を読み，(1)〜(3)の問いに答えよ。

免疫は，生まれながらに備わっている自然免疫と，生後獲得する獲得免疫とに分けられる。免疫において重要な役割を果たすのは，白血球であり，白血球には，好中球，マクロファージ，樹状細胞などの食細胞や，Ｔ細胞，Ｂ細胞などのリンパ球がある。なかでも，Ｔ細胞とＢ細胞は獲得免疫のおもな担い手で，もとになる細胞は（ア）でつくられるが，Ｔ細胞は（イ）で成熟する。

　さて，自然免疫と獲得免疫の関係を調べるために，ある動物を使って以下の実験を行った。

実験
A，B，Cは，同じ種・年齢・性別の動物である。A，B，Cそれぞれに，同じ数の病原体を侵入させ，発病させた。右下は，動物の体内で増えた病原体の数を縦軸に，時間経過を横軸にしたグラフである。横軸の矢印（↑）は，病原体を動物に侵入させた時点を示している。

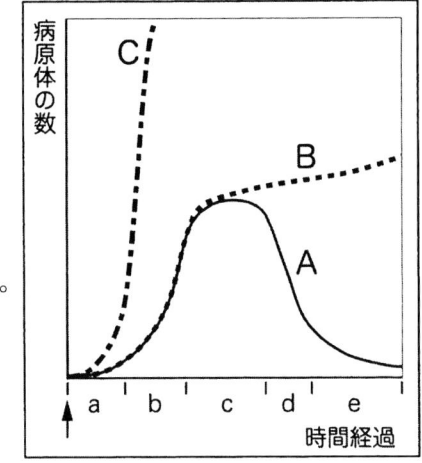

　　A．健常な動物
　　B．獲得免疫のみが欠けている動物
　　C．自然免疫のみが欠けている動物

(1) 　（ア）と（イ）にあてはまる語句を入れよ。

(2) 　Aの動物で，この病原体に対する獲得免疫が働いている時間はa〜eのどこと考えられるか，記号で答えよ。記号は複数選んでもよい。

(3) 　この結果から，自然免疫と獲得免疫の関係について，どのようなことが言えるか。60字以内で述べよ。

英　語

解答

27年度

1

〔解答〕

(1) （ア）Examples include such physical factors
　（イ）design can reduce energy expenditures
　（ウ）can cause depression and reduced
　（エ）to predict improved academic performance
　（オ）than their counterpart in classrooms
　（カ）Optimal indoor temperature is in
　（キ）risk of upper respiratory infections
　（ク）settings serves as a reminder of
　（ケ）Excessive noise in schools threatens
　（コ）reduce noise transmission to adjacent

(2)　シックハウス症候群という用語が、室内の空気に問題のある建物の中で住んだり働いたりしている人々によって報告されている、一連の症状を表すのに使われてきた。症状とはたとえば、鼻、目、粘膜の炎症、疲労、皮膚のかさつき、頭痛などである。

(3)　騒音は教師－生徒、そして生徒－生徒のコミュニケーションを妨げるばかりではない。生徒たちの注意力と記憶力を減退させ、それによって学習のモチベーションや学習成果を下げ、血圧や心拍数の上昇によってわかるように、ストレスを発生させる。

〔全訳〕

　学校内においては、一連の環境的条件が健康、快適性、学業成績を高める。あるいは別の言葉で言うと、それを上手に設計し管理しないと目標達成を損なうことがある。条件とは、たとえば、照明、温度、湿度、騒音などの物理的要因のことである。

　適度で均一で眩しくなくスペクトラムのバランスがいい照明は、学校における重要な環境的資産である。良好な照明デザインはエネルギー消費を減らし、健康や学習を改善し、安全性を高め、校舎破損を減らし、学生たちを視覚的にその環境に結びつけておく助けになることができる。最適な照明は、すべての教室と仕事場で日光と外の景色を提供し、日光と電灯照明を組み合わせて、暗いあるいは曇りの時限に影ができたり明るさが少なくなったりする場所ができないようにする。そして照明の管理は柔軟にできる。うまく設計された照明方法は、全般的な健康と快適性を改善する。高緯度地域の冬にあるように低いレベルの光が長い期間続くことで、人によっては抑うつ状態になったり、行動力が下がったりする（季節性の情緒障害）。また、良好な照明によって学業成績が上がる期待もできそうだ。ある一連の研究においては、日光のよく入る教室の生徒は、日光の入らない教室の生徒よりも、数学とリーディングスキルの上達が20パーセント速かった。

　室内で適切な温度と湿度を維持することは、居住者の健康と快適さにとって大事である。最適室内温度は21℃から23℃の範囲で、最適湿度は40パーセントから60パーセントである。過度に乾いている空気は上気道感染症のリスクを高めることがある。これは空気に湿気を与えることで正せる問題である。だが、過度の湿気はカビの成長を促したり、ゴキブリとダストアレルゲンの耐性を高めたりする。<u>（サ）シックハウス症候群という用語が、室内の空気に問題のある建物の中で住んだり働いたりしている人々によって報告されている一連の症状を表すのに使われてきた。症状とはたとえば、鼻、目、粘膜の炎症、疲労、皮膚のかさつき、頭痛などである。</u>シックハウス症候群は学齢期の児童において広く報告されているわけではないが、他の場所での発生から、室内の空気の質の重要性が思い起こされる。

　騒音は、教室内の交流を阻害する望ましくない音であり、学習にとって邪魔かつ有害なものである。騒音は多くの発生源から発生する。（教室内外の）他の生徒たち、バンド演奏、換気システム、付近の車の通行などである。学校内の大きすぎる騒音は、生徒たちの勉強や職員の生産性、健康を脅かす。急性あるいは慢性的な騒音の状況は、学習を阻害する。<u>（シ）騒音は教師－生徒、そして生徒－生徒のコミュニケーションを妨げるばかりではない。生徒たちの注意力と記憶力を減退させ、それによって学習のモチベーションや学習成果を下げ、血圧や心拍数の上昇によってわかるように、ストレスを発生させる。</u>うるさい状況にいる教師は気持ちと声の疲労を経験する。騒音にさらされるのを避けるために、学習の場所はカフェテリアや運動場などの騒音発生源から離れたところに置くべきである。適切に設計された壁、床、天井、屋根は、音響的処置と一緒になって、隣接するスペースへの騒音伝達を著しく減らすことができる。

2

〔解答〕

（ア）⑨　（イ）⑩　（ウ）②　（エ）④　（オ）⑦
（カ）⑬　（キ）⑮　（ク）①　（ケ）⑤　（コ）⑪
（サ）③　（シ）⑥　（ス）⑫　（セ）⑭　（ソ）⑧

(2)感染症の本を閉じる時代がやって来た。

(3)研究者たちは、これらの多様な薬剤耐性変種のアキレス腱を明らかにすることができるかもしれない。

〔全訳〕

　それほど遠くない昔、感染症に対する闘いはほとんど勝利したように思われた。1929年のペニシリンの発見が、医師たちに、肺炎や淋病やリューマチ熱のようなよくある病気と闘うための最初の武器を与えてくれた。その後の数十年間で、医学研究者たちは150を越える他の種類の抗生物質を発見した。これらの広く絶賛された「魔法の薬」は非常にうまく効いたので、アメリカのウィリアム・スチュアート外科医長は1967年に、「（タ）感染症の本を閉じる時代がやって来た。」と宣言した。

　スチュアートとその時代の人たちは、これら命を救う薬に適応する細菌性病原菌の能力を、ひどく過小評価していた。1946年にペニシリンが臨床で使われ始めては

とんどすぐに、薬に耐性のある病原菌が現れた。抗生物質開発の黄金期の間（1940 年代から 1970 年代まで）、抗生物質に対する耐性は、新種の抗生物質の発見と開発によって、バランスが取れていた。しかし、1970 年代からは、新しい抗生物質を開発しようという薬品産業の関心と能力が減退し、その結果、40 年間、新しい広域スペクトルの抗生物質は、実質的に何も市場に出されなかった。その代わり薬品会社は、既に承認された種類の抗生物質の化学的土台に変更を加えることに集中した。

このような革新の空白期にも、細菌の進化は止まらなかった。その結果、広域スペクトラムの感染症細菌を治療するのに以前には効果のあった薬が、今では、それを使える感染症の数がどんどん少なくなっている。大腸菌やクレブシェラ肺炎菌の変種など、ある種の細菌は、今やすべての主だった抗生物質、長いあいだ肺感染症などの病気治療の最後の砦の薬となってきたカルバペネムに対してさえ、耐性を持つようになっている。治療の選択肢が狭まるにつれて、アメリカでのこれらの感染症による死亡率は 50 パーセントに近づいている。事実上、ある病気にとって、私たちは今ポスト抗生物質時代を生きているのである。アメリカ疾病管理予防センターが出した 2013 年 9 月のレポートによると、アメリカでは、抗生物質に耐性のある感染症の治療で、健康管理コストは 350 億ドル、年間治療日数は 800 万日増えている。汚染された鶏肉による最近の薬剤耐性サルモネラ菌の発生は 18 州にわたって 300 の症例に関与し、子どもと 90 代の高齢者を同じように病気にした。少なくとも 23000 人のアメリカ人が毎年感染症で死に、その多くが、メチシリン耐性黄色ブドウ球菌（MRSA）によるものである。なぜなら、医師たちはこれを治療するための薬を使い果たしてしまっているからだ。

政府機関は遅まきながら、新しく始まる抗生物質開発を援助する報奨金を考えているが、このような報奨金は、薬品開発ルートにまだ直接的な影響を持ってはいない。その結果、アメリカ食品医療局（FDA）に承認された抗生物質の数は、1983 年から 1987 年までの 16 新薬から落ちて、2008 年から 2012 年までの 5 年間で新薬がひとつという最低記録となっている。CDC センター長のトム・フリーデンは最近、「今行動しなければ、私たちの薬棚は空っぽになり、私たちは命を救うのに必要な抗生物質を手に入れることはないだろう。」と警告した。ところが実際には、病原菌が最も有望な新化合物にさえ耐性を獲得していくのは避けがたいだろうから、新しい抗生物質の開発は問題解決の一部に過ぎないのである。

抗生物質の時代を救うために、科学者たちは、細菌性病原菌の何が耐性獲得を避けられないものにしているのかを、突き止めなければならない。感受性の強い病原体をスーパー菌に変えることのできるこの遺伝子配列―ひとまとめにして耐性菌として知られる―を研究することによって、㈭研究者たちは、これらの多様な薬剤耐性変種のアキレス腱を明らかにすることができるかもしれない。

3
〔解答〕
(1)①　(2)②　(3)④　(4)③　(5)⑤
(6)④　(7)⑤　(8)④　(9)①　(10)⑤

〔完成した英文の意味と解法のヒント〕
(1)私は困難な時代を切り抜けるのを助けてくれた仲間たちに、とても返せないほどの恩を受けている。
　「とても返せないほどの恩を受けている」owe a debt of gratitude
(2)私たちは彼女がいつなんどき呼吸停止に陥らないかと心配した。
　「いつなんどき」at any moment
(3)確かにどの親も自分の子どもたちを守るものだ。
　「確かに」Sure enough, ～（文頭で）
(4)大学の新入生たちにとって、大学生活をなんとかやっていくのに長い時間はかからなかった。
　「～が…するのに長い時間かかる」It takes long for ～ to do
(5)手洗いの実践は、医療現場において感染を抑える有力な方法である。
　「医療の場」health-care setting(s)
(6)町の多くの人々は、最近亡くなった市長を記念して追悼式を行いたいと思った。
　「追悼式」memorial service
(7)その物語は最後の最後まで続く紆余曲折が実にすばらしかった。
　「曲折」twist and turn
(8)生物多様性を守るためになされている大きな活動に、値段をつけることはできない。
　「値をつける」put a price on ～
(9)彼女が次期大統領選に出ることを、私は確信している。
　「～ということを確信している」be convinced that ～
(10)命にかかわるアレルギー反応があったら、直ちに医療の助けを得ることが必要だ。
　「すぐさま」right away

4
〔解答〕
(1)現代の飛行機はコンピューターによって飛ばされていて、パイロットは単にトラブルが起こった場合のバックアップとしてそこにいるという考え
(2)高く評価されている技術雑誌が、その程度しか知らず、飛行機は助けなしに飛べるものでパイロットはオートパイロットのお守のために控えているという言説が、公けになされるのを許しているということが、この神話がいかに蔓延しているかを示している。
(3)しかし、たわごとを言い触らすジャーナリストや学者たちの多くがいかに頭が良く、彼らの仕事がいかに価値のあるものであろうと、彼らは商業飛行の日々の現実にほとんど通じていない。
(4)だが、医師の能力はどの点から見てもテクノロジーと同じくらい大事である。これはすべての職業にあて

はまる。究極のところ違いは、人々がテクノロジーを
どれくらいうまくつかいこなすかということだ。

〔全訳〕

　飛行機で行く旅行は常に陰謀説や都市伝説に満ちてい
る。私はいろいろ耳にしたことがある。だが、コクピッ
トオートメーションをめぐる作り話や誇張以上に、私を
かりかりさせるものはない。(1)現代の飛行機はコン
ピューターによって飛ばされていて、パイロットは単に
トラブルが起こった場合のバックアップとしてそこにい
るという考えのことだ。いつかあまり遠くない将来、パ
イロットは全く画面から外に出されてしまうだろうとい
う話も聞かされる。

　例をあげれば、2012年のWiredという雑誌のロボッ
ト工学に関する話の中で、リポーターが言うには、「オー
トパイロットとして知られるコンピュータ化された頭脳
は787ジェット機を助けなしに飛ばすことができるの
だが、不合理にも私たちは万一の場合に備えて、オート
パイロットのお守りをする人間のパイロットをコクピッ
トの中に置いているのだ。」となる。

　これは私が今まで聞いた中でもっとも無茶で奇怪な、
航空機パイロットの仕事の評価である。787機あるい
は他のどんな飛行機にしても、飛行機が「助けなしに」
飛べると言うこと、そしてパイロットは「オートパイ
ロットをお守りするために」控えていると言うことは、
単に事実の誇張あるいは詩的な敷衍というのではない。
それはほんの少し間違っているというのではない。完璧
に間違っている。(2)高く評価されている技術雑誌がその
程度しか知らず、このような言説が公表されるのを許し
ているということで、この神話がいかに蔓延している
かがわかる。この主張は絶えずメディアに現れるので、そ
れが当然のことと受け取られるほどだ。

　ひとつ気づくのは、このたわごとを言いふらす人は、
ジャーナリストや学者―教授や研究者など―であって、
パイロットではないということだ。(3)しかし、これらの
人々の多くがいかに頭が良く、彼らの仕事がいかに価値
のあるものであろうと、彼らは商業飛行の日々の現実に
ほとんど通じていない。時にはパイロットたちもまた、
一部問題である。「この飛行機は実際、自分で飛んで
る！」と、私たちの一人が言うかもしれない。私たちは
しばしば自分自身の最悪の敵であり、装置に惚れ込み、
複雑な手順を素人に説明しようとするときにだんまりを
決め込んでしまう。私たちは自分の仕事の価値を貶める
過程の中で、飛行が本当はどういうものなのかの戯画を
描く羽目に陥っている。

　本質的なことを言えば、ハイテクのコクピット装置
は、ハイテクの医療装置が内科医や外科医を助けると同
じやり方で、パイロットを助ける。それはパイロットの
能力を非常に高めてはいるが、そのレベルで操縦するた
めに求められる経験と技術を減じるものでは決してない
し、パイロットを要らないものとするところにはとうて
い至っていない。飛行機は自分で飛べるというのは、現
代の手術室は自分で手術を行えるというのと同じくらい
の程度のものだ。「医学の進歩のことを話すと、人々は

テクノロジーのことだと思う。」と、外科医で作家のア
テュール・ガワンディはThe New Yorkerの2001年の
ある号で書いている。「(4)だが、医師の能力はどの点か
ら見てもテクノロジーと同じくらい大事である。これは
すべての職業にあてはまる。究極のところ違いは、人々
がテクノロジーをどれくらいうまくつかいこなすかとい
うことだ。」だいたいそんなところだ。

5

〔解答例〕

　On the basis of English education today, there is an
idea that children learn by speaking . It is thought that
asking questions for better understanding or having
discussions with each other will lead to the
development of their thoughts. When they get older
and have an opportunity of discussion, they will be
instructed to investigate some different opinions, decide
which to choose, abridge it, and quote evidence to
support it so as to create persuasive opinions. In this
case again, speaking and thinking are considered to be
connected with each other.

数　学

解答　　27年度

❶

〔解答〕

(1)　-1　　(2)　$f(x) = e^{-\frac{1}{2}x^2 + x}$

(3)①　43　　②　$\dfrac{m(m^2+2)}{3}$

(4)①　$(m,\ n) = (72,\ 9),\ (40,\ 10),\ (24,\ 12),\ (16,\ 16)$

　　②　$(m,\ n) = (p^{2t-k} + p^k,\ p^k + p^t)(k = 0,\ 1,\ \cdots\cdots,\ t)$

(5)①　$-4 < c < \dfrac{17}{27}$

　　②　$-4 < c < -1,\ \alpha < -2,\ -\dfrac{1}{3} < \gamma$

〔出題者が求めたポイント〕

(1)　与式の両辺に x をかけて $x^3 = 1$ を導く。

$\displaystyle\sum_{k=1}^{l} x^{3k}(1 + x + x^2) = 0$ を利用する。

(2)　(iii)の条件で e の関数で指数が 2 次より

$f(x) = ae^{nx^2 + mx + l}$ として，条件より求める。

(3)　最大値 n で，$(1,\ 2,\ \cdots,\ n,\ \cdots,\ 2,\ 1)$ という数列を 1 まとめにして，b_n とする。

　　①　b_i の項を調べ，$b_1 \sim b_{m-1}$ の項の和に b_m の中の 1 $\sim m$ 項の和を加える。

$\displaystyle\sum_{i=1}^{n} i = \dfrac{n(n+1)}{2},\ \sum_{i=1}^{n} i^2 = \dfrac{n(n+1)(2n+1)}{6}$

(4)　両辺に，kmn をかけて分母をなくす。

　　$(m-a)(n-b) = c$ の型にして，c の値から，$m-a$ と $n-b$ の値の組を求める。

(5)　$f(x) = 2x^3 + 7x^3 + 4x + c$ として，微分する。

　　$f'(x) = 0$ の解を $x_1,\ x_2(x_1 < x_2)$ とすると，

　　①　$f(x_1) > 0,\ f(x_2) < 0$ なら $f(x) = 0$ は異なる 3 個の実数解をもつ。

　　②　$f(-1) < 0$ を①の範囲との共通範囲。

　　$\alpha < x_1,\ x_1 < \beta < -1,\ x_2 < \gamma$

〔解答のプロセス〕

(1)　両辺に x をかけると，$x^3 + x^2 + x = 0$

　　$x^2 + x = -1$ より　$x^3 - 1 = 0$

　　$\therefore\ \ x^3 = 1$

　　$\alpha^{-2016} = (\alpha^3)^{-672} = 1$

　　$\alpha^{-2015} + \alpha^{-2014} + \cdots\cdots + \alpha^{-2} + \alpha^{-1}$

　　$= \displaystyle\sum_{k=1}^{672} (\alpha^3)^{-k}(1 + \alpha + \alpha^2) - \alpha^{-2016} = 0 - 1 = -1$

　　$1 + \beta + \beta^2 + \cdots\cdots + \beta^{2014} + \beta^{2015}$

　　$= \displaystyle\sum_{k=0}^{671} (\beta^3)^k(1 + \beta + \beta^2) = 0$

　　従って，与式 $= -1 + 0 = -1$

(2)　(ii)，(iii)より，$f(x) = ae^{nx^2 + mx + l}$ とする。

　　(i)より　$f'(x) = a(2nx + m)ae^{nx^2 + mx + l}$

　　$f'(0) = ame^l$　　$\therefore\ \ ame^l = 1$

　　(iii)より

$ae^{n(x+y)^2 + m(x+y) + l}$

$= a^2 e^{nx^2 + mx + l} e^{ny^2 + my + l} e^{-xy}$

$a = a^2$ で，(ii)より $a \neq 0$

よって，$a = 1,\ me^l = 1$

指数を比べる。

　$nx^2 + 2nxy + nx^2 + mx + my + l$

$= nx^2 + mx + l + ny^2 + my + l - xy$

$(2n+1)xy - l = 0$

よって，$2n + 1 = 0$ より　$n = -\dfrac{1}{2},\ l = 0,\ m = 1$

従って，$f(x) = e^{-\frac{1}{2}x^2 + x}$

(3)　最大値を n として，$(1,\ 2,\ \cdots,\ n,\ \cdots,\ 2,\ 1)$ となる数列を 1 まとめにして b_n とする。

　b_n の中の項の数は，$2(n-1) + 1 = 2n - 1$

　b_n の中の和は，$2 \displaystyle\sum_{i=1}^{n-1} i + n = 2 \dfrac{(n-1)n}{2} + n = n^2$

　　①　$b_1 \sim b_6$ の項の数は，$\displaystyle\sum_{i=1}^{6} (2i-1) = 2 \dfrac{6 \cdot 7}{2} - 6 = 36$

　　初めて，$a_n = 7$ となるのは b_7 の 7 項目だから

　　$n = 36 + 7 = 43$

　　②　$b_1 \sim b_{m-1}$ の項の和は，

　　$\displaystyle\sum_{i=1}^{m-1} i^2 = \dfrac{(m-1)m(2m-1)}{6}$

　　初めて，$a_n = m$ となるのは b_m の m 項目だから

　　b_m の中の和は，$\displaystyle\sum_{i=1}^{m} i = \dfrac{m(m+1)}{2}$

　　$\dfrac{m}{6}(m-1)(2m-1) + \dfrac{m}{2}(m+1)$

　　$= \dfrac{m}{6}(2m^2 - 3m + 1 + 3m + 3)$

　　$= \dfrac{m(m^2+2)}{3}$

(4)①　両辺 $\times 8mn$ より，$8n + 8m = mn$

　　$(m-8)(n-8) = 64(= 2^6)$

　　$m - 8 = 64,\ n - 8 = 1$ より　$m = 72,\ n = 9$

　　$m - 8 = 32,\ n - 8 = 2$ より　$m = 40,\ n = 10$

　　$m - 8 = 16,\ n - 8 = 4$ より　$m = 24,\ n = 12$

　　$m - 8 = 8,\ n - 8 = 8$ より　$m = 16,\ n = 16$

　　$(m,\ n) = (72,\ 9),\ (40,\ 10),\ (24,\ 12),\ (16,\ 16)$

　　②　両辺 $\times p^t mn$ より，$p^t n + p^t m = mn$

　　$(m - p^t)(n - p^t) = p^{2t}$

　　$m - p^t = p^{2t-k},\ n - p^t = p^k\ (k = 0,\ 1,\ \cdots,\ t)$

　　従って，

　　$(m,\ n) = (p^{2t-k} + p^t,\ p^k + p^t)\ (k = 0,\ 1,\ \cdots,\ t)$

(5)　$f(x) = 2x^3 + 7x^2 + 4x + c$ とする。

　　①　$f'(x) = 6x^2 + 14x + 4 = 2(x+2)(3x+1)$

　　$f'(x) = 0$ のとき，$x = -2,\ x = -\dfrac{1}{3}$

$f(-2) = -16 + 28 - 8 + c = c + 4$

$c + 4 > 0$ より $c > -4$

$f\left(-\dfrac{1}{3}\right) = -\dfrac{2}{27} + \dfrac{7}{9} - \dfrac{4}{3} + c = c - \dfrac{17}{27}$

$c - \dfrac{17}{27} < 0$ より $c < \dfrac{17}{27}$

従って，$-4 < c < \dfrac{17}{27}$

② $f(-1) = -2 + 7 - 4 + c = c + 1$

$c + 1 < 0$ より $c < -1$

従って，$-4 < c < -1$

①より，$\alpha < -2$，$-\dfrac{1}{3} < \gamma$

❷

〔解答〕

(1) $\dfrac{\sqrt{6}}{2}$　(2) $CH = \dfrac{\sqrt{3}}{3}$，四面体の体積は，$\dfrac{5}{6}$

(3) 中心$\left(\dfrac{13}{10}, \dfrac{47}{10}, -\dfrac{9}{2}\right)$，半径$\dfrac{\sqrt{4403}}{10}$

(4) $a = -\dfrac{5}{2}, -\dfrac{7}{2}$

〔出題者が求めたポイント〕

(1) 2 点(x_1, y_1, z_1)，(x_2, y_2, z_2)を通る直線上の点
(x, y, z)は，
$x = (x_2 - x_1)t + x_1$，$y = (y_2 - y_1)t + y_1$，
$z = (z_2 - z_1)t + z_1$
直線 OB 上の点 G を t で表し，$\overrightarrow{AG} \perp \overrightarrow{OB}$ より
$\overrightarrow{AG} \cdot \overrightarrow{OB} = 0$ で t を求める。

(2) 平面 OAB の法線ベクトルを$\vec{n} = (l, m, n)$とすると，
$\overrightarrow{OA} \cdot \vec{n} = 0$，$\overrightarrow{OB} \cdot \vec{n} = 0$
点(x_1, y_1, z_1)を通り，$\vec{n} = (l, m, n)$に垂直な平面
の方程式は，$l(x - x_1) + m(y - y_1) + n(z - z_1) = 0$
点(x_1, y_1, z_1)を通り，$\vec{n} = (l, m, n)$に平行な直線
上の点は，$x = lt + x_1$，$y = mt + y_1$，$z = nt + z_1$
平面 OAB の法線ベクトル$\vec{n}$を求めて，
点 H が C を通り$\vec{n}$に平行な直線上の点より，x, y,
z を t で表す。O を通り$\vec{n}$に垂直な平面 OAB の方程
式を求め，点 H の t で表した座標を代入し t を求める。
2 点(x_1, y_1, z_1)，(x_2, y_2, z_2)の距離は，
$\sqrt{(x_2 - x_1)^2 + (y_2 - y_1)^2 + (z_2 - z_1)^2}$
$\cos \angle AOB = \dfrac{\overrightarrow{OA} \cdot \overrightarrow{OB}}{|\overrightarrow{OA}||\overrightarrow{OB}|}$，$\sin^2 \theta + \cos^2 \theta = 1$
△AOB の面積は，$\dfrac{1}{2}|\overrightarrow{OA}||\overrightarrow{OB}|\sin \angle AOB$

四面体 OABC の体積，$\dfrac{1}{3} CH \cdot (\triangle AOB \text{ の面積})$

(3) 外接球の中心を(x, y, z)，半径rとすると，
四面体の頂点を(x_1, y_1, z_1)とすると，
$(x - x_1)^2 + (y - y_1)^2 + (z - z_1)^2 = r^2$

(4) (2)と同じで P から平面 OAB に引いた垂線と平面 O

AB との交点を I とすると，$PI = \dfrac{1}{2} CH$

〔解答のプロセス〕

(1) 点 $G(x, y, z)$は直線 OB 上の点なので，
$x = (0 + 1)t + 0$，$y = (0 + 1)t + 0$，
$z = (0 + 2)t + 0$
よって，$x = t$，$y = t$，$z = 2t$
$\overrightarrow{AG} = (t + 2, t - 3, 2t - 1)$，
$\overrightarrow{OB} = (-1, -1, -2)$
$\overrightarrow{AG} \perp \overrightarrow{OB}$ より
$-(t + 2) - (t - 3) - 2(2t - 1) = 0$
$-6t + 3 = 0$ ∴ $t = \dfrac{1}{2}$
よって $G\left(\dfrac{1}{2}, \dfrac{1}{2}, 1\right)$
$OG = \sqrt{\left(\dfrac{1}{2} - 0\right)^2 + \left(\dfrac{1}{2} - 0\right)^2 + (1 - 0)^2} = \dfrac{\sqrt{6}}{2}$

(2) 平面 OAB の法線ベクトルを$\vec{n} = (l, m, n)$とする。
$\overrightarrow{OA} \cdot \vec{n} = 0$ より $-2l + 3m + n = 0$ ……①
$\overrightarrow{OB} \cdot \vec{n} = 0$ より $-l - m - 2n = 0$ ……②
①×2 + ②より $-5l + 5m = 0$ ∴ $m = l$
①に代入 $-2l + 3l + n = 0$ ∴ $n = -l$
よって，$(l, l, -l) = l(1, 1, -1)$より
$\vec{n} = (1, 1, -1)$
点 $H(x, y, z)$は$\vec{n}$に平行で C を通る直線上の点なの
で，
$x = t + 1$，$y = t + 1$，$z = -t + 1$
平面 OAB は$\vec{n}$に垂直で点 O を通るので，方程式は
$1(x - 0) + 1(y - 0) - 1(z - 0) = 0$
$x + y - z = 0$
点 H は平面 OAB 上の点なので，
$t + 1 + t + 1 - (-t + 1) = 0$ より $t = -\dfrac{1}{3}$
従って，$H\left(\dfrac{2}{3}, \dfrac{2}{3}, \dfrac{4}{3}\right)$
$CH = \sqrt{\left(1 - \dfrac{2}{3}\right)^2 + \left(1 - \dfrac{2}{3}\right)^2 + \left(1 - \dfrac{4}{3}\right)^2} = \dfrac{\sqrt{3}}{3}$
$\overrightarrow{OA} \cdot \overrightarrow{OB} = 2 - 3 - 2 = -3$
$OA = \sqrt{4 + 9 + 1} = \sqrt{14}$
$OB = \sqrt{1 + 1 + 4} = \sqrt{6}$
$\cos \angle AOB = \dfrac{-3}{\sqrt{14}\sqrt{6}} = -\dfrac{3}{\sqrt{84}}$
$\sin \angle AOB = \sqrt{1 - \dfrac{9}{84}} = \sqrt{\dfrac{75}{84}} = \dfrac{5}{2\sqrt{7}}$
△OAB の面積は，$\dfrac{1}{2}\sqrt{14}\sqrt{6}\dfrac{5}{2\sqrt{7}} = \dfrac{5\sqrt{3}}{2}$
四面体の体積は，$\dfrac{1}{3} \times \dfrac{5\sqrt{3}}{2} \times \dfrac{\sqrt{3}}{3} = \dfrac{5}{6}$

(3) 外接球の中心を(x, y, z)，半径rとする。
$x^2 + y^2 + z^2 = r^2$
$(x + 2)^2 + (y - 3)^3 + (z - 1)^2 = r^2$
$(x + 1)^2 + (y + 1)^2 + (z + 2)^2 = r^2$

$(x-1)^2 + (y-1)^2 + (z-1)^2 = r^2$

よって，

$$\begin{cases} 4x - 6y - 2z + 14 = 0 \\ 2x + 2y + 4z + 6 = 0 \\ -2x - 2y - 2z + 3 = 0 \end{cases}$$

従って，$x = \dfrac{13}{10}$, $y = \dfrac{47}{10}$, $z = -\dfrac{9}{2}$

$r^2 = \dfrac{169}{100} + \dfrac{2209}{100} + \dfrac{2025}{100} = \dfrac{4403}{100}$

中心 $\left(\dfrac{13}{10},\ \dfrac{47}{10},\ -\dfrac{9}{2}\right)$, 半径 $\dfrac{\sqrt{4403}}{10}$

(4) 点 I$(x,\ y,\ z)$ を点 P を通って $\vec{n}$ に平行な直線上の点とする。$x = t + 3$, $y = t + a$, $z = -t$

点 I が平面 OAB 上の点になるのは，

$(t+3) + (t+a) - (-t) = 0$ より

$t = -\dfrac{3+a}{3}$

$\mathrm{I} = \left(\dfrac{6-a}{3},\ \dfrac{2a-3}{3},\ \dfrac{3+a}{3}\right)$

$\overrightarrow{\mathrm{PI}} = \left(-\dfrac{a+3}{3},\ -\dfrac{a+3}{3},\ \dfrac{3+a}{3}\right)$

$\mathrm{PI} = \sqrt{\left(\dfrac{a+3}{3}\right)^2 + \left(\dfrac{a+3}{3}\right)^2 + \left(\dfrac{a+3}{3}\right)^2}$

$\qquad = \dfrac{\sqrt{3}\,|a+3|}{3}$

$\dfrac{\sqrt{3}\,|a+3|}{3} = \dfrac{1}{2}\dfrac{\sqrt{3}}{3}$

$|a+3| = \dfrac{1}{2}$ より　$a + 3 = \pm\dfrac{1}{2}$

$\qquad\qquad a = -\dfrac{5}{2},\ -\dfrac{7}{2}$

第3問

〔解答〕

(1) $N_2 = 1$, $N_3 = 2$, $N_4 = 9$, $N_5 = 44$

(2) $N_m = (m-1)N_{m-2} + (m-1)N_{m-1}$

(3) $\dfrac{N_m}{m!} = \displaystyle\sum_{k=2}^{m}(-1)^k\dfrac{1}{k!}$ $(m \geqq 2)$

〔出題者が求めたポイント〕

(1) 少なくとも，N_2, N_3, N_4 は書き出して数える。

(1)(2) N_m について，初項を $k\,(\neq 1)$ とする，

① $a_k = 1$ のとき，a_1, a_k 以外の項に 1, k 以外の数を並べることになるので，N_{m-2} 個

② $a_k \neq 1$ のとき，1 を k と考えると，$2 \sim m$ までの数を並べることと同じになる。N_{m-1} 個

(3) $\dfrac{N_m}{m!} = x_m$ として，(2)から漸化式をつくる。

〔解答のプロセス〕

(1) $(2,\ 1)$ より　$N_2 = 1$

$(2,\ 3,\ 1)$, $(3,\ 1,\ 2)$ より　$N_3 = 2$

$(2,\ 1,\ 4,\ 3)$, $(2,\ 3,\ 4,\ 1)$, $(2,\ 4,\ 1,\ 3)$,

$(3,\ 1,\ 4,\ 2)$, $(3,\ 4,\ 1,\ 2,)$, $(3,\ 4,\ 2,\ 1)$,

$(4,\ 1,\ 2,\ 3)$, $(4,\ 3,\ 1,\ 2)$, $(4,\ 3,\ 2,\ 1)$

より　$N_4 = 9$

a_1, $\cdots$, a_m のとき，

① $a_1 = k\,(\neq 1)$, $a_k = 1$ とする。

a_1, a_k 以外に，1, k 以外の数を並べるので N_{m-2}(個)となる。

② $a_1 = k\,(\neq 1)$, $a_k \neq 1$ とする。

1 を k と考えると，$a_2 \sim a_m$ に $2 \sim m$ を並べることになるので N_{m-1}(個)となる。

k は 1 以外なので，$m-1$(個)

$N_5 = 4N_3 + 4N_4 = 8 + 36 = 44$

(2) $N_m = (m-1)N_{m-2} + (m-1)N_{m-1}$

(3) $\dfrac{N_k}{k!} = \dfrac{1}{k}\dfrac{N_{k-2}}{(k-2)!} + \dfrac{k-1}{k}\dfrac{N_{k-1}}{(k-1)!}$

$\dfrac{N_k}{k!} = x_k$ とすると，$x_k = \dfrac{1}{k}x_{k-2} + \left(1 - \dfrac{1}{k}\right)x_{k-1}$

$x_k - x_{k-1} = -\dfrac{1}{k}(x_{k-1} - x_{k-2})$

$x_{k-1} - x_{k-2} = -\dfrac{1}{k-1}(x_{k-2} - x_{k-3})$

$\qquad\vdots \qquad\qquad\vdots$

$x_4 - x_3 = -\dfrac{1}{4}(x_3 - x_2)$

$x_3 = \dfrac{2}{3!}$, $x_2 = \dfrac{1}{2!}$,

$x^3 - x^2 = \dfrac{2}{6} - \dfrac{1}{2} = -\dfrac{1}{6}$

$x_k - x_{k-1} = (-1)^{k-3}\dfrac{1}{k(k-1)\cdots4}\left(-\dfrac{1}{6}\right)$

$x_k - x_{k-1} = (-1)^{k-2}\dfrac{1}{k!} = (-1)^k\dfrac{1}{k!}$

従って，$x_m = \displaystyle\sum_{k=2}^{m}(-1)^k\dfrac{1}{k!}$ $(m \geqq 2)$

物　理

1

〔解答〕

(1) ① $\dfrac{8\sqrt{3}}{3}\,mg$　　② $\mu \geqq \dfrac{3\sqrt{3}}{5}$

(2) 450Hz　　(3) (ウ)

(4) 大きさ：$\dfrac{I}{2\pi d}$　向き：(ア)

〔出題者が求めたポイント〕

剛体のつりあい，波の性質，エレベーター内の振り子の周期，電流がつくる磁場。

〔解答のプロセス〕

(1) ①

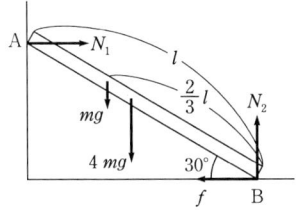

壁が棒を押す力の大きさを N_1 とすると，図のB点まわりの力のモーメントのつりあいより

$$4mg\cdot\frac{l}{2}\cos30° + mg\cdot\frac{2}{3}l\cos30° - N_1 l\sin30° = 0$$

$\therefore\ N_1 = \dfrac{8\sqrt{3}}{3}\,mg$　…(答)

② 床側から棒に沿って x の距離の位置に小球をつり下げたとき，B点まわりの力のモーメントのつりあいより

$$4mg\cdot\frac{l}{2}\cos30° + mgx\cos30° - N_1 l\sin30° = 0$$

$\therefore\ N_1 = \sqrt{3}\left(2+\dfrac{x}{l}\right)mg$

ここで，B点で左方向に働く静止摩擦力の大きさを f とすると，水平方向の力のつりあいより $f = N_1$ であるから

$$f = N_1 = \sqrt{3}\left(2+\frac{x}{l}\right)mg$$

一方，鉛直方向の力のつりあいより，床が棒に及ぼす垂直抗力の大きさ N_2 は，$N_2 = 5mg$ とかける。

滑らない条件は，静止摩擦力が最も大きくなる $x = l$ のときに，最大摩擦力 $f_{max} = \mu N_2$ を超えないことだから

$$3\sqrt{3}\,mg \leqq \mu\cdot 5mg \quad \therefore\ \mu \geqq \frac{3\sqrt{3}}{5} \quad \text{…(答)}$$

(2) 空気中から水中に進むとき振動数は不変であるから，水中での振動数も 450Hz　…(答)

(3) 振り子の糸の長さを l，重力加速度の大きさを g とすると，$T_0 = 2\pi\sqrt{\dfrac{l}{g}}$ とかける。

大きさ a の加速度で上昇するエレベーターの中では見かけの重力加速度の大きさが $g+a$ となるから，単振り子の周期 T_1 は

$$T_1 = 2\pi\sqrt{\frac{l}{g+a}} < T_0$$

また，大きさ a の加速度で下降するエレベーターの中では見かけの重力加速度の大きさが $g-a$ となるから，単振り子の周期 T_2 は

$$T_2 = 2\pi\sqrt{\frac{l}{g-a}} > T_0$$

よって，(ウ) $T_1 < T_0 < T_2$　…(答)

(4) 導線 A，B を流れる電流が点 P の位置につくるそれぞれの磁場の強さを H_A，H_B とすると

$$H_A = H_B = \frac{I}{2\pi\cdot\sqrt{2}\,d}$$

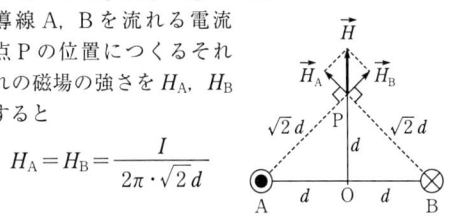

よって，合成磁場の強さ H は

$$H = 2H_A\cos45° = \frac{I}{2\pi d} \quad \text{…(答)}$$

また，磁場の向きは (ア)　…(答)

2

〔解答〕

(1) $(M+m)v$　　(2) $\dfrac{3v}{\Delta t}$

(3) $\mu < \dfrac{3v}{g\Delta t}$　　(4) $3v$

(5) $\sqrt{9v^2 - 2\mu'gl} - 2v$　　(6) $\sqrt{\dfrac{2h(9v^2 - 2\mu'gl)}{g}}$

〔出題者が求めたポイント〕

動く台上での物体の運動。

〔解答のプロセス〕

(1) 全運動量 P は　$P = (M+m)v$　…(答)

(2) 時間 Δt 後の台 S の速度は右向きを正として $-2v$ であるから，Δt の間の台 S の速度変化 Δv は

$$\Delta v = -2v - v = -3v$$

よって，加速度の大きさ a は

$$a = \frac{|\Delta v|}{\Delta t} = \frac{3v}{\Delta t} \quad \text{…(答)}$$

(3) 台 S にのった観測者から見ると，小物体 P には右向きに大きさ ma の慣性力が働く。P が面 C を離れないとすると，P に働く静止摩擦力の大きさ f は，水平方向の力のつりあいより

$$f = ma = \frac{3mv}{\Delta t}$$

滑り出すための条件は，f が最大摩擦力 $f_{max} = \mu mg$ を超えることだから

$$\frac{3mv}{\Delta t} > \mu mg \qquad \therefore \quad \mu < \frac{3v}{g\Delta t} \quad \cdots (\text{答})$$

(4) 面 C を離れるときの小物体の床に対する速度は v であるから，台 S に対する相対速度 u は

$$u = v - (-2v) = 3v \quad \cdots (\text{答})$$

(5) 小物体 P の床に対する加速度を，右向きを正として α とおくと運動方程式は

$$m\alpha = -\mu' mg \qquad \therefore \quad \alpha = -\mu' g$$

P が面 C から離れ，面 A から飛び出すまでにかかった時間を t_0 とすると，t_0 の間に，台車 S は左向きに $2vt_0$ の距離を進む。したがって，飛び出すまでに P が床に対して進む距離は $l - 2vt_0$ とかける。

$$\therefore \quad l - 2vt_0 = vt_0 - \frac{1}{2}\mu' g t_0{}^2$$

$$\mu' g t_0{}^2 - 2\cdot 3vt_0 + 2l = 0$$

$$\therefore \quad t_0 = \frac{3v \pm \sqrt{9v^2 - 2\mu' gl}}{\mu' g}$$

このときの P の速度 v_1 は

$$v_1 = v - \mu' g t_0 = v - (3v \pm \sqrt{9v^2 - 2\mu' gl})$$

$v_1 > -2v$ より

$$v_1 = \sqrt{9v^2 - 2\mu' gl} - 2v \quad \cdots (\text{答})$$

(6) P が面 A 上から飛び出すときの，台 S に対する相対速度 u_1 は

$$u_1 = v_1 - (-2v) = \sqrt{9v^2 - 2\mu' gl}$$

面 B 上に落下するまでの時間を t_1 とすると

$$h = \frac{1}{2}g t_1{}^2 \quad \text{より} \quad t_1 = \sqrt{\frac{2h}{g}}$$

よって，XY 間の距離は

$$\overline{XY} = u_1 t_1 = \sqrt{\frac{2h(9v^2 - 2\mu' gl)}{g}} \quad \cdots (\text{答})$$

❸

〔解答〕

(1) 全反射　　(2) $\dfrac{n_2}{n_1}$　　(3) $\dfrac{1}{n_2}\sqrt{n_1{}^2 - n_2{}^2}$

(4) $\dfrac{n_1 L}{c}$　　(5) $\dfrac{n_1{}^2 L}{n_2 c}$　　(6) $T \leqq \left(\dfrac{n_1}{n_2} - 1\right)\dfrac{n_1 L}{c}$

〔出題者が求めたポイント〕

光の屈折，光ファイバー。

〔解答のプロセス〕

(1) 全反射　…（答）

(2) 屈折角が 90° となるときの屈折の法則より

$$\frac{\sin j_c}{\sin 90°} = \frac{n_2}{n_1} \qquad \therefore \quad \sin j_c = \frac{n_2}{n_1} \quad \cdots (\text{答})$$

(3) 面 P での屈折角は $90° - j_c$ とかけるから，面 P での屈折の法則より

$$\frac{\sin i_c}{\sin(90° - i_c)} = \frac{n_1}{n_2}$$

$$\therefore \quad \sin i_c = \frac{n_1}{n_2}\cos j_c$$

$$= \frac{n_1}{n_2}\sqrt{1 - \sin^2 j_c}$$

$$= \frac{n_1}{n_2}\sqrt{1 - \left(\frac{n_2}{n_1}\right)^2}$$

$$\therefore \quad \sin i_c = \frac{1}{n_2}\sqrt{n_1{}^2 - n_2{}^2} \quad \cdots (\text{答})$$

(4) 光ファイバー内の光速は $\dfrac{c}{n_1}$ であるから，L の距離を進むのにかかる時間 t_1 は

$$t_1 = \frac{L}{\dfrac{c}{n_1}} = \frac{n_1 L}{c} \quad \cdots (\text{答})$$

(5)

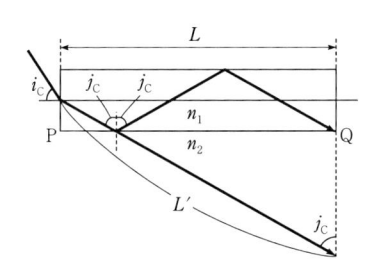

$i = i_c$ のとき，面 P から面 Q まで光が進む経路の長さ L' は

$$L' = \frac{L}{\sin j_c} = \frac{n_1}{n_2}L$$

よって，かかる時間 t_2 は

$$t_2 = \frac{L'}{\dfrac{c}{n_1}} = \frac{n_1{}^2 L}{n_2 c} \quad \cdots (\text{答})$$

(6) $i = 0$ のときと $i = i_c$ のときで，光が面 Q に到達する時間の差は

$$t_2 - t_1 = \left(\frac{n_1}{n_2} - 1\right)\frac{n_1 L}{c}$$

明るいままになるには，時間 T がこの時間差以下になればよいから

$$T \leqq \left(\frac{n_1}{n_2} - 1\right)\frac{n_1 L}{c} \quad \cdots (\text{答})$$

❹

〔解答〕

(1) $\dfrac{V}{R}$　　(2) CV　　(3) $\dfrac{1}{2}CV^2$

(4) $2\pi\sqrt{LC}$　　(5) $V\sqrt{\dfrac{C}{L}}$

(6)

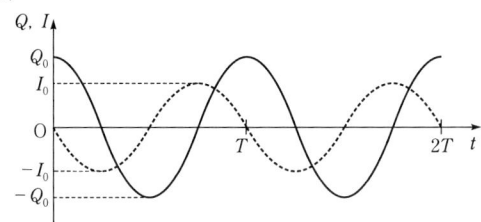

(7)

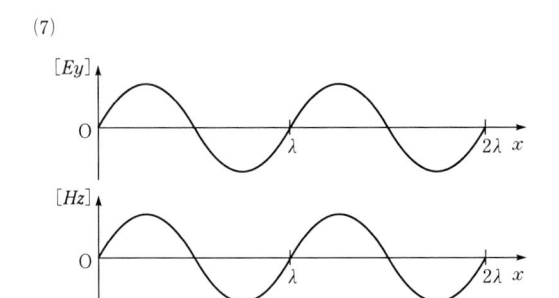

(8)　$1.9 \times 10^3\,\text{m}$

(9)　(ア)

(10)　「超短波」や「マイクロ波」を用いた医療法としては，温熱療法がある。超短波はからだの表面で吸収されることなく深部まで伝わり，細胞を振動させ摩擦熱を発生させることで関節や内臓などを内部から直接温め，血行を良くし，働きを活発にする効果がある。

〔出題者が求めたポイント〕

電気振動，電磁波。

〔解答のプロセス〕

(1)　スイッチ S_1 を閉じた直後は，コンデンサーの電圧は 0 で抵抗に電圧 V がかかるから，流れる電流 I は

$$I = \frac{V}{R} \quad \cdots(答)$$

(2)　電気量 Q_0 は　$Q_0 = CV$　…(答)

(3)　静電エネルギー U は　$U = \frac{1}{2}CV^2$　…(答)

(4)　電気振動の角周波数 ω は $\omega = \frac{1}{\sqrt{LC}}$ とかけるから，周期 T は

$$T = \frac{2\pi}{\omega} = 2\pi\sqrt{LC} \quad \cdots(答)$$

(5)　電流の最大値を I_0 とすると，エネルギー保存則より

$$\frac{1}{2}CV^2 = \frac{1}{2}LI_0^2 \quad \therefore \quad I_0 = V\sqrt{\frac{C}{L}} \quad \cdots(答)$$

(6)　はじめコンデンサーの上側の極板には Q_0 の電気量が蓄えられている。スイッチ S_2 を閉じた直後は，コイルの自己誘導起電力により電流が流れないが，その後コイルを下向きに流れ始め，コンデンサーの電気量が 0 になったとき，電流の大きさは最大となる。

(7)　極板間の電場が振動することにより，振動する磁場が生じる。この磁場の変化によって，また電場がつくられ，まわりの空間に伝わっていくのが電磁波である。電磁波における電場と磁場の振動方向は互いに垂直で，同位相で振動しながら伝わっていく。

(8)　放射される電磁波の振動数 f は，電気振動の振動数と等しいから

$$f = \frac{1}{2\pi\sqrt{LC}}$$

よって，波長 λ は

$$\lambda = \frac{c}{f} = c \times 2\pi\sqrt{LC}$$

数値を代入して

$$\lambda = 1.884 \times 10^3 \fallingdotseq 1.9 \times 10^3\,[\text{m}] \quad \cdots(答)$$

(9)　$\lambda = 10^3 \sim 10^4\,\text{m}$ の電波は長波 (ア)　…(答)

(10)　〔解答〕のとおり

5

〔解答〕

(1)　$\dfrac{pS}{pS + mg}h_0$　　(2)　$\dfrac{(pS + mg)h_0}{nR}$

(3)　mgh_0　　(4)　$\dfrac{3}{2}mgh_0$　　(5)　$\dfrac{5}{2}mgh_0$

〔出題者が求めたポイント〕

気体の状態変化，熱力学第 1 法則。

〔解答のプロセス〕

(1)　図(b)の状態での円筒容器内の圧力を p_1 とすると，ピストンに働く力のつりあいより

$$p_1 S - pS - mg = 0$$

$$\therefore \quad p_1 S = pS + mg$$

図(b)でのピストン下面から容器底面までの距離を h_1 とおく。温度を一定に保つから，ボイルの法則より

$$pSh_0 = p_1 Sh_1$$

$$\therefore \quad h_1 = \frac{pS}{p_1 S}h_0 = \frac{pS}{pS + mg}h_0 \quad \cdots(答)$$

(2)　図(c)の状態での圧力は(b)と同じ p_1 であるから，温度を T_1 とおくと状態方程式は

$$p_1 Sh_0 = nRT_1$$

$$\therefore \quad T_1 = \frac{p_1 Sh_0}{nR} = \frac{(pS + mg)h_0}{nR} \quad \cdots(答)$$

(3)　(b) $\longrightarrow$ (c)の変化は定圧変化だから気体が外部にした仕事 W は

$$W = p_1(Sh_0 - Sh_1)$$
$$= (p_1 - p)Sh_0$$
$$= mgh_0 \quad \cdots(答)$$

(4)　(b)の状態の温度を T とすると，状態方程式より

$$p_1 Sh_1 = nRT$$

(1)より $pSh_0 = p_1 Sh_1$ よって

$$pSh_0 = nRT \quad \therefore \quad T = \frac{pSh_0}{nR}$$

よって，内部エネルギー変化 ΔU は

$$\Delta U = \frac{3}{2}nR(T_1 - T)$$
$$= \frac{3}{2}\{(pS + mg)h_0 - pSh_0\}$$
$$= \frac{3}{2}mgh_0 \quad \cdots(答)$$

(5)　加えられた熱量 Q は，熱力学第 1 法則より

$$Q = \Delta U + W = \frac{5}{2}mgh_0 \quad \cdots(答)$$

化 学

解答 27年度

1

〔解答〕

(1) ア．亜硫酸 イ．酸性雨 あ SO_3

(2) a．$SO_2 + Ca(OH)_2 \longrightarrow CaSO_3 + H_2O$

    b．$2H_2S + SO_2 \longrightarrow 3S + 2H_2O$

(3) 実験1 ×

  （理由）銅は塩酸には溶けないが，酸化力のある熱濃硫酸には溶ける。

  実験2 ×

  （理由）酸化剤である $KMnO_4$ と還元剤である HCl が反応してしまうため，希塩酸ではなく希硫酸を用いる。

  実験3 ○

  （理由）希塩酸も希硫酸も強酸なので弱酸の遊離反応が起きる。

  実験4 ×

  （理由）塩酸には脱水作用の性質がないため。

(4) 反応速度を大きくするため。

(5) 3.6×10^{-2}(L)

  吸収させた SO_2 の物質量を x mol とおくと，

$$1.0 \times 10^{-2} \times \frac{70}{1000} \times 5 = 2x + 10^{-2} \times \frac{12.5}{1000} \times 2$$

$$x = 1.625 \times 10^{-3} \text{mol}$$

  標準状態での体積は

$$1.625 \times 10^{-3} \times 22.4 \fallingdotseq 3.6 \times 10^{-2} \text{(L)} \quad \cdots\text{(答)}$$

(6) a

  （理由） ジエチルエーテルは引火性物質なので油浴で加熱してはならない。

(7) a

  黒色の硫化鉛(Ⅱ)PbS の沈澱を生成する。

〔出題者が求めたポイント〕

・硫黄とその化合物，・酸化還元反応，・エーテルの生成。

〔解答のプロセス〕

(1) SO_2 二酸化硫黄(亜硫酸ガス)は酸性雨の原因物質である。SO_2 を酸化すると三酸化硫黄 SO_3 になる。

$$2SO_2 + O_2 \longrightarrow 2SO_3$$

(2)(a) 気体 A の SO_2 と生石灰 $Ca(OH)_2$ の中和反応。

$$SO_2 + Ca(OH)_2 \longrightarrow CaSO_3 + H_2O$$

  (b) 気体 A の SO_2 と H_2S の酸化還元反応

$$SO_2 + 2H_2S \longrightarrow 3S + 2H_2O$$

(3)実験1 Cu は酸化力のある硝酸や熱濃硫酸には溶ける。

$$Cu + 2H_2SO_4 \longrightarrow CuSO_4 + 2H_2O + SO_2$$

  実験2 $KMnO_4$ は酸性条件で酸化力が強くなるので，強酸を加える必要がある。加える強酸は，希塩酸，希硝酸ではなく希硫酸を用いる。

  実験3 FeS は H_2SO_4 や HCl と反応して H_2S が発生する。

$$FeS + H_2SO_4 \longrightarrow FeSO_4 + H_2S$$

$$FeS + 2HCl \longrightarrow FeCl_2 + H_2S$$

でも希 HNO_3 を用いてはならない。それは，H_2S が酸化されてしまうため。

  実験4 この反応は脱水反応であるため，脱水作用がある濃 H_2SO_4 を使う。

(4) 常温では，シュウ酸と $KMnO_4$ との反応速度はかなり小さいため，70℃前後に温めておくと，反応速度が大きくなり，反応は速やかに進行する。

(5) 気体 A は SO_2 なので $KMnO_4$ が酸化剤，SO_2 が還元剤として作用する。

酸化剤：$MnO_4^- + 8H^+ + 5e^-$

$$\longrightarrow Mn^{2+} + 4H_2O \quad \cdots\cdots①$$

還元剤：$SO_2 + 2H_2O$

$$\longrightarrow SO_4^{2-} + 4H^+ + 2e^- \quad \cdots\cdots②$$

残った $KMnO_4$ と $H_2C_2O_4$(還元剤)が反応する。

還元剤：$H_2C_2O_4 \longrightarrow CO_2 + 2H^+ + 2e^- \quad \cdots\cdots③$

①より $KMnO_4$ は5価の酸化剤，②より SO_2 は2価の還元剤，③より $H_2C_2O_4$ は2価の還元剤であるとわかる。したがって，当量点では次式が成立。

(酸化剤の受け取った電子の物質量)

$$= (還元剤の放出した電子の物質量)$$

吸収させた SO_2 の物質量を x mol とおく

$$1.0 \times 10^{-2} \times \frac{70}{1000} \times 5$$

$$= 2x + 2.0 \times 10^{-2} \times \frac{12.5}{1000} \times 2$$

$$x = 1.625 \times 10^{-3} \text{mol}$$

標準状態での体積は，

$$1.625 \times 10^{-3} \times 22.4 \fallingdotseq 3.6 \times 10^{-2} \text{(L)}$$

(6) エーテルは揮発性で引火しやすいので，加熱する場合は，マントルヒーターを用いる。

(7) a が正解。

  a：硫黄反応(タンパク質中の硫黄の検出に用いる)

  b：ビウレット反応(ペプチド結合が2個以上あると反応)

  c：キサントプロテイン反応(芳香族アミノ酸が含まれると反応)

  d：ニンヒドリン反応(アミノ酸が反応)

2

〔解答〕

(1) ア 運動 イ 熱 ウ ヘンリー

  エ オキソニウム オ 配位

(2) 温度が低いときは，気体分子の熱運動は，あまり活発ではないので，水分子中に閉じ込めておくことができる。

(3)

(4)　a，b

(5)

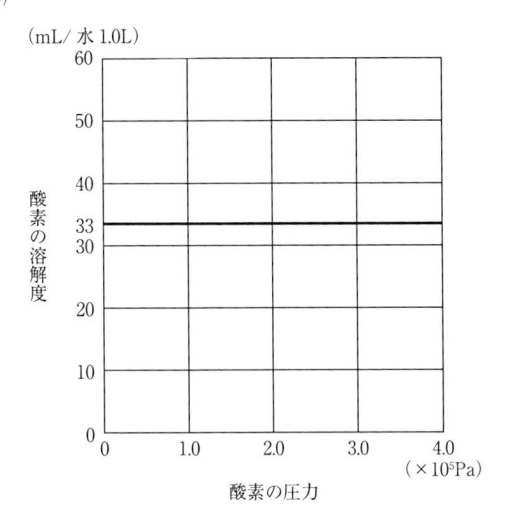

(6)(i)　$4P + 5O_2 \longrightarrow P_4O_5$

　(ii)　答　$1.7 \times 10^4\,Pa$
　　計算

　　燃焼後の酸素の物質量 $= 0.1 \times \dfrac{1}{5} - \dfrac{0.124}{31} \times \dfrac{5}{4}$

　　　　　　　　　　　$= 0.015\,mol$

　　気体の酸素の物質量 $= 0.015 - \dfrac{43 \times 10^{-3}}{32}$

　　　　　　　　　　　$= 0.0136\,mol$

　　求める酸素の分圧を P_{O_2} とおくと状態方程式より
　　　　$P_{O_2} \times 2 = 0.0136 \times 8.3 \times 10^3 \times 293$
　　　　$P_{O_2} = 1.65 \times 10^4 = 1.7 \times 10^4\,Pa$　…(答)

〔出題者が求めたポイント〕

ヘンリーの法則。

〔解答のプロセス〕

(1)　気体 A が水に溶けると，気体のもっていた運動エネルギーが余るので発熱する。
　つまりその余ったエネルギーは熱エネルギーに変換される。
　ヘンリー法則は，H_2，N_2 のような溶解度が小さく，水と反応しない気体に成立して，HCl，NH_3 のように水に対する，溶解度が非常に大きい気体には成立しない。

(3)　NH_3 の非共有電子対が H^+ の空の軌道に配位することで，アンモニウムイオンが生じる。

　　$\begin{matrix} & H \\ H\!:\!N\!:\!H \\ & H \end{matrix}\quad + \quad H^+ \quad \longrightarrow \quad \left[\begin{matrix} & H \\ H\!:\!N\!:\!H \\ & H \end{matrix}\right]^+$

　　アンモニア　　　　　アンモウムイオン

　このように共有結合に必要な電子対を一方の原子のみから提供してできる結合を配位結合という。

(4)　ヘンリーの法則は次の2通りの表現があることに注意。
　①一定温度で一定量の溶媒に溶ける気体の量(g,

mol)は接触している気体の圧力(分圧)に比例する。
　②一定温度で一定量の溶媒に溶ける気体の体積はその気体の圧力のもとで測定すると圧力にかかわらず一定となる。
　a はヘンリーの法則①なので正解。
　b の標準状態の体積を 22.4(L/mol) で割って物質量(mol)で考えればaと同じでヘンリーの法則①である。よって b も正解。c，d について一定圧力で温度を変えると溶ける気体の量や体積は変わるので誤り。e について一定圧力で温度を上げると溶ける気体の溶解度は減少するが反比例ではない。

(5)　これは(4)のヘンリーの法則②なので圧力にかかわらず，溶解度(mL)が一定のグラフになる。
　O_2 の溶解度(mL)について，酸素の圧力 $= 1.0 \times 10^5\,Pa$，20℃での酸素の溶解度(mg)は図1より読みとると 43 mg なので O_2 の溶解度(mL)Vとおくと $PV = nRT$ より

$$1.0 \times 10^5 \times \frac{V}{1000} = \frac{43 \times 10^{-3}}{32} \times 8.3 \times 10^3 \times 293$$
$$V = 32.6$$
$$\fallingdotseq 33\,mL$$

(6)　赤リンの燃焼させたときの反応式を示すと，

　　　　　　$4P \quad + \quad 5O_2 \quad \longrightarrow \quad P_4O_{10}$

　(燃焼前)　$\dfrac{0.124}{31}$　　$0.1 \times \dfrac{1}{5}$　　　　(mol)

　(燃焼後)　　0　　　　0.015　　　　　(mol)

　(気体の O_2 の物質量)

　　　$= (O_2\text{の全物質量}) - (20℃\text{での}O_2\text{の溶解量})$

　　　$= 0.015 - \dfrac{43 \times 10^{-3}}{32}$

　　　$= 0.0136\,mol$

　求める酸素の分圧を P_{O_2} とおくと
　$P_{O_2} \times V = nRT$ より
　　　$P_{O_2} \times 2 = 0.0136 \times 8.3 \times 10^3 \times 293$
　　　$P_{O_2} = 1.65 \times 10^4$
　　　　　$\fallingdotseq 1.7 \times 10^4\,Pa$　…(答)

3

〔解答〕

(1)　ア　8　　イ　3　　ウ　1

(2)　(シス形)

　　$\begin{matrix} CH_3-CH_2 & & CH_3 \\ & C=C & \\ H & & H \end{matrix}$

　　(トランス形)

　　$\begin{matrix} CH_3-CH_2 & & H \\ & C=C & \\ H & & CH_3 \end{matrix}$

(3)　G　$\begin{matrix} CH_3 & & CH_3 \\ & C=C & \\ H & & CH_3 \end{matrix}$

(4)　$\begin{matrix} H-C-H \\ \| \\ O \end{matrix}$　　　　$\begin{matrix} CH_3-CH_2-CH_2-C-H \\ \| \\ O \end{matrix}$

(5)　A

$$CH_3-\underset{\underset{CH_3}{|}}{\overset{\overset{CH_3}{|}}{C}}-CH_2-OH$$

B

$$CH_3-CH_2-\underset{\underset{CH_3}{|}}{CH}-CH_2-OH$$

C

$$CH_3-CH_2-\underset{\underset{CH_3}{|}}{\overset{\overset{OH}{|}}{C}}-CH_3$$

D

$$CH_3-\underset{\underset{OH}{|}}{CH}-\underset{\underset{CH_3}{|}}{CH}-CH_3$$

E

$$CH_3-CH_2-CH_2-\underset{\underset{OH}{|}}{CH}-CH_3$$

〔出題者が求めたポイント〕

$C_5H_{12}O$ の異性体。

〔解答のプロセス〕

$C_5H_{12}O$ はアルコールまたはエーテルのどちらかだが実験1で Na を加えて気体が発生しているのでアルコールとわかる。$C_5H_{12}O$ のアルコールの構造異性体は8種類存在する。全部書き出すと楽に解ける。

① 1 級
$$\underset{\underset{OH}{|}}{C}-C-C-C-C$$

② 2 級
$$C-\underset{\underset{OH}{|}}{C}-C-C^*-C$$

③ 2 級
$$C-C-\underset{\underset{OH}{|}}{C}-C-C$$

④ 1 級
$$C-C-\underset{\underset{C}{|}}{C^*}-\overset{\overset{OH}{|}}{C}$$

⑤ 3 級
$$C-C-\underset{\underset{C}{|}}{\overset{\overset{OH}{|}}{C}}-C$$

⑥ 2 級
$$\underset{\underset{C}{|}}{C}-C^*-\overset{\overset{OH}{|}}{C}-C$$

⑦ 1 級
$$\underset{\underset{C}{|}}{\overset{\overset{OH}{|}}{C}}-C-C-C$$

⑧ 1 級
$$\underset{\underset{C}{|}}{\overset{\overset{C}{|}}{C}}-C-C-OH$$

C^* は②④⑥の 3 種類。さらに酸化して C^* をもつものは④の 1 種類。

$$④ \xrightarrow{K_2C_2O_7} C-C-\underset{\underset{C}{|}}{C^*}-CHO$$

E の脱水では I，J，K が得られるので E は②。

$$C-C-C-\underset{\underset{OH}{|}}{C}-C \longrightarrow \underset{I}{C-C-C-C=C}$$

$$\left[\begin{array}{l} \underset{\underset{H}{|}}{\overset{\overset{C-C}{|}}{}}C=C\underset{\underset{H}{|}}{\overset{\overset{C}{|}}{}} \quad（シス）\\ \underset{\underset{H}{|}}{\overset{\overset{C-C}{|}}{}}C=C\underset{\underset{C}{|}}{\overset{\overset{H}{|}}{}} \quad（トランス）\end{array}\right]$$

$$J・K$$

残りの A，B，C，D について。
A は実験 2，3 から 1 級アルコールでさらに脱水しないことがわかるので⑧。
B，C，D について
濃硫酸の脱水のされ方を次に示す。

④
$$C-C-\underset{\underset{B}{|}}{\overset{\overset{C}{|}}{C^*}}-\overset{\overset{OH}{|}}{C} \longrightarrow \underset{C}{\overset{C-C}{}}C=C$$

⑤
$$C-C-\underset{\underset{C}{|}}{\overset{\overset{OH}{|}}{C}}-C$$
$$\boxed{C}$$

$$C-C^*-\underset{\underset{C}{|}}{\overset{\overset{OH}{|}}{C}}-C$$
$$\boxed{D}$$

$$\boxed{F}$$

$$\underset{\underset{H}{|}}{\overset{\overset{C}{|}}{}}C=C\underset{\underset{C}{|}}{\overset{\overset{C}{|}}{}}$$
$$\boxed{G}$$

$$C=C-\underset{\underset{C}{|}}{\overset{\overset{C-C}{|}}{}}$$
$$\boxed{H}$$

$$\downarrow O_3$$

$$C=O \quad O=C-\underset{\underset{C}{|}}{C}-C$$

生　物

解答

27年度

1

〔解答〕

(1) A, B, D, F　　(2) A, C, D　　(3) A, B
(4) A, C, D, E　　(5) C, D　　(6) A, E
(7) A, B, C, D, E　　(8) B, C, D, E
(9) B　　(10) C, D　　(11) A

〔解説〕

(1) C　示準化石には分布域の広いものが適している。
　E　地質時代とは，約46億年前の地球誕生から始まり，記録の残っている有史時代の以前の時代のことを指す。

(2) 生物の陸上進出は，オゾン層形成により，生物に有害な紫外線の地上への到達量が低下した後に起こった。その際，乾燥と重力への適応が必要となり，動物では肺，角質層，腎臓，胚膜などが発達した。一方，植物ではクチクラ層，維管束，花粉管などの発達が起こった。

(3) C　「生態系」ではなく，「生物群集」が正しい。
　D　「組織性」ではなく，「社会性」が正しい。
　E　「標識再捕法」ではなく，「区画法」が正しい。
　F　「寄生」ではなく，「片利共生」が正しい。

(4) B　「rRNA」ではなく，「tRNA」が正しい。

(5) A　「Ca^{2+}」ではなく，「K^+」が正しい。
　B　「イオンチャネル」ではなく，「イオンポンプ」が正しい。
　E　「AMP」ではなく，「ADP」が正しい。

(6) B　「64種類」ではなく，「20種類」が正しい。
　C　「変質」ではなく，「変性」が正しい。
　D　「二重らせん」ではなく，「らせん」が正しい。

(9) A　「幼若型」ではなく，「老齢型(衰退型)」が正しい。
　C　「大卵少産型」ではなく，「小卵多産型」が正しい。
　D　「相転換」ではなく，「相変異」が正しい。
　E　「前翅が短い」ではなく，「前翅が長い」が正しい。

(11) B　「上昇」ではなく，「低下」が正しい。
　C　酵素は細胞外でも働きを失わない。
　D　酵素は化学反応の前後で自身は変化しない触媒の働きを果たす。
　E　「補酵素」は酵素本体の活性部位にゆるく結合する有機物であり，鉄や銅などの金属イオンのように酵素本体に組み込まれたものは「補欠分子族」とよぶ。

2

〔解答〕

(1) 踏み台を直接視覚で認識するのではなく，目印の情報で発見するようにさせるため。
(2) ネズミに避難用の足場があることを認識させ，周囲の目印の情報を記憶させるため。
(3) ウ

(4) 変異型
(5) 大脳
(6) 遺伝子Xの発現によって学習能力が回復し，野生型と同様に日数の経過に伴って踏み台にたどり着くまでの時間が短縮される。

〔解説〕

(3) 野生型のネズミは試行錯誤による学習で，日数を経過するにつれて踏み台にたどり着くまでの時間が大幅に短縮されると考えられる。一方，変異型のネズミはその学習が障害されているため，時間の短縮される度合いが小さくなると考えられる。

(6) 大脳辺縁系の一部である海馬は脳の記憶や空間学習能力に関わる働きをする。変異型のネズミは，本来この海馬で機能する遺伝子を欠損しているために学習能力の低下が起こっている。したがって，その遺伝子を発現させれば野生型と同様の学習能力が回復する。

3

〔解答〕

(1) (ア)転写 (イ)体節 (ウ)ホメオティック
(2) A

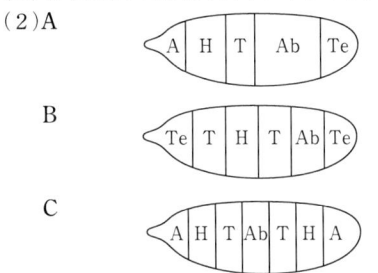

B

C

〔解説〕

(2) 正常のショウジョウバエの受精直後の受精卵前端の細胞質中には，mRNAから転写されて生じたビコイドタンパク質が存在する。この部分の細胞質を移植すると，ビコイドタンパク質が拡散し，その濃度勾配に応じた分節遺伝子が発現し，次いでホメオティック遺伝子が発現してからだの各部位が形成されてゆく。
ここでは，このビコイドタンパク質の濃度勾配がどのようになるかを考えて表現型を予想する。

　A　ビコイドタンパク質を合成できない突然変異体の受精卵前端への移植なので，野生型の受精卵と同様の状態となる。よって，野生型の受精卵と同様の表現型となる。

　B　ビコイドタンパク質を合成できない突然変異体の受精卵前後軸の真ん中への移植なので，移植部位から両端へ向かってビコイドタンパク質の濃度勾配が形成される。この部位は端ではないため，先端部は形成されず，移植部位に頭部が形成される。そこから両端へと向かって，胸部が形成され，前端側は尾部，後端側は腹部に次いで尾部が形成され，実際の移植実験では，解答の表現型となる。後端側のみ腹

部が形成されるのは，後端側から濃度勾配を形成するナノスタンパク質の影響によるものと考えられる。

C　野生型の受精卵後端の移植なので，ビコイドタンパク質の濃度勾配は両端で高く，中央部へ向かって低くなる形となる。そのため，両端に先端部が形成されて，そこから中央部へと向かって左右ともに頭部が形成される。一方，中央部では，ビコイドタンパク質濃度が比較的高く維持され，尾部の構造が形成されるまでには低下せず，腹部が形成される。

4

〔解答〕

（1）制限酵素　DNA リガーゼ

（2）C，D，F

〔解説〕

（2）テトラサイクリン耐性とアンピシリン耐性の有無から識別する。まず，アンピシリンに対する耐性がある（アンピシリン存在下で増殖できる）ものはプラスミドを取り込んだものとわかる。次いで，ヒトのインスリン遺伝子を取り込んでいるものはテトラサイクリンに対する耐性を失っているので，C，D，F がそれに該当するとわかる。

5

〔解答〕

（1）d

（2）d（より強く）f（より弱い）

〔解説〕

（1）「限定要因」は横軸の値の変化に対して，縦軸の値の変化があるかどうかで見分ける。図では A，B ともに横軸の値の大きさの変化に対して縦軸の値の大きさの変化があるのは，d よりも弱い光の強さのもととなる。

（2）光を照射した時間と，暗黒下においた時間が同じことから，1 時間光を照射し，1 時間暗黒下においた場合に置き換えて考えることができる。その上で，見かけの光合成に相当する二酸化炭素の吸収と，暗黒下での呼吸による二酸化炭素の放出に注目して，その値が B よりも A の方が大きくなる光の強さを考えればよい。

まず，乾燥重量を増加させるのに必要な光の強さは，暗黒下での呼吸による二酸化炭素の放出を相殺できる二酸化炭素の吸収が必要なことから，A は b 以上，B は d 以上となる。グラフより，A は d の光の強さでは光飽和に達しており，それ以降では二酸化炭素の吸収量は増加しない。一方，B は g の光の強さまで二酸化炭素吸収量を増加させることができ，f の光の強さで，ちょうど A と同量の乾燥重量の変化となる。よって，求める光の強さの範囲は，d より強く f より弱いところといえる。

6

〔解答〕

（1）自然浄化

（2）(A)③　(B)⑤

（3）生物名：亜硝酸菌　硝酸菌

過程：亜硝酸菌の働きにより，NH_4^+ から NO_2^- を生じ，硝酸菌の働きにより，NO_2^- から NO_3^- を生じる。

（4）(C)②　(D)③　(E)①　(F)④

（5）上流では細菌の増殖で水が濁って光合成が低下し，O_2 不足による硝化作用の低下で NO_3^- が減り，E の藻類は減少する。下流では細菌の減少で水の透明度が増して光合成が上昇し，それに伴って O_2 濃度が回復して硝化作用が盛んになり，NO_3^- が増加して藻類が増殖する。

（6）指標生物

（7）(7-1)生物濃縮

（7-2）PCB〔ポリ塩化ビフェニル〕，（有機）水銀，カドミウムなど

〔解説〕

（1）～（5）

「自然浄化」の働きにより，汚水中の有機物が分解されて水が浄化されるプロセスは，概略として次のようである。まず有機物の増加により細菌が増加し，その呼吸で O_2 が消費され，O_2 濃度が低下する。このとき有機物の分解により NH_4^+ 濃度は増加するが，O_2 濃度の低下で硝化作用は進まず，NO_3^- は減少する。その結果，上流では，細菌が増加する一方で藻類は減少する。しかし，下流にいくにしたがい，細菌はゾウリムシなどによって捕食されるため，水の透明度が回復し，それに伴って酸素濃度が上昇する。すると硝化作用が進むようになり，NO_3^- が増加するため，藻類が増加する。それにより，NO_3^- などの栄養塩類が消費されて，それにつれて藻類も減少し，水質が浄化される。

（7）特定の物質が生物体内に取り込まれて蓄積され，食物連鎖の過程を通して濃縮されていく現象を「生物濃縮」という。この現象が起こる物質は，いずれも自然界で分解されにくい安定な物質で，細胞質のタンパク質や体脂肪に溶けやすく，排出されにくい物質である。

平成26年度

問 題 と 解 答

英 語

問題　　　　26年度

〔問 1〕英文[1][2][3]にある下線部(1)〜(15)に入るように各語群にある単語を並べ替えなさい。

[1]

(1)(　　　) (　　　) (　　　) (　　　) (　　　), there will always be some uncertainty in prognosis. This uncertainty is difficult for patients (2)(　　　) (　　　) (　　　) (　　　) (　　　) with. For patients, not knowing what the future will bring is psychologically difficult. Worrying about the future (3)(　　　) (　　　) (　　　) (　　　) (　　　) enjoy the present. They may be (4)(　　　) (　　　) (　　　) (　　　) (　　　) out whether things are getting better and therefore become hyperaware of any physical changes that occur. Families may spend a great deal of time acquiring information (5)(　　　) (　　　) (　　　) (　　　) (　　　) about what the future will bring and may focus excessively on the medical details. For both patients and family members, anxiety may increase.

- (1)　語群:　do / matter / no / we / what
- (2)　語群:　and / deal / families / their / to
- (3)　語群:　ability / impede / may / their / to
- (4)　語群:　by / consumed / figure / to / trying
- (5)　語群:　an effort / in / learn / more / to

[2]

Nothing is quite as comforting as a warm cup of tea on a cold day, especially when shared with a friend. New research indicates that tea contains numerous beneficial constituents and suggests that (6)(　　　) (　　　) (　　　) (　　　) (　　　) actually provide significant health benefits, especially if you choose green tea. But like coffee, tea contains a significant amount of caffeine (green tea contains less than black), which isn't healthy (7)(　　　) (　　　) (　　　) (　　　) (　　　). Fewer people in the United States are addicted to tea than to coffee, (8)(　　　) (　　　) (　　　) (　　　) (　　　) nevertheless. If you brew it strong and drink numerous cups daily, you may be dependent on the caffeine it provides to (9)(　　　) (　　　) (　　　) (　　　) (　　　). You can test your dependency by skipping your daily dose (remember to skip the cola, chocolate, and coffee, too!). If you feel fine, then you're in control of your caffeine intake. If you experience withdrawal symptoms, you need to (10)(　　　) (　　　) (　　　) (　　　) (　　　).

- (6)　語群:　a day / a few / cups / enjoying / may
- (7)　語群:　amounts / if / in / large / taken
- (8)　語群:　addictive / be / but / can / tea
- (9)　語群:　day / power / through / you / your
- (10)　語群:　back / cut / find / to / ways

[3]

Plants produce flowers for one reason only—to attract pollinators, such as bees, butterflies and other insects, which go from flower (11)(   ) (   ) (   ) (   ) (   ) a nutritious meal of nectar and pollen. As they feast, their bodies get dusted with the plant's powdery pollen—fine grains containing sperm cells produced by the male part of the flower. When the insect alights on another plant, some of the pollen on its body brushes off and finds its way to the female part of a new flower, (12)(   ) (   ) (   ) (   ) (   ). The result is seed and the next generation of plants.

Scent acts as a long-range signal carried on the wind and, once on the final approach to a flower, an insect is guided in by a barrage of visual clues, such as color and shape. Flowers (13)(   ) (   ) (   ) (   ) (   ) of scents to attract insects. Once an insect learns that (14)(   ) (   ) (   ) (   ) (   ) with a reward, it just (15)(   ) (   ) (   ) (   ) (   ). Floral scents sometimes mimic an insect's pheromones (the chemicals used to attract a mate for reproduction), in which case an insect might think it's in for more than just a meal.

(11) 語群: flower / in / of / search / to
(12) 語群: enabling / fertilization / place / take / to
(13) 語群: a / evolved / have / range / vast
(14) 語群: a / associated / is / particular / smell
(15) 語群: back / coming / for / keeps / more

〔問 2〕 空所に入る最もふさわしい語句を(ア)～(オ)から選びなさい。

(1) My co-worker looked different because his hair was shorter, with the front (　　　) to the side.
(ア) sweeps　　(イ) swept　　(ウ) had swept　　(エ) is sweeping　　(オ) was swept

(2) I widened my (　　　), impressed by what my friends had done for me.
(ア) arms　　(イ) back　　(ウ) eyes　　(エ) mouth　　(オ) neck

(3) (　　　) more relaxing than taking a hot spring bath after a long hike in the mountains?
(ア) Are you　　(イ) How is　　(ウ) Is it　　(エ) What could be　　(オ) Who has a

(4) My heart was (　　　) as I pictured the worst of what might happen.
(ア) beating　　(イ) functioning　　(ウ) racing　　(エ) stopping　　(オ) working

(5) There wasn't (　　　) in talking my father into buying a new car.
(ア) any point　　(イ) a lot　　(ウ) many hours　　(エ) much care　　(オ) some chance

(6) The patient has been having some chest pains off and on for more than a month, but today they're not going (　　　).
(ア) away　　(イ) in　　(ウ) out　　(エ) round　　(オ) through

(7) (　　　) the while, he was waiting around to seize the opportunity.
(ア) All　　(イ) But　　(ウ) None　　(エ) Once　　(オ) Worth

(8) We (　　　) a glimpse of the shooting star in the sky last night.
(ア) can catch　　(イ) catch　　(ウ) catched　　(エ) caught　　(オ) have been catching

(9) My mother was always worried about something or (　　　).
(ア) else　　(イ) less　　(ウ) like　　(エ) nothing　　(オ) other

(10) (　　　) it's only hours before the deadline, I still have much data processing to complete.
(ア) Consequently　　(イ) Even though　　(ウ) However　　(エ) Since　　(オ) Unless

〔問 3〕次の英文を読んで、下記の設問に答えなさい。

　　Our bodies change as we age. Looking stooped, for example, is a common sign of ageing. Most medieval pictures of the old show a bent back and a stick, and this continued into the twentieth century. In ancient Roman times, Virgil complained that "all the best days of life slip away from us poor mortals first: illness and dreary old age and pain sneak up, and the fierceness of harsh death snatches us away." Plutarch too had a gloomy image of old age, likening it to autumn. When children are asked how they can tell when people are growing old, they list physical attributes. Here we look at the major and minor physical health changes that are linked to ageing.

　　Ageing is not a disease, but is a multi-factorial process that leads to the progressive loss of functions. (ア)We are all too well aware of normal bodily changes as we age. We initially get a bit slower and then a little grey and bald, and then wrinkles come and memory goes. Cross-sectional studies of ageing tend to depict an essentially smooth and progressive decline of physiological function with increasing chronological age. However, although the young have high functional values and the very old low, between these limits values are widely scattered. There is no simple linear relation between age and functionality. (イ)When I meet some old friends whom I have not seen for some time I sometimes say, "Shall we start at the top or the bottom?" We then tell about the pain in our foot, and work up the body to describe how our brain has declined.

　　One of the fairy tales collected by the Brothers Grimm in the early nineteenth century, "The Old Hound," illustrates changes brought about by age:

　　A hound who had served his master well for years, and had run down many a quarry in his time, began to lose his strength and speed owing to age. One day, when out hunting, his master startled a powerful wild boar and set the hound at him. (ウ)The latter seized the beast by the ear, but his teeth were gone and he could not retain his hold; so the boar escaped. His master began to scold him severely, but the hound interrupted him with these words, (エ)"My will is as strong as ever, master, but my body is old and feeble. You ought to honor me for what I have been instead of abusing me for what I am."

Another of Grimms' fairy tales, "The Duration of Life," collected from a peasant in his field in 1840, presents a pessimistic outcome but adds a playful teleological explanation:

　　When God created the world he gave (オ)the ass, the dog, the monkey and man each a life-span of thirty years. The ass, knowing that his was to be a hard existence, asked for a shorter life. God had mercy and took away eighteen years. The dog and the monkey similarly thought their prescribed lives too long, and God reduced them respectively by twelve and ten years. Man, however, considered the thirty years assigned to him to be too brief, and he petitioned for a longer life. Accordingly, God gave him the years not wanted by the ass, the dog, and the monkey. (カ)Thus man lives seventy years. The first thirty are his human years, and they quickly disappear. Here he is healthy and happy; he works with pleasure, and enjoys his existence. The ass's eighteen years follow. Here one burden after the other is laid on him; he carries the grain that feeds others, and his faithful service is rewarded with kicks and blows. Then come the dog's twelve years, and he lies in the corner growling, no longer having teeth with which to bite. And when this time is past, the monkey's ten years conclude. Now man is weak headed and foolish; he does silly things and becomes a laughing stock for children.

There are few if any organs in our body that do not decline in their function with age, and many deaths are due to age-related illnesses. (キ)But not everything is bad news. A major study by ELSA (English Longitudinal Study of Ageing) in the UK is designed to find out about the health of the elderly, and participants are interviewed every two years. It is encouraging and impressive that 60 per cent of those aged 80-plus describe their health as good to excellent. But that does mean that 40 per cent have health problems. The study also found that while arthritis is age-related, joint pain and back pain were not, and were no more common among the elderly than the young.

(1) 下線部(ア)にある normal bodily changes について本文にある具体例を示しながら、和訳しなさい。

(2) 下線部(イ)を和訳しなさい。

(3) 下線部(ウ)が示すものは何か、日本語で書きなさい。

(4) 下線部(エ)を和訳しなさい。

(5) 下線部(オ)にある 3 つの動物の名前を日本語で記して、結果的に寿命がそれぞれ何年になったか、数字で答えなさい。

(6) 下線部(カ)にある人間はどのような人生を年齢ごとにたどるのか、日本語で説明しなさい。

(7) 下線部(キ)の理由を日本語で説明しなさい。

〔問 4〕次の英文を読んで、下記の設問に答えなさい。

In 1959, Professor Frank Johnson invited me to work at his Princeton laboratory owing to my success in *Cypridina* work. In September 1960, shortly after my arrival at Princeton, Dr. Johnson asked me if I would be interested in studying the bioluminescence of the jellyfish *Aequorea*. I was strongly impressed by his description of the brilliant luminescence and the abundance of the jellyfish at Friday Harbor in the state of Washington. I agreed to study the jellyfish.

Early in the summer of 1961, we traveled from Princeton, NJ, to Friday Harbor, WA, driving 5,000 kilometers. Friday Harbor was a quiet, peaceful small village at the time. The jellyfish were abundant in the water. At the University of Washington laboratory there, we carefully scooped up the jellyfish one by one using a shallow dip net. The light organs of *Aequorea aequorea* are located along the edge of the umbrella, which we called a ring. The ring could be cut off with a pair of scissors, eliminating most of the unnecessary body part.

At the time, it was a common belief that the light of all bioluminescent organisms was produced by the reaction of luciferin and luciferase. Therefore, we tried to extract luciferin and luciferase from the rings of the jellyfish. We tried every method we could think of, but all our efforts failed. After only a few days of work, we ran out of ideas.

I was convinced that the cause of our failure was the luciferin-luciferase hypothesis that dominated our mind. I suggested to Dr. Johnson that we forget the idea of extracting luciferin and luciferase and, instead, try to extract a luminescent substance whatever it might be. However, I was unable to convince him. Because of the disagreement on experimental method, I started to work alone at one side of a table, while, on the other side, Dr. Johnson and his assistant continued their efforts to extract a luciferin. It was [　ア　] situation.

Since the emission of light means the consumption (loss) of active bioluminescent substance, the extraction of bioluminescent substances from light organs must be performed under a condition that reversibly inhibits the luminescence reaction. Therefore, I tried to reversibly inhibit luminescence with various kinds of inhibitors of enzymes and proteins. ^(イ)I tried very hard, but nothing worked. I spent the next several days soul-searching, trying to find out something missing in my experiments and in my thought. I thought day and night. I often took a rowboat out to the middle of the bay to avoid interference by people. One afternoon, an idea suddenly struck me on the boat. It was a very simple idea: "Luminescence reaction probably involves a protein. If so, luminescence might be reversibly inhibited at a certain pH."

I immediately went back to the lab and tested the luminescence of light organs at various pHs. I clearly saw luminescence at pH 7, 6 and 5, but not at pH 4. I ground the light organs in a pH 4 buffer, and then filtered the mixture. The cell-free filtrate was nearly dark. But it regained luminescence when it was neutralized with sodium bicarbonate. The experiment showed that I could extract the luminescence substance, at least in principle.

^(ウ)But a big surprise came the next moment. When I threw the extract into a sink, the inside of the sink lit up with a bright blue flash. The overflow of an aquarium was flowing into

the sink, so I figured out that seawater had caused the luminescence. Because the composition of seawater is known, I easily found out that Ca^{2+} activated the luminescence. The discovery of Ca^{2+} as the activator suggested that the luminescence material could be extracted utilizing the Ca-chelator EDTA, and we devised an extraction method of the luminescent substance.

During the rest of the summer of 1961, we extracted the luminescent substance from about 10,000 jellyfish. After returning to Princeton, we purified the luminescent substance and obtained a few milligrams of purified protein. The protein emitted blue light in the presence of a trace of Ca^{2+}. We named the protein aequorin. Aequorin was the first example of photoproteins discovered. During the purification of aequorin, we found another protein that exhibited a bright green fluorescence. (エ)It was only in a trace amount, but we purified this protein too, and called it "green protein." The protein was renamed "green fluorescent protein" by Morin and Hastings (1971).

(1) 空所[　ア　]に入るのはどれか、ひとつ選びなさい。またその理由を日本語で説明しなさい。
① an amazing, thrilling
② an awkward, uncomfortable
③ a committed, rewarding
④ a spectacular, inspiring
⑤ a tedious, mundane

(2) 下線部(イ)を和訳しなさい。

(3) 下線部(ウ)を和訳しなさい。

(4) 下線部(エ)を和訳しなさい。

〔問 5〕下線部(1)、(2)を英訳しなさい。

　森には、二つの大きな作用があります。(1)一つは、水の流れを緩和する作用です。一度に激しく降った雨水を、根を張った土壌中に保つことによって、川や地下にゆっくりと流し出す作用です。もう一つは、葉から空中へ蒸発させる作用です。これは木があることによって水が消費されるという現象です。蒸発する水を「緑の水」、ゆっくりと川へ流れる水を「青の水」と呼ぶそうです。森の中の水の動きを研究するのは、森林水文学という分野です。日本には森が多いのですが、この分野の研究者は少ないようです。

　人工林の管理ができていない場合、木が多いために蒸発量が多くなります。また、根が表にむき出しになって、保水能力が低くなります。つまり、緑の水が多く、望ましい青の水が少なくなります。(2)日本の森をどのように維持していくべきか、一〇〇年先、一〇〇〇年先をみすえて、国としての策を立てる必要があるでしょう。

数　学

問題

26年度

1 次の(1)から(5)までの各問いに答えよ。最終的な解答は<u>答の欄</u>に記入すること（配点 65 点）。

(1) 3点$(-3, 1)$, $(1, -6)$, $(5, 3)$ を頂点とする三角形の面積を求めよ [10 点]。

(2) 2次方程式 $x^2 + px + q = 0$ の2つの解から，それぞれ3を引いた数を解にもつ2次方程式が $x^2 + qx + p = 0$ であるという。定数の組 (p, q) を求めよ [10 点]。

1　（続き）

(3) 放物線　$y = x^2 - 2x$　と x 軸で囲まれた図形の面積を，原点を通る直線で 2 等分する。その直線の式を求めよ［15 点］。

(4) 実数 p は　$p \neq 1$　を満たすとする。曲線　$y = \log x$　上の点　$P(p, \log p)$　における法線　l　と直線　$y = -x + 1$　との交点を R とする［15 点］。

① 　点 R の座標を p を用いて表せ。

② 　p を限りなく 1 に近づけるとき，R はどのような点に近づくか。その点を座標で答えよ。

1 （続き）

(5) ①　n は自然数とする。下の a_n, b_n を n を用いた整式か分数式で表せ [10 点]。

$$a_n = \sum_{k=1}^{n} \frac{1}{1+2+\cdots+k}, \quad b_n = \left(1-\frac{1}{2^2}\right)\left(1-\frac{1}{3^2}\right)\cdots\left(1-\frac{1}{n^2}\right)$$

②　$n\dfrac{b_n}{a_n} < 2$ を満たす最大の n の値を求めよ [5 点]。

2 白球 3 個と赤球 4 個が入った箱 A がある。次の各問いに答えよ（配点 40 点）。

(1) 箱 A から 5 個の球を同時に取り出すとき，これらのうち赤球が偶数個含まれている確率を求めよ。ただし，零は偶数に含まない。

(2) 箱 A から球を 1 個ずつ取り出していき，白球が 1 個出たらそこで取り出すのをやめる。ただし，1 度取り出した球は箱の中へ戻さないものとする。取り出された赤球の個数の期待値を求めよ。

(3) 箱 A へ青球 5 個を加えて白球 3 個，赤球 4 個，青球 5 個とする。これをよくかき混ぜ，3 個の球を同時に取り出すとき，
　(a)　取り出した 3 個の球の色が 1 種類である確率を求めよ。
　(b)　取り出した 3 個の球の色が 3 種類である確率を求めよ。
　(c)　取り出した 3 個の球のうち，青球の個数が赤球の個数よりも多くなる確率を求めよ。

(4) 箱 A からいくつか球を取り除き白球 1 個，赤球 4 個とする。また，赤球だけを 5 個入れた箱 B を用意する。このとき，それぞれの箱から同時に球を 1 個ずつ取って入れ替える作業を繰り返す。この作業を n 回繰り返した後に箱 A に白球が入っている確率を求めよ。

3 a, b は $a < b$ を満たす実数とする。多項式 $f(x)$, $g(x)$ が

$$f(x) = 3x^2 + 4x + \int_a^b \left\{ g(t) - \frac{19}{6} \right\} dt \ , \ g(x) = 4 + \int_0^x f(t)\, dt$$

を満たすとき，次の各問いに答えよ（配点 45 点）。

(1) $c = \int_a^b \left\{ g(t) - \dfrac{19}{6} \right\} dt$ とするとき，$g(x)$ を c を用いて表せ。

(2) 2 曲線 $y = f(x)$，$y = g(x)$ が 2 点 $(a, f(a))$，$(b, f(b))$ の一方で接し，他の一方で交わるとき，a，b の値を求めよ。

(3) $y = f(x)$，$y = g(x)$ で囲まれた部分の面積を求めよ。

(4) $y = f(x)$，$y = g(x)$ が接している点における両曲線の接線を $y = h(x)$ とする。$y = f(x)$，$y = h(x)$ と y 軸とで囲まれた部分を y 軸の周りに 1 回転した図形の体積を求めよ。

物 理

問題   26年度

〔問 1〕次の設問 (1) ～ (4) に答えよ。計算問題は、導出過程も簡潔にまとめて記し、解答は解答欄に記すこと。また、必要であれば、$\sqrt{2}=1.41$、$\sqrt{3}=1.73$、$\sqrt{5}=2.24$、$\sqrt{7}=2.65$ を用いよ。(1)、(3)、(4)については、単位を付して答えること。

(1) 図のように、実効値 5.0 V の交流電源、自己インダクタンス 20 mH のコイル L、電気容量 1.0 μF のコンデンサ C、抵抗値 50 Ω の抵抗 R をつないだところ、コイルとコンデンサとに同じ大きさの実効値を持つ電流が流れた。このとき、①交流電源の角周波数と、②抵抗 R を流れる電流の実効値とを、それぞれ求めよ。

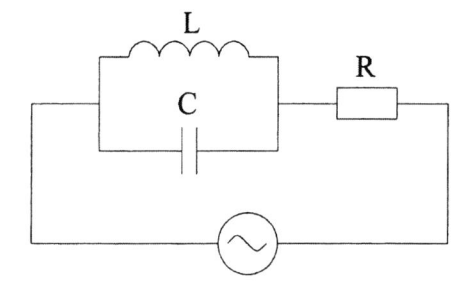

(2) 次の文章の①、②、③について、（   ）で囲まれた語群 A、B の中から適切なものを選び、記号で答えよ。また、④については、□□□□□に適切な語句を入れよ。

> ナトリウムランプから出る光は、ナトリウム気体原子のエネルギー準位間の遷移を利用して① (A. 白色光、B. 単色光) を放出し、そこから出てくるたくさんの光の位相は、② (A. ばらばらである、B. そろっている)。一方、電子を、エネルギーが高い準位から、いっせいに低い準位に落としてやると、位相の③ (A. ばらばらな、B. そろった) 波の光をつくることができる。これが、レーザーである。特に、半導体のエネルギーギャップを用いて動作させたものを、半導体レーザーという。半導体レーザーは、小型・低消費電力という特長を利用して、□□□④□□□などの読み取り光として利用されるなど、現代の情報技術に欠くことのできないものとなっている。

(3)　図のように内径が一様なガラス管の右側から音源となるスピーカーを等速度 V でガラス管に近づけた。スピーカーからは 700 Hz の音が鳴り続けている。管内のピストンをゆっくりと動かすと、左端から 0.160 m で音の強さが大きくなり、次に 0.400 m の位置で音の強さが大きくなった。音の音速を 344 m/s として、スピーカーの速度 V を求めよ。ただし、ガラス管の開口端補正は無視できるものとする。

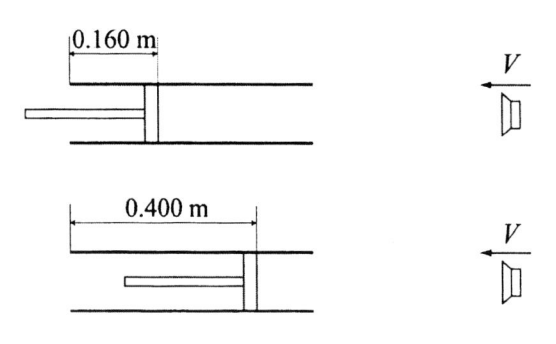

(4)　図のように、質量 51 g の細い一様な棒の端 P を軽い糸で水平な天井からつり、棒の他端 Q を水平方向に力 F で引いたところ、棒は水平と $45°$ の角度で静止し、糸は水平と角度 θ で静止した。このとき、①力 F の大きさと、② $\tan\theta$ の値を求めよ。ただし、重力加速度の大きさを 9.8 m/s^2 とする。

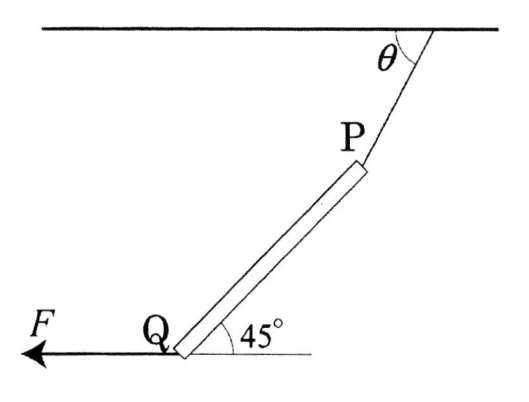

〔問2〕図のように、球の中心Oを通るように、まっすぐな十分に細い穴を開けた星Aを考える。この穴に沿ってOを原点とするz軸を図のように取る。星Aの半径をaとし、穴の上端と下端の座標をそれぞれ$z=a$、$z=-a$とする。星Aの密度は一様でρであるとする。このとき、星Aの質量は、$\frac{4}{3}\pi\rho a^3$となる。

ただし、星には大気が無く、自転していないものとする。万有引力定数をGとして、次の各問いに答えよ。計算問題は、導出過程も簡潔にまとめて記し、解答は解答欄に記すこと。

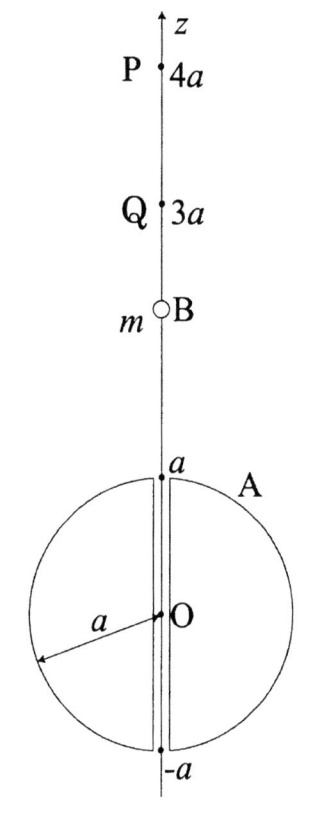

I. z軸上で、位置z ($z \geqq a$)にある質量mの大きさの無視できる物体Bを考える。

(1) 物体Bにはたらく力を求めよ。ただし、z軸の正の方向にはたらく力の符号を正とする。

(2) 物体Bの位置エネルギーを求めよ。

(3) 星Aの表面$z=a$から、z軸の正の方向に物体Bを速さv_0で発射し、$z=4a$の点Pまで到達させるために必要な最小の初速v_0の値を求めよ。

(4) (3)で求めた最小の初速値で星Aの表面$z=a$からz軸の正の方向に物体Bを発射した場合、$z=3a$である点Qを初めて通過するときの物体Bの運動エネルギーを求めよ。

II. 次に、物体Bがz軸上で穴の中の位置z ($-a < z < a$) にある場合を考える。このとき、物体Bが受ける力は、Oを中心とする半径$|z|$の球面内の質量が、星の中心Oに集中した点から受ける万有引力の大きさに等しい。

(5) 半径$|z|$の球面内の星Aの質量を求めよ。

(6) 物体Bが星Aから受ける力を求めよ。ただし、z軸の正の方向にはたらく力の符号を正とする。

III. I、II. の場合を含めて、z軸上の全範囲で物体Bにはたらく力を考える。

(7) 物体Bにはたらく力fをzの関数として、グラフを描け。ただし、z軸の正の方向にはたらく力の符号を正とし、グラフには$z=\pm a$でのfの値も記せ。

IV. 星Aの表面$z=a$から、物体Bを初速ゼロで穴に落としたところ、物体Bは単振動した。

(8) 物体Bが原点Oを最初に通過するまでの時間を求めよ。

(9) 物体Bが原点Oを最初に通過するときの速さを求めよ。

V. 物体Bを原点Oからz軸の正の方向に速さv_1で発射し、星Aの表面$z=a$を通り越して$z=4a$の点Pまで到達させる。

(10) 物体Bが点Pに到達するのに必要な最小の初速v_1の値を求めよ。

〔問 3〕図 1 のように、両端の面が互いに平行になっている長さ l で屈折率 n の透明なガラスに波長 λ、強度 I のレーザー光を垂直に入射させ、透過する光の強度を光検出器で測定する。光が空気中からガラスに入るときの境界面での入射光に対する反射光の強度比を R とし、入射光に対する透過光の強度比を T とする（図 2）。一方、光がガラスから空気中へ出る場合にも、境界面ではこれと同じ比率の反射と透過がおきるものとする。このとき、$R + T = 1$ の関係が成り立つ。ガラスの両表面は R が 1 に近い値になるように加工されており、ガラスを透過してくる光には、ガラスの断面図を示す図 3 のように、ガラスの中で k 回往復して透過してくるような光が含まれており、これを k 次光と呼ぶ。光検出器で検出する k 次

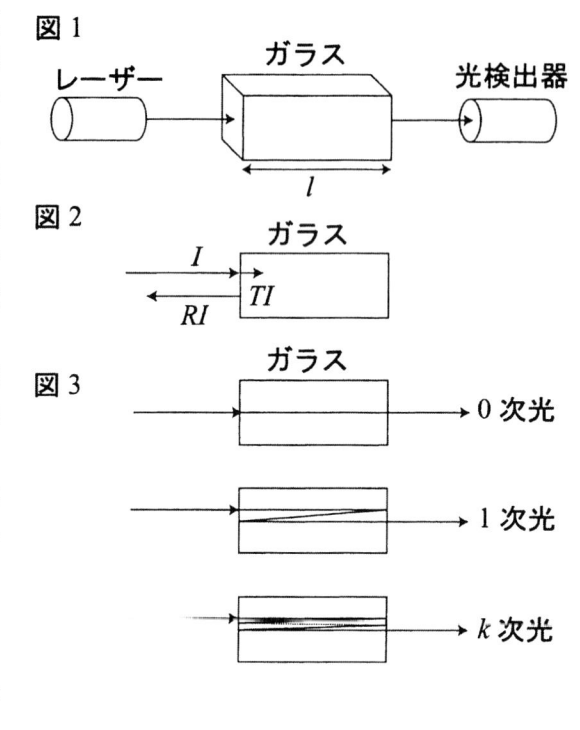

図 1
レーザー　　　　　ガラス　　　　光検出器

l

図 2
ガラス
I
RI　　TI

図 3
ガラス
→ 0 次光

ガラス
→ 1 次光

→ k 次光

光の強度を I_k とする。空気の屈折率は 1 であるとして、次の各問いに答えよ。計算問題は、導出過程も簡潔にまとめて記し、解答は解答欄に記すこと。

(1) 0 次光と 1 次光との重ね合わせを考える場合、最も強めあう干渉条件と最も弱めあう干渉条件を、それぞれ、m を正の整数として表せ。

(2) 0 次光の強度 I_0 を、I と R を用いて表せ。

(3) 1 次光の強度 I_1 を、I と R を用いて表せ。

(4) k 次光を正弦波とした場合の振幅を A_k とすると、強度 I_k との間に、α を正の定数として

$I_k = \alpha A_k^2$ の関係が成り立つ。(1)の最も弱めあう干渉条件のもとでの 0 次光と 1 次光との重ね合わせによる合成波の振幅を、I、R、α を用いて表せ。

(5) M を正の整数として、(1)の最も弱めあう干渉条件のもとでの 0 次光から M 次光までの重ね合わせによる合成波の強度を、I、R、M を用いて表せ。

(6) 検出器で実際に検出されるのは、0 次光から $M \to \infty$ 次光までを重ね合わせた合成波である。$R = 0.99$ のとき、(1)の最も弱めあう干渉条件のもとで実際に検出される合成波の強度は、入射波の強度 I の何倍か、有効数字 2 けたで求めよ。

〔問 4〕図のように、磁束密度 B の一様な上向きの磁場中に、水平面に対して θ の角度をなす電流を流さない斜面があり、斜面上には 2 本の電流を良く通す細いまっすぐなレール A と A' が間隔 l で平行に置かれている。レール A と A' は点 q と q' で導線 S により短絡されている。このとき、質量 m の細く一様でまっすぐな導体 C をレールと直角に置き、静かに手を離すと、導体 C はレールをすべり始め、次第に速さを増していった。導体 C がレール A、A' と接する点をそれぞれ p、p' とし、pp' 間の導体

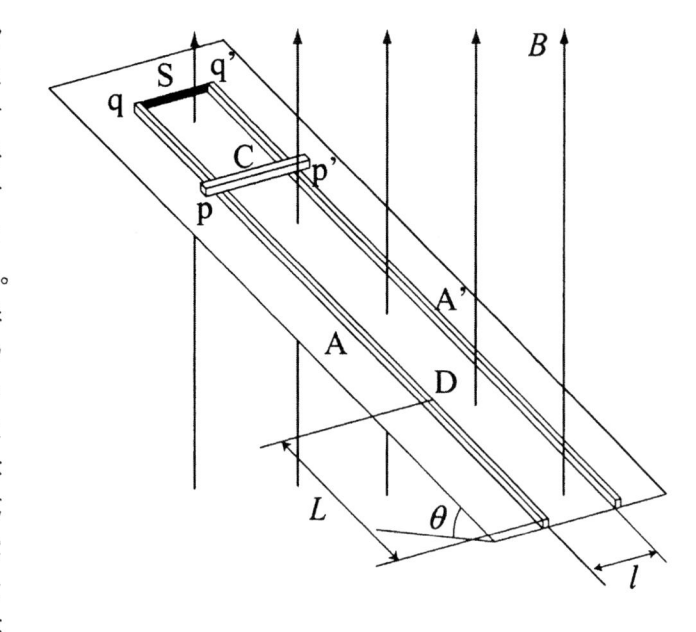

C の電気抵抗を R とする。レール A、A' と導線 S の電気抵抗、導体 C とレール A、A' との接点の電気抵抗は無視できるとする。また、導体 C が運動するとき、摩擦による抵抗は無視できるとし、常にレール A、A' 導体 C とは垂直であるとする。重力加速度の大きさを g として、次の各問いに答えよ。計算問題は、導出過程も簡潔にまとめて記し、解答は解答欄に記すこと。

I. 導体 C が斜面をすべり始め、徐々に速さを増した。導体 C の斜面に沿った方向の速さが v になったとき、
(1) 導体 C に流れる電流を、p→p' の向きを正として求めよ。
(2) 導体 C が磁場から受ける力の大きさを求めよ。
(3) 導体 C の斜面に沿った運動の加速度を求めよ。ただし、斜面を下る方向を正とする。

II. 斜面が十分に長い場合、導体 C はやがて一定速度で運動した。このとき、
(4) 導体 C の斜面に沿った方向の速さを求めよ。

III. 導体 C が、(4)で求めた一定速度（v_C とする）のまま運動を続け、導体 C が斜面の残りの距離が L となるレール A 上の点 D を通過した時点で導線 S を切断した。
(5) 導体 C が点 D を通過してから地面に到達するまでにかかる時間を、v_C を用いて表せ。

〔問5〕図のように、単原子分子からなる
理想気体Fが、なめらかに動く質量 m のピ
ストンAによって断面積Sの円筒容器C中
に封じ込められている。最初、気体Fの温度
はT_0 で、ピストンAの底面は、容器C内
部の底面からh_0の高さで静止していた。容
器Cの底には、気体Fを加熱したり冷却し
たりできる装置Dが設置されている。ピス
トンAの動く範囲では大気圧の変化を無視
できるとしてその値をp_0とし、重力加速度
の大きさをgとして以下の各問いに答えよ。
ただし、気体Fに対する熱の出入りは装置
Dを通してのみ行われ、それ以外は無視で
きるものとし、気体Fの温度・圧力はいつ

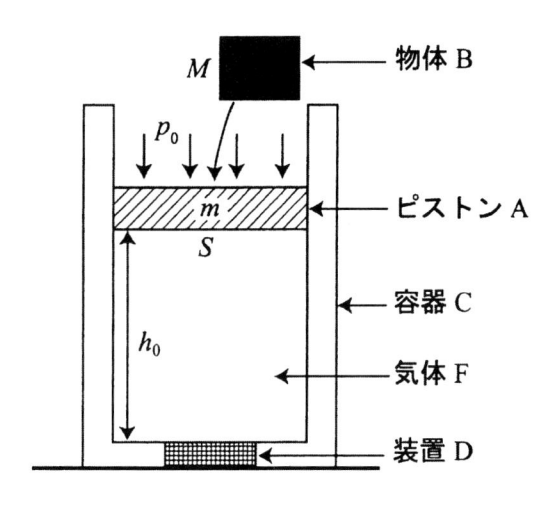

も一様であるとする。計算問題は、導出過程も簡潔にまとめて記し、解答は解答欄に記すこと。

I. 指でピストンAを押さえて高さをh_0に固定したまま、装置Dを用いて気体Fをゆっくりと
加熱し、ピストンAの上に質量Mの物体Bを静かに載せて指を離したところ、ピストンAの
高さはh_0を保ったままだった。
(1) 物体Bを載せた後での気体Fの圧力を求めよ。
(2) 物体Bを載せた後での気体Fの温度を求めよ。
(3) この過程で気体Fに加えられた熱量を求めよ。

II. 次に、物体Bを載せたまま装置Dによって気体Fをゆっくりと冷却し、はじめの温度T_0に
戻した。
(4) この過程で気体Fが失った熱量を求めよ。

III. 最後に気体Fへの熱の出入りを断った状態で物体Bを静かに取り除いたところ、ピストン
Aはゆっくりと上昇し、やがて静止した。
(5) 物体Bを取り除いて十分時間が経過した後の、ピストンAの底面から容器C内部の底面ま
での高さを求めよ。ただし、単原子分子気体の断熱過程では、圧力pと体積Vの間に、

$pV^{\frac{5}{3}} = $ 一定、の関係があることを用いてよい。

化 学

問題　　　　　　26年度

〔問1〕 次の文章を読み，設問 (1)〜(7) に答えよ。なお，気体は全て理想気体としてふるまい，ヘンリーの法則に従うものとする。ただし，水の蒸気圧は無視できるものとする。また，気体定数は 8.3×10^3 Pa·L/(K·mol)，原子量は H = 1.0，O = 16，F = 19，S = 32，Fe = 56 とする。

　硫黄と鉄の粉末を 4：7 の質量比で混ぜ合わせ，窒素ガスを通じながら加熱すると，固形物が生成する。この固形物を取り出し，細かく砕いたものに塩酸を加えると気体Aが発生する。また，(a)細かく砕いたこの固形物を空気中で加熱すると気体Bが発生し，酸化鉄(Ⅲ)ができる。一方，(b)ホタル石（フッ化カルシウム）に濃硫酸を加えて加熱すると気体Cが発生する。捕集した気体A，B，Cについて実験1〜実験5を行った。

(実験1)　ガラス板にロウを垂らし，固まってからロウを削り取り文字を書いた。その文字に気体 　ア　 を溶解させた水を流し込んだ。数時間後，ガラス板を水洗いしてロウを取り除くと，文字が刻印されていた。

(実験2)　 　イ　 の水溶液に気体Aを通じると黒色の沈殿が生じた。一方， 　ウ　 の水溶液に気体Aを通じても変化しなかったが，続いて(c)アンモニア水を加えていくと白色の沈殿が生じた。

(実験3)　図1のような圧力に応じて容積が変化する容器に気体A 10 g と水 0.50 L を入れて，1.0×10^5 Pa，7.0 ℃ に保ったところ，気体Aの体積は 5.5 L になった。次に，同じ温度で容器の圧力を 2.0×10^5 Pa に保ったところ，気体Aの体積は 　エ　 L になった。

(実験4)　気体Bを集めた集気ビンに水でぬらした赤い花びらを入れると，花びらが白くなった。

(実験5)　容積が一定の容器を用いて気体Bと気体Cの 27 ℃ および 87 ℃ における圧力を測定したところ，表1の結果が得られた。

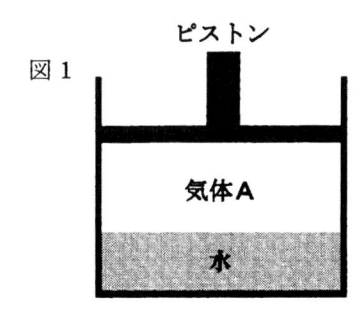

図1　ピストン　気体A　水

表1

気体	圧力の比 P_{87}/P_{27}
B	1.2
C	2.4

P_{27} は 27 ℃における圧力を示す。

設　問

(1) Ａ，Ｂ，Ｃのどの気体にもあてはまる記述を<u>すべて</u>選び，記号で答えよ。

a．気体を通じた水溶液は酸性になる。

b．毒性を持つ。

c．大気圧下で氷冷しても液体にはならない。

d．無色である。

e．腐卵臭がする。

(2) 下線部 (a) と (b) の反応式を書け。

(3) ア にあてはまる気体をＡ〜Ｃから選び記号で答えよ。また，実験 1 において ア と反応した物質の化学式を書け。

(4) イ ， ウ にあてはまる化合物として最も適当なものを次の中から選び，化学式で答えよ。また，下線部 (c) について，アンモニア水を加えることで沈殿が生じた理由を書け。

a．硝酸カドミウム(Ⅱ)　　　b．酢酸鉛(Ⅱ)　　　c．塩化鉄(Ⅲ)

d．塩化亜鉛(Ⅱ)　　　e．塩化バリウム　　　f．塩化カルシウム

(5) エ にあてはまる数字を有効数字 2 桁で答えよ。計算の過程も示すこと。

(6) 実験 4 における気体Ｂの化学変化を電子 e^- を含むイオン反応式で表せ。

(7) 気体Ｃは，分子量が空気の平均分子量より小さいにもかかわらず下方置換で捕集する。実験 5 の結果を参考にして，その理由を説明せよ。

〔問2〕次の文章を読み，設問 (1)～(5) に答えよ。なお，気体は全て理想気体としてふるまい，気体の水への溶解と水溶液の体積変化は無視できるものとする。また，60 ℃における水の蒸気圧は 2.0×10^4 Pa，アボガドロ定数は 6.0×10^{23} /mol，ファラデー定数は 9.6×10^4 C/mol，原子量は Cu = 63.5，Zn = 65.5 とする。

　電極に白金板を使用した 3 個の電解槽 I，II，III を用意した。

電解槽 I：0.25 mol の硫酸銅(II)と 0.25 mol の硫酸亜鉛を含む水溶液 1.0 L を入れた。

電解槽 II：水溶液 A を 1.0 L 入れた。電解槽を容器で囲い，容器内に 6.0×10^{-2} mol の空気を入れて 60 ℃ に保ったところ，容器内の圧力は 1.0×10^5 Pa になった。

電解槽 III：2.0 mol の塩化ナトリウムを含む水溶液 1.0 L を入れた。さらに，陽イオンだけを通過させる陽イオン交換膜を，両側の水溶液の容量が等しくなるように両電極の間に配置した。

　次に，電解槽 I，II，III を図 1 のように接続したのち，4.0 A の一定電流を 56 分間流した。

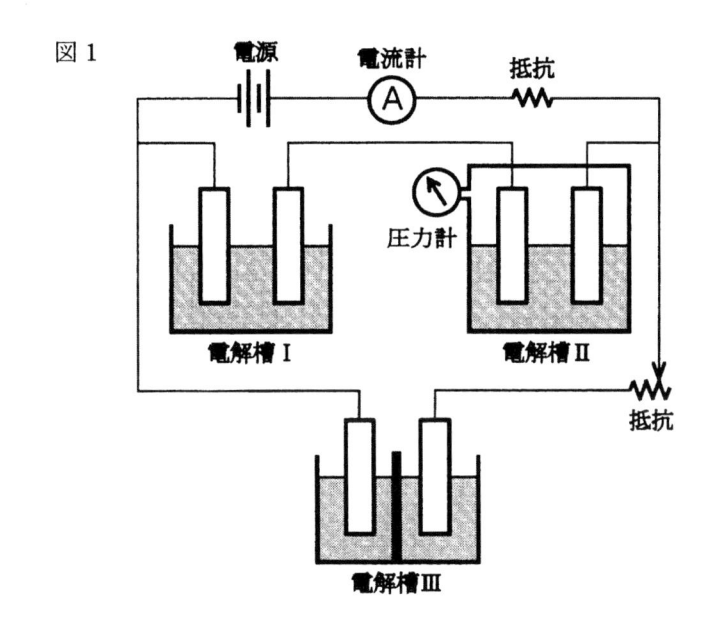

図 1

設　問

(1) 電子 1 個の電荷 (C) を有効数字 2 桁で書け。

(2) 電解槽 I の陽極と陰極で起こる反応を電子 e⁻ を含むイオン反応式でそれぞれ書け。

(3) 電気分解終了後，電解槽 I の一方の電極に 1.27 g の固体が析出した。電気分解で電解槽 I を流れた電気量 (C) を求めよ。解答は有効数字 2 桁で表し，計算の過程も示すこと。

(4) 電解槽 II では，電気分解を行うと両方の電極からそれぞれ気体が発生したが，電極には固体は析出しなかった。

水溶液 A は次のいずれかの塩を含む水溶液である。

硝酸銀　　硫酸銅(II)　　硫酸亜鉛　　硫酸鉄(II)　　クロム酸カリウム

水溶液 A の入った試験管に水酸化ナトリウム水溶液を加えると沈殿ができ，さらに過剰の水酸化ナトリウム水溶液を加えても沈殿は消えることはなかった。<u>この沈殿をろ紙にのせ湿ったまま放置すると，沈殿の色が変化した。</u>

（ⅰ）下線部の反応式を書け。

（ⅱ）下線部の色の変化を書け。

（ⅲ）電気分解終了後に容器内の温度を 60 ℃ に戻したときの，容器内の圧力を求めよ。解答は有効数字 2 桁で表し，計算の過程も示すこと。

(5)（ⅰ）電気分解終了時における電解槽 III の陰極側水溶液の pH はいくらか，小数点以下 1 桁まで求めよ。計算の過程も示すこと。必要ならば $\log 2.0 = 0.30$，$\log 3.0 = 0.48$ を用いよ。ただし，水素イオンの陽イオン交換膜の通過は無視できるものとする。

（ⅱ）電解槽 III の陰極側水溶液における電気分解開始から終了までの pH の変化の様子を，図 2 のグラフに書け。電気分解開始時と終了時の pH の値がわかるように縦軸と横軸に適当な値を記入すること。

図 2

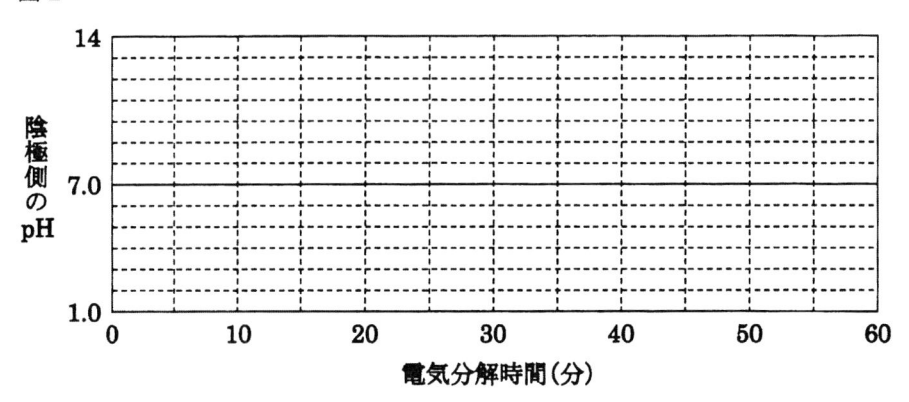

〔問3〕次の文章を読み，設問 (1)〜(5) に答えよ。なお，構造式は図 1 の反応式のように省略した形で書いてもよい。

　油脂Aは 3 価アルコールであるグリセリンと直鎖脂肪酸からなるエステルであり，油脂Aに含まれる不飽和結合は二重結合のみである。油脂Aについて，実験 1〜実験 4 を行った。

(実験 1)　油脂Aにエタノールと水酸化ナトリウム水溶液を加え，ガラス棒でかき混ぜながら穏やかに加熱した。さらに加熱を続けて均一な溶液となった後，(a)多量の飽和食塩水に注ぎ撹拌したところ，固形物が生成した。これをろ過し，少量の水で洗浄して乾燥させたところ，2 種類の化合物B，Cの混合物が得られた。

(実験 2)　1.00 mol の油脂Aにニッケルを触媒として水素を反応させたところ，標準状態に換算して 44.8 L の水素が付加した。これに水酸化ナトリウム水溶液を加えて十分に加熱した後，反応液を酸性にしたところ，グリセリンと化合物D（分子式 $C_{18}H_{36}O_2$）の混合物が得られた。

(実験 3)　(b)実験 1 で得られた化合物B，Cをそれぞれ水に溶かして塩酸を加えたところ，溶液は白濁した。さらにジエチルエーテルを加えて激しくかき混ぜ静置すると，2 層に分かれて白濁は消失した。ジエチルエーテル層を回収して溶媒を蒸発させると，化合物Bからは化合物Dが，化合物Cからは化合物Eが得られた。

(実験 4)　化合物Eに硫酸酸性過マンガン酸カリウム水溶液を加えて加熱し，完全に反応させたところ，ジカルボン酸F（分子式 $C_9H_{16}O_4$）と化合物Gが生成した。なお，アルケンに硫酸酸性の過マンガン酸カリウム水溶液を加えて加熱すると，図 1 のようにケトンやカルボン酸が生じる。

図 1

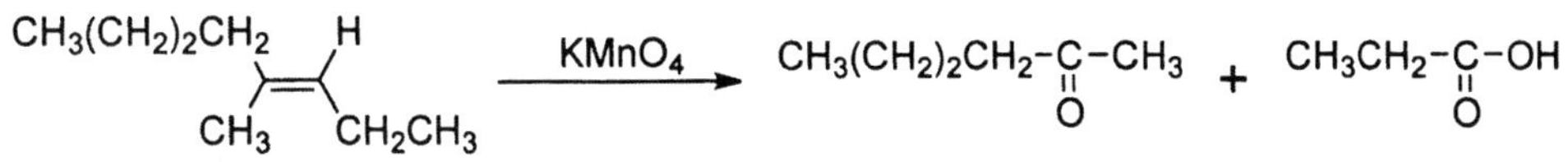

CH₃(CH₂)₂CH₂　　H
　　　＼　　／
　　　　C＝C　　　 ──KMnO₄──→　CH₃(CH₂)₂CH₂-C-CH₃　+　CH₃CH₂-C-OH
　　　／　　　＼　　　　　　　　　　　　　　‖　　　　　　　　　　　‖
　　CH₃　　 CH₂CH₃　　　　　　　　　　　　 O　　　　　　　　　　　 O

設　問

(1) 下線部 (a) のように，多量の電解質によって固形物が生じる現象を何とよぶか，その名称を書け。また，この現象が起こる理由を説明せよ。

(2) 下線部 (b) で起こった変化を化学反応式で記せ。なお，化合物 B，C の炭化水素基はともに R– で表し，それぞれを区別する必要はない。

(3) 油脂 A には何個の炭素間二重結合が含まれるか。

(4) 化合物 D，E，F，G の構造式を書け。

(5) 化合物 B，C，D，…G の炭化水素基をそれぞれ R_B，R_C，R_D，…R_G で表すとき，油脂 A の考えられる構造式をすべて書け。不斉炭素原子が存在する場合には，その炭素原子に＊印を付けよ。

生　物

問題 　　　　　　　　26年度

〔問1〕次の(1)から(8)の問いに選択肢 A〜E から適切なものを選び，記号で答えよ。

(1)　体細胞分裂について正しいのはどれか。あてはまるものをすべて選べ。

    A.　染色体は間期に複製される。
    B.　連続して起こる2回の細胞分裂からなる。
    C.　娘細胞の染色体の構成は母細胞と同じである。
    D.　配偶子などの生殖細胞がつくられるときに行われる。
    E.　分裂期における各期（前期・中期・後期・終期）の時間は等しい。

(2)　免疫について正しいのはどれか。あてはまるものをすべて選べ。

    A.　抗体の定常部が特定の抗原と反応する。
    B.　二次応答では，一次応答と同じ量の抗体が産生される。
    C.　マクロファージは，異物をとり込んで消化する食作用をもつ。
    D.　腎臓移植のときにおこる拒絶反応は，細胞性免疫が働く例である。
    E.　過敏な抗原抗体反応がおこると，アレルギーの症状が現れることがある。

(3)　自律神経系について正しいのはどれか。あてはまるものをすべて選べ。

    A.　交感神経がはたらくと，排尿が抑制される。
    B.　自律神経系のはたらきで，膝蓋腱反射がおこる。
    C.　交感神経がはたらくと，胃腸の運動が抑制される。
    D.　副交感神経の末端からは，ノルアドレナリンが分泌される。
    E.　交感神経がはたらくと，だ腺から粘性の小さいだ液が分泌される。

(4)　ヒトの聴覚器官で，音波によって聴覚が生じる経路として正しいのはどれか。
    1つ選べ。

    A.　鼓膜→耳小骨→内耳のリンパ液→基底膜→聴神経→聴細胞→大脳の聴覚中枢
    B.　鼓膜→耳小骨→内耳のリンパ液→基底膜→聴細胞→聴神経→大脳の聴覚中枢
    C.　鼓膜→耳小骨→内耳のリンパ液→聴神経→基底膜→聴細胞→大脳の聴覚中枢
    D.　鼓膜→耳小骨→内耳のリンパ液→聴神経→聴細胞→基底膜→大脳の聴覚中枢
    E.　鼓膜→耳小骨→内耳のリンパ液→聴細胞→基底膜→聴神経→大脳の聴覚中枢

(5)　植物の花芽形成に関連して正しいのはどれか。あてはまるものを<u>すべて選べ</u>。

A.　暗期の長さを感知するのは，葉である。
B.　日長の変化に対する反応性を光周性という。
C.　限界暗期の時間は，それぞれの植物によって異なる。
D.　春から初夏にかけて花をつけるのは，短日植物である。
E.　花成ホルモンは，道管を通って芽に移動し花芽形成を促す。

(6)　脊つい動物の発生について正しいのはどれか。<u>1つ選べ</u>。

A.　ニワトリの皮膚の羽毛の傾きは中胚葉性の真皮で決定される。
B.　イモリの尾芽胚の眼胞を切り取り，同じ時期の他の胚の頭部の外胚葉の下に移植すると，移植した場所に水晶体ができる。
C.　メキシコサンショウウオの胞胚を用いた実験で，予定外胚葉域が予定内胚葉域を中胚葉性の組織に誘導する現象を中胚葉誘導という。
D.　シュペーマンの交換移植実験で，原腸胚初期の原口背唇の部分を同じ時期の他の胞胚腔内に移植すると，原口背唇の部分は腸管に分化する。
E.　シュペーマンの交換移植実験で，神経胚初期に表皮域と神経板域を交換移植すると，移植片は移植された場所の予定運命に従って分化する。

(7)　下記のうち無性生殖に該当するのはどれか。あてはまるものを<u>すべて選べ</u>。

A.　個体が 2 つに分かれる。

C.　同形同大の配偶子が合体する。
D.　小さなふくらみが成長して分かれる。
E.　栄養器官の一部から新個体ができる。

(8)　ヒトの肝臓に関する記載で正しいのはどれか。あてはまるものを<u>すべて選べ</u>。

A.　肝細胞で生成される胆汁は，大腸に分泌される。
B.　肝臓に流入する血液のほとんどは，門脈を経て入ってくる。
C.　多量の血液を貯蔵し，血液の循環量を調節する働きがある。
D.　小腸で吸収されたグルコースは，リンパ管を経て肝臓に入る。
E.　肝細胞は，有害なアンモニアを毒性の弱い尿酸につくり変える。

〔問 2〕以下は減数分裂の過程を模式的に示した図である。(1)から(4)の問いに答え
　　　よ。

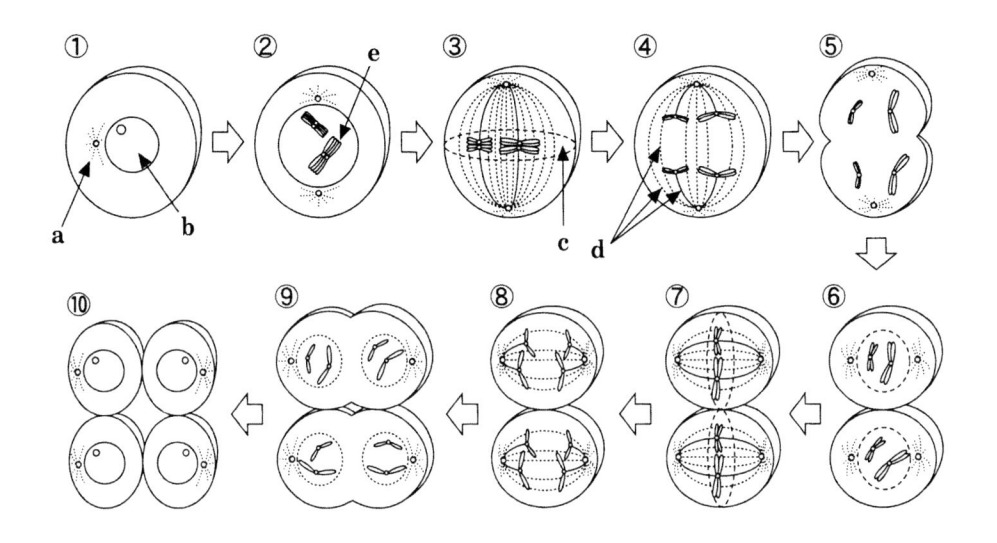

(1) 図の a ～ d の名称を書け。

(2) e は相同染色体どうしが接着し，束のようになっている。この現象を何という
　　か。

(3) ①，⑥，⑩のときの核相を，n または 2n で答えよ。

(4) 染色体の乗換えが起こるのはどの時期か，①から⑩の番号と，その期の名称を
　　答えよ。

〔問3〕以下は試料A，試料B，試料Cの細胞についての記述である。(1)から(4)の問いに答えよ。

試料Aと試料Bの細胞は細胞膜の外側にさらに（ ア ）とよばれる層をもつが，試料Cの細胞には（ ア ）は無い。細胞内部の構造物である（ イ ），（ ウ ），（ エ ）はいずれも二重の膜で包まれている。（ ウ ）や（ エ ）とは異なり，（ イ ）では膜に孔がたくさんあいている。（ イ ）と（ ウ ）は，試料Bと試料Cの細胞にのみ，（ エ ）は試料Bの細胞にのみ，観察される。細胞内部の構造物である（ オ ）は，一重の膜の扁平な袋が数層に重なった形をしている。（ オ ）は試料Aの細胞には無い。（ カ ）は試料Aの細胞内に分散しているが，試料Bや試料Cの細胞では細胞質基質に分散しているものと，（ キ ）の膜に付着しているものがある。（ キ ）は，袋状または管状の膜構造をもち，これがつながりあって細胞内に広がっている。（ カ ）は，微小な球状の粒で，（ ク ）合成の場になっている。試料Bの細胞では（ ケ ）がよく発達し，細胞体積のほとんどを占めることがある。（ ケ ）は一重の膜で包まれ，内部は（ コ ）で満たされ，物質の貯蔵や（ サ ）の調節に関与する。

(1)　文中の（ ア ）から（ サ ）にあてはまる語句を以下から選べ。

液胞　　温度　　核　　核液　　核酸　　核小体　　ゴルジ体
細胞液　　細胞壁　　脂質　　小胞体　　浸透圧　　タンパク質
糖　　ミトコンドリア　　葉緑体　　リソソーム　　リボソーム

(2)　試料A，試料B，試料Cに該当するものを以下から選べ。

インフルエンザウイルス　　酵母菌　　大腸菌　　トマトの葉
ヒトの赤血球　　マウスの肝臓

(3)　試料Bの（ ア ）の主成分となる物質名を <u>1つ</u> 答えよ。

(4)　（ カ ）が付着していない（ キ ）を何というか，答えよ。

〔問4〕ⅠとⅡについて，(1)から(6)の問いに答えよ。

Ⅰ. 下図はいろいろな生物で行われているエネルギー代謝の一部を模式的に示したものである。

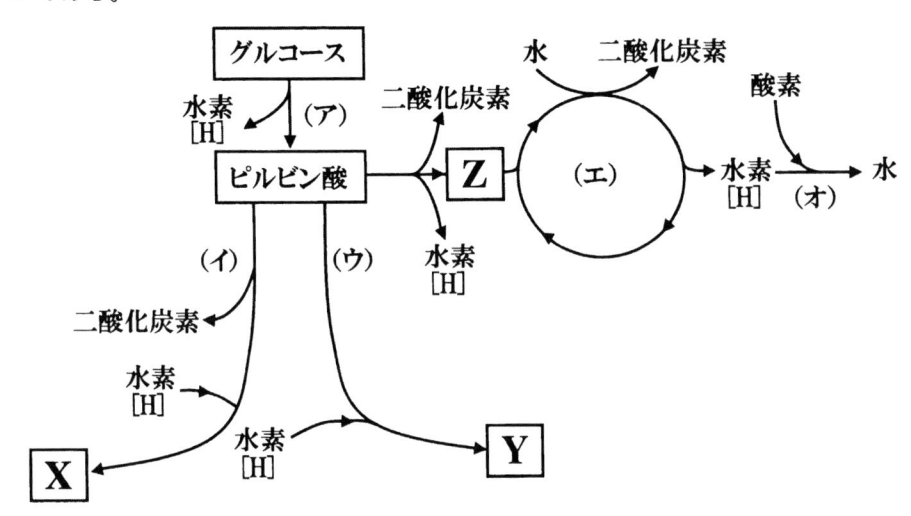

Ⅱ. ヒトの筋収縮に必要なエネルギーは，すべてＡＴＰから供給されている。100m を 10 数秒で疾走するときは，消費するエネルギーの大部分は無酸素状態でつくられる。無酸素状態におけるＡＴＰの供給には，2 つの方法がある。1 つめは，（ カ ）というリン酸化合物を分解し，そのときに放出されるエネルギーとリン酸によって，（ キ ）からＡＴＰを合成するものである。2 つめは，グルコースや（ ク ）を嫌気的に分解し，ＡＴＰを得るものである。一方，ウォーキングのように酸素をとりいれながら長時間行う運動では，好気呼吸によりＡＴＰが供給される。

(1) Ⅰの図中のX, Yの物質名を答えよ。

(2) Ⅰの図中のグルコースを C_6 と書いた場合，Z にあてはまる物質を以下から選べ。

C_1　　C_2　　C_3　　C_4　　C_5　　C_6　　C_7　　C_8　　C_9　　C_{10}　　C_{11}　　C_{12}

(3) Ⅱの文中の（ カ ）から（ ク ）にあてはまる語句を書け。

(4) 好気呼吸の過程はどれか。Ⅰの図中の （ ア ）から （ オ ）の記号から選び，反応がおこる順に記号で答えよ。

(5) 好気呼吸では，Ⅰの図中の （ ア ）の過程で生じた水素[H]はどうなるか。100字以内で答えよ。

(6) Ⅰの図中の （ オ ）の反応がおこるのは，細胞内の何というところか。

〔問 5〕次の文に関して，(1)から(5)の問いに答えよ。

　ハーディー・ワインベルグの法則がなりたつ仮想集団で，ある対立形質について，その対立遺伝子がXとxであるとする。Xの遺伝子頻度が p，xの遺伝子頻度が q（$p + q = 1$）とすると，任意交配では次世代の遺伝子型XXの頻度は p^2，xxの頻度は q^2，Xxの頻度は $2pq$ となる。ハーディー・ワインベルグの法則は，着目する対立形質についての遺伝子が常染色体上にあり，3つの対立遺伝子がある場合にも拡張できる。ハーディー・ワインベルグの法則がなりたつ集団において，3つの対立遺伝子が存在するヒトのABO式血液型の場合，対立遺伝子A，B，Oの頻度をそれぞれ p, q, r とした時，（ ア ）を展開し，AA，BB，OO，AB，AO，BOの遺伝子型の頻度はそれぞれ順に（ イ ），（ ウ ），（ エ ），（ オ ），（ カ ），（ キ ）となる。いま，ハーディー・ワインベルグの法則がなりたつ集団Ⅰと集団Ⅱについて，ABO式血液型の頻度とA，B，Oの遺伝子頻度をそれぞれ調べたところ，以下の結果を得た。

集団 Ⅰ　ABO式血液型の分布

血液型	人数
A型	160
B型	75
AB型	20
O型	245
合計	500

集団 Ⅱ　A，B，Oの遺伝子頻度 p, q, r はそれぞれ， 0.4，0.1，0.5 である。

(1)　文中の（ ア ）〜（ キ ）を，p, q, r を用いた式で埋めよ。

(2)　O型の遺伝子型の頻度を，p, q, r のうち必要なものを用いてあらわせ。

(3)　A型とO型の遺伝子型の頻度の合計を，p, q, r のうち必要なものを用いてあらわせ。

(4)　上記(2)および(3)の結果と表を利用して，集団Ⅰの p, q, r の値を求めよ。必要ならば小数点以下第3位で四捨五入すること。

(5)　集団ⅡにおけるA型，B型，AB型，O型の割合を ％ で求めよ。

〔問 6〕 次の文を読み，(1)から(5)の問いに答えよ。

　　DNA の複製が半保存的であることは，1958 年，（ ア ）と（ イ ）によって，以下のような実験によって証明された。窒素源として $^{15}NH_4Cl$（^{14}N より質量が大きい同位体 ^{15}N からなる塩化アンモニウム）のみを含む培地で大腸菌を 10 代以上にわたって培養し，大腸菌内のほとんどすべての窒素を ^{15}N に置きかえた。この大腸菌を第 1 代目として，$^{14}NH_4Cl$ を含む培地に移して培養を続けた。<u>分裂のたびに DNA を抽出し，密度勾配遠心法によってその密度を調べた</u>。

(1)　文中の（ ア ）と（ イ ）にあてはまる人名を書け。

(2)　DNA は，ヌクレオチドとよばれる構成単位（右図の点線で囲まれた部分）が多数鎖状に結合した化合物である。ヌクレオチドは（ ウ ），（ エ ），（ オ ）という 3 つの部分からなる。（ ウ ），（ エ ），（ オ ）にあてはまる語句を書け。

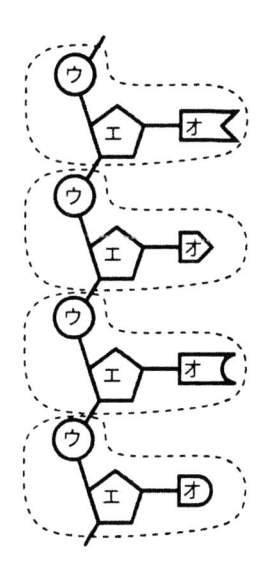

(3)　^{14}N や ^{15}N は，(2)の（ ウ ），（ エ ），（ オ ）のどれにとりこまれるか。（ ウ ），（ エ ），（ オ ）の記号で答えよ。

(4)　文中の<u>下線</u>に関して，密度の大きい DNA を A，密度の小さい DNA を B，A と B の中間の密度の DNA を C としたとき，以下の①，②，③で，A，B，C の DNA 量の比はどうなるか。

　　①　1 回分裂した大腸菌（第 2 代目）
　　②　2 回分裂した大腸菌（第 3 代目）
　　③　3 回分裂した大腸菌（第 4 代目）

(5)　上記(4)での C の DNA 量が，全体の 2 % 以下となるのは，第 1 代目の大腸菌が少なくとも何回分裂したあとか。

〔問 7〕次の文を読み，(1)から(3)の問いに答えよ。

脊つい動物の前肢は，動物の種類によって，さまざまな形態をとり，働きも違っている。たとえば，ヒトの腕，クジラの胸びれ，鳥類の翼などである。しかしこれらは，発生の起源が同じであるため，基本構造は同じである。そのことを知るために，AさんとBさんは，ニワトリの翼の骨格標本をつくり，スケッチをした。さらにカエルの前肢やヒトの腕の骨格の図と比べた（右図，数字は指の骨の対応関係を示す）。AさんもBさんも，カエルの前肢，ニワトリの翼，ヒトの腕の骨格の基本構造は同じであると判断したが，ニワトリの3本の指骨の番号について，意見の相違が生じた。Aさんはニワトリの指は，第1，2，3指であると考えた。一方，Bさんは第2，3，4指であると考えた。

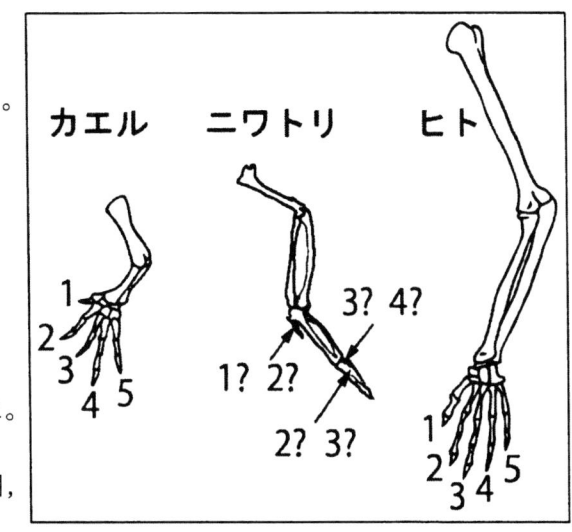

(1) ヒトの腕とニワトリの翼は（ a ）器官である。また，共通の祖先に由来する前肢が，生育環境の違いに応じた独自の進化をとげる現象を（ b ）という。（ a ）と（ b ）にあてはまる語句を書け。

(2) およそ6500万年前に絶滅した恐竜の前肢の3本の指は，化石の骨の形態から，第1，2，3指であるとされている。鳥類と恐竜の関係について，Aさんの考えとBさんの考え各々で，進化的にどういうことがいえるか，200字以内で述べよ。

(3) 鳥類と恐竜の関係について，AさんとBさんのどちらの考えが真実に近いのかを知るために，さらにどのような観察または実験をすればよいか，200字以内で述べよ。

英　語

解答 26年度

1
〔解答〕
[1] (1) No / matter / what / we / do
(2) and / their / families / to / deal
(3) may / impede / their / ability / to
(4) consumed / by / trying / to / figure
(5) in / an effort / to / learn / more
[2] (6) enjoying / a few / cups / a day / may
(7) if / taken / in / large / amounts
(8) but / tea / can / be / addictive
(9) power / you / through / your / day
(10) find / ways / to / cut / back
[3] (11) to / flower / in / search / of
(12) enabling / fertilization / to / take / place
(13) have / evolved / a / vast / range
(14) a / particular / smell / is / associated
(15) keeps / coming / back / for / more

〔全訳〕
[1]
　(1)私たちが何をしようと、予後には常に不確実さがつきまとう。この不確実さは患者と(2)その家族にとって対処するのが難しい。患者にとっては、これから先どうなるのかを知らないことは心理的に困難な状態である。将来について思い煩うことが、今を楽しむ(3)ための彼らの能力を損なうかもしれない。彼らは病気が良くなるかどうかを(4)知ろうとして、体に起こるどんな変化にも過敏になり、それで(4)消耗してしまうかもしれない。家族は将来がどうなるのかを(5)もっと知ろうと努力する中で、情報を得ようとして多大な時間を費やすだろうし、医学的な詳細に過度に注意を向けてしまうようになるだろう。患者と家族の両方にとって、心配は増える。
[2]
　寒い日の１杯の温かいお茶ほど心安らぐものはない。特に友と一緒に飲むときには。最近の研究は、お茶が数多くの有益な成分を含んでいることを示し、実際、(6)1日に数杯のお茶を楽しむことは、特に緑茶を選んだ場合には、健康に非常に役立つと言っている。しかし、コーヒーと同様、お茶もかなりの量のカフェインを含んでいて（緑茶は紅茶より含有量が少ない。）、これは(7)大量にとると体に良くない。アメリカでは中毒になる人の数はコーヒーよりお茶の方が少ないが、それでも、(8)お茶にも中毒になる可能性がある。濃いお茶を淹れてそれを１日に何杯も飲むと、あなたは、(9)1日元気でいるためにお茶が与えてくれるカフェインに、依存するようになるかもしれない。あなたは毎日飲むことをやめてみることで、依存性を確かめることができる（コーラ、チョコレート、コーヒーも同様と覚えておくとよい。）もしあなたがそれでも元気なら、あなたのカフェイン摂取はコントロールされている。もし禁断症状が出たら、(10)飲むのを控える方法を見つける必要がある。

[3]
　植物はただひとつの理由で花をつける。授粉者であるミツバチやチョウなどの昆虫を惹きつけるためである。昆虫は蜜や花粉という栄養のある食べ物(11)を探して花から花へと飛び回る。昆虫がごちそうにあずかっているとき、昆虫の体は植物の花粉で塗れまみれになる。花粉というのは、その花の雄しべによって作られた精細胞を含む微小な粉末である。昆虫が別の植物の上に止まると、体についた花粉の一部がはがれ落ちて、新しい花の雌しべにつき、(12)これによって受精が実現する。この結果が種子であり、植物の次の世代である。
　においは、風によって運ばれる長距離の信号として作用する。そして、花に近づいた最終段階になると、昆虫は、色や形などの視覚による手がかりの集中砲火によって導かれる。花は昆虫を惹きつけるために、(13)広範な種類のにおいを進化させてきた。昆虫は、一度(14)ある特定のにおいがご褒美と結びついていることを学ぶと、(15)もっとそれにあずかろうと何回も戻って来る。花のにおいは時には、ある昆虫のフェロモン（生殖の相手を惹きつけるのに使われる化学物質）の真似である。このような場合、昆虫は、ただの食料以上のものを求めて花に入っていると思っているのかもしれない。

2
〔解答〕
(1) イ　(2) ウ　(3) エ　(4) ウ　(5) ア
(6) ア　(7) ア　(8) エ　(9) オ　(10) イ

〔解法のヒント〕
(1) with ＋ (O) ＋ 過去分詞：「(O)が～されている状態で」（付帯状況）
(2) widen one's eyes：「目を丸くする」
(3) （　）には主語が来る。more relaxing を補語にできるのは(ウ)と(エ)だが、it を主語とする(ウ)の構文は後に to 不定詞または that 節がくるはずなのでここでは使えない。
(4) race：激しく鼓動する
(5) there is no point in ～ ing で「～しても何の意味もない」の意味。ここはその変形と考えてよい。
(6) go away：（痛みなどが）消える　　go in：入る
go out：外出する　　go round：回り道をする
go through：通過する
(7) all the while で「始終」
(8) last night という過去を表す語があるので動詞は過去形
(9) something or other で「なにやら」
(10) 複文なので、従属節を導く接続詞の(イ)(エ)か(オ)がくるべきだが、(エ)(オ)は文意に合わない。

〔完成した英文の意味〕
(1)「私の同僚は、髪が短くなって前髪をサイドに流していたので、違う人に見えた。」
(2)「友人たちが私のためにしてくれたことに感動して、私は目を丸くした。」
(3)「長く山歩きをした後で熱い温泉につかるほどホッとするものが、ほかにあるだろうか。」
(4)「起こるかもしれない最悪のことを思い描いて、私の心臓はどきどきしていた。」
(5)「新しい車を買うように父を説得しようとしても、何の意味もない。」
(6)「その患者は1か月以上のあいだ、時々胸の痛みがあったが、今日は痛みが取れない。」
(7)「彼は始終、チャンスを得ようとぶらぶら動き回っている。」
(8)「昨夜は流れ星がちらっと見えた。」
(9)「母はいつもなにやかやと心配していた。」
(10)「締め切りまでほんの数時間だが、私にはまだ完成すべきデータ処理がたくさん残っている。」

3
〔解答〕
(1)私たちはみんな年を取るにつれて、通常の体の変化、たとえば動きが遅くなったり、白髪になったり禿げたり、体が歪んできたり、記憶が薄くなったりというような変化に、気づきすぎるほど気づく。
(2)しばらく会っていない古い友人たちに会うとき、私は時々、「上から始めようか、下から始めようか。」と言う。そして、私たちは足の痛みについて話し、体を登っていって、頭がどれほど衰えたかを話し合うに至る。
(3)猟犬
(4)ご主人様、私は今までと同じように強い気持ちでいるのですが、体は年をとり弱くなりました。あなた様は今の私をののしるのではなく、昔の私をたたえるべきです。
(5)ロバ(12年)　イヌ(18年)　サル(20年)
(6)生まれてから30歳までは、健康で幸せで、楽しく働いて楽しく生きる。30歳から48歳までは、人生の重荷が次々とのしかかってくる。家族を養うために一生懸命働くが、その割には報われない。48歳から60歳までは、なすこともなくブツブツと不満を漏らしながら生きる。発言力もなくなる。60歳から70歳までは、頭が弱くなり愚かになる。ばかなことをやっては若い人たちの笑いものになる。
(7)「80歳以上の高齢者の60パーセントが自分の健康状態を良から優良と評価している、また、関節の痛みや背中の痛みは歳のせいとは言えない」という研究結果もある。

〔全訳〕
　私たちの体は年を取るにつれて変化する。たとえば、猫背になることは老化のよくある印である。老人を描い

た中世の絵のほとんどには曲がった背中と杖が見られるが、これが20世紀にいたっても続いた。古代ローマの時代、ウェルギリウスは、「まず人生の最良の日々のすべてが、哀れな我々から滑り落ちていく。病気とわびしい老年と苦痛が忍び寄る。そして残酷な死の激しさが我々をひっさらう。」と嘆いた。プルタルコスも老年に陰鬱なイメージを抱き、それを秋になぞらえた。年取っていることをどのように表現するかを問われると、子供たちは身体的特徴を挙げる。ここで、老化と結びついた主要なあるいは小さな身体的健康の変化を見てみよう。
　老化は病気ではないが、進行性の機能喪失へといたる多要因の過程である。(ア)私たちはみんな年を取るにつれて、通常の体の変化に気づきすぎるほど気づく。私たちは初め、わずかに動きが遅くなり、それから少し白髪になったり禿げたりし、やがて体にねじれが来て記憶が去る。老化の横断的な研究は、年を重ねるごとに本質的になだらかに進行していく生理的機能の衰退を描きがちである。若い人は高い機能の数値を持ち、高齢者は低い数値であるが、しかし、最高と最低の間の数値はさまざまである。年齢と機能性の間に単純な直線的な関係性はない。(イ)しばらく会っていない古い友人たちに会うとき、私は時々、「上から始めようか、下から始めようか。」と言う。そして、私たちは足の痛みについて話し、体を登っていって、頭がどれほど衰えたかを話し合うに至る。
　19世紀の初めにグリム兄弟によって集められた童話のひとつ「年老いた犬」は、年齢によってもたらされた変化をよく表している。
　長年よく主人に仕えて、若い頃には多くの石切り場を走り降りていた犬が、寄る年波で力とスピードを失い始めた。ある日狩猟に出かけているとき、彼の主人は、力のありそうな野生のイノシシを追い立てて、犬をけしかけた。(ウ)後者は耳を捕まえたが、その歯はなくなっていたので、くわえ続けることができなかった。そしてイノシシは逃げた。主人は犬を厳しく叱り始めたが、犬は次のような言葉で主人をさえぎった。(エ)「ご主人様、私は今まで同様強い気持ちでいるのですが、体は年をとり弱くなりました。あなた様は今の私をののしるのではなく、昔の私をたたえるべきです。」
　1840年に農地で働くひとりの小作農から集められたもう1編のグリム童話「寿命」は、哀しい結末に終わるが、冗談めかした目的論的な説明を加えている。
　神は世界を創造したとき、(オ)ロバ、イヌ、サル、人間のそれぞれに30年の寿命を与えた。ロバは辛い生活になるだろうとわかっていたので、もっと短い寿命を頼んだ。神は慈悲深く18年を取り上げた。イヌとサルも同じように、予定された寿命が長すぎると思い、神は2つの動物の寿命からそれぞれ12年と10年を減らした。しかし人間は、割り当てられた30年は短すぎると考えて、もっと長い命を願い出た。これにより、神はロバとイヌとサルがほしがらなかった年月を人間に与えた。(カ)こうして人間は70年生きるのである。最初の30年は彼の人間の年月で、これはすぐに去ってしまう。ここでは彼は健康で幸せである。彼は喜び

と共に働き、生きることを楽しむ。ロバの 18 年がそれに続く。ここでは重荷が次々と彼にのしかかってくる。彼は他の人を養うための穀物を運び、その忠実な奉仕は足蹴と殴打によって報われる。それからイヌの 12 年がやって来て、彼は隅っこに寝そべって唸り声を上げる。噛みつくための歯はもはやない。そしてこの時代が過ぎると、おしまいにサルの 10 年が来る。今や人間は頭が弱くなり、愚かである。彼はばかなことをやって、子どもたちの笑いものになるのだ。

体の中で、年を取っても機能が衰えない器官は、もしあったとしてもごくわずかであるし、多くの死は歳に関係のある病気が原因である。(キ)だが、すべてが悪いニュースというわけではない。イギリスの ELSA (English Longitudinal Study of Ageing)による主要研究が高齢者の健康についての新たな発見を求めて計画されていて、参加者は 2 年ごとに聞き取り調査をされている。80 歳以上の高齢者の 60 パーセントが健康状態を良から優良と評価しているのには、励まされ感銘を受ける。しかし、間違いなくこれは、40 パーセントが健康問題をかかえているということである。この研究はまた、関節炎は加齢によるが、関節の痛みや背中の痛みはそうではなく、若い人よりも高齢者に多いとはもはや言えないということを発見した。

4
〔解答〕
(1)〔　②　〕
　ジョンソン博士の同意が得られなかった実験を、皆と同じ部屋でひとりでやり始めたので、気まずい状況だった。
(2)　私は一生懸命にやったが、何も得られなかった。私は次の数日間、徹底的に自己分析して、自分の実験や考え方に何か見落としがなかったかを発見しようとした。夜も昼も考えた。人からの干渉を避けるためにボートを漕いで湾の真ん中に出ていくこともしばしばだった。ある日の午後、ボートの上で、あるアイディアが突然頭にひらめいた。
(3)　しかし、大きな驚きが次の瞬間やって来た。私が抽出したものをシンクに投げ入れたとき、シンクの内側が鮮やかな青色の閃光で輝いたのだ。
(4)　これはほんの微量であったが、私たちはこのタンパク質も精製し、これを「緑色タンパク質」と呼んだ。

〔選択肢の意味〕
(1)①驚くようなわくわくするような
　②気まずく居心地の悪い
　③ひたむきでためになる
　④壮観で感激させるような
　⑤退屈でつまらない

〔全訳〕
　1959 年に、フランク・ジョンソン博士が私のウミホタルの研究の成功を知って、自分のいるプリンストン大学で働かないかと私を招待してくれた。1960 年 9 月にプリンストンに着いてまもなく、ジョンソン博士は、オワンクラゲの生物発光の研究に興味はあるかと私に尋ねた。私は彼が話す輝く発光の様子と、ワシントン州のフライデーハーバーにはクラゲがあふれるほどいることに強く惹かれた。私はクラゲを研究することに同意した。

　1961 年の初夏、私は 5000 キロを運転して、ニュージャージー州プリンストンからワシントン州のフライデーハーバーまでやって来た。フライデーハーバーはその当時、静かで平和な小さい村だった。クラゲは水中に豊富にいた。そこのワシントン大学研究室で、私たちは浅い網を使って、注意しながらひとつひとつクラゲをすくい上げた。オワンクラゲの発光器は私たちがリングと呼んだかさの縁に沿って並んでいる。リングはハサミで切り離すことができ、体の不必要な部分はほとんど捨てた。

　その当時、発光生物の発光はルシフェリンとルシフェラーゼの化学反応によって生み出されるという考えが一般的だった。よって、私たちはクラゲのリングから、ルシフェリンとルシフェラーゼを抽出しようとした。思いつく限りの方法を試したが、その努力はすべて失敗だった。ほんの数日やると、アイディアがなくなってしまった。

　失敗の原因は私たちの頭を占めていたルシフェリン－ルシフェラーゼ仮説なのだと、私は確信した。私はジョンソン博士に、ルシフェリンとルシフェラーゼを抽出するという考えを忘れて、なんでもいいから発光物質を抽出してみないかと提案した。だが、博士を説得することはできなかった。実験方法に同意が得られなかったので、私はテーブルのひとつの側で 1 人で研究を始め、一方、反対側ではジョンソン博士が助手の人たちとルシフェリンを抽出する努力を続けた。それは〔ア〕気まずく居心地の悪い状況だった。

　光の放出は活性化している生物発光物質の消費（喪失）を意味するので、発光器官からの生物発光物質の抽出は、可逆的に発光反応を抑制するという条件の下で行わなければならない。よって、私は、酵素やタンパク質などさまざまな種類の阻害物質で、発光を可逆的に抑制しようとした。(イ)私は一生懸命にやったが、何も得られなかった。私は次の数日間、徹底的に自己分析して、私の実験や考え方に何か見落としがなかったかを発見しようとした。夜も昼も考えた。人からの干渉を避けるためにボートを漕いで湾の真ん中に出ていくこともしばしばだった。ある日の午後、ボートの上で、あるアイディアが突然頭にひらめいた。非常に単純なアイディアだった。「発光反応はおそらくタンパク質を含んでいる。もしそうなら、発光はある pH のところで、可逆的に抑制されるかもしれない。」

　私はすぐに実験室に戻り、さまざまな pH で発光体の発光を試した。明らかに pH 7 と 6 と 5 では発光が見られたが、pH 4 では見られなかった。私は発光体を緩衝剤の中に置き、それから混合液を濾過した。無細胞の濾過液はほとんど真っ黒だった。だが、炭酸水素ナトリウ

ムで中和すると、発光を取り戻したのだった。実験は、私が発光物質を、少なくとも理論的には抽出できたことを示していた。

（ウ）しかし、大きな驚きが次の瞬間やって来た。私が抽出したものをシンクに投げ入れたとき、シンクの内側が鮮やかな青色の閃光で輝いたのだ。水槽から溢れた水がシンクに流れ込んでいた。だから、海水が発光を引き起こしたのだと私は理解した。海水の成分はわかっているので、私は単純に、Ca^{2+}が発光を活性化するのだと理解した。触媒としてのCa^{2+}の発見は、発光物質がCaキレート剤EDTAを利用して抽出できることを示唆していた。そして、私たちは発光物質の抽出法を考え出した。

1960年の残りの夏の間、私たちはおよそ10,000個のクラゲから発光物質を抽出した。プリンストンに戻ってから、発光物質を精製して、数ミリグラムの精製タンパク質を得た。このタンパク質は、微量のCa^{2+}があるところで青い光を放った。私たちはこのタンパク質をイクオリンと名づけた。イクオリンは発見された発光タンパク質の初めての例であった。イクオリンの精製の間に、私たちは明るい緑の蛍光を発する別のタンパク質を発見した。（エ）これはほんの微量であったが、私たちはこのタンパク質も精製し、これを「緑色タンパク質」と呼んだ。このタンパク質はモーリンとヘイスティングスによって「緑色蛍光タンパク質」名づけ直された。

5
〔解答例〕

(1) One is to slow down the flow of water. In a forest a lot of rainwater that came down at a time is once retained in the soil where trees spread their roots, and then carried slowly to rivers and underground. The other is to evaporate water into the air by way of the leaves of trees. This is the phenomenon of water consumption caused by trees.

(2) We should develop national strategy to maintain Japanese forests, looking at 100 or 1,000 years ahead.

〔解答のヒント〕

(1)「一つは…、もう一つは…」は One ...The other... を使う。初めに何を主語に置くかを決めてから日本語を整理すると、英語が書きやすくなる。ここでは一例として「雨水は…」で始めたが、そうすると「…保たれ」「…流し出され（運ばれ）」という文のつながりが見えてくる。

(2)何を主語にするかで使う動詞や文の構造が決まってくる。ここでは分詞構文を使うことを予想して、主語をWeとした。

数　学

解答

26年度

❶

〔解答〕

(1) 32　(2)$(-5, 1)$　(3)$y=(-2+\sqrt[3]{4})x$

(4)① $\left(\dfrac{p^2-1+\log p}{p-1},\ \dfrac{-p^2+p+\log p}{p-1}\right)$

(4)② $(3,\ -2)$

(5)① $a_n=\dfrac{2n}{n+1}$,　$b_n=\dfrac{n+1}{2n}$　② $n=5$

〔出題者が求めたポイント〕

(1) 平面図形・三角形の面積

(2) 2次方程式の解と係数の関係

(3) 数学Ⅱ・面積　$\displaystyle\int_\alpha^\beta(x-\alpha)(x-\beta)dx=-\dfrac{1}{6}(\beta-\alpha)^3$

(4) 対数関数の法線，微分の定義を利用した極限値

$$f'(a)=\lim_{b\to a}\dfrac{f(b)-f(a)}{b-a}$$

〔解答のプロセス〕

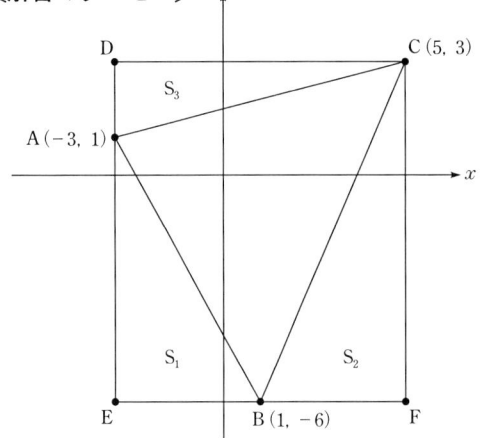

(1)　長方形 CDEF，△ABE，△BCF，△ACD，△ABC の面積をそれぞれ S_4, S_1, S_2, S_3, S とおくと

$S=S_4-(S_1+S_2+S_4)$

$=8\times9-\left(\dfrac{1}{2}\times4\times7+\dfrac{1}{2}\times4\times9+\dfrac{1}{2}\times8\times2\right)$

$=72-40=32$　…(答)

(2)　$x^2+px+q=0$ の2つの解をそれぞれ α, β とおくと解と係数の関係から $\alpha+\beta=-p$, $\alpha\beta=q$

次に，$\alpha-3$, $\beta-3$ を解にもつ2次方程式は

$\{x-(\alpha-3)\}\{x-(\beta-3)\}=0$

$x^2-(\alpha+\beta-6)x+\alpha\beta-3(\alpha+\beta)+9=0$

$x^2+(p+6)x+q+3p+9=0$

係数を比べると

$q=p+6$　$p=q+3p+9$

これを解いて

$p=-5,\ q=1$　$(p,\ q)=(-5,\ 1)$　…(答)

(3)　$y=x^2-2x$ と x軸，および直線 $y=mx$ で囲まれた部分の面積をそれぞれ S_1, S_2 とおく

$S_1=\displaystyle\int_0^2\{0-(x^2-2x)\}dx$

$\quad=-\displaystyle\int_0^2 x(x-2)dx=\dfrac{1}{6}(2-0)^3=\dfrac{4}{3}$

題意より　$-2<m<0$

$x^2-2x=mx$　$x\{x-(m+2)\}=0$　$x=0,\ m+2$

$S_2=\displaystyle\int_0^{m+2}\{mx-(x^2-2x)\}$

$\quad-\displaystyle\int_0^{m+2}\{x-(m+2)\}dx=\dfrac{1}{6}(m+2)^3$

条件より　$S_2=\dfrac{1}{2}S_1$ だから

$\dfrac{1}{6}(m+2)^3=\dfrac{1}{2}\times\dfrac{4}{3}$　$m=-2+\sqrt[3]{4}$

よって，求める直線の方程式は

$y=(-2+\sqrt[3]{4})x$　…(答)

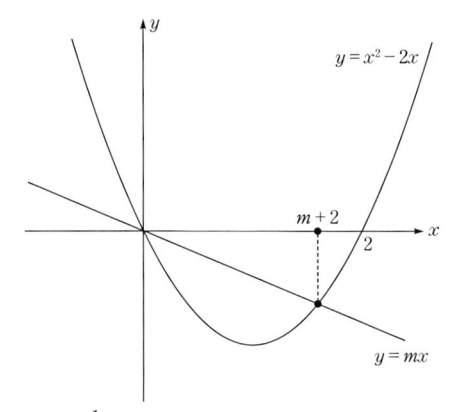

(4)　① $y'=\dfrac{1}{x}$ より点 $\mathrm{P}(p,\ \log p)$ における法線 l の方程式は

$y-\log p=-p(x-p)$

$y=-px+p^2+\log p$

この法線 l と直線 $y=-x+1$ との交点が R だから

$-x+1=-px+p^2+\log p$

$(p-1)x=p^2-1+\log p$

$x=\dfrac{p^2-1+\log p}{p-1}$　$y=-\dfrac{p^2-1+\log p}{p-1}+1$

$\quad=\dfrac{-p^2+p-\log p}{p-1}$

よって，$\mathrm{R}\left(\dfrac{p^2-1+\log p}{p-1},\ \dfrac{-p^2+p-\log p}{p-1}\right)$

…(答)

② ここで $f(p)=\log p$ とおくと　$f(1)=0$ より

$\displaystyle\lim_{p\to1}\dfrac{\log p}{p-1}=\lim_{p\to1}\dfrac{f(p)-f(1)}{p-1}=f'(1)=1$

$$\lim_{p \to 1} \frac{p^2 - 1 + \log p}{p - 1} = \lim_{p \to 1}\left(p + 1 + \frac{\log p}{p - 1}\right)$$

$$= 2 + 1 = 3$$

$y = -x + 1$ に $x = 3$ を代入して $y = -2$

よって，求める点の座標は $(3,\ -2)$　…(答)

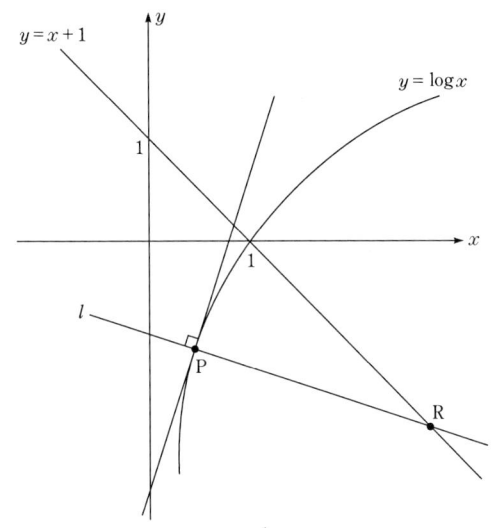

(5)　① $1 + 2 + 3 + \cdots + k = \dfrac{1}{2}k(k+1)$ より

$$a_n = \sum_{k=1}^{n} \frac{2}{k(k+1)} = 2\sum_{k=1}^{n}\left(\frac{1}{k} - \frac{1}{k+1}\right)$$

$$= 2\left\{\left(\frac{1}{1} - \frac{1}{2}\right) + \left(\frac{1}{2} - \frac{1}{3}\right) + \cdots + \left(\frac{1}{n} - \frac{1}{n+1}\right)\right\}$$

$$= 2\left(1 - \frac{1}{n+1}\right) = \frac{2n}{n+1} \quad \cdots(答)$$

$$b_n = \frac{1 \times 3}{2^2} \times \frac{2 \times 4}{3^2} \times \frac{3 \times 5}{4^2} \times \cdots \times \frac{(n-2) \times n}{(n-1)^2} \times$$

$$\frac{(n-1)(n+1)}{n^2}$$

$$= \frac{1}{2} \times \frac{n+1}{n} = \frac{n+1}{2n} \quad \cdots(答)$$

②条件式より　$n \times \dfrac{n+1}{2n} \times \dfrac{n+1}{2n} < 2$

$(n+1)^2 < 8n,\ n^2 - 6n + 1 < 0$

$x^2 - 6x + 1 = 0$ より　$x = 3 \pm 2\sqrt{2}$

$3 - 2\sqrt{2} < x < 3 + 2\sqrt{2}$

よって求める n の値は $n = 5$　　…(答)

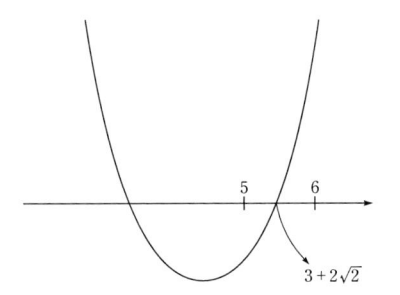

---

❷

〔解答〕

(1) $\dfrac{3}{7}$　　(2) 1　　(3) (a) $\dfrac{3}{44}$　(b) $\dfrac{3}{11}$　(c) $\dfrac{19}{44}$

(4) $P_n = \dfrac{1}{2} + \dfrac{1}{2}\left(\dfrac{3}{5}\right)^n$

〔出題者が求めたポイント〕

　確率，期待値，漸化式を利用した確率

問題文をよく読みもれのないように数える。(4)は n 回後に箱 A に白球がある場合とない場合に分けて $n+1$ 回後を考える。

〔解答のプロセス〕

(1)　7 個の球から 5 個の球を取り出す場合は

$$_7C_5 = \frac{7 \times 6}{2 \times 1} = 21 \text{ 通り}$$

（ア）RRWWW となるのは

$$_4C_2 \times {_3}C_3 = \frac{4 \times 3}{2 \times 1} \times 1 = 6 \text{ 通り}$$

（イ）RRRRW となるのは $_4C_4 \times {_3}C_1 = 1 \times 3 = 3$ 通り

よって求める確率は $\dfrac{6 + 3}{21} = \dfrac{3}{7}$　　　　…(答)

(2)　次の 5 通りを考える

①W　　$\dfrac{3}{7}$　　　②RW　$\dfrac{4}{7} \times \dfrac{3}{6} = \dfrac{2}{7}$

③RRW　　$\dfrac{4}{7} \times \dfrac{3}{6} \times \dfrac{3}{5} = \dfrac{6}{35}$

④RRRW　　$\dfrac{4}{7} \times \dfrac{3}{6} \times \dfrac{2}{5} \times \dfrac{3}{4} = \dfrac{3}{35}$

⑤RRRRW　　$\dfrac{4}{7} \times \dfrac{3}{6} \times \dfrac{2}{5} \times \dfrac{1}{4} \times 1 = \dfrac{1}{35}$

よって取り出された赤球の個数の確率分布は下図のようになる

R	0	1	2	3	4
P	$\dfrac{3}{7}$	$\dfrac{2}{7}$	$\dfrac{6}{35}$	$\dfrac{3}{35}$	$\dfrac{1}{35}$

よって求める期待値は

$$E = 0 \times \frac{3}{7} + 1 \times \frac{2}{7} + 2 \times \frac{6}{35} + 3 \times \frac{3}{35} + 4 \times \frac{1}{35}$$

$$= \frac{35}{35} = 1 \quad \cdots(答)$$

(3)　$\left.\begin{array}{l} \text{WWW} \\ \text{RRRR} \\ \text{BBBBB} \end{array}\right\}$ から 3 個の球を取り出す $_{12}C_3 = 2 \times 11 \times 10 \text{（通り）}$

(a) WWW　1 通り

　　RRR　$_4C_3 = 4$ 通り

　　BBB　$_5C_3 = 10$ 通り

　　よって求める確率は $\dfrac{1 + 4 + 10}{2 \times 11 \times 10} = \dfrac{3}{44}$　　…(答)

(b) WRB となるのは $3 \times 4 \times 5$ 通り

よって求める確率は $\dfrac{3 \times 4 \times 5}{2 \times 11 \times 10} = \dfrac{3}{11}$ …(答)

(c) 次の 4 つの場合がある

BBB　$_5C_3 = 10$ 通り

BBR　$_5C_2 \times _4C_1 = 40$ 通り

BBW　$_5C_2 \times _3C_1 = 30$ 通り

BWW　$_5C_1 \times _3C_2 = 15$ 通り

よって求める確率は

$\dfrac{10 + 40 + 30 + 15}{2 \times 11 \times 10} = \dfrac{19}{44}$ …(答)

(4)　A $\boxed{\text{WRRRR}}$　B $\boxed{\text{RRRRR}}$

まず $P_1 = \dfrac{4}{5}$

n 回後は次の 2 つの場合が考えられる

Pn　　：A $\boxed{\text{WRRRR}}$　B $\boxed{\text{RRRRR}}$

$1 - Pn$：A $\boxed{\text{RRRRR}}$　B $\boxed{\text{RRRRR}}$

よって，$n + 1$ 回後に箱 A に白球が入っている確率は

$P_{n+1} = \dfrac{4}{5} P_n + \dfrac{1}{5}(1 - P_n)$

$= \dfrac{3}{5} P_n + \dfrac{1}{5}$

$\alpha = \dfrac{3}{5} \alpha + \dfrac{1}{5}$ より $\alpha = \dfrac{1}{2}$

$P_{n+1} - \dfrac{1}{2} = \dfrac{3}{5} P_n + \dfrac{1}{5} - \dfrac{1}{2} = \dfrac{3}{5}\left(P_n - \dfrac{1}{2}\right)$

$P_n - \dfrac{1}{2} = \left(\dfrac{3}{5}\right)^{n-1}\left(P_1 - \dfrac{1}{2}\right) = \left(\dfrac{3}{5}\right)^{n-1}\left(\dfrac{4}{5} - \dfrac{1}{2}\right)$

$P_n = \dfrac{1}{2} + \dfrac{3}{10}\left(\dfrac{3}{5}\right)^{n-1} = \dfrac{1}{2} + \dfrac{1}{2}\left(\dfrac{3}{5}\right)^{n}$ …(答)

❸

〔解答〕

(1) $g(x) = x^3 + 2x^2 + cx + 4$

(2) $(a, \ b) = (-1, \ 1)$　　(3) $\dfrac{4}{3}$

(4) $\dfrac{1}{2} \pi$

〔出題者が求めたポイント〕

微分積分，回転体の体積

(2) $x = a, \ b$ の一方で接し，一方で交わるとき

$(x-a)^2(x-b) = 0$，または，$(x-a)(x-b)^2 = 0$ となる。

(3) $\displaystyle\int_a^b (x-a)(x-b)^2 dx = \dfrac{1}{12}(b-a)^4$

$\displaystyle\int_a^b (x-a)^2(x-b) dx = -\dfrac{1}{12}(b-a)^4$

〔解答のプロセス〕

(1)　条件より $f(x) = 3x^2 + 4x + c$

$g(x) = 4 + \displaystyle\int_0^x (3t^2 + 4t + c)dt = 4 + [t^3 + 2t^2 + ct]$

$= x^3 + 2x^2 + cx + 4$ …(答)

(2)　接することから，この連立方程式を解くと

$(x-a)(x-b)^2 = 0$，または，$(x-a)^2(x-b) = 0$ となる。

$f(x) = g(x)$ より $x^3 + 2x^2 + cx + 4 = 3x^2 + 4x + c$

$(x-1)(x^2 + c - 4) = 0$

(ア) $c = 3$ のとき $(x+1)(x-1)^2 = 0$

$a = -1, \ b = 1$（接する）　　　　　…(答)

$f(x) = 3x^2 + 4x + 3$　　　$g(x) = x^3 + 2x^2 + 3x + 4$

このとき，$3 = c = \displaystyle\int_{-1}^1\left(t^3 + 2t^2 + 3t + 4 - \dfrac{19}{6}\right)dt = 3$

となり条件を満たす。

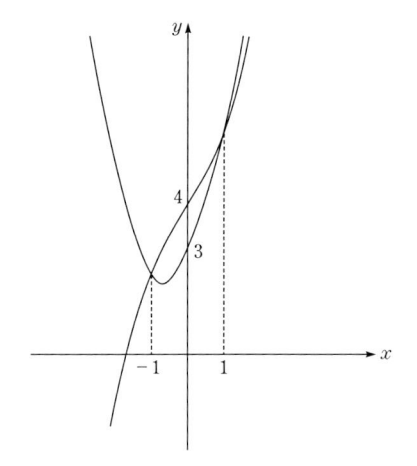

(イ) $c = 4$ のとき $x^2(x-1) = 0$

$a = 0$（接する），$b = 1$　　　　　　…(答)

$f(x) = 3x^2 + 4x + 4$　　　$g(x) = x^3 + 2x^2 + 4x + 4$

このとき，$4 \neq c = \displaystyle\int_0^1\left(t^3 + 2t^2 + 4t + 4 - \dfrac{19}{6}\right)dt$

$= \dfrac{15}{4}$

となり適条件を満たさない。

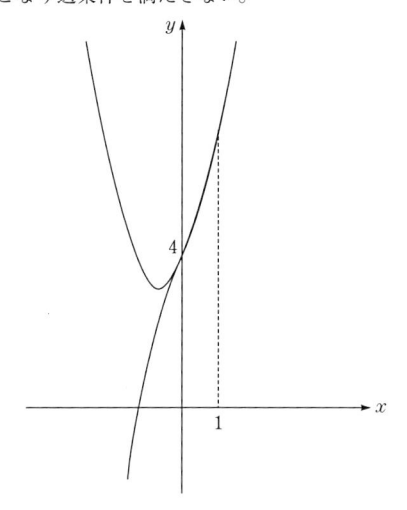

(ア)(イ) より $a = -1$, $b = 1$　　　…(答)

(3)

$$\int_a^b (x-a)(x-b)^2 dx = \int_a^b (x-b+b-a)(x-b)^2 dx$$

$$= \int_a^b \left\{ (x-b)^3 + (b-a)(x-b)^2 \right\} dx$$

$$= \left[\frac{1}{4}(x-b)^4 + \frac{1}{3}(b-a)(x-b)^3 \right]$$

$$= -\frac{1}{4}(a-b)^4 - \frac{1}{3}(b-a)(a-b)^3 = \frac{1}{12}(b-a)^4$$

$$\int_a^b (x-a)^2(x-b)dx \int_a^b (x-a)^2(x-a+a-b)dx$$

$$= \int_a^b \left\{ (x-a)^3 + (a-b)(x-a)^2 \right\} dx$$

$$= \left[\frac{1}{4}(x-a)^4 + \frac{1}{3}(a-b)(x-a)^3 \right]_b^a$$

$$= \frac{1}{4}(x-a)^4 + \frac{1}{3}(a-b)(b-a)^3 = -\frac{1}{12}(b-a)^3$$

上記(ア)のとき

$$S = \int_{-1}^{1} \left\{ (x^3 + 2x^2 + 3x + 4) - (3x^2 + 4x + 3) \right\} dx$$

$$= \int (x^3 - x^2 - x + 1)dx = \int (x+1)(x-1)^2 dx$$

$$= \frac{1}{12}(1+1)^4 = \frac{4}{3}$$　　　…(答)

(4) 上記(ア)のとき

接点 $(1, 10)$ における接線の方程式は

$f'(x) = 6x + 4$ より $f'(1) = 10$

求める接線の方程式は $y - 10 = 10(x-1)$　　$y = 10x$

求める回転体の体積 V は円錐の体積 V_1 と放物線の

回転体の体積を V_2 とすると

$$V = V_1 - V_2$$

ここで, $V_1 = \frac{1}{3}\pi \times 1^2 \times 10 = \frac{10}{3}\pi$

$3x^2 + 4x + 3 - y = 0$ より

$$x = \frac{-2 \pm \sqrt{3y-5}}{3}, \ x \geq 0 \ \text{より}$$

$$V_2 = \pi \int_3^{10} x^2 dy = \pi \int_3^{10} \left(\frac{-2 + \sqrt{3y-5}}{3} \right)^2 dy$$

$$= \frac{1}{9}\pi \int_3^{10} (3y - 1 - 4\sqrt{3y-5}) dy$$

ここで, $\int_3^{10} (3y-1)dy = \left[\frac{3}{2}y^2 - y \right] = \frac{259}{2}$

$$\int_3^{10} 4\sqrt{3y-5} \, dy = \left[4 \cdot \frac{2}{3}(3y-5)^{\frac{3}{2}} \times \frac{1}{3} \right]$$

$$= \frac{8}{9} \times \left(25^{\frac{3}{2}} - 4^{\frac{3}{2}} \right) = \frac{8}{9} \times 117 = 104$$

よって, $V_2 = \frac{1}{9}\pi \left(\frac{259}{2} - 104 \right) = \frac{17}{6}\pi$

すると, $V = V_1 - V_2$

$$= \frac{10}{3}\pi - \frac{17}{6}\pi = \frac{\pi}{2}$$　　　…(答)

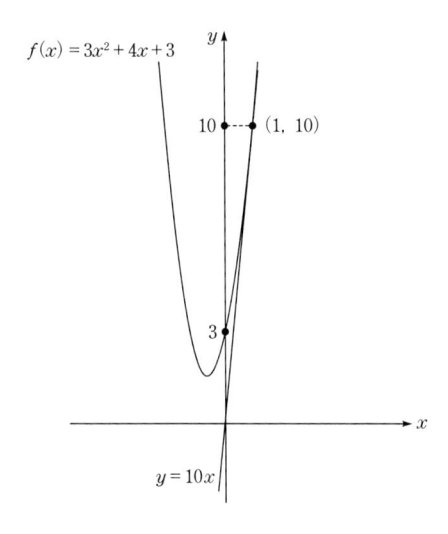

$f(x) = 3x^2 + 4x + 3$

10 --- $(1, 10)$

3

$y = 10x$

(別解)　$y = 3x^2 + 4x + 3$ より

$$dy = (6x+4)dx$$

y	$3 \to 10$
x	$0 \to 1$

$$V_2 = \pi \int_3^{10} x^2 dy$$

$$= \pi \int_0^1 x^2 (6x+4) dx$$

$$= \pi \int_0^1 (6x^3 + 4x^2) dx = \frac{17}{6}\pi$$

物 理

解答

26年度

I

〔解答〕

(1) ① $7.1 \times 10^3 (\text{rad/s})$ ② $0 (\text{A})$

(2) ① B ② A ③ B
④コンパクト・ディスク（CD） (3) $8.0 (\text{m/s})$

(4) ① $0.25 (N)$ ② 2.0

〔解答のプロセス〕

(1) コイルとコンデンサーは並列接続なので，このとき
2つのリアクタンスは等しい。

$$\frac{1}{\omega C} = \omega L$$

$$\therefore \omega = \frac{1}{\sqrt{LC}} = \frac{1}{\sqrt{20 \times 10^{-3} \times 1 \times 10^{-6}}}$$

$$= \frac{1}{\sqrt{2}} \times \frac{1}{10^{-4}} = 7.09 \times 10^3 = 7.1 \times 10^3$$

また，L と C の位相は π ずれており，リアクタンスが
等しいことから，L と C の合成インピーダンスは ∞
である（L と C は共振している）。したがって，電流は
流れない。

$I = 0 (\text{A})$

(3) 音波の波長を λ とすると，$\frac{1}{2}\lambda = 0.400 - 0.160$

$$\therefore \lambda = 0.48 (\text{m})$$

音源前方の波長が $0.48 (\text{m})$ だから，

$$0.48 = \frac{344 - V}{700} \quad \therefore V = 344 - 0.48 \times 700 = 8.0$$

(4) 点 P の回りの力のモーメントの和 $= 0$ である。棒
の長さを L とすると，

$$0.051 \times 9.8 \times \frac{L}{2}\cos45° - F \times L\sin45° = 0$$

$$\therefore F = 0.2499 = 0.25$$

棒にはたらく水平方向と鉛直方向の力のつりあいよ
り，

$$\begin{cases} T\cos\theta - F = 0 \\ T\sin\theta - 0.051 \times 9.8 = 0 \end{cases}$$

（糸の張力を T とした。）

上の2式より $\tan\theta = \dfrac{\sin\theta}{\cos\theta} = \dfrac{0.051 \times 9.8}{F} = 2.0$

II

〔解答〕

I(1) $-\dfrac{4}{3}\pi\rho a^3 G \dfrac{m}{z^2}$ (2) $-\dfrac{4}{3}\pi\rho a^3 G \dfrac{m}{z}$

(3) $v_0 = a\sqrt{2\pi\rho G}$ (4) $\dfrac{1}{9}\pi\rho a^2 Gm$

II(5) $\dfrac{4}{3}\pi\rho |z|^3$ (6) $-\dfrac{4}{3}\pi\rho Gmz$

III(7)

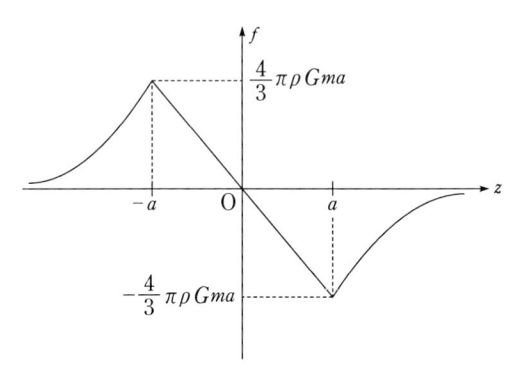

IV(8) $\dfrac{1}{4}\sqrt{\dfrac{3\pi}{\rho G}}$ (9) $2a\sqrt{\dfrac{\pi\rho G}{3}}$

V(10) $a\sqrt{\dfrac{10\pi\rho G}{3}}$

〔解答のプロセス〕

I(1) 物体 B にはたらく力は星 A からの万有引力であ
る。

$$F = -G\frac{mM}{z^2} = -G\frac{m}{z^2} \times \frac{4}{3}\pi\rho a^3$$

$$= -\frac{4}{3}\pi\rho a^3 G\frac{m}{z^2}$$

（答え）$-\dfrac{4}{3}\pi\rho a^3 G\dfrac{m}{z^2}$

(2) 万有引力による位置エネルギー U は，無限遠で 0
として

$$U = -G\frac{mM}{z} = -\frac{4}{3}\pi\rho a^3 G\frac{m}{z}$$

（答え）$-\dfrac{4}{3}\pi\rho a^3 G\dfrac{m}{z}$

(3) 力学的エネルギー保存則より

$$\frac{1}{2}mv_0^2 - \frac{4}{3}\pi\rho a^3 G\frac{m}{a} = 0 - \frac{4}{3}\pi\rho a^3 G\frac{m}{4a}$$

$$\therefore v_0 = a\sqrt{2\pi\rho G}$$

(4) 運動エネルギーを K とすると，力学的エネルギー
保存則より

$$-\frac{4}{3}\pi\rho a^3 G \times \frac{m}{4a} = K - \frac{4}{3}\pi\rho a^3 G \times \frac{m}{3a}$$

$$\therefore K = \frac{1}{9}\pi\rho a^2 Gm$$

II(5) 求める質量 $=$ 密度 $\times$ 半径 $|z|$ の球の体積

$$= \frac{4}{3}\pi\rho |z|^3$$

(6) 求める力 $f = -G\dfrac{m}{z^2} \times \dfrac{4}{3}\pi\rho |z|^3 = -\dfrac{4}{3}\pi\rho Gm|z|$

$z > 0$ のとき $f < 0$，$z < 0$ のとき $f > 0$ だから

$$f = -\frac{4}{3}\pi\rho Gmz$$

Ⅳ⑻ ⑹より，物体Bは，ばね定数 $k = \frac{4}{3}\pi\rho Gm$ に等しい単振動をする。求める時間 t は，単振動の $\frac{1}{4}$ 周期に等しいので，

$$t = \frac{1}{4}\times 2\pi\sqrt{\frac{m}{\frac{4}{3}\pi\rho Gm}} = \frac{1}{4}\sqrt{\frac{3\pi}{\rho G}}$$

⑼ 力学的エネルギー保存則より，求める速さを v とすると

$$\frac{1}{2}mv^2 = \frac{1}{2}ka^2 \quad \text{より} \quad v = a\sqrt{\frac{k}{m}} = 2a\sqrt{\frac{\pi\rho G}{3}}$$

Ⅴ⑽ $z = a$ を通過するときの運動エネルギーを K' とすると，

$$\frac{1}{2}mv_1^2 = K' + \frac{1}{2}ka^2 \quad \text{より} \quad K' = \frac{1}{2}mv_1^2 - \frac{1}{2}ka^2$$

$z \geq a$ では，位置エネルギーが異なることに注意して，

$$K' - \frac{4}{3}\pi\rho a^3 G \times \frac{m}{a} = -\frac{4}{3}\pi\rho a^3 G \times \frac{m}{4a}$$

$$\frac{1}{2}mv_1^2 - \frac{1}{2}ka^2 - \frac{4}{3}\pi\rho a^2 Gm = -\frac{\pi}{3}\rho a^2 Gm$$

$$\therefore \frac{1}{2}mv_1^2 = \frac{1}{2}ka^2 + \pi\rho a^2 Gm$$

$$= \frac{1}{2}\times\frac{4}{3}\pi\rho a^2 Gm + \pi\rho a^2 Gm$$

$$= \frac{5}{3}\pi\rho a^2 Gm$$

$$\therefore v_1 = a\sqrt{\frac{10}{3}\pi\rho G}$$

Ⅲ
〔解答〕

(1) 最も強めあう干渉条件：$2nl = m\lambda$

　最も弱めあう干渉条件：$2nl = \left(m - \frac{1}{2}\right)\lambda$

(2) $I_0 = (1-R)^2 I$　(3) $I_1 = (1-R)^2 R^2 I$

(4) $(1-R)^2\sqrt{\frac{I}{\alpha}}$　(5) $\left(\frac{1-R}{1+R}\right)^2\left\{1-(-R)^{M+1}\right\}^2 I$

(6) 2.5×10^{-5} 倍

〔解答のプロセス〕

(1) 光路差は $n\times 2l$ であり，ガラス内の反射では位相の変化は 0 である。

　最も強めあう干渉条件：$2nl = m\lambda$

　最も弱めあう干渉条件：$2nl = \left(m-\frac{1}{2}\right)\lambda$

(2) 0 次光の場合，光が空気中からガラスに透過し，ガラスから空気中に透過するので

$$I_0 = I\times T\times T = I\times(1-R)^2$$

(3) 1 次光の場合，透過が 2 回，反射が 2 回だから

$$I_1 = I\times T^2\times R^2 = (1-R)^2 R^2 I$$

(4) (1)の最も弱めあう干渉条件は k 次光と $(k+1)$ 次光の位相差が π であることを表しているから，合成波の振幅 A は $A = A_0 - A_1$ となる。

$$A_0 = \sqrt{\frac{I_0}{\alpha}} = \sqrt{\frac{(1-R)^2 I}{\alpha}} = (1-R)\sqrt{\frac{I}{\alpha}}$$

$$A_1 = \sqrt{\frac{I_1}{\alpha}} = \sqrt{\frac{(1-R)^2 R^2 I}{\alpha}} = (1-R)R\sqrt{\frac{I}{\alpha}}$$

を代入して

$$A = (1-R)\sqrt{\frac{I}{\alpha}} - (1-R)R\sqrt{\frac{I}{\alpha}} = (1-R)^2\sqrt{\frac{I}{\alpha}}$$

(5) (4)と同様に考えて

$$A = A_0 - A_1 + A_2 - A_3 + \cdots\cdots + (-1)^M A_M$$

また，k 次光では，透過 2 回，反射 $2k$ 回だから

$$I_k = (1-R)^2 R^{2k} I$$

$$\therefore A_k = \sqrt{\frac{I_k}{\alpha}} = (1-R)R^k\sqrt{\frac{I}{\alpha}}$$

よって，

$$A = (1-R)R^0\sqrt{\frac{I}{\alpha}} + (-1)^1(1-R)R^1\sqrt{\frac{I}{\alpha}} + \cdots\cdots$$
$$+ (-1)^M(1-R)R^M\sqrt{\frac{I}{\alpha}}$$

$$= (1-R)\sqrt{\frac{I}{\alpha}}\{R^0 + (-R)^1 + \cdots\cdots + (-R)^M\}$$

$$= (1-R)\sqrt{\frac{I}{\alpha}}\times\frac{1-(-R)^{M+1}}{1-(-R)}$$

合成波の強度 $I_{\text{sum}} = \alpha A^2 = \alpha\times(1-R)^2\left(\frac{I}{\alpha}\right)\times$

$$\left\{\frac{1-(-R)^{M+1}}{1-(-R)}\right\}^2$$

$$= \frac{(1-R)^2}{(1+R)^2}\times\{1-(-R)^{M+1}\}^2 I$$

(6) $\displaystyle\lim_{M\to\infty} I_{\text{sum}} = \left(\frac{1-R}{1+R}\right)^2 I$ となるので

$$\left(\frac{1-0.99}{1+0.99}\right)^2 I = 0.0000252 I = 2.5\times 10^{-5} I$$

Ⅳ
〔解答〕

Ⅰ(1)　$-\dfrac{vBl\cos\theta}{R}$　(2)　$\dfrac{(Bl)^2 v\cos\theta}{R}$

(3)　$g\sin\theta - \dfrac{(Bl\cos\theta)^2}{mR}v$

Ⅱ(4)　$\dfrac{mgR\sin\theta}{(Bl\cos\theta)^2}$

Ⅲ(5)　$\dfrac{\sqrt{v_c^2 + 2gL\sin\theta} - v_c}{g\sin\theta}$

〔解答のプロセス〕

Ⅰ(1)　レンズの法則より導体Cに流れる電流は $p' \to p$ の向きである。また，電磁誘導の法則より，$p'p$ 間には，電圧 $V = vBl\cos\theta$ が生じるから，

流れる電流 $\mathrm{I} = -\dfrac{vBl\cos\theta}{R}$

(2)　導体 C が磁場から受ける力の大きさ

$F = |\mathrm{I}|Bl = \dfrac{(Bl)^2 v\cos\theta}{R}$

(3)　斜面に沿った方向の運動方程式は

$m\alpha = mg\sin\theta - F\cos\theta$

$\qquad = mg\sin\theta - \dfrac{(Blv\cos\theta)^2}{R}v$

$\therefore\ \alpha = g\sin\theta - \dfrac{(Bl\cos\theta)^2}{mR}v$

Ⅱ(4)　一定速度のとき，$\alpha = 0$ であるから

$0 = g\sin\theta - \dfrac{(Bl\cos\theta)^2}{mR}v$ より $v = \dfrac{mgR\sin\theta}{(Bl\cos\theta)^2}$

Ⅲ(5)　導線 S を切断すると，導体 C は斜面方向には $mg\sin\theta$ の力のみを受ける。このときの加速度を β とすると，運動方程式より $m\beta = mg\sin\theta$

$\therefore \beta = g\sin\theta$

導体 C は初速度 v_c，加速度 $g\sin\theta$ の等加速度運動をするので

$L = v_c t + \dfrac{1}{2}g\sin\theta\cdot t^2$　より

$\therefore \dfrac{1}{2}g\sin\theta\cdot t^2 + v_c t - L = 0$

$\therefore\ t = \dfrac{-v_c \pm \sqrt{v_c{}^2 - 4\times\frac{1}{2}g\sin\theta\times(-L)}}{2\times\frac{1}{2}g\sin\theta}$

$\qquad = \dfrac{-v_c \pm \sqrt{v_c{}^2 + 2gL\sin\theta}}{g\sin\theta}$

$t > 0$ だから　$t = \dfrac{\sqrt{v_c{}^2 + 2gL\sin\theta} - v_c}{g\sin\theta}$

Ⅴ

〔解答〕

Ⅰ(1)　$p_0 + \dfrac{(m+M)g}{S}$　　(2)　$\left\{\dfrac{p_0 S + (m+M)g}{p_0 S + mg}\right\}T_0$

(3)　$\dfrac{3}{2}Mgh_0$

Ⅱ(4)　$\dfrac{5}{2}Mgh_0$

Ⅲ(5)　$\left\{\dfrac{p_0 S + mg}{p_0 S + (m+M)g}\right\}^{\frac{2}{5}}h_0$

〔解答のプロセス〕

Ⅰ(1)　求める圧力を P とすると，力のつりあいより

$p_0 S + (m+M)g = PS$　$\therefore P = p_0 + \dfrac{(m+M)g}{S}$

(2)　物体 B を載せる前の圧力 P' は，$p_0 S + mg = P'S$ より $P' = P_o + \dfrac{mg}{S}$

ボイル・シャルルの法則より $\dfrac{P'\times h_0 S}{T_0} = \dfrac{P\times h_0 S}{T}$

$\therefore\ T = \left(\dfrac{PS}{P'S}\right)T_0 = \dfrac{p_0 S + (m+M)g}{p_0 S + mg}$

(3)　単原子分子の定積変化であるから，気体の物質量を n とすると

$Q = \dfrac{3}{2}nR(T - T_0)$

$\quad = \dfrac{3}{2}nR\left\{\dfrac{p_0 S + (m+M)g}{p_0 S + mg} - 1\right\}T_0$

$\quad = \dfrac{3}{2}nRT_0 \times \left(\dfrac{Mg}{p_0 S + mg}\right)$

また，状態方程式より　$P'\times h_0 S = nRT_0$ だから

$Q = \dfrac{3}{2}\times P' h_0 S \times \left(\dfrac{Mg}{p_0 S + mg}\right)$

$\quad = \dfrac{3}{2}h_0 (p_0 S + mg)\times\left(\dfrac{Mg}{p_0 S + mg}\right)$

$\quad = \dfrac{3}{2}Mgh_0$

Ⅱ(4)　定圧変化であるから，気体 F が失った熱量 Q' は

$Q' = \dfrac{5}{2}nR(T - T_0) = \dfrac{5}{3}Q = \dfrac{5}{3}\times\dfrac{3}{2}Mgh_0$

$\quad = \dfrac{5}{2}Mgh_0$

Ⅲ(5)　(4)の状態における，ピストン A の底面から容器 C 内部の底面までの高さを h とすると，最初の状態とボイルの法則で結んで

$P'\times h_0 S = P\times hS$

$\therefore\ h = \left(\dfrac{P'}{P}\right)h_0$

また，$pV^{\frac{5}{3}}$ ＝一定より　求める高さを H とすると

$P'(HS)^{\frac{5}{3}} = P(hS)^{\frac{5}{3}}$

$\therefore H = \left(\dfrac{P}{P'}\right)^{\frac{3}{5}}h = \left(\dfrac{P}{P'}\right)^{\frac{3}{5}}\times\left(\dfrac{P'}{P}\right)h_0 = \left(\dfrac{P'}{P}\right)^{\frac{2}{5}}h_0$

$\quad = \left\{\dfrac{p_0 S + mg}{p_0 S + (m+M)g}\right\}^{\frac{2}{5}}h_0$

化　学

解答　26年度

問1

〔解答〕

(1)　a, b, d

(2)　(a) $4FeS + 7O_2 → 2Fe_2O_3 + 4SO_2$

　　 (b) $CaF_2 + H_2SO_4 → CaSO_4 + 2HF$

(3)　ア．C，物質；SiO_2

(4)　イ．$Pb(CH_3COO)_2$　ウ．$ZnCl_2$

　　理由；水素イオンが中和され，硫化物イオンの濃度
　　　　　が大きくなったため。

(5)　エ．2.1 L

　　計算：$H_2S = 34$ として，$10/34 = 0.294$ mol

　　容器に入れた後の気体の物質量は，

　　　$1.0 × 10^5 × 5.5 = n × 8.3 × 10^3 × (273 + 7)$

　　$∴ n = 0.2366 ≒ 0.237$ mol

　　水に溶けている H_2S は，

　　　$0.294 - 0.237 = 0.057$ mol

　　ヘンリーの法則より，$2.0 × 10^5$ Pa における溶解度
　　は，

　　　$0.057 × 2 = 0.114$ mol

　　このとき，気体の物質量は，

　　　$0.294 - 0.114 = 0.180$ mol

　　体積 V〔L〕は，

　　　$2.0 × 10^5 × V = 0.180 × 8.3 × 10^3 × 280$

　　$∴$　$V = 2.09 ≒ 2.1$ L

(6)　$SO_2 + 2H_2O → H_2SO_4 + 2H^+ + 2e^-$

(7)　気体 B では，$P_{87}/P_{27} = (273 + 87)/(273 + 27) = 1.2$
　　とシャルルの法則に従っているが，気体 C では 2
　　倍になっている。これは，常温において 2 量体で存
　　在した物質が，高温では分子が単量体になり，圧力
　　が 2 倍になったためと考えられる。

〔出題者の求めるポイント〕

気体の発生，気体の性質，気体の状態方程式，気体の溶
解度，化学反応式，金属イオンの反応

〔解答のプロセス〕

　　硫黄 4 g と鉄 7 g を混ぜたとすると，

　$S：\dfrac{4}{32} = 0.125$ mol　$Fe：\dfrac{7}{56} = 0.125$ mol

つまり等物質量で混合し，反応させたことになる。

　$Fe + S → FeS$

硫化鉄（Ⅱ）を生成する。

これに塩酸を加えると，

　$FeS + 2HCl → FeCl_2 + H_2S$　　　　　　気体 A；H_2S

この固形物を空気中で加熱すると，SO_2 を発生する。

　　　　　　　　　　　　　　　　　　気体 B；SO_2

気体 C は，HF（フッ化水素）である。

設問(1) C．HF の沸点は，20℃ で，氷冷すると液体に
　　なる。

(3) $SiO_2 + 6HF → H_2SiF_6 + 2H_2O$　と反応する。

(4) $Cu^{2+} + S^{2-} → CuS$　硫化銅（Ⅱ）　容易に沈殿する。

　　アンモニア水を加えると，

　　　$H_2S ⇄ 2H^+ + S^{2-}$　の平衡が右に片寄り，$[S^{2-}]$ が
　　大きくなる。その結果，

　　　$Zn^{2+} + S^{2-} → ZnS$　硫化亜鉛（Ⅱ）が沈殿する。

(6) SO_2 は還元剤である。S の酸化数は，$+4 → +6$ と
　　変化する。

　　イオン反応式は，$SO_2 + 2H_2O → SO_4^{2-} + 4H^+ + 2e^-$
　　と表してもよい。

(7) HF は水素結合により，$(HF)_2$ 二量体になっている。
　　分子量は 40 となり，空気の平均分子量 29 よりかなり
　　大きくなる。そのため下方置換で捕集する。

問2

〔解答〕

(1)　$-1.6 × 10^{-19}$ C

(2)　陽極：$2H_2O → 4H^+ + O_2 + 4e^-$

　　陰極：$Cu^{2+} + 2e^- → Cu$

(3)　答．$3.8 × 10^3$ C

　　計算：析出した固体は銅で，$\dfrac{1.27}{63.5} = 0.020$ mol

　　流れた電子は，$0.020 × 2 = 0.040$ mol

　　流れた電気量は，
　　　$0.040 × 9.6 × 10^4 = 3.84 × 10^3 ≒ 3.8 × 10^3$ C

(4)　（ⅰ）$4Fe(OH)_2 + O_2 + 2H_2O → 4Fe(OH)_3$

　　（ⅱ）緑白色が赤褐色になる。

　　（ⅲ）答．$6.0 × 10^4$ Pa

　　計算：電解槽Ⅱに流れた電子は電解槽Ⅰと同じ
　　　　　であるから，0.040 mol

　　陰極で発生した気体は，

　　　$2H_2O + 2e^- → H_2 + 2OH^-$

　　　$0.040 × \dfrac{1}{2} = 0.020$ mol

　　陽極で発生した気体は，

　　　$2H_2O → 4H^+ + O_2 + 4e^-$

　　　$0.040 × \dfrac{1}{4} = 0.010$ mol

　　気体は全体で，

　　　$0.020 + 0.010 = 0.030$ mol

　　電解槽Ⅱ内の気体の体積 V〔L〕は，

　　　$(1.0 × 10^5 - 2.0 × 10^4) × V$

　　　$= 6.0 × 10^{-2} × 8.3 × 10^3 × 333$

　　　$V = 2.07 ≒ 2.1$ L

　　したがって，電解終了後の容器内の圧力は，発生し
　　た気体（H_2 と O_2）の示す圧力 P〔Pa〕は，

　　　$P × 2.1 = 0.030 × 8.3 × 10^3 × 333$

　　$∴$　$P = 4.0 × 10^4$ Pa

　　水蒸気圧を加えると，全圧は，

　　　$4.0 × 10^4 + 2.0 × 10^4 = 6.0 × 10^4$ Pa

(5)　（ⅰ）答．13.3

計算：電解槽Ⅲに流れた電子は，全体で，

$$\frac{4.0 \times 56 \times 60}{9.6 \times 10^4} = 0.14 \text{ mol } \text{であるから}$$

$$0.14 - 0.040 = 0.10 \text{ mol}$$

陰極では，$2H_2O + 2e^- \to H_2 + 2OH^-$ と変化する。

電気分解で生じた $NaOH$ は，0.10 mol

濃度は，$0.10/0.50 = 0.20 \text{ mol}/l$

したがって，

$$[H^+] = 1.0 \times 10^{-14}/0.20 = 5.0 \times 10^{-14}$$

$$\therefore \quad pH = -\log 5.0 \times 10^{-14} = 14 - \log 5.0$$
$$= 14 - 0.7 = 13.3$$

ここで，$\log 5.0 = \log \dfrac{10}{2} = 1 - \log 2 = 0.70$

（ⅱ）

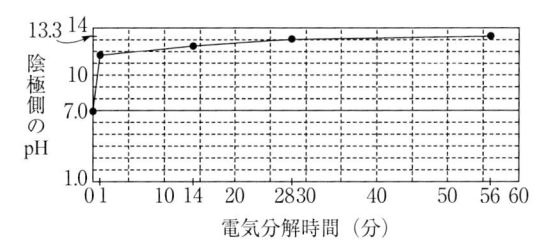

グラフ：縦軸 陰極側の pH（1.0, 7.0, 13.3, 14）, 横軸 電気分解時間（分）（0 1 10 14 20 28 30 40 50 56 60）

〔出題者の求めるポイント〕

電気分解，電子を含むイオン反応式，金属イオンの反応，化学反応式，気体の状態方程式，pH，グラフ作成

〔解答のプロセス〕

(1) $\dfrac{9.6 \times 10^4}{6.0 \times 10^{23}} = 1.6 \times 10^{-19} \text{ C}$

(2) イオン化傾向　$Zn > Cu$ であるから Cu のみ析出。

(4) 条件に合うイオンは，Fe^{2+} である。
$$Fe^{2+} + 2OH^- \to Fe(OH)_2$$
$NaOH$ 水溶液を過剰に加えても沈殿は溶けない。
$Fe(OH)_2$ は水があると O_2 により酸化されやすくなる。

(5)（ⅱ）電気分解開始前は中性の溶液である。

$$\therefore \quad pH = 7.0$$

終了時の pH は，（ⅰ）の結果から $pH = 13.3$
途中は，いくつか計算するとわかる。

（イ）1 分間電流を流したとする。
流れた電子は，

$$\frac{4.0 \times 60}{9.6 \times 10^4} = 2.5 \times 10^{-3} \text{ mol}$$

$2H_2O + 2e^- \to H_2 + 2OH^-$ と反応するので，
生成した OH^- は，$2.5 \times 10^{-3} \text{ mol}$

その濃度は，$\dfrac{2.5 \times 10^{-3}}{0.50} = 5.0 \times 10^{-3} \text{ mol/L}$

したがって，$[H^+] = \dfrac{1 \times 10^{-14}}{5.0 \times 10^{-3}} = 2.0 \times 10^{-12}$

$$\therefore \quad pH = -\log 2.0 \times 10^{-12} = 12 - \log 2.0 = 11.7$$

（ロ）28 分間電流を流したとする。流れた電子は，

$$\frac{4.0 \times 28 \times 60}{9.6 \times 10^4} = 7.0 \times 10^{-2} \text{ mol}$$

生成した OH^- は，$7.0 \times 10^{-2} \text{ mol}$

その濃度は，$\dfrac{7.0 \times 10^{-2}}{0.50} = 1.4 \times 10^{-1} \text{ mol/L}$

したがって，$[H^+] = \dfrac{1 \times 10^{-14}}{1.4 \times 10^{-1}} = 7.1 \times 10^{-14}$

$$\therefore \quad pH = -\log 7.1 \times 10^{-14} = 14 - \log 7.1 \fallingdotseq 13.1$$

問3

〔解答〕

(1) 名称：塩析
　　理由：セッケンのコロイド粒子をとり巻いていた水分子が電解質により奪われ，溶解度が減少したため。

(2) $R-COONa + HCl \to R-COOH + NaCl$

(3) 2 個

(4) $D : CH_3(CH_2)_{16}-\overset{\displaystyle O}{\underset{\displaystyle \|}{C}}-OH$

$E : CH_3(CH_2)_7-\overset{\displaystyle }{\underset{\displaystyle H}{C}}=\overset{\displaystyle }{\underset{\displaystyle H}{C}}-(CH_2)_7-\overset{\displaystyle O}{\underset{\displaystyle \|}{C}}-OH$

$F : HO-\overset{\displaystyle O}{\underset{\displaystyle \|}{C}}-(CH_2)_7-\overset{\displaystyle O}{\underset{\displaystyle \|}{C}}-OH$

$G : CH_3(CH_2)_7-\overset{\displaystyle O}{\underset{\displaystyle \|}{C}}-OH$

(5)

$$\begin{array}{l} CH_2-O-\overset{O}{\overset{\|}{C}}-R_D \\ C^*H-O-\overset{O}{\overset{\|}{C}}-R_E \\ CH_2-O-\overset{O}{\overset{\|}{C}}-R_E \end{array} \qquad \begin{array}{l} CH_2-O-\overset{O}{\overset{\|}{C}}-R_E \\ CH-O-\overset{O}{\overset{\|}{C}}-R_D \\ CH_2-O-\overset{O}{\overset{\|}{C}}-R_E \end{array}$$

〔出題者の求めるポイント〕

油脂，化学反応の量的関係，有機化合物の推定，化学反応式

〔解答のプロセス〕

(1) セッケン分子（高級脂肪酸のナトリウム塩）は，ミセルを形成している。このミセルの溶解度が減少し，粒子が集合し，沈殿する。

(2) 弱酸の塩に強酸を加えると弱酸が遊離する。弱酸が高級脂肪酸のため溶解度が小さく白濁した。

(3) 付加した H_2 は，$44.8/22.4 = 2 \text{ mol}$。

$$\text{C}=\text{C} + H_2 \longrightarrow -\overset{\displaystyle }{\underset{\displaystyle H}{C}}-\overset{\displaystyle }{\underset{\displaystyle H}{C}}-$$

と反応するので，1 分子中に $\text{C}=\text{C}$ が 2 個含まれている。

⑷ D は飽和脂肪酸で，$C_{17}H_{35}COOH$，ステアリン酸である。実験 4 からわかるように，E は不飽和脂肪酸である。E を酸化して得られた F と G は，
　F：ジカルボン酸で，分子式から
　　　$HOOC\!-\!(CH_2)_7\!-\!COOH$　と考えられる。

　G：E は $\diagup\!\!\!\!\!\!\!\overset{}{C}\!=\!\overset{}{C}\diagdown\!\!\!\!\!$ を 1 つもち，

　　　$CH_3\!-\!(CH_2)_7\!-\!CH\!=\!CH\!-\!(CH_2)_7\!-\!COOH$
　　　と推定できるので，G は，
　　　$CH_3\!-\!(CH_2)_7\!-\!COOH$　と考えられる。

⑸ 油脂 A は，実験 1 及び 3 の結果から，D と E のグリセリンエステルで，実験 2 の結果を考慮すると，E を 2 分子含むことがわかる。

生　物

解答　　　　26年度

1

〔解答〕

(1)　A，C　　(2)　C，D，E　　(3)　A，C
(4)　B　　(5)　A，B，C　　(6)　B
(7)　A，D，E　　(8)　B，C

〔出題者が求めたポイント〕

(1)　B，D は減数分裂。
(2)　A. 特定の抗原と反応するのは可変部。B. 二次応答では一次応答よりも多量の抗体が産生される。
(3)　B. 膝蓋腱反射は感覚神経と運動神経のはたらき。D. 副交感神経はアセチルコリン。E. 副交感神経のはたらきである。
(5)　D. 日長が長くなるときに花をつけるのは長日植物。E. 花成ホルモンは師管を通って移動する。
(6)　眼胞は眼杯となって外胚葉から水晶体を誘導する。
(7)　A. 分裂，B. 胞子は減数分裂によってつくられる場合(真正胞子)と体細胞分裂によってつくられ場合(栄養胞子)がある。D. 出芽，E. 栄養生殖は無性生殖。C. は同形配偶子接合で有性生殖。
(8)　A. 胆汁は十二指腸(小腸)に分泌される。B. 肝臓に流入する血液の 7 割は肝門脈を経ている。D. 小腸で吸収されたグルコースは血管(肝門脈)を経て肝臓に入る。

2

〔解答〕

(1)　a. 中心体　　b. 核　　c. 赤道面　　d. 紡錘体
(2)　対合
(3)　① 2n　　⑥ n　　⑩ n
(4)　② 第一分裂前期

〔出題者が求めたポイント〕

　減数分裂に関する基本的な内容の問題。減数分裂は 2 回の分裂が連続して起こり，染色体数が半減する。第一分裂の前期には複製された相同染色体どうしが対になり(対合し)二価染色体を形成する。このとき染色体の乗換えが起こる。なお，染色体数は第一分裂で半減する。

3

〔解答〕

(1)　ア. 細胞壁　　イ. 核　　ウ. ミトコンドリア
　　　エ. 葉緑体　　オ. ゴルジ体　　カ. リボソーム
　　　キ. 小胞体　　ク. タンパク質　　ケ. 液胞
　　　コ. 細胞液　　サ. 浸透圧
(2)　A. 大腸菌　　B. トマトの葉
　　　C. マウスの肝臓
(3)　セルロース
(4)　滑面小胞体

〔出題者の求めるポイント〕

　細胞の構造に関する標準的な内容の問題。
(2)　資料 A は核とゴルジ体が無く，細胞壁とリボソームがあることから原核生物。資料 B は細胞壁と葉緑体があることからトマトの葉。資料 C は細胞壁が無く，核があることからマウスの肝臓。
(4)　リボソームが付着している小胞体は粗面小胞体。

4

〔解答〕

(1)　X. エタノール　　Y. 乳酸
(2)　C_2
(3)　カ. クレアチンリン酸　　キ. ADP
　　　ク. グリコーゲン
(4)　ア，エ，オ
(5)　補酵素 NAD^+ と結合し NADH となりミトコンドリア内に運ばれる。NADH は電子を放出し NAD^+ と H^+ になる。H^+ は膜間腔に移送され ATP 合成のエネルギーとなり，O_2 と電子伝達系を通った電子と結合し水になる。(97 字)
(6)　ミトコンドリアの内膜

〔出題者が求めたポイント〕

　呼吸に関する標準的な内容の問題。論述問題が難易度を上げている。
(1)　二酸化炭素と水素の出入りから，グルコース→X はアルコール発酵，グルコース→Y は乳酸発酵とわかる。
(2)　Z はアセチル CoA。
(3)　クレアチンリン酸による ATP 生産速度は非常に速いが，クレアチンリン酸の量が少ないため 10 秒程度しか持続しない。グルコースやグリコーゲンを嫌気的に分解する ATP 生産速度は速くて 2〜3 分持続するが，乳酸が蓄積する。好気呼吸による ATP 生産速度は遅い。
(4)　アは解糖系，エはクエン酸回路，オは電子伝達系。

5

〔解答〕

(1)　ア. $(pA+qB+rO)^2$　イ. P^2　ウ. q^2
　　　エ. r^2　　オ. 2pq　　カ. 2pr　　キ. 2qr
(2)　r^2
(3)　$(p+r)^2$
(4)　p：0.2　　q：0.1　　r：0.7
(5)　A 型：56%　　B 型：11%　　AB 型：8%
　　　O 型：25%

〔出題者が求めたポイント〕

　集団遺伝に関する標準的な内容の問題。

(3)　AA, AO, OO の遺伝子型の頻度を合わせたものになる。

(4)　O 型の人数は 500 人中 245 人なので頻度が 0.49 である。$r^2 = 0.49$ から $r = 0.7$ とわかる。A 型と O 型の合計人数は 500 人中 405 人なので頻度が 0.81 である。$(p + r)^2 = 0.81$, $r = 0.7$ から $p = 0.2$ とわかる。したがって，$q = 0.1$ となる。

(5)　例えば A 型は AA, AO の遺伝子型頻度の合計なので，$0.4^2 + 2(0.4 \times 0.5) = 0.56$ となる

6
〔解答〕
(1)　ア, イ．メセルソン，スタール
(2)　ウ．リン酸　　エ．デオキシリボース
　　　オ．塩基
(3)　オ
(4)　①　A : B : C = 0 : 0 : 1
　　　②　A : B : C = 0 : 1 : 1
　　　③　A : B : C = 0 : 3 : 1
(5)　7 回

〔出題者が求めたポイント〕
　DNA の構造と複製に関する標準的な内容の問題。
(4)　中間の密度の DNA を C としていることに注意する。
(5)　何回分裂しても C の比率は 1 のまま。全体の 2% 以下になるのは，分裂回数を n とした場合に $2n \geqq 100$ となるとき。

7
〔解答〕
(1)　a．相同　　b．適応放散
(2)　恐竜の前肢とニワトリの翼も相同器官であり発生の起源は同じである。3 本の指骨をどちらも第 1, 2, 3 指とする A さんの考えからは，6500 万年以前に恐竜の中から進化した一部から鳥類が出現したと考えることができる。一方，恐竜は 1, 2, 3 指であるがニワトリを 2, 3, 4 指とする B さんの考えからは，もともと恐竜と鳥類には共通の祖先があり，その祖先から別々に進化して恐竜と鳥類が出現し，恐竜が絶滅したと考えられる。(200 字)
(3)　恐竜と鳥類の指骨の関係を知るには指骨の形態比較や発生過程から調べるとよい。指骨の形態から進化の過程を推測するためには，ニワトリ以外の鳥類や現生は虫類の前肢の指骨を観察し比較することができる。また，新たに発見されている古い時代の鳥類化石を観察し比較することもできる。発生学の面からは，鳥類の指骨の形成過程を観察することや，形成過程ではたらく遺伝子の種類やはたらくタイミングや位置を調べることができる。（199 字）

〔出題者が求めたポイント〕
　脊椎動物の前肢の進化に関する問題。200 字の論述が 2 題あり難易度を高めている。鳥類前肢の指骨が第 1, 2, 3 指であることは発生学的解析から研究され，その成果は 2011 年 2 月 11 日発行の Science に掲載された。

平成25年度

問　題　と　解　答

英　語

問題

25年度

I. 和文と同じ意味になるように語群にある単語を並び替えて、英文を完成させなさい。ただし、文頭に来る単語も小文字で示してある。解答欄には (1) 〜(20) に入る単語のみ記入しなさい。

1. 産業廃棄物を処理するときには、十分注意しなければならない。
We (　　) (　　) (　　) (1) (　　) (2) (　　) (　　) waste.
語群 : [be / cannot / careful / disposing / in / industrial / of / too]

2. 彼は一晩中窓を開けたままにしておくと言ってきかなかった。
He (　　) (　　) (3) (　　) (　　) (4) (　　) night.
語群 : [on / all / the / open / window / keeping / insisted]

3. 祖母は時代に遅れないように新しいスマートフォンを手に入れた。
My grandmother got a new smartphone (　　) (　　) (5) (　　) (　　) (6) (　　).
語群 : [as / keep / so / the times / to / up / with]

4. 新居に落ち着いたら、様子を知らせてください。
Let me know (　　) (　　) (7) (　　) (　　) (8) (　　) (　　) (　　) your new home.
語群 : [are / going / have / how / in / once / settled / things / you]

5. 支持者たちの期待にこたえるよう全力を尽くすと彼は約束した。
He promised to (　　) (　　) (9) (　　) (10) (　　) (　　) (　　) (　　) his supporters.
語群 : [to / his / live / best / the expectations / do / of / to / up]

6. 自転車が2台の大型トラックに挟まれたが、間一髪のところで助かった。

I had (　　)(　　)(11)(　　)(　　)(12)(　　) the two big trucks.

語群：[a narrow / between / escape / my bicycle / sandwiched / was / when]

7. どんなことがあっても、大統領が考えを変えることはないだろう。

(　　)(　　) ever (　　)(13)(　　)(14)(　　)(　　).

語群：[to / his / will / mind / cause / change / nothing / the president]

8. 旅行中に電池が切れるといけないので、充電器を持っていくことにした。

We decided to (　　)(　　)(　　)(15)(　　)(　　)(16)(　　)(　　) during the trip.

語群：[in / of / run / battery / the charger / bring / case / out / we]

9. ようやく彼女は小児病院を開くという長年の夢を実現した。

(　　)(　　), (　　)(　　)(　　)(17)(　　)(18)(　　) a children's hospital.

語群：[at / dream / her / last / lifelong / of / opening / realized / she]

10. 原子力の使用を廃止するか否かの国際的な議論はまだまだ終わらない。

The international debate about whether or not (　　)(　　)(　　)(　　)(19)(　　)(20)(　　)(　　).

語群：[is / to / but / over / stop / power / using / nuclear / anything]

II.　空所(　1　)〜(　10　) に入る語句を①〜⑤から選びなさい。

1. We were (　1　) the terrible traffic congestion.
① in between　② delayed by　③ slower than　④ stuck with　⑤ waiting for

2. (　2　) can we just let him do as he likes. It's time to change things around here.
① All but　② By permission　③ However　④ No longer　⑤ Without doubt

3. My uncle knows a lot of things because he has traveled (　3　) and wide.
① abroad　② deep　③ far　④ long　⑤ open

4. She was last seen (　4　) the direction of the bus station.
① be walking　② having walked　③ walk to　④ walked away　⑤ walking in

5. He said that Japanese teenagers eat less hamburgers than their (　5　) in the US.
① ancestors　② categories　③ companies　④ counterparts　⑤ ones

6. The health agency addressed the need for (　6　) of influenza with vaccines.
① control　② disturbance　③ evidence　④ maintenance　⑤ promotion

7. It was (　7　) yesterday that we noticed some changes in the patient's condition.
① at length　② before long　③ in sequence　④ not until　⑤ on call

8. I am ten minutes early. My watch must be (　8　).
① before its time　② in advance　③ moving ahead　④ on a roll　⑤ running fast

9. Keep your voice (　9　)! The baby has just fallen asleep.
① calm　② down　③ modest　④ quiet　⑤ soft

10. The coach's opinions (　10　) a lot of weight with the athletes.
① achieve　② balance　③ carry　④ put on　⑤ use

III. 次の英文を読んで、下記の設問に答えなさい。

　　Nothing looks friendlier than that big yellow school bus, but it's not as cuddly as it appears. The more than twenty-four million children who ride the bus every day (an average of ninety minutes in transit) are $^{(ア)}$routinely exposed to harmful diesel exhaust emissions, a witches' brew that includes carbon monoxide, carbon dioxide, sulphur dioxide, formaldehyde, and tiny soot particles.

　　The Environmental Protection Agency classifies diesel emissions as a "likely carcinogen." Diesel emissions are estimated to be responsible for 70 percent of the cancer risk arising from air pollution, according to the California Air Resources Board. Dangers from diesel exhaust can range from respiratory illnesses including asthma and bronchitis to lung cancer and heart disease.

　　Children are more $^{(イ)}$vulnerable to the effects of diesel exhaust than adults because they breathe more quickly and take more air into their developing lungs. Approximately 390,000 diesel school buses are on U.S. roads today, and a third were made before 1990 when stricter emissions guidelines were first $^{(ウ)}$enforced. According to the Natural Resources Defense Council, $^{(カ)}$a child riding inside a school bus may be exposed to as much as four times the amount of toxic diesel fumes as someone riding in a car directly ahead of it.

　　Diesel particulate filters, which cost around $700 each, can cut tailpipe emissions by a whopping 85 percent. And "closed crankcase filtration systems," which are installed under the hood and filter the discharges that come directly from the engine's crankcase vent, can cut engine soot by nearly 90 percent at a cost of around $7,500 each. Buses can be *retrofitted with one or both filters.

　　Nationwide, school bus emission-reduction programs are $^{(エ)}$underway with the help of the EPA's Clean School Bus USA program. In addition to retrofit projects, the program seeks to replace older buses with new, less-polluting buses and encourage unnecessary school bus idling. Concerned parents can help reduce their children's exposure to diesel emissions from school buses by $^{(オ)}$advocating at town and board of education meetings for the use of new or retrofitted school buses. Also, $^{(キ)}$bus windows should remain open when weather allows, and children are safer sitting nearer the front of the bus, as exhaust tends to accumulate in the back.

(注) *retrofit: to add new parts to something for improvement or safety reasons

1. 下線部(ア)〜(オ)に最も近い意味の語句を各語群から一つ選びなさい。

(ア) routinely	①hugely	②mechanically	③regularly	④surprisingly
(イ) vulnerable	①accessible	②at risk	③engaging in	④inevitable
(ウ) enforced	①emphasized	②empowered	③put into effect	④welcomed
(エ) underway	①dealing	②in progress	③needed	④suspended
(オ) advocating	①arguing for	②demonstrating	③opposing	④showing off

2. 下線部(カ)を日本語に訳しなさい。

3. 下線部(キ)を日本語に訳しなさい。

IV.　次の英文を読んで、下記の設問に答えなさい。

　　Why are cherries so appealing? Mention them and almost everyone breaks into a smile. Is it their cheery cherry-redness or glossy skin-shine, or the sheer joy of biting into such a small but perfectly formed fruit? Who hasn't decorated their ears with cherry earrings, stained their lips with cherry-juice lipstick or tinker-tailored the stones for a partner?

　　There is, however, little to smile about when it （　ア　） to the state of Britain's cherry industry. In the 1950s, when I was a child, cherry orchards covered 7,500 acres of the countryside. Travelling through Kent （　イ　） the height of summer was cherry heaven with its roadside stalls laden with baskets, also known as chips, filled with the freshly picked fruit. Now we grow less than a thousand acres, with home-grown cherries accounting （　ウ　） a mere 7.5 per cent of what we consume. In other （　エ　）, 92.5 per cent of the cherries on sale, either fresh fruit or cherry-based products （　オ　） as cherry pie or cherry brandy, are imported—even some of the fruit offered at the same roadside stalls.

　　What happened? The decline started in the late 1950s and was due, like almost everything in life, to (カ)a combination of factors. Let's start with the plague of birds and the state of our orchards. Most cherry trees in Britain were grown on old-fashioned root stock; as a result they were very tall, wide, stately and impossible to net. The fruit was unprotected and, not surprisingly, plundered—in some cases the trees were virtually stripped bare—by birds, mainly starlings. Starlings, for some inexplicable reason, were on the increase; if once you spotted a few, suddenly there were flocks of hundreds, even thousands. One fruit-grower even talked of how they "shadowed the sun—so thick were they in the sky".

　　Picking the cherries was also a problem; the rows of trees were too closely planted to allow machinery through, so they had to be picked by hand. Labour was difficult, no one seemed to want to pick any more, and it became more and more expensive. And then there were the imports. As trading regulations relaxed, cheaper cherries came from the sunnier, warmer European countries or from North America. One by one, the cherry orchards were left to decline or, worse still, grubbed up. Selling the land for housing was a far more attractive option than investing in modernizing an ailing industry—think how often you see a Cherry Lane or Cherry Corner housing estate.

　　Recently, however, cherry-growing has seen a revival, with new orchards being planted. Now it is all about new dwarf and frost-resistant rootstock that produces smaller, lower, more manageable trees, planted in wider regimented rows. These are grafted with new large commercial varieties—size really does matter here. Darker and fleshier than our traditional cherries, these lack the bright intensity of colour, the piercing fruitiness, the solid and firm texture and defined shape of my favourites. Try the pointy, heart-shaped, white-fleshed Elton Heart or the spicy, juicy Bigarreau Gaucher and you'll see what I mean.

　　(キ)Am I happy that growing cherries is on the increase? Well, yes and no. It reduces *food miles, creates employment and I prefer to buy home-grown. But—and here's the rub—in order to plant up these modern commercial orchards, some of the few remaining glorious, old-fashioned, chaotic orchards may have to go. And that would be a tragedy, not only for cherry lovers, but for the birds, bees, wild flowers and everyone who loves our English countryside.

(注) *food miles: the distance food travels from where it is grown to where it is bought

1. 文中の(ア)〜(オ)に入る適当な語句を①〜⑧より一つ選びなさい。
   同じ語句を2度使うことはない。
   ① at　　　② for　　　③ days　　　④ such
   ⑤ with　　⑥ comes　　⑦ words　　⑧ happened

2. 下線部(カ) a combination of factors の内容に該当しないのはどれか、一つ選びなさい。
   ① サクランボの木を低木に品種改良した。
   ② サクランボ果樹園は住宅地に取って代わった。
   ③ サクランボを鳥に食べられてしまう被害にあった。
   ④ 収穫が手作業であるため、果樹園農家が減り、値段が高騰した。
   ⑤ 安価なサクランボをヨーロッパや北米から輸入するようになった。

3. 下線部(キ)の問いかけに対する作者の答えを日本語で具体的に説明しなさい。

V. 次の英文を読んで、下記の設問に答えなさい。

　　There is a dirty little secret known to health professionals that they do not usually much talk about. Let's assume that you follow the recommendations of a health authority and get out there most days to go jogging, even though you would much rather be doing something else. Say you get ready, warm up, jog, and cool down for about an hour a day, which is a modest regimen.

　　Over a year, you will spend about 360 hours doing this, and during 40 years (say, from age twenty-one to age sixty-one), you will spend about ［　ア　］ hours. Assuming that most of us are awake for about 16 hours a day, this means that you would be spending the equivalent of about ［　イ　］ days jogging. This is about two and a half years spent exercising.

　　How much longer would such an active person live? How many extra days of life would this diligent jogger gain in which to pursue other well-loved hobbies? We do not know for sure, but anything that increased average longevity by more than two and a half years in a generally healthy adult population would be considered a very large effect—a striking phenomenon. So, with two and a half years spent on the pavement, there is not likely to be much of a net gain in available time for our poor jogger. Anyone who exercised even more would gain even less, winding up with a net loss of time. But it gets even worse. Note that in this contrived example, the unhappy jogger is trading away thousands of hours of youth for perhaps a few extra years in old age. (ウ)<u>Many individuals would not choose that trade-off</u>. They would prefer to have their leisure time when they are young and healthy.

　　Of course the real picture is somewhat more complicated. The jogger might really enjoy jogging and so might consider the time well spent. Or the jogger might be warding off a diagnosed tendency toward a debilitating chronic disease such as diabetes. Still, for many reasonably healthy and active individuals who are out running every morning because some advice list or some friend is pressuring them to try to improve their health, the results are not necessarily going to be what they expect. (エ)<u>Some might have better uses for all that time, and others will be harmed by running injuries or even sudden death from cardiac arrest.</u>

　　From a public health point of view, it's great that so many people these days like to engage in socially hyped challenges like marathons. But it is important to recognize that these are recent social phenomena, and that many people in the past remained steadily active in a healthy way having never even heard of a jogging trail or a spinning class.

1. 空欄 ［　ア　］、［　イ　］ に入る数字を記入しなさい。

2. 下線部(ウ)にある that trade-off の内容を明らかにして日本語に訳しなさい。

3. 下線部(エ)を日本語に訳しなさい。

VI. 次の和文を英訳しなさい。

体重を減らそうとダイエットに励む人が多い。しかし、どれだけ食事を制限したとしても、行動パターンはしばしば変わらないままだ。車に乗らずに歩くなど普段の暮らしのなかで活動量を増やすよう心掛ければ、もっと楽にやせることができるかもしれない。

数　学

問題　　　　　　　　25年度

1 次の(1)から(5)までの各問いの（　　　　）に当てはまる数値，または式を求めよ（配点 70 点）。

(1) a, b, c, d が互いに異なり，0 でない実数のとき，

$$\frac{1}{a} - \frac{1}{b} = \frac{1}{b} - \frac{1}{c} = \frac{1}{c} - \frac{1}{d}$$

が成立するなら，$\dfrac{ab + bc + cd + da}{da}$ の値は（　　　　）である［10 点］。

(2) $\tan\dfrac{\theta}{2} = \dfrac{2}{5}$ のとき，$\dfrac{1 + \cos\theta + 2\sin\theta}{1 - \cos\theta + 2\sin\theta}$ の値は（　　　　）である［10 点］。

1 （続き）

(3) 定数 a の範囲が $p < a < q$ であれば，すべての実数 x に対して不等式

$$2^{x^2+8\log_a 4} > a^x$$

が成立するとき，$p+q$ の値は（　　　）である [15点]。

(4) $\angle C$ が直角である三角形の紙 ABC がある。2辺 BC, CA の長さをそれぞれ $a,\ b$ とし，辺 AB の中点 M と点 C を結ぶ線分 CM に沿ってこの紙の平面 BCM 部分を直角に折り曲げる。すなわち，点 B が点 D に移動し，折り曲げられた平面 DCM と元の平面 ACM が直交するようにする。このとき，ベクトル $\overrightarrow{\text{CA}},\ \overrightarrow{\text{CD}}$ の内積は（　　　）である [15点]。

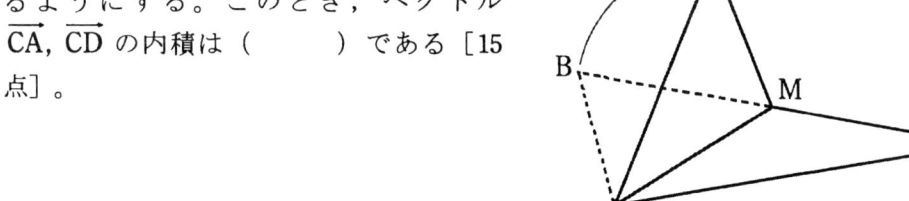

1 （続き）

(5) 曲線 $y = x^3 - 4ax^2 + 6x - 4$ と $y = -2x^2 + 22x - 24$ が点 P で接するように定数 a を定め，その接点 P の x 座標が p であるとき，2 つの曲線の交点 Q の x 座標が q に，点 P，Q 間の 2 つの曲線で囲まれる部分の面積が S になるとすれば，$\dfrac{S}{a(p-q)}$ の値は（　　　）である［20点］。

2　　3n 人の選手が参加する腕相撲大会で，最初に 3 つのブロックに分け，それぞれのブロックで n 人の選手が総当たり戦を行うとき，次の各問いに答えよ（配点 40 点）。

(1)　1 つのブロックにおける総当たり戦の試合数を求めよ。

(2)　選手が勝つ確率が $\dfrac{1}{2}$ であるとき，1 つのブロックにおいて

　　(a)　全勝する選手がいる確率を求めよ。

　　(b)　全勝する選手がいて，同時に全敗する選手がいる確率を求めよ。

　　(c)　全勝するか，あるいは全敗する選手がいる確率を求めよ。

(3)　総当たり戦の結果，各ブロックからそれぞれ 1 人が勝ち上がり，3 人が残る。この 3 人，A, B, C で勝ち抜き戦を行い，2 連勝した選手を優勝とする。最初に，A と B が対戦し，C は待機する。A が勝てば，次に A は C と対戦し，B は待機する。さらに A が勝てば，2 連勝で優勝であるが，C が勝てば，C は B と対戦し，A は待機する。このようにして，3 人のうち誰かが 2 連勝して優勝が決まるまで対戦を続ける。このとき，最初の A と B の対戦でそれぞれが勝つ確率は $\dfrac{1}{2}$ であるが，勝ち残った選手が待機していた選手に勝つ確率は $\dfrac{1}{4}$ であるとして，A が優勝する確率を求めよ。

(4)　(3)において，最初に待機する C が優勝する確率を求めよ。

3 関数 $f(x) = e^{-x}\sin x$ について，次の各問いに答えよ（配点 40 点）。

(1) $f'(x)$ を求めよ。

(2) $0 < x < 5\pi$ における関数 $f(x)$ の極大値をすべて求めよ。

(3) $(k-1)\pi \leqq x \leqq k\pi$ $(k = 1, 2, \cdots, n)$ において曲線 $y = f(x)$ と x 軸とで囲まれる部分を，x 軸の周りに 1 回転してできる立体の体積 V_k を求めよ。

(4) (3)で求めた体積 V_k から，$\displaystyle\lim_{n\to\infty}\sum_{k=1}^{n}V_k$ の値を求めよ。

物　理

問題

〔問 1〕次の設問 (1) 〜 (5) に答えよ。計算問題は，導出過程も簡潔にまとめて記し，解答は解答欄に記すこと。

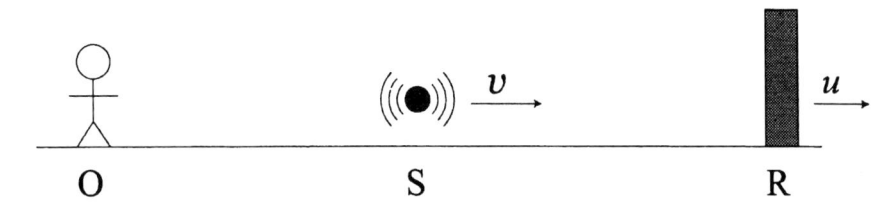

(1) 図のように，一直線上に，静止している観測者 O，振動数 f の音を出す音源 S，音をよく反射する反射壁 R が並んでいる。音源 S は一定の速さ v で一直線上を反射壁 R のほうに向かって運動している。反射壁 R も音源 S と同じ方向に，一定の速さ u で運動している。音源 S から出た音が反射壁 R で反射して観測者 O に達するとき，観測される音の振動数はいくらか。ただし，音速を V （$V > v$，$V > u$）とし，風はないものとする。

(2) 図のように，質量 M の一様な薄い円板の周上に大きさの無視できる質量 m のおもりを固定し，この円板を傾斜角αのあらい斜面上に，円板面が鉛直軸と斜面の最大傾斜方向の線を含む面内にあるように立てたところ，静止した。円板の中心とおもりとを結ぶ直線の鉛直線に対する角をθとしたとき，sin θの値を求めよ。

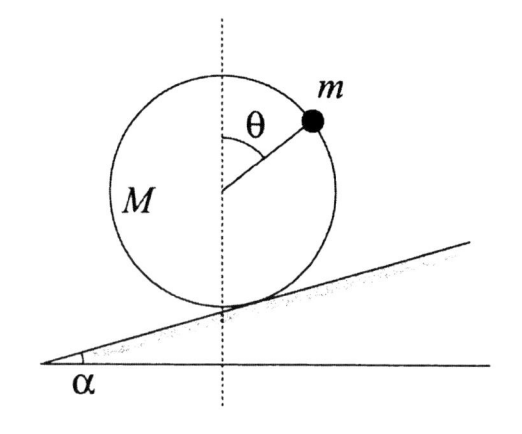

〔問1〕 （続き）

(3) 有限の温度にある物体は，必ず電磁波を熱放射している。右図は，温度 6000 K での熱放射の強さを，波長の関数としてグラフにしたものである。解答用紙の図中（6000 K での熱放射の波長分布が薄く示されている）に，温度 5000 K での熱放射の強さの波長分布を実線で，温度 4000 K での熱放射の強さの波長分布を点線で，それぞれ概形を書き込め。

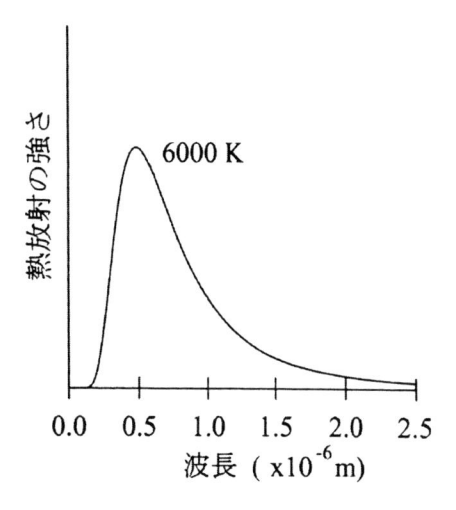

(4) 真空中において，図のような xy 座標軸をとり，点 $A(-a, 0)$ と点 $B(a, 0)$ に大きさ q の正の電荷を固定し，点 $C(0, a)$ に負の電荷 $-e$ を持つ電子を置く。はじめ点 C で静止していた電子が，電場から力を受けて y 軸上を動くとき，原点 O での速さを求めよ。ただし，真空中の電気に関するクーロンの法則の比例定数を k，電子の質量を m とする。

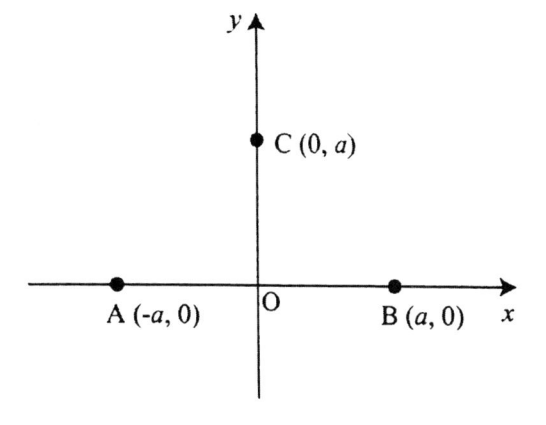

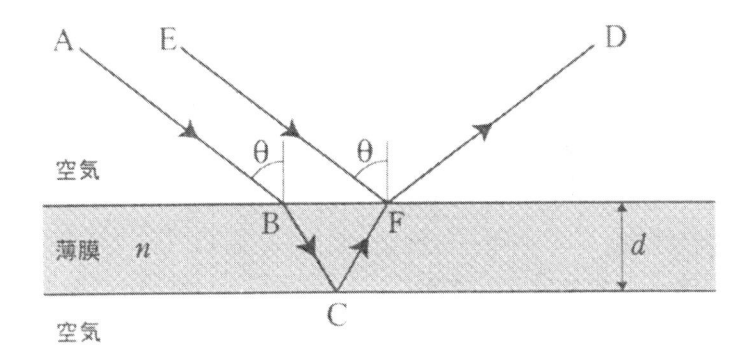

(5) 図のように，単色光で位相のそろった平面波を，絶対屈折率 1 の空気中からある媒質の薄膜に入射角θで斜めに入射させた。A 点から薄膜中を通って空気との間で反射した光 ABCFD と，E 点から薄膜の表面で反射した光 EFD が D 点において強め合うときの最長の波長を λ_0，2 番目に長い波長を λ_1 とするとき，その差 $\lambda_0 - \lambda_1$ を求めよ。ただし，薄膜の厚さを d，薄膜の絶対屈折率を n (>1) とする。

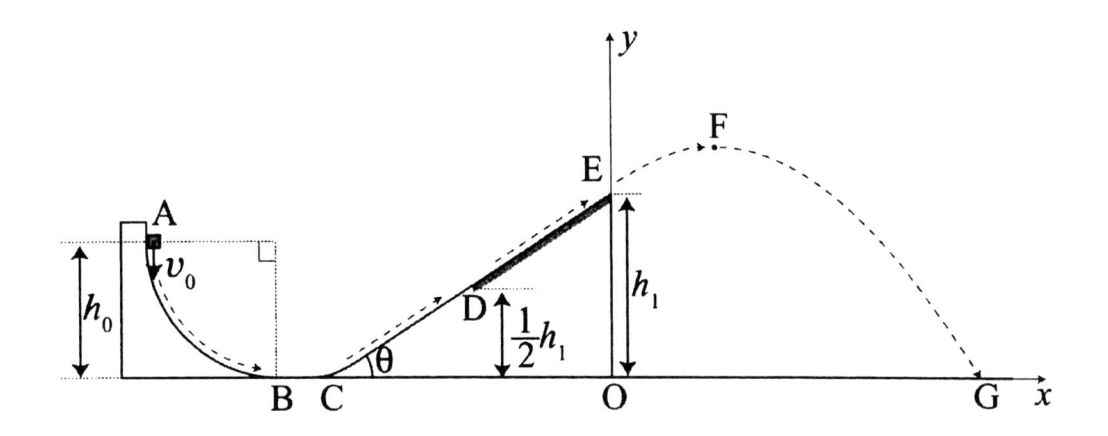

〔問2〕図のように，高さh_0の地点から半径h_0の円弧（中心角が90°）状の斜面 AB が点 B で水平な面に接するように固定されている。また，水平な面に対して角度θ（0° < θ < 90°）をなす斜面 CE は，点 C で水平な面になめらかに接続されている。円弧状の斜面 AB，水平な面 BC および斜面 CD はなめらかな面であり，斜面 DE はあらい面である。小物体と斜面 DE との間の動摩擦係数を μ'，重力加速度の大きさをgとし，空気の抵抗は無視するものとする。水平な面から点 D および点 E までの高さを，それぞれ$\frac{1}{2}h_1$およびh_1とし，$\frac{1}{2}h_1 < h_0 < h_1$とする。また，点 E から水平面に垂線を下ろし，その交点を座標の原点 O とし，座標軸は水平右向きにx軸，鉛直上向きにy軸をとる。次の各問いに答えよ。計算問題は，導出過程も簡潔にまとめて記し，解答は解答欄に記すこと。

I. はじめに，円弧状の斜面上の点 A から，質量がmで大きさの無視できる小物体を速さv_0で滑り落とす。小物体は，円弧状の斜面 AB を滑り落ちた後，点 B をある速さで通過した。

(1) 小物体が点 B を通過するときの速さを，v_0を用いた式で表せ。

II. (1)で求めた小物体が点 B を通過するときの速さを v_1 とする。点 B を通過した小物体は，なめらかな斜面 CD を上がり，点 D をある速さで通過した。

(2) 小物体が点 C から D まで上がったとき，小物体の位置エネルギーの増加量を求めよ。

(3) 小物体が点 D を通過するときの速さを，v_1 を用いた式で表せ。

〔問 2〕 （続き）

III.(3)で求めた小物体が点 D を通過するときの速さを v_2 とする。点 D を通過した小物体は，あらい斜面 DE を上がり，点 E から斜面 DE に沿った方向にある速さで飛び出した。

(4) 小物体が斜面 DE を上がるとき，小物体が斜面から受ける動摩擦力の大きさを求めよ。

(5) 小物体が DE 間を通過するのにかかる時間を，v_2 を用いた式で表せ。

(6) 小物体が点 D から点 E まで上がったとき，動摩擦力が小物体にした仕事の大きさ（絶対値）$W（W > 0）$を求めよ。

(7) 小物体が点 E から斜面 DE に沿った方向に飛び出す速さを，v_1 および W を用いた式で表せ。

(8) 小物体が点 E から斜面 DE に沿った方向に飛び出すために v_0 が満たすべき条件を，W を用いた式で表せ。

IV. (7)で求めた小物体が，点 E から斜面 DE に沿って飛び出すときの速さを v_3 とする。その後，小物体は，点 E から飛び出し，最高点 F に達した後，水平な面上の点 G に落ちた。

(9) 小物体が点 E から斜面 DE に沿った方向に飛び出したとき，小物体が達する最高点 F の座標 (x_F, y_F) を，v_3 を用いた式で表せ。

(10) 小物体が飛び出した後，水平な面 OG に最初に到達する点の x 座標を，v_3 を用いた式で表せ。

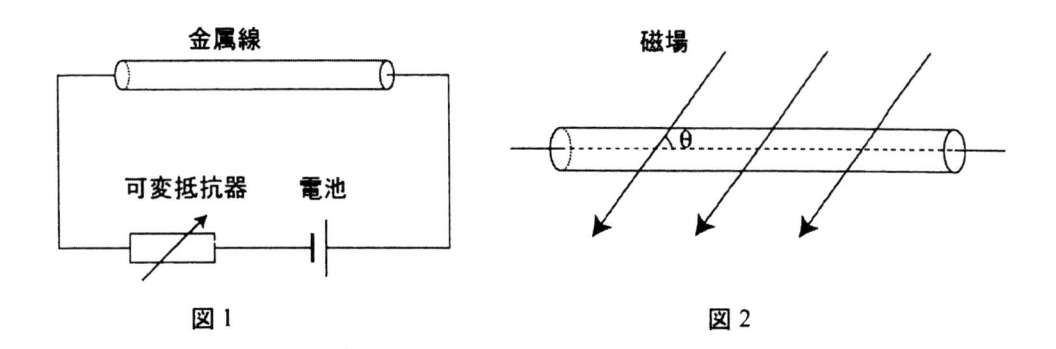

図1　　　　　　　　　　　　　　図2

〔問3〕図1のように，長さl，断面積S，質量Mのまっすぐで一様な金属線が水平に置かれ，その両端に可変抵抗器と起電力Vの電池が導線で接続されている。①金属線内の自由電子は，電場から受ける力による加速と，熱振動する陽イオンなどとの衝突による減速とを繰り返しながら移動する。金属線の単位体積中の自由電子の数をn，電気素量をeとして，次の各問いに答えよ。ただし，電流による金属線の温度上昇および電池の内部抵抗と導線の抵抗は無視できるものとする。計算問題は，導出過程も簡潔にまとめて記し，解答は解答欄に記すこと。

I. はじめに，可変抵抗器の抵抗値をR_1としたところ，金属線を流れる電流の大きさはIであった。

(1) 金属線の両端に加わる電圧はいくらか。Iを含んだ式で表せ。

(2) 金属線の中で，電場が一様であるとすると，電場の大きさはいくらか。Iを含んだ式で表せ。

II. 問題文での下線部①について考えよう。簡単のために，自由電子はすべて電場によって力を受ける方向にのみ等加速度直線運動で移動し，衝突により減速されると仮定する。質量mの自由電子が陽イオンなどと衝突してから電場中で加速され，次の陽イオンなどと衝突するまでの時間をτとする。また，自由電子は衝突した直後に，速度は0になるものと仮定する。

(3) 自由電子が衝突してから，その後衝突せずに時間τ経過した後の自由電子の速度の大きさ（速さ）はいくらか。Iを含んだ式で表せ。

(4) 自由電子の速さを時間の関数で表すグラフを書いて自由電子の平均の速さを求める方法を説明し，自由電子の平均の速さを，Iを含んだ式で表せ。ただし、時刻 0 の直前で，自由電子は衝突したものとする。

Ⅲ. Ⅱ.における自由電子の運動をじゅうぶん長い時間で平均して考えると，②自由電子の平均の速さに比例した平均の抵抗力を自由電子が受けて，電場から受ける力とつり合い、等速直線運動をしていると近似することもできる。以降，抵抗力における比例係数（抵抗力の大きさを平均の速さで割った値）を k としよう。また，③電流は金属線の断面を単位時間に通過する電気量で表されることを用いて，金属線を流れる電流について考えよう。これ以降の問題では，k を用いて解答し，解答に τ を用いてはならない。

(5) 下線部②の考え方で，自由電子の平均の速さを，I を含んだ式で表せ。

(6) 下線部③の考え方で，電流 I を求めよ。

(7) 金属線の抵抗値を，I を含まない式で表せ。

Ⅳ. 次に，金属線に電流を流したまま，図 2 のように，金属線の中心軸と角度 θ をなす方向に，磁束密度 B の磁場を金属線全体に加えた。

(8) 磁場が金属線の単位長さあたりに及ぼす力の大きさを，I を含まない式で表せ。

Ⅴ. 最後に，(8)で求めた力が鉛直上向きになるようにし，可変抵抗器の抵抗値を R_2 にしたところ，磁場が金属線に及ぼす力と重力とがつりあった。重力加速度の大きさを g とし，磁場による金属線の抵抗の変化及び電流によって生じる磁場の影響は無視できるものとする。また，金属線以外の部分は，金属線に力を及ぼさないとする。

(9) R_2 の値を，I を含まない式で表せ。

〔問 4〕密閉された容器の中に，単原子分子の理想気体を閉じ込め，圧力 p，体積 Vについて，図のように A → B → C → A の順でゆるやかに状態変化させた。C → A は温度 300 K での等温過程である。気体定数を 8.3 J/(mol·K) として，次の各問いに答えよ。解答は，導出過程も簡潔にまとめて記し，有効数字を 2 桁として<u>単位を付して</u>答えよ。解答は解答欄に記すこと。

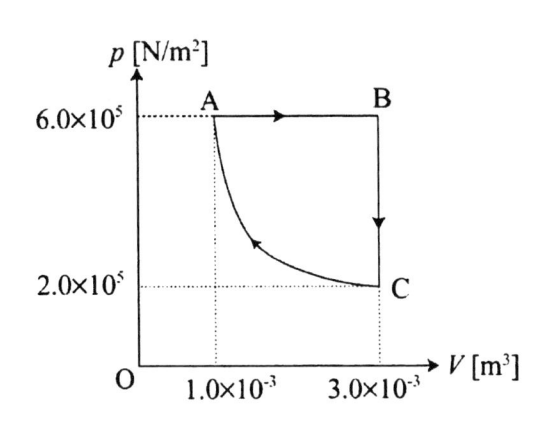

(1) 理想気体の物質量はいくらか。

(2) 状態 B での温度を求めよ。

(3) A → B の過程で気体がした仕事を求めよ。仕事の符号は，理想気体が外部に仕事をする場合を正とする。

(4) A → B の過程で気体が吸収した熱量を求めよ。熱量の符号は，熱を吸収する場合を正とする。

(5) B → C の過程で気体が吸収した熱量を求めよ。熱量の符号は，熱を吸収する場合を正とする。

(6) 状態 C での気体の内部エネルギーを求めよ。

化 学

問題

25年度

〔問 1〕次の文章を読み，設問 (1)〜(7) に答えよ。原子量は H=1.0，C=12，N=14，O=16，S=32 とする。

　窒素は植物の生育に必須の元素である。しかし，植物は窒素を大気中に存在する N_2 の形では利用できない。植物が直接利用できる窒素化合物は，主に死んだ動植物の微生物による分解物や大気中で生成する物質に依存している。肥料がいつから農耕に用いられたかは不明だが，糞尿（ふんにょう）や食物残渣を土に混ぜると植物の生育が良くなることが経験的に知られ，これらは天然肥料として用いられていた。19 世紀に入り，人口増加による食料増産の要求が高まり，肥料，特に窒素肥料の需要が増大した。そこで，(a)石炭を乾留（空気を遮断して加熱分解すること）する際に生じるアンモニアガスを硫酸に吸収させて作られていた副生硫安（硫酸アンモニウム）が肥料としてまず利用された。ついで，南米から産出するチリ硝石（硝酸ナトリウム）が肥料として使われた。なお，チリ硝石から精製される硝酸ナトリウムは火薬類の原料にも利用されたため，チリ硝石の採掘が盛んになっていった。そのため，天然資源の枯渇が危惧（きぐ）されたので，人工的に窒素固定する方法がいくつか考案されたが，なかなか実用化には至らなかった。ようやく 20 世紀初頭に，(b)ハーバーとボッシュがアンモニアの工業的生産法を確立し，窒素肥料の増産が可能になった。現在でもアンモニア工業生産量の約 8 割は肥料用として，それ以外は基礎化学薬品の原料等として用いられている。

　近年，炭素化合物に代わるエネルギー源としてアンモニアを利用する研究が進められている。その一つのアンモニア燃料電池は，アンモニアが燃焼するときの酸化還元反応で得られる反応熱（熱エネルギー）を電気エネルギーとして取り出す装置である。この電池では，(c)一方の電極ではアンモニアと水酸化物イオンとの反応で窒素と水が生成し，もう一方の電極では酸素と水の反応で水酸化物イオンが生成する。全体の化学反応は①式で示される。

$$NH_3 + \frac{3}{4}O_2 \longrightarrow \frac{3}{2}H_2O + \frac{1}{2}N_2 \quad \cdots ①$$

　コストや窒素酸化物の副生などの問題が解消されれば，アンモニア燃料電池の実用化にかかる期待は大きい。何しろ原料の窒素は空気中に無尽蔵に存在するのである。

設　問

(1) 植物が直接利用できる窒素原子を含むイオンの化学式を 2 つ書け。

(2) 日本の農家には「雷が多い年は豊作になる」という言い伝えがある。この言い伝えが正しいとして，降水量や気温以外で考えられるその理由を説明せよ。

(3) 下線部 (a) のように，ある種の石炭を乾留するとその質量の 0.20 ％のアンモニアガスが得られる。この石炭 1.0 kg から得られる硫酸アンモニウムの質量 (g) を有効数字 2 桁で求めよ。計算の過程も示すこと。

(4) 図1は硝酸ナトリウムと硝酸カリウムの溶解度曲線である。次の文章中の ア ～ オ に適当な整数を入れよ。ただし，一方の塩の存在によって他方の塩の溶解度は影響を受けず，加熱による水の蒸発はないものとする。

実験室に，水 100 g の入ったビーカー，硝酸ナトリウムと硝酸カリウムの混合物（質量比 NaNO_3 : KNO_3 = 2:1），バーナー，ビーカーを冷やすための氷が入ったバケツがある。なお，水の温度は 10 ℃ から 80 ℃ までの範囲しか保つことができないものとする。

硝酸ナトリウムと硝酸カリウムのいずれについても不溶物のない飽和溶液を作成したい場合は，ビーカーの温度を ア ℃ にして混合物を適量加えればよい。この飽和溶液を 10 ℃ に冷却すると イ g の結晶が析出する。一方，混合物から，より多くの純粋な硝酸ナトリウムを得たい場合は，まず ウ ℃ に熱したビーカーに混合物を適量加えて完全に溶解させる。次に，この溶液をゆっくり エ ℃ に冷却すると オ g の硝酸ナトリウムの結晶が析出するので，これをろ過すればよい。

図 1
(g/水100 g)

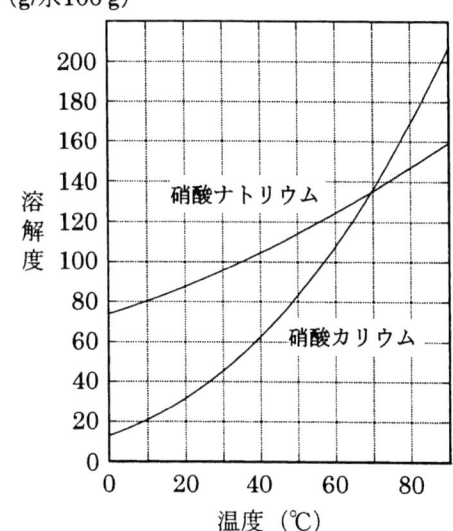

(5) 下線部 (b) について，次の中から正しい記述をすべて選び，記号で答えよ。
 a. 白金を主成分とする触媒を使用する。
 b. 触媒を使用することによって，反応熱を小さくして装置の耐久性を増強している。
 c. 触媒を使用することによって，アンモニアが生成する向きに平衡を移動させている。
 d. 耐熱性の反応容器内でなるべく温度を上げることによって，アンモニアが生成する向きに平衡を移動させている。
 e. 耐圧性の反応容器内でなるべく圧力を上げることによって，アンモニアが生成する向きに平衡を移動させている。
 f. アンモニアを冷却して液化させることによって，アンモニアが生成する向きに平衡を移動させている。

(6) 下線部 (c) について，正極および負極でおこる反応を，電子 e⁻ を含むイオン反応式でそれぞれ表せ。

(7) ①式の反応熱は 381 kJ/mol である。アンモニア燃料電池の起電力を 1.1 V にするためには，エネルギー変換効率を少なくとも何%にする必要があるか。次の中から選び，記号で答えよ。ただし，1.0 J は 1.0 C·V であり，ファラデー定数は 9.6×10^4 C/mol とする。

 　　　　a. 25%　　　　b. 35%　　　　c. 45%　　　　d. 55%
 　　　　e. 65%　　　　f. 75%　　　　g. 85%　　　　h. 95%

〔問 2〕次の文章を読み，設問 (1)〜(6) に答えよ。ただし，気体はすべて理想気体としてふるまい，液体の体積とピストンの重さは無視できるものとする。また，大気圧は 1.0×10^5 Pa，原子量は H=1.0，C=12，O=16 とする。

　密閉した容器に適量の液体を入れると，最初は蒸発が起こるが，しだいに凝縮も起こるようになり，ついには蒸発と凝縮がつり合うようになる。その結果，容器内の気体分子の数は一定になるので圧力も一定となる。この状態を気液平衡といい，そのときの圧力を飽和蒸気圧あるいは単に蒸気圧という。蒸気圧は温度が高いほど大きく，液体の種類によって異なる。たとえば，水とエタノールの蒸気圧と温度の関係は図 1 のようになる。なお，蒸気圧は同じ容器に存在する他の物質の影響を受けない。

　図 2 のような滑らかに動くピストンによって圧力に応じて容積が変化する容器がある。容器のピストンはボルトで固定することができ，栓を通して容器内を真空にしたり物質を容器内に注入したりすることができる。この容器を用いて実験 1〜5 を順次行った。なお，実験 2〜4 では容器内の温度を 27℃ に保った。

（実験 1）容器内を真空にしてから，水とエタノールを等量 (mol) ずつ注入して，50℃ で気液平衡の状態になるようにピストンを固定した。

（実験 2）容器内の温度を 27℃ に下げて，再び真空にした。気体 A を 1.0 mol 注入してからピストンの固定を解除し，しばらく放置した。

（実験 3）ピストンを固定してエタノールを 11.5 g 追加し，しばらく放置した。

（実験 4）再びピストンの固定を解除し，しばらく放置した。

（実験 5）容器内の温度をゆっくりと 27℃ から 80℃ まで上昇させた。

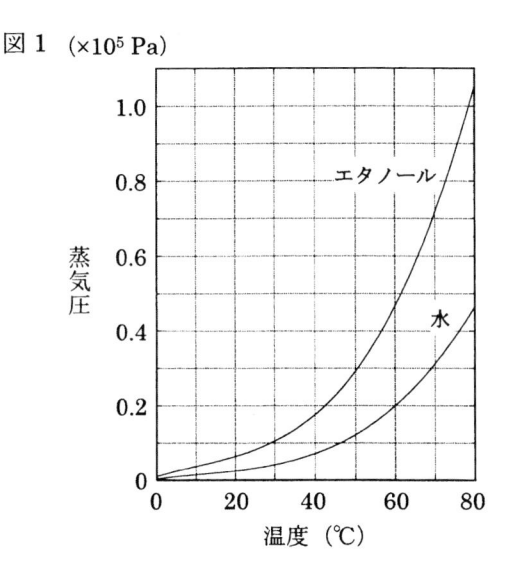

図 1　($\times 10^5$ Pa)

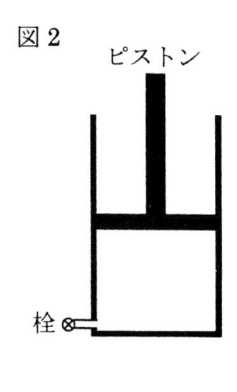

図 2

設　問

(1) 下線部の理由を説明せよ。

(2) 実験 1 における容器内の状態について，次の中から正しい記述を<u>すべて</u>選び，記号で答えよ。

　　a. 液体からは常に気泡が発生している。

　　b. エタノールの分圧は水の分圧の約 2.4 倍である。

　　c. 水とエタノールの分圧の合計は大気圧に等しい。

　　d. 気液平衡の状態であれば，ピストンの位置を変えても気体分子の数は変わらない。

　　e. エタノールの液体分子は水の液体分子よりも少ない。

(3) 実験 2 の結果，気体 A の密度は 0.162 g/L になった。

　　(i) 標準状態における気体 A の密度 (g/L) を有効数字 3 桁で求めよ。計算の過程も示すこと。

　　(ii) 気体 A の分子式を書け。

(4) 実験 3 の結果，容器内で液体として存在するエタノールの質量 (g) を有効数字 2 桁で求めよ。計算の過程も示すこと。

(5) 実験 4 の結果，容器内の体積は実験 3 の状態の何倍になるか。次の中から最も適当なものを選び，記号で答えよ。

　　　　a. 0.80 倍　　　b. 0.90 倍　　　c. 1.0 倍　　　d. 1.1 倍　　　e. 1.2 倍

(6) 実験 5 における容器内の気体 A の分圧はどのように変化するか，図 3 に適当なグラフを書け。 グラフには 27 ℃と 80 ℃における A の分圧の数値を示し， 変化の特徴がわかるように描くこと。

図 3　(×10⁵ Pa)

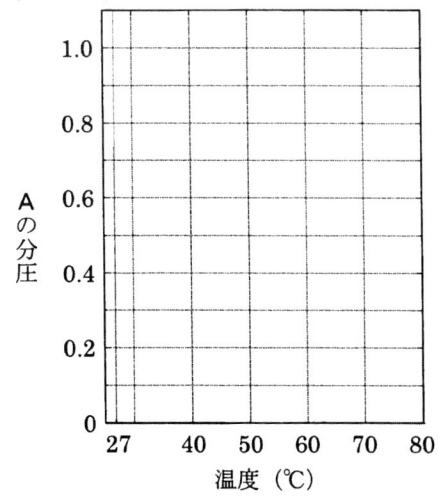

縦軸：A の分圧（1.0, 0.8, 0.6, 0.4, 0.2, 0）

横軸：温度 (℃)（27　40　50　60　70　80）

〔問 3〕次の文章を読み，設問 (1)～(5) に答えよ。原子量は H=1.0，C=12，N=14，O=16，K=39，Mn=55，Br=80 とする。

化合物Aに反応操作 (i) を行うと，異性体である 2 種類の化合物BとCが主に得られた。この混合物から分離・精製した化合物Bに過マンガン酸カリウム水溶液を加えて加熱したところ，化合物Dが生成した。その後，化合物Dが含まれる溶液をろ過して，その溶液に塩酸を加えると化合物Eが得られた。化合物Eは，濃塩酸とスズを加えて加熱することで化合物Fとなった。化合物Fは，反応操作 (ii) により化合物Gを経て化合物Hに変換された。化合物Hは，工業的にはナトリウムフェノキシドに高温・高圧下で二酸化炭素を反応させた後，希硫酸で酸性にして合成されている。化合物Hにメタノールと少量の濃硫酸を加えて加熱すると化合物Iが得られた。

設　問

(1) 化合物E 1.0 g を中和するのに1.0 mol/L の水酸化ナトリウム水溶液が6.0 mL 必要であった。化合物Bは下記の化合物群に含まれる。次の中から化合物Bの構造として最も適当なものを選び，記号で答えよ。計算の過程とその化合物を選んだ理由も示すこと。

(2) 下線部の反応は下記の反応式で表される。この反応式の ア ～ エ に相当する係数を記せ。また，この反応で酸化マンガン(Ⅳ)が34.8 g 生成したとき，同時に生成する化合物Dの質量 (g) を整数で求めよ。計算の過程も示すこと。

化合物B ＋ ア KMnO$_4$ → 化合物D ＋ イ MnO$_2$ ＋ ウ KOH ＋ エ H$_2$O

(3) 反応操作 (i)，(ii) として適当なものを次の中からそれぞれ 1 つずつ選び，記号で答えよ。

a. 硫酸水銀(Ⅱ)を溶かした希硫酸中へ通す。
b. 濃硝酸と濃硫酸の混合物を加えて加熱する。
c. パラジウムやニッケル等の金属触媒を用いて還元する。
d. 硫酸酸性の二クロム酸カリウム水溶液を加えて反応させる。
e. 固体の水酸化ナトリウムを加えて高温で融解した後，酸を加える。
f. 氷冷下で希塩酸と亜硝酸ナトリウム水溶液を加えた後，室温まで温度を上げる。

(4) 化合物A，F，G，Hの構造式を記せ。

(5) 化合物Iの構造異性体の中で不斉炭素原子をもつ化合物の構造式を 2 つ書け。

生 物

問題

25年度

〔問 1〕 次の(1)から(6)の問いに選択肢 A〜E から適切なものを選んで記号で答えよ。

(1) ヒトの赤血球の細胞内と血しょう中（細胞外）の，ナトリウムイオン(Na^+)濃度とカリウムイオン(K^+)濃度との関係で，正しいのはどれか。1つ選べ。

A. Na^+：細胞内 ＞ 細胞外，　K^+：細胞内 ＞ 細胞外
B. Na^+：細胞内 ＜ 細胞外，　K^+：細胞内 ＜ 細胞外
C. Na^+：細胞内 ＞ 細胞外，　K^+：細胞内 ＜ 細胞外
D. Na^+：細胞内 ＜ 細胞外，　K^+：細胞内 ＞ 細胞外
E. Na^+：細胞内 ＝ 細胞外，　K^+：細胞内 ＝ 細胞外

(2) 酵素と基質の関係にあるのはどれか。あてはまるものをすべて選べ。

A. アミラーゼとデンプン
B. マルターゼとデンプン
C. カタラーゼと過酸化水素
D. 酸化マンガン（IV）と過酸化水素
E. ＤＮＡポリメラーゼとヌクレオチド

(3) 次の文で正しいのはどれか。あてはまるものをすべて選べ。

A. ヒドラを３つに切断すると，各断片から完全な個体ができる。
B. クシクラゲの胚を２細胞期に分離すると，形が正常な２個体ができる。
C. ウニの胚を２細胞期に分離すると，大きさが正常な２匹の幼生ができる。
D. プラナリアはからだの多くの部分を失っても，残った部分から，からだ全体を回復することができる。
E. 羊の４細胞期胚の割球をばらばらにし，培養後，妊娠可能な雌の子宮に戻すと４匹のクローン羊ができる。

(4) 血管について，動脈にあてはまるものを<u>すべて</u>選べ。

  A. 逆流を防ぐための弁がある。
  B. 血管壁が厚く，弾力性に富む。
  C. 心臓の拍動に伴って脈動する。
  D. 酸素を多量に含んだ血液を送る。
  E. 血管壁を通じて血液と周囲の組織との間で物質のやり取りが行われる。

(5) 異化について，正しいものを<u>すべて</u>選べ。

  A. 解糖系の脱水素反応には補酵素がはたらいている。
  B. グルコース（ブドウ糖）は，最終的に二酸化炭素とメタノールに分解される。
  C. 解糖系，クエン酸回路，電子伝達系のうち，酸素を必要とする反応は解糖系である。
  D. 解糖系の反応は細胞質基質で，クエン酸回路と電子伝達系の反応はミトコンドリアでおこる。
  E. 解糖系，クエン酸回路，電子伝達系のうち，最も多くのＡＴＰを生じるのはクエン酸回路の反応である。

(6) 1950 年代のはじめごろのミラーの実験で混合気体として用いられたが，そのうちで原始大気にはほとんど存在しなかったと現在では考えられているのはどれか。あてはまるものを<u>すべて</u>選べ。

  A. O_2
  B. H_2O
  C. CH_4
  D. CO_2
  E. NH_3

〔問 2〕生殖細胞に関して，(1)から(4)の問いに答えよ。

(1) ある被子植物では，1 つの果実の中に 40 個の種子ができた。

    (1-1) 40 個の種子を形成するのに必要な胚のう母細胞の数はいくつか。

    (1-2) 40 個の種子を形成するのに必要な花粉母細胞の数はいくつか。

    (1-3) 40 個の種子を形成するのに関与した精細胞の数はいくつか。

(2) あるほ乳類で，1000 個の精子をつくるために，一次精母細胞はいくつ必要か。

(3) あるほ乳類の一個体が生涯につくる卵細胞の数が 1000 個であった場合，一次卵母細胞はいくつ必要か。

(4) 最近，ヒトの加齢にともなう「卵の老化」が話題になっている。妊娠する確率は年齢があがるにつれて下がるが，特に 30 歳代後半から急速に下がる原因のひとつが「卵の老化」にあるというのである。さて，「卵の老化」の原因を明らかにするために，あるほ乳類の動物を使って，下線の実験をした。若い動物から未受精卵を採取し，その核を除去して，除核未受精卵を用意した。この除核未受精卵に，老いた動物から採取した卵（受精する能力が無いことがわかっている）から取り出した核を移植した。移植後の卵が，正常に受精し胚発生を進行させることができた場合，「卵の老化」の原因として，どのようなことが推測できるか，150 字以内で述べよ。

〔問3〕次の文を読み，(1)から(5)の問いに答えよ。

　種子をつくる植物を種子植物といい，マツやイチョウなどの（ ア ）とそれ以外の（ イ ）に分けられる。種子植物のからだを構成する根，茎，葉の栄養器官は，（ ウ ）（ エ ）（ オ ）の 3 種類の組織系からなる。（ ウ ）の組織は，植物体の表面をおおう一層の（ カ ）細胞からなり，この細胞は一般に（ キ ）をもたず，茎や葉では水分を通しにくい（ ク ）という構造を発達させ，内部の乾燥を防いでいる。（ カ ）細胞は，葉や茎では（ ケ ）に分化して蒸散などに関係したり，根では（ コ ）に分化して水や養分の吸収を行っている。植物体の内部には，さまざまな物質の輸送を行う（ エ ）がある。（ エ ）には（ サ ）・（ シ ）・（ ス ）がある。（ サ ）・（ シ ）は，死細胞で構成されており，根から吸収した水や（ セ ）を運ぶ通路である。（ ス ）は，葉などで合成された（ ソ ）を運ぶ通路である。栄養器官に対し，花は（ タ ）器官であり葉が変化したものである。シロイヌナズナなどの花の形成には，ホメオティック遺伝子である 3 種類の調節遺伝子（A，B，C）がはたらいている。1991 年に，この 3 種類の遺伝子がどのように花の形成に関与するかを説明する ABC モデルが提唱された。野生型の花を上から見たとき，同心円状に中心からめしべ，おしべ，花弁（花びら），がく片の 4 つが存在する。これら 4 つが位置する領域を whorl とよび，whorl 1 にはがく片が，whorl 2 には花弁が，whorl 3 にはおしべが，whorl 4 にはめしべができる（下図）。遺伝子 A，遺伝子 B，遺伝子 C のうち，遺伝子 C だけがはたらくとめしべに，遺伝子 B と遺伝子 C がはたらくとおしべに，遺伝子 A と遺伝子 B がはたらくと花弁に，遺伝子 A だけがはたらくとがく片になる。さらに，遺伝子 A と遺伝子 C は，たがいのはたらきを抑制しあっている。例えば，遺伝子 C がはたらかないと，がく片と花弁だけの花（八重咲きの花）ができる。

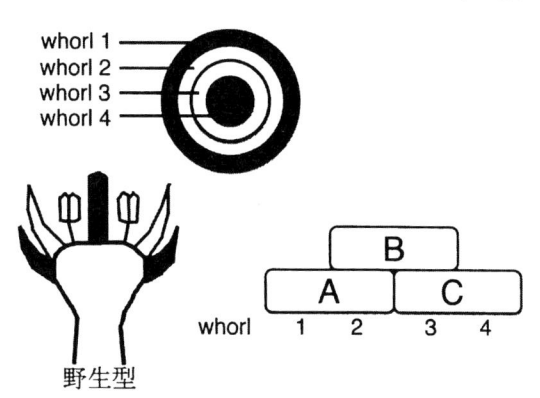

野生型

(1) （ ア ）から（ タ ）を適切な語句で埋めよ。
(2) 遺伝子 A がはたらかないシロイヌナズナの突然変異体では，どのような花ができるか。
(3) 遺伝子 B がはたらかないシロイヌナズナの突然変異体では，どのような花ができるか。
(4) 遺伝子 A，遺伝子 B，遺伝子 C すべてがはたらかないシロイヌナズナの突然変異体では，どのようになるか。
(5) ショウジョウバエのホメオティック突然変異体の 1 つを例にとり，どのような外観かを述べよ。

〔問 4〕あるほ乳動物の遺伝子 S はコルチ器官の聴細胞の発生に必須であり，遺伝子 E は聴神経の発生に必須である。これらの遺伝子の劣性ホモ接合体 ss または ee は，聴覚に障害がある。(1)と(2)の問いに答えよ。

(1) 聴覚が正常な両親から，遺伝子 S と遺伝子 E が原因となる聴覚に障害がある子が生まれる可能性はあるか。理由とともに述べよ。

(2) 遺伝子 S や遺伝子 E が関係した聴覚に障害がある両親から，聴覚が正常な子が生まれる可能性はあるか。理由とともに述べよ。

〔問 5〕アフリカツメガエルの初期胞胚から動物極を含む部分と植物極を含む部分を切り出した断片を用いて，図 I と図 II に示す実験をした。(1)と(2)の問いに答えよ。

図 I：動物極側の a の断片を単独で培養すると（ ア ）に分化した。a の断片と，植物極側の b の断片を接着して培養すると，a から（ イ ）組織が現れた。このように（ イ ）をつくり出す（ ウ ）のはたらきを（ エ ）という。

図 II：植物極側を背側の断片 c と腹側の断片 d に分けて，それぞれ動物極側の a の断片と接着して培養した。その結果，a の断片と c の断片を接着して培養した場合には（ オ ）と（ カ ）が，a の断片と d の断片を接着して培養した場合には（ キ ）が分化してきた。

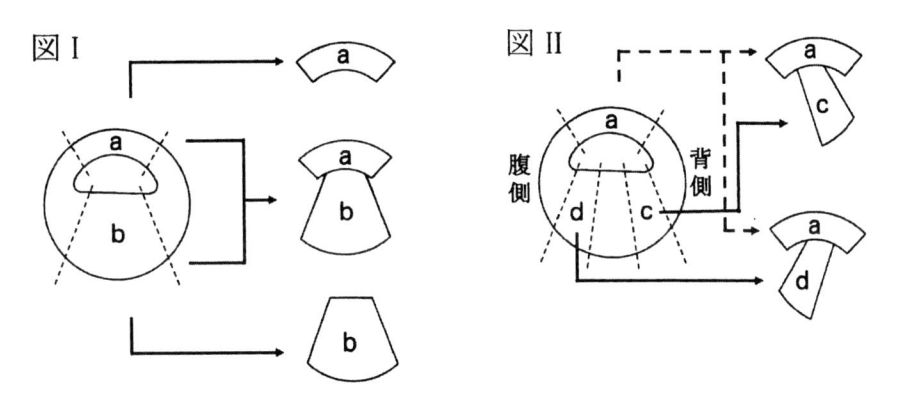

(1) （ ア ）から（ キ ）を適切な語句で埋めよ。

(2) 図 I の中段の場合のように，a の断片と b の断片を接着して 3 時間培養した後に，a の断片と b の断片を離し，それぞれを別々に培養した。その結果，a の断片と b の断片はどのようになると考えられるか。理由とともに 90 字以内で述べよ。

〔問 6〕図は，ある植物の芽生えの根，芽，茎の成長が，インドール酢酸の濃度によってどのような影響をうけるかを示したものである。(1)から(3)の問いに答えよ。

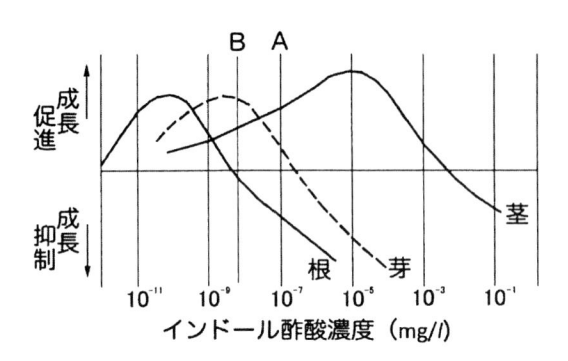

(1) A の濃度で，最も成長が促進されるのは，根，芽，茎のどれか。

(2) 芽と茎についてインドール酢酸の濃度を A から B に変化させると，それぞれの成長はどうなるか。

(3) この植物の芽生えを横に倒すと下図の左側から右側のように変化した。変化した理由を 120 字以内で説明せよ。

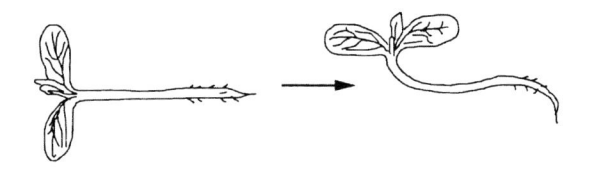

〔問 7〕 次の文を読み，(1)から(8)の問いに答えよ。

　ニューロンは，核をもった細胞体，ふつう 1 本の軸索（じくさく），多数の（ ア ）とからできている。ニューロンに刺激が加えられると，(a)活動電位が発生し，(b)軸索を伝わっていく。軸索の末端は，わずかなすきまをおいて他のニューロンの（ ア ）や細胞体，効果器の細胞などに接している。この部分を(c)（ イ ）といい，隣の細胞へと情報が伝えられる。末梢神経系（まっしょうしんけいけい）の軸索の多くは，扁平な（ ウ ）細胞でできた（ エ ）で包まれており，軸索と（ エ ）とをあわせて（ オ ）という。（ オ ）のうち，髄鞘（ずいしょう）をもつものを（ カ ）といい，もたないものを（ キ ）という。(d)活動電位が（ オ ）を伝わる速度は，（ カ ）の方が（ キ ）よりも大きい。この伝わる速度は，（ オ ）の（ ク ）や，温度にも影響される。

(1) （ ア ）から（ ク ）を適切な語句で埋めよ。

(2) 下線部(a)は，神経細胞の何というか。

(3) 下線部(a)に関連して，刺激の強さと活動電位の発生の関係をあらわす法則を何というか。

(4) ニューロンに閾値（いきち）以上の強さで弱い刺激と強い刺激を与えたとき，発生する活動電位の大きさと頻度の関係について，弱い刺激の場合の模式図が解答欄の左側に示されている。強い刺激の場合にはどうなるか。解答欄の右側に模式図を描け。

(5) 下線部(b)を何というか。

(6) 下線部(c)を何というか。

(7) （ イ ）において，軸索末端から放出される化学物質の具体名を 2 つあげよ。

(8) 下線部(d)のようになる理由を 90 字以内で説明せよ。

〔問 8〕次の文を読み，(1)から(10)の問いに答えよ。

　地球の誕生は約 46 億年前で，誕生からおよそ 6 億年後に最初の生命が出現したと考えられている。約 27 億年前の地層からその存在が確認されるラン藻類は，(a)海水中に酸素を放出した。(b)その後，酸素は大気中に蓄積されるようになった。環境中に酸素がふえると，(c)好気性細菌が大いに繁栄する一方，嫌気性細菌の多くは死滅するか好気性細菌のすめない嫌気的な環境でのみ生存するようになった。約 20 億年前に原核生物から真核生物が進化したと考えられている。約 10 億年前には多細胞生物が出現したが，この時代の多細胞生物は，小形のものがほとんどであった。(d)約 7 億年前の寒冷期を過ぎて，多細胞生物の大形化が進んだ。約 6 億年前の地層からは（　ア　）動物群と呼ばれる動物の化石がみつかっている。古生代最初のカンブリア紀になると，（　イ　）動物群の化石から推測されるような多種多様な大形動物が急増した。カンブリア紀末期に出現した最初の脊つい動物は，(e)無ガク類である。

(1)　（　ア　）と（　イ　）を適切な語句で埋めよ。

(2)　下線部(a)の酸素は，海水中のある物質と反応した。その物質は何か。

(3)　当時の地層から(2)の反応の痕跡を確認することができる。反応の痕跡とは何か。

(4)　下線部(a)から下線部(b)になったのはなぜか。60 字以内で説明せよ。

(5)　下線部(c)になったのは，エネルギーを得るうえで好気呼吸が嫌気呼吸よりも優れているためである。どのように優れているのか，45 字以内で説明せよ。

(6)　近年では，生物全体を 3 つのグループに分ける考え方が提唱されている。この分類では，原核生物は 2 つのグループ（ドメイン）に分けられている。この 2 つのドメイン名を答えよ。

(7)　下線部(d)の赤道付近の大陸まで氷河でおおわれるような寒冷期を何というか。漢字 4 文字で答えよ。

(8)　（　ア　）動物群の時期には存在しなかった強い捕食性をもった大形動物が，（　イ　）動物群の時期に出現したと考えられている。この考えの根拠を，45 字以内で述べよ。

(9)　下線部(e)に属する現生の動物名を 1 つあげよ。

(10)　魚類のあごは，下線部(e)の何から進化したのか。

英　語

解答　　25年度

■　出題者が求めたポイント

[完成した英文]

1. We cannot be too <u>careful</u> in <u>disposing</u> of industrial waste.

cannot be too careful in ～：「いくら注意してもしすぎることはない」

dispose of ～：「～を捨てる」

2. He insisted on <u>keeping</u> the window <u>open</u> all night.

insist on ～ ing：「～することを主張する」

3. My grandmother got a new smartpohne so as <u>to</u> keep up <u>with</u> the times.

keep up with ～：「～について行く」

4. Let me know how things <u>are</u> going once <u>you</u> have settled in your new home.

how things are going：「様子」

5. He promised to do his <u>best</u> to <u>live</u> up to the expectations of his supporters.

live up to ～：「(期待に)応える」

6. I had a narrow escape <u>when</u> my bicycle was <u>sandwiched</u> between the two big trucks.

have a narrow escape：「危うく逃れる」

7. Nothing will ever cause <u>the president</u> to <u>change</u> his mind.

cause (人) to do：「(人)に～させる」

8. We decided to bring the charger in <u>case</u> we run <u>out</u> of battery during the trip.

in case：「～するといけないので」

run out of ～：「～を切らす」

9. At last, she realized her <u>lifelong</u> dream <u>of</u> opening a children's hospital.

at last：「ようやく、とうとう」

10. The international debate about whether or not to stop using nuclear <u>power</u> is <u>anything</u> but over.

anything but ～：「～どころではない」

[解答]

(1) careful　(2) disposing　(3) keeping　(4) open
(5) to　(6) with　(7) are　(8) you　(9) best
(10) live　(11) when　(12) sandwiched
(13) the president　(14) change　(15) case　(16) out
(17) lifelong　(18) of　(19) power　(20) anything

■　出題者が求めたポイント

[英文の意味]

1. 私たちはひどい交通渋滞で遅れた。

2. もう彼に好きなようにさせるわけにはいかない。この状況を変えるべきときだ。

3. 叔父はいろいろなところを旅行してきたので、たくさんのことを知っている。

travel far and wide：「いたるところを旅行する」

4. 彼女はバス停のほうに歩いているところを最後に見か

けられた。

in the direction of ～：「～の方向に」

5. 日本のティーンエイジャーはアメリカのティーンエイジャーよりハンバーガーを食べないと彼は言った。

6. 健康局はワクチンによってインフルエンザ流行を抑制する必要があると言った。

7. 私たちは昨日初めて、その患者の状態の変化に気がついた。

8. 僕は10分早い。時計が進んでいるにちがいない。

run [be] fast：「(時計の表示が)進んでいる」

9. 声を落として！赤ちゃんが眠ったばかりだから。

keep one's voice down：「声を落とす」

10. そのコーチの意見はアスリートにはとても重みがある。

[解答]

(1) ②　(2) ④　(3) ③　(4) ⑤　(5) ④
(6) ①　(7) ④　(8) ⑤　(9) ②　(10) ③

■　出題者が求めたポイント

[全訳]

　大きな黄色いスクールバスほど親しみを覚えるものはないが、これは見かけほどかわいいものではない。毎日(平均乗車時間90分)このバスに乗る2400万以上の子どもたちは、(ア)絶えず有害なディーゼル排気にさらされている。一酸化炭素、二酸化炭素、二酸化硫黄、ホルムアルデヒド、細かい煤煙粒子を含む、魔女のこわい薬である。

　環境保護庁はディーゼル排気を「発癌性物質」に分類した。カリフォルニア大気資源委員会によると、ディーゼル排気は、大気汚染に起因する癌リスクの70パーセントの原因となっている。ディーゼル排気の危険性は喘息や気管支炎などの呼吸器の病気から、肺がんや心臓病にまで至る。子供は大人に比べて、呼吸が速く成長期の肺に取り込む空気の量が多いので、ディーゼル排気の影響を(イ)受けやすい。ざっと見積もって39万台のディーゼルスクールバスが今アメリカの道路にあって、その3分の1が、厳しい排出ガイドラインが初めて(ウ)施行された1990年より以前に作られたものである。自然資源防衛協議会によれば、(カ)スクールバスの中に乗っている子どもは、バスの直前の車に乗っている人より4倍多い量の毒性ディーゼルガスにさらされている。

　ディーゼル粒子フィルターはひとつ700ドルほどかかるが、後ろの排気管からの排気ガスを85パーセントもカットすることができる。そして、ボンネットの下に取り付けてエンジンのクランクケース排気口から直接出される排気をろ過する「クローズドクランクケースフィルタレーションシステム」は、1台7500ドルほどのコストでおよそ90パーセントのエンジン排煙をカットすることができる。バスはこれらのフィルターのひと

つ、あるいは両方を取りつければ改良できるのである。

全国的に、スクールバス排ガス削減プログラムが、EPAのクリーンスクールバスUSAプログラムの助けを得て(エ)行われている。改良プロジェクトに加えて、このプログラムが目指しているのは、古いバスを汚染の少ない新型バスに替えることと、スクールバスの不必要なアイドリングをやめさせることである。関心のある親たちは、町と教育委員会の会合で新型バスや改良バスを使うことに(オ)賛成することで、子どもたちがスクールバスから出るディーゼル排気ガスにさらされるのを少なくするのに力を貸すことができる。また、(キ)天気が許せばバスの窓は開けておいたほうがよい。排気ガスは後ろの方に溜まりがちなので、子どもたちはバスの前に近いところに座ったほうが安全である。

[解答]
1.(ア)③ (イ)② (ウ)③ (エ)② (オ)①
2.スクールバスの中に乗っている子どもは、バスの直前の車に乗っている人より4倍多い量の毒性ディーゼルガスにさらされている。
3.天気が許せばバスの窓は開けておいたほうがよい。排気ガスは後ろの方に溜まりがちなので、子どもたちはバスの前に近いところに座ったほうが安全である。

Ⅳ 出題者が求めたポイント
[全訳]
サクランボはどうしてそんなに心なごませるのだろう。サクランボのことを言うと、ほとんど誰もが顔をほころばせる。それはサクランボの赤色のせいなのか、つやつやの表面なのか、小さいけれども完璧な形の果物にかじりつくことの純粋な喜びなのか。サクランボ形のイヤリングをしたり、チェリージュース色の口紅で唇をかざったり、ティンカーテイラーの歌で相手の石を数えたりしたことのない人はいないだろう。

だがしかし、イギリスのサクランボ産業の話になると、笑えることはほとんどない。1950年代、私が子どもだった頃、サクランボ畑は田園地帯の中の7500エーカーを占めていた。夏の盛りにケント州を行けばサクランボ天国で、道路脇の売店には、摘んだばかりのサクランボでいっぱいの、チップとも言われるバスケットが積まれていた。今では栽培面積は100エーカーを切り、国産のサクランボは、私たちが消費する量のたった7.5パーセントを占めるにすぎない。言い換えると、売られているサクランボの92.5パーセントは、生であれチェリーパイ、チェリーブランデーなどのサクランボ加工品であれ、輸入されているものなのだ。道路脇の同じ売店で売られているうちのいくつかでさえ、そうなのである。

一体何が起こったのか。衰退は1950年代末に始まり、その原因は、人生のほとんどすべてのことと同じく、複数の要因の組み合わせからきている。鳥の襲来と果樹園の状態から話を始めてみよう。イギリスのほとんどのサクランボの木は古くからの台木の上に育てられていた。その結果、木は非常に高く伸び、横に張り出

し、堂々たるものになって、ネットをかけるのが不可能になった。サクランボの実は保護されず、驚くまでもないが、主にムクドリなどの鳥によって略奪されたのだ。木が文字通りはだかにされる場合もあった。なにか説明のできない理由だったが、ムクドリは数を増やしていた。数羽見かけたと思うと、そこには突然、数百そして数千の群れがいた。ある栽培農家の人は、いかに鳥が「太陽をさえぎったか、空にぎっしり密集していたか」を語った。

サクランボ摘みもまた問題だった。木はぎっしりと並んで植えられていたので、機械が通ることができず、手摘みをしなければならなかった。困難な労働で、もう摘みたくないと誰もが思い、値段がどんどん高くなった。そこに輸入がきた。輸入規制が緩むと、日光が多く暖かいヨーロッパの国々や北アメリカから、安いサクランボがやって来た。ひとつひとつサクランボ畑は衰退するにまかされ、もっと悪いことには、根こそぎにされた。住宅に土地を売ることは、病んでいる産業の近代化に投資するよりも、はるかに魅力ある選択だった。チェリーレーンとかチェリーコーナーという名前の団地を見ることがどんなに多いか、考えてみるとよい。

しかし最近、サクランボ栽培が復活をみて、新しい果樹園が作られてきている。小ぶりで低く扱いやすい木を作る新しい矮性の霜に強い台木が、より広い間隔で植えられるのだ。この台木には新種の大きな商業品種が接木される。ここで実はサイズが問題となる。わが伝統的なサクランボより暗い色で、肉厚のこれらの品種は、私が好むサクランボの持つ、色の輝き、きりっとした果物らしさ、固くひきしまった歯ごたえ、そしてくっきりとした形を欠いている。先のとがった、ハート型の、果肉の白い、エルトンハートや、スパイシーでジューシーなビガローゴーシェを食べてみたら、私の言っている意味がわかるだろう。

(キ)サクランボの栽培が増加していることが、私は嬉しいのだろうか。答えはyesでもnoでもある。これは生産－消費の距離を縮め、雇用を創出し、そして私は国内産を買うのを好む。しかし－そしてここが嫌なのだが－この現代的な商業果樹園を作るために、わずかに残っている栄えある旧式の混沌とした果樹園のいくつかは、消えていくのを余儀なくされるだろう。そしてそれは、サクランボを愛する人たちのみならず、鳥たち、虫たち、野生の花たち、そしてイギリスの田園を愛するすべてのものたちにとっての悲劇となるだろう。

[解答]
1.(ア)⑥ (イ)① (ウ)② (エ)⑦ (オ)④
2.①
3.作者の答えはyesでもありnoでもある。yesというのは食物を遠くから運ばなくてよい、雇用ができる、地元のものを食べられるからである。noというのは、従来のサクランボ畑がなくなり、昔からのサクランボが食べられなくなりそうだからである。

Ⅴ 出題者が求めたポイント

[全訳]

健康のプロフェッショナルに知られた汚い小さな秘密がある。それは、たいていの場合、彼らには話すべきことは大してないということである。あなたが他の事をしたいと思っているのに、健康の権威の勧めに従って、ほとんど毎日ジョギングに出かけると仮定してみよう。1日に1時間かけて、用意をし、ウォームアップをし、ジョギングし、クールダウンするとする。これは控え目に見た場合の日課である。

これをするのに1年間で360時間を費やし、40年間では(21才から61才までとして) ア 時間を費やすことになる。私たちのほとんどが1日に約16時間起きているとしたら、これは、約 イ 日に等しい日数をジョギングに使っていることになる。つまり運動に使われる時間が約2.5年ということだ。

このような活動的な人はどれくらい長く生きるのだろうか。この毎日まじめにジョギングする人は、他の好きな趣味を追及するための時間を、人生の中でどれくらい余計に獲得するのだろうか。確かなことはわからないが、ふつうに健康な大人たちの間で、平均寿命を2.5年分延ばすようなものなら何でも、非常に大きな影響－衝撃的現象－と見なされるだろう。だから、道路で過ごす2年半によって、われらが気の毒なジョガーに使える時間の中の正味の利益が、たいしてあるとは思われない。運動量のさらに多い人なら、利益はさらに少なくなり、正味の時間損失という結果になるだろう。だが、事態はさらに悪くなる。このわざと作った例では、不幸なジョガーは、老いの日のおそらくは数年の追加時間のために、若き日の数千時間を手放してしまっているのである。(ウ)多くの人はこのような交換を選ばないだろう。若くて健康な時に余暇を持つ方を選ぶだろう。

もちろん、実際の話はもう少し複雑だ。ジョガーはジョギングを本当に楽しみ、良い時間の過ごし方だと考えているのかもしれない。あるいは、糖尿病などの悪化していく慢性病になる危険があると診断されるのを、避けようとしているのかもしれない。だがそうであっても、健康アドバイスリストや友だちからの、健康増進に努めよという圧力から毎朝外で走っているような、適度に健康で活動的な多くの人たちにとって、結果は必ずしも期待通りには行かないだろう。(エ)その時間のもっといい使い方のある人たちもいるかもしれないし、ランニングによるけがや、突然の心拍停止にさえみまわれる人たちもいるだろう。

公衆衛生の観点からすると、今日これほど多くの人たちが、マラソンのような社会に喧伝されている挑戦に挑もうとしているのはすばらしいことだ。しかし、これは最近の社会現象であること、そして、昔の人たちは、ジョギングコースやスピニング教室など聞いたことさえないのに、健康に良いやり方で適度に活動的でいられたことを、認識することが大切である。

[解答]
1. ア 14400　イ 900
2. 多くの人は、若き日の数千時間と老いの日の数年の追加時間を、交換することは選ばないだろう。
3. その時間のもっといい使い方のある人たちもいるかもしれないし、ランニングによるけがや、突然の心拍停止にさえみまわれる人たちもいるだろう。

Ⅵ 出題者が求めたポイント

[解答例]

There are a lot of people who are on a diet to lose weight. However less they eat, though, they often maintain their patterns of behavior. If they try to increase their daily activities by walking instead of driving, for example, they can possibly lose weight more easily.

数　学

解答　　25年度

1 **出題者が求めたポイント**（数学Ⅰ・数と式, 数学Ⅱ・三角関数, 指数対数, 微分積分, 数学B・ベクトル）

〔解答〕

(1) $\dfrac{1}{a}-\dfrac{1}{b}=\dfrac{1}{b}-\dfrac{1}{c}=\dfrac{1}{c}-\dfrac{1}{d}=k(\neq 0)$とおくと

$\dfrac{1}{a}-\dfrac{1}{b}=k,\ \dfrac{1}{b}-\dfrac{1}{c}=k,\ \dfrac{1}{c}-\dfrac{1}{d}=k$の辺々を加えると

$\dfrac{1}{a}-\dfrac{1}{d}=3k$　よって, $d-a=3kad,\ ad=\dfrac{d-a}{3k}$……①

また, $\dfrac{b-a}{ab}=k$ より $b-a=kab$

同様に$c-b=kbc,\ d-c=kcd$

辺々加えると

$d-a=k(ab+bc+cd)$……②

①, ②より $ad=\dfrac{k(ab+bc+cd)}{3k}=\dfrac{1}{3}(ab+bc+cd)$

よって, $ab+bc+cd=3ad$

ここで与式を変形すると

$\dfrac{ab+bc+cd+da}{da}=\dfrac{ab+bc+cd}{da}+1$

$=\dfrac{3ad}{da}+1=3+1=4$……（答）

(2) $\tan\theta=\dfrac{2\tan\dfrac{\theta}{2}}{1-\tan^2\dfrac{\theta}{2}}=\dfrac{2\times\dfrac{2}{5}}{1-\left(\dfrac{2}{5}\right)^2}=\dfrac{20}{21}$

$\dfrac{1}{\cos^2\theta}=1+\tan^2\theta=1+\left(\dfrac{20}{21}\right)^2=\left(\dfrac{29}{21}\right)^2$

よって, $\dfrac{1}{\cos\theta}=\pm\dfrac{29}{21}$

ここで与式を変形する

$\dfrac{1+\cos\theta+2\sin\theta}{1-\cos\theta+2\sin\theta}=\dfrac{\dfrac{1}{\cos\theta}+1+\dfrac{2\sin\theta}{\cos\theta}}{\dfrac{1}{\cos\theta}-1+\dfrac{2\sin\theta}{\cos\theta}}$

$=\dfrac{\pm\dfrac{29}{21}+1+2\times\dfrac{20}{21}}{\pm\dfrac{29}{21}-1+2\times\dfrac{20}{21}}=\begin{cases}\dfrac{15}{8}\\[2mm]-\dfrac{16}{5}\end{cases}$

ここで, $0<\tan\dfrac{\theta}{2}=\dfrac{2}{5}<1$　より

$0<\dfrac{\theta}{2}<\dfrac{\pi}{4},\ 0<\theta<\dfrac{\pi}{2},\ \cos\theta>0$

よって, $\dfrac{15}{8}$　…………（答）

(3) $M=x^2+8\log_a 4=x^2+\dfrac{16}{\log_2 a}$とおく。

$2^M>a^x$ より $\log_2 2^M>\log_2 a^x,\ M>x\log_2 a$

$x^2+\dfrac{16}{\log_2 a}>x\log_2 a,\ x^2-x\log_2 a+\dfrac{16}{\log_2 a}>0$

このxの2次不等式がすべての実数xに対して成り立つためには

$x^2-x\log_2 a+\dfrac{16}{\log_2 a}=0$　の判別式をDとすると

$D=(\log_2 a)^2-4\times 1\times\dfrac{16}{\log_2 a}<0$

(ア) $a>1$のとき $\log_2 a>0$ より $(\log_2 a)^3-64<0$

$(\log_2 a-4)\left\{(\log_2 a)^2+4\log_2 a+16\right\}<0$

$\log_2 a<4=\log_2 16$ よって, $1<a<16$

(イ) $0<a<1$のとき $\log_2 a<0$より

$(\log_2 a)^3-64>0$

$(\log_2 a-4)\left\{(\log_2 a)^2+4\log_2 a+16\right\}>0$

$\log_2 a>4=\log_2 16$　$a>16$（不適）

(ア)(イ)より $1<a<16$ のときすべての実数xに対してこの不等式は成り立つ。$p+q=1+16=17$ ……（答）

(4) CM上にCM⊥BNとなる点Nを作る。
また, BN延長線とACの交点をEとする。
次に, 直角三角形DNEの辺DEの長さℓを求める。

$BN=a\cos A$

$CE:CB=a:b$ より $CE=\dfrac{a^2}{b}$

すると, $EN=EC\sin A=\dfrac{a^2}{b}\sin A$

ここで, $\sin A=\dfrac{a}{\sqrt{a^2+b^2}},\ \cos A=\dfrac{b}{\sqrt{a^2+b^2}}$　より

$BN=\dfrac{ab}{\sqrt{a^2+b^2}},\ EN=\dfrac{a^3}{b\sqrt{a^2+b^2}}$

次に, 直角三角形DENに三平方の定理を使って

$DE^2=BN^2+EN^2$

$=\dfrac{a^2b^2}{a^2+b^2}+\dfrac{a^6}{b^2(a^2+b^2)}=\dfrac{a^2(a^4+b^4)}{b^2(a^2+b^2)}$

次に△CDEに余弦定理を使う。∠DCE$=\theta$とおく。

$DE^2=CD^2+CE^2-2\times CD\times CE\times\cos\theta$

$\dfrac{a^2(a^4+b^4)}{b^2(a^2+b^2)}=a^2+\dfrac{a^4}{b^2}-2\times a\times\dfrac{a^2}{b}\cos\theta$

$2ab\cos\theta=\dfrac{2a^2b^2}{a^2+b^2},\ \cos\theta=\dfrac{ab}{a^2+b^2}$

よって,

$\overrightarrow{CA}\cdot\overrightarrow{CD}=b\times a\times\cos\theta=\dfrac{a^2b^2}{a^2+b^2}$　…………（答）

(5) $f(x)=x^3-4ax^2+6x-4$

$\quad g(x)=-2x^2+22x-24$

とおく。

この2曲線が $x=p$ において
接することから次の2式が成り立つ。

$$\begin{cases} f(p)=g(p)\cdots\cdots① \\ f'(p)=g(p)'\cdots\cdots② \end{cases}$$

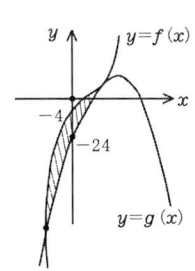

①より $p^3+2(1-2a)p^2-16p+20=0\cdots\cdots③$

②より $3p^2+4(1-2a)p-16=0\cdots\cdots④$

$p=0$ は解とならないことから $p\neq0$

よって、$2\times③-p\times④$ より

$\quad p^3+16p-40=0,\ (p-2)(p^2+2p+20)=0$

よって、$p=2$、④へ代入して $a=\dfrac{1}{4}$

すると、$f(x)=x^3-x^2+6x-4$ と

$g(x)=-2x^2+22x-24$ との交点の座標を求める。

$x^3+x^2-16x+20=0$ （$(x-2)^2$を因数にもつ）

$\quad (x-2)^2(x+5)=0 \quad \therefore x=-5, 2（接点）$

よって、$p=2$, $q=-5$

このとき

$$S=\int_{-5}^{2}\left\{(x^3-x^2+6x-4)-(-2x^2+22x-24)\right\}dx$$

$$=\int_{-5}^{2}(x-2)^2(x+5)\,dx=\int_{-5}^{2}(x-2)^2(x-2+7)\,dx$$

$$=\int_{-5}^{2}(x-2)^3dx+7\int_{-5}^{2}(x-2)^2dx$$

$$=\frac{1}{4}\Big[(x-2)^4\Big]_{-5}^{2}+\frac{7}{3}\Big[(x-2)^3\Big]_{-5}^{2}=\frac{7^4}{12}$$

よって、$\dfrac{S}{a(p-q)}=\dfrac{\dfrac{7^4}{12}}{\dfrac{1}{4}(2+5)}=\dfrac{343}{3}$ $\quad\cdots\cdots\cdots$（答）

② 出題者が求めたポイント（数学A・確率）

〔解答〕

(1) n人から2人を選ぶ組み合わせの総数なので

$\quad {}_nC_2=\dfrac{1}{2}n(n-1)$ $\quad\cdots\cdots\cdots\cdots$（答）

(2) (a) 全勝する選手は $n-1$ 連勝するから $\left(\dfrac{1}{2}\right)^{n-1}$

$\quad$ 選手は n 人いるので求める確率は

$$n\times\left(\frac{1}{2}\right)^{n-1}=\frac{n}{2^{n-1}}\quad\cdots\cdots\cdots\cdots（答）$$

(b) 特定の選手Aが全勝, Bが全敗する確率は

$$\left(\frac{1}{2}\right)^{n-1}\times\left(\frac{1}{2}\right)^{n-2}$$

全勝する選手と全敗する選手の組み合わせは ${}_nP_2$

よって求める確率は

$$_nP_2\left(\frac{1}{2}\right)^{n-1}\left(\frac{1}{2}\right)^{n-2}=n(n-1)\frac{2}{2^n}\times\frac{2^2}{2^n}$$

$$=\frac{8n(n-1)}{4^n}\cdots\cdots\cdots\cdots（答）$$

(c) （全勝する選手がいる確率）＋（全敗する選手がいる確率）－（全勝, 全敗する選手がともにいる確率）

$$=\frac{n}{2^{n-1}}+\frac{n}{2^{n-1}}-\frac{8n(n-1)}{4^n}=\frac{4n}{2^n}-\frac{8n(n-1)}{4^n}$$

$$=\frac{n(2^{n+2}-8n+8)}{4^n}\quad\cdots\cdots\cdots\cdots\cdots（答）$$

(3)①

$$\begin{array}{ccccccccc} & & \overset{\frac{1}{4}}{A} & & & & \overset{\frac{1}{4}}{A} & & \\ A & \to & A & \to & B & \to & C & \to & A & \to & B & \to & C & \to & A \\ B & \frac{1}{2} & & \frac{3}{4} & & \frac{3}{4} & & \frac{3}{4} & & \frac{3}{4} & & \frac{3}{4} \end{array}$$

Aが優勝する確率は

$$\frac{1}{2}\times\frac{1}{4}+\frac{1}{2}\times\left(\frac{3}{4}\right)^3\times\frac{1}{4}+\frac{1}{2}\times\left(\frac{3}{4}\right)^6\times\frac{1}{4}+\cdots$$

$$=\frac{1}{8}\times\frac{1}{1-\left(\frac{3}{4}\right)^3}=\frac{8}{37}$$

②

$$\begin{array}{ccccccccc} & & & & \overset{\frac{1}{4}}{A} & & & & \overset{\frac{1}{4}}{A} & \\ A & \to & B & \to & C & \to & A & \to & B & \to & C & \to & A & \to & B & \to & C \\ B & \frac{1}{2} & & \frac{3}{4} & & \frac{3}{4} & & \frac{3}{4} & & \frac{3}{4} & & \frac{3}{4} & & \frac{3}{4} & & \frac{3}{4} \end{array}$$

Aが優勝する確率は

$$\frac{1}{2}\times\left(\frac{3}{4}\right)^2\times\frac{1}{4}+\frac{1}{2}\times\left(\frac{3}{4}\right)^2\times\left(\frac{3}{4}\right)^3\times\frac{1}{4}+\frac{1}{2}\times\left(\frac{3}{4}\right)^2$$

$$\times\left(\frac{3}{4}\right)^6\times\frac{1}{4}+\cdots$$

$$=\frac{1}{2}\times\left(\frac{3}{4}\right)^2\times\frac{1}{4}\left(1+\left(\frac{3}{4}\right)^3+\left(\frac{3}{4}\right)^6+\cdots\right)$$

$$=\frac{1}{2}\times\left(\frac{3}{4}\right)^2\times\frac{1}{4}\cdot\frac{1}{1-\left(\frac{3}{4}\right)^3}=\frac{9}{74}$$

よって求める確率は①と②の和だから

$$\frac{8}{37}+\frac{9}{74}=\frac{25}{74}\quad\cdots\cdots\cdots\cdots\cdots\cdots（答）$$

(4) Bが優勝する確率も $\dfrac{25}{74}$ だから, Cが優勝する確率は

$$1-2\times\frac{25}{74}=\frac{12}{37}\quad\cdots\cdots\cdots\cdots\cdots（答）$$

③ 出題者が求めたポイント（数学Ⅲ・微分積分）

〔解答〕

(1) $f'(x)=-e^{-x}\sin x+e^{-x}\cdot\cos x$

$\quad\quad=e^{-x}(\cos x-\sin x)\quad\cdots\cdots\cdots\cdots$（答）

(2) (1)より $f'(x)=-\sqrt{2}\,e^{-x}\sin\left(x-\dfrac{\pi}{4}\right)$

$\quad$ よって極大値を与える x の値は

$$x=\frac{\pi}{4},\ \frac{9}{4}\pi,\ \frac{17}{4}\pi$$

$\quad$ よって極大値は

$$f\left(\frac{\pi}{4}\right)=\frac{\sqrt{2}}{2}e^{-\frac{\pi}{4}},\ \ f\left(\frac{9}{4}\pi\right)=\frac{\sqrt{2}}{2}e^{-\frac{9}{4}\pi}$$

$$f\left(\frac{17}{4}\pi\right)=\frac{\sqrt{2}}{2}e^{-\frac{17}{4}\pi}\qquad\cdots\cdots\cdots\cdots(答)$$

(3) $V_k=\pi\displaystyle\int_{(k-1)\pi}^{k\pi}\left(e^{-x}\sin x\right)^2dx$

$\qquad=\pi\displaystyle\int_{(k-1)\pi}^{k\pi}e^{-2x}\sin^2x\,dx$

$=\pi\displaystyle\int_{(k-1)\pi}^{k}e^{-2x}\frac{1-\cos2x}{2}dx$

$=\dfrac{\pi}{2}\displaystyle\int_{(k-1)\pi}^{k}(e^{-2x}-e^{-2x}\cos2x)\,dx$

ここで　$I=\displaystyle\int e^{-2x}\cos2x\,dx$を求める。

$\quad I=\dfrac{1}{2}e^{-2x}\sin2x+\displaystyle\int e^{-2x}\sin2x\,dx$

$\quad\ =\dfrac{1}{2}e^{-2x}\sin2x+\left(-\dfrac{1}{2}\right)e^{-2x}\cos2x-\displaystyle\int e^{-2x}\cos2x\,dx$

よって,$\ I=\dfrac{1}{4}e^{-2x}(\sin2x-\cos2x)+c$

$\displaystyle\int_{(k-1)\pi}^{k\pi}e^{-2x}=\left[-\dfrac{1}{2}e^{-2x}\right]_{(k-1)\pi}^{k\pi}=\dfrac{e^{2\pi}-1}{2e^{2k\pi}}$

$\displaystyle\int_{(k-1)\pi}^{k\pi}e^{-2x}\cos2x\,dx$

$\qquad\qquad=\left[\dfrac{1}{4}e^{-2x}(\sin2x-\cos2x)\right]_{(k-1)\pi}^{k\pi}$

$\qquad\qquad=\dfrac{e^{2\pi}-1}{4e^{2k\pi}}$

$\quad$よって,$\ V_k=\dfrac{\pi\,(e^{2\pi}-1)}{8e^{2k\pi}}\qquad\cdots\cdots\cdots\cdots\cdots(答)$

(4) $r=\dfrac{1}{e^{2\pi}}$　とおくと

$\qquad\displaystyle\sum_{k=1}^{n}V_k=\sum_{k=1}^{n}\dfrac{\pi\,(e^{2\pi}-1)}{8}r^k$

$\qquad\qquad\ =\dfrac{\pi\,(e^{2\pi}-1)}{8}\cdot\dfrac{r(1-r^n)}{1-r}$

$\quad\displaystyle\lim_{n\to\infty}r^n=0$より求める極限値は

$\qquad\dfrac{\pi\,(e^{2\pi}-1)}{8}\cdot\dfrac{\dfrac{1}{e^{2\pi}}}{1-\dfrac{1}{e^{2\pi}}}=\dfrac{\pi}{8}\qquad\cdots\cdots\cdots\cdots(答)$

物　理

解答

25年度

[問1]

(1) 音源Sの前方に出る音波の波長 $\lambda = \dfrac{V-v}{f}$

壁Rで聞く音の振動数 $f' = \dfrac{V-u}{\lambda} = \dfrac{V-u}{V-v}f$

したがって, 壁Rでの反射音の波長 λ''

$$= \dfrac{V+u}{\left(\dfrac{V-u}{V-v}\right)f} = \dfrac{(V+u)(V-v)}{V-u}f$$

観測者Oが聞く音の振動数 $= \dfrac{V}{\lambda''}$

$$= \dfrac{V(V-u)}{(V+u)(V-v)}f \cdots（答え）$$

(2)

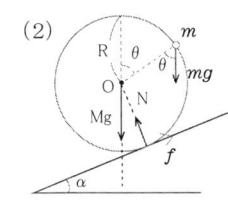

円板の中心をO, 半径をR, 円板にはたらく垂直抗力をN, 静止摩擦力をfとする。点Oのまわりの力のモーメントの和=0 より
$$-mgR\sin\theta + fR = 0 \cdots ①$$
水平, 鉛直方向の力のつりあいより

$$\begin{cases} f\cos\alpha - N\sin\alpha = 0 \cdots ② \\ f\sin\alpha + N\cos\alpha - mg - Mg = 0 \cdots ③ \end{cases}$$

②より $N = \dfrac{\cos\alpha}{\sin\alpha}f$

上式を③に代入して,

$$f\sin\alpha + \dfrac{\cos\alpha}{\sin\alpha}f\times\cos\alpha = (m+M)g$$

$$f\left(\dfrac{\sin^2\alpha + \cos^2\alpha}{\sin\alpha}\right) = (m+M)g$$

$$\therefore f = (m+M)g\times\sin\alpha \cdots ④$$

④を①に代入
$$-mgR\sin\theta + (m+M)g\sin\alpha\times R = 0$$

$$\therefore \sin\theta = \dfrac{(m+M)}{m}\sin\alpha \cdots\cdots（答え）$$

(3)

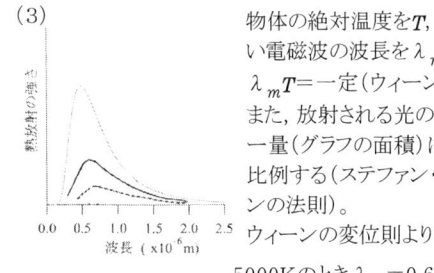

物体の絶対温度をT, もっとも強い電磁波の波長を λ_m とすると, $\lambda_m T =$ 一定（ウィーンの変位則）また, 放射される光の全エネルギー量（グラフの面積）はTの4乗に比例する（ステファン・ボルツマンの法則）。
ウィーンの変位則より

5000Kのとき $\lambda_m = 0.6\times 10^{-6}m$

4000Kのとき $\lambda_m = 0.75\times 10^{-6}m$

(4) 無限遠を電位の基準とするとき,

点Cの電位 $= k\dfrac{q}{\sqrt{2}\,a} + k\dfrac{q}{\sqrt{2}\,a} = \dfrac{2kq}{\sqrt{2}\,a}$

点Oの電位 $= \dfrac{kq}{a} + \dfrac{kq}{a} = \dfrac{2kq}{a}$

力学的エネルギー保存則より

$$0 + (-e)\dfrac{2kq}{\sqrt{2}\,a} = \dfrac{1}{2}mv^2 + (-e)\dfrac{2kq}{a}$$

$$\therefore \dfrac{1}{2}mv^2 = \dfrac{2ekq}{a} - \dfrac{2ekq}{\sqrt{2}\,a} = \dfrac{ekq}{a}(2-\sqrt{2})$$

$$\therefore v = \sqrt{\dfrac{2ekq(2-\sqrt{2})}{ma}} \quad\cdots\cdots（答え）$$

(5) 点Bでの屈折角をrとすると, 屈折の法則より
$$\sin\theta = n\sin r \cdots ①$$
干渉条件より

$$2nd\cos r = \left(m+\dfrac{1}{2}\right)\lambda \quad (m=0,1,2\cdots)\cdots②$$

②より $\lambda_0 = 4nd\cos r$, $\lambda_1 = \dfrac{4}{3}nd\cos r$ だから

$$\lambda_0 - \lambda_1 = 4nd\cos r\left(1-\dfrac{1}{3}\right) = \dfrac{8}{3}nd\cos r$$

$$= \dfrac{8}{3}nd\sqrt{1-\sin^2 r}$$

$$= \dfrac{8}{3}d\sqrt{n^2 - n^2\sin^2 r}$$

$$= \dfrac{8}{3}d\sqrt{n^2 - \sin^2\theta} \quad\cdots\cdots（答え）$$

(問2)

I (1) 力学的エネルギー保存則 より
$$\dfrac{1}{2}mv_0^2 + mgh_0 = \dfrac{1}{2}mv_1^2$$

$$\therefore v_1 = \sqrt{v_0^2 + 2gh_0} \quad\cdots\cdots（答え）$$

II (2) $U_D - U_C = mg\times\dfrac{1}{2}h_1 = \dfrac{1}{2}mgh_1 \cdots（答え）$

(3) 力学的エネルギー保存則より
$$\dfrac{1}{2}mv_1^2 = \dfrac{1}{2}mv_2^2 + \dfrac{1}{2}mgh_1$$

$$\therefore v_2 = \sqrt{v_1^2 - gh_1} \quad\cdots\cdots（答え）$$

III (4) 小物体にはたらく垂直抗力 $N = mg\cos\theta$ であるから, 動摩擦力の大きさ $= \mu'N = \mu'mg\cos\theta \cdots（答え）$

(5) 小物体の加速度をaとすると, 運動方程式 より
$$ma = -mg\sin\theta - \mu'mg\cos\theta$$

$$\therefore a = -g(\sin\theta + \mu'\cos\theta)$$

DE間の距離 $= \dfrac{h_1}{2\sin\theta}$ だから, 等加速度運動の公式

より $\dfrac{h_1}{2\sin\theta} = -\dfrac{1}{2}g(\sin\theta + \mu'\cos\theta)t^2 + v_2 t$

が成り立つ。

$$\dfrac{1}{2}g(\sin\theta + \mu'\cos\theta)t^2 - v_2 t + \dfrac{h_1}{2\sin\theta} = 0$$

$$g\sin\theta(\sin\theta + \mu'\cos\theta)t^2 - (2v_2\sin\theta)t + h_1 = 0$$

この2次方程式を解いて

$$t=\frac{v_2\sin\theta\pm\sqrt{v_2^2\sin^2\theta-g\sin\theta(\sin\theta+\mu'\cos\theta)h_1}}{g\sin\theta(\sin\theta+\mu'\cos\theta)}$$

上りでE点を通過するので複号は－をとって

$$t=\frac{v_2\sin\theta-\sqrt{v_2^2\sin^2\theta-\sin\theta(\sin\theta+\mu'\cos\theta)gh_1}}{g\sin\theta(\sin\theta+\mu\cos\theta)}$$

$\cdots$（答え）

(6)$W=\left|-\mu'mg\cos\theta\times\dfrac{h_1}{2\sin\theta}\right|=\dfrac{\mu'mgh_1}{2\tan\theta}\cdots$（答え）

(7) 力学的エネルギーの変化量＝物体がされた仕事 であるから，

$$\frac{1}{2}mv_E^2-\frac{1}{2}mv_1^2=-W-mgh_1$$

$$\therefore v_E=\sqrt{v_1^2-\frac{2}{m}W-2gh_1}\quad\cdots（答え）$$

(8)$v_1^2-\dfrac{2}{m}W-2gh_1>0$　だから

$$v_0^2+2gh_0-\frac{2}{m}W-2gh_1>0$$

$$\therefore v_0^2>\frac{2}{m}W+2g(h_1-h_0)$$

$$\therefore v_0>\sqrt{\frac{2}{m}W+2g(h_1-h_0)}\quad\cdots（答え）$$

Ⅳ(9) 点Eを飛び出してから点Fに到達するまでの時間を t'とすると，

$$O=v_3\sin\theta-gt'\quad より\quad t'=\frac{v_3\sin\theta}{g}$$

したがって，$x_F=v_3\cos\theta\times t'=\dfrac{v_3^2\sin\theta\cos\theta}{g}\cdots$（答え）

$$y_F=h_1+v_3\sin\theta\times t'-\frac{1}{2}gt'^2$$

$$=v_3\sin\theta\times\left(\frac{v_3\sin\theta}{g}\right)-\frac{1}{2}g\left(\frac{v_3\sin\theta}{g}\right)^2+h_1$$

$$=\frac{v_3^2\sin^2\theta}{2g}+h_1\quad\cdots（答え）$$

(10)$y=h_1+v_3\sin\theta\times t''-\dfrac{1}{2}gt''^2=0$より

$$t''=\frac{v_3\sin\theta+\sqrt{v_3^2\sin^2\theta+2gh_1}}{g}\quad(\because t''>0)$$

$$x=v_3\cos\theta\times t''$$

$$=v_3\cos\theta\times\left(\frac{v_3\sin\theta+\sqrt{v_3^2\sin^2\theta+2gh_1}}{g}\right)\cdots（答え）$$

(問3)

Ⅰ(1) 可変抵抗器での電圧降下R_1Iを考えて，金属線 の両端の電圧V'は

$$V'=V-R_1I\quad\cdots（答え）$$

(2)金属内の電場の大きさ $E=\dfrac{V'}{\ell}=\dfrac{V-R_1I}{\ell}\cdots$（答え）

Ⅱ(3)運動方程式より　$a=\dfrac{-eE}{m}$　だから

$$|v|=|a\tau|=\frac{eE}{m}\tau=\frac{e(V-R_1I)}{m\ell}\tau\quad\cdots（答え）$$

(4) v–t グラフの面積＝移動距離であるから

$$平均の速さ\ \bar{v}=\frac{\dfrac{1}{2}\times\dfrac{e(V-R_1I)}{ml}\tau\times\tau}{\tau}$$

$$=\frac{e(V-R_1I)}{2ml}\tau\quad\cdots（答え）$$

Ⅲ(5)運動方程式より　$m\times0=-eE+k\bar{v}$

$$\therefore\bar{v}=\frac{eE}{k}=\frac{e(V-R_1I)}{k\ell}$$

(6)$I=en\bar{v}S=en\times\dfrac{e(V-R_1I)}{k\ell}S$

$$\therefore I=\frac{e^2nSV}{k\ell+e^2nSR_1}=\frac{V}{R_1+\dfrac{k\ell}{e^2nS}}\quad\cdots（答え）$$

(7) 金属線と可変抵抗器は直列であるので, 回路の合成 抵抗　R_1+（金属線の抵抗R）

$$\therefore R=\frac{k\ell}{e^2nS}\quad\cdots（答え）$$

Ⅳ(8) 単位長さあたりにはたらく力$=\dfrac{F}{\ell}=\dfrac{IB\ell\sin\theta}{\ell}$

$$=IB\sin\theta=\frac{VB\sin\theta}{R_1+\dfrac{k\ell}{e^2nS}}\quad\cdots（答え）$$

Ⅴ(9) $IB\ell\sin\theta=Mg$より　$\dfrac{VB\ell\sin\theta}{R_2+\dfrac{k\ell}{e^2nS}}=Mg$ を解いて,

$$R_2=\frac{VB\ell\sin\theta}{Mg}=\frac{k\ell}{e^2nS}\quad\cdots（答え）$$

[問4](1)理想気体の状態方程式　$PV=nRT$より

$$n=\frac{PV}{RT}=\frac{6\times10^5\times1.0\times10^{-3}}{8.3\times300}=\frac{20}{83}=0.240$$

$$=0.24[mol]\cdots（答え）$$

(2)シャルルの法則より

$$\frac{1.0\times10^{-3}}{300}=\frac{3.0\times10^{-3}}{T_B}$$

$$\therefore T_B=900=9.0\times10^2[K]\cdots（答え）$$

(3) $W_{A\to B}=p\triangle V=6.0\times10^5\times(3.0-1.0)\times10^{-3}$

$$=1.2\times10^3[J]\quad\cdots（答え）$$

(4) $Q_{A\to B}=\dfrac{5}{2}nR(T_B-T_A)$

$$=\frac{5}{2}\times\frac{20}{83}\times8.3\times(900-300)$$

$$=3.0\times10^3[J]\quad\cdots（答え）$$

(5) $Q_{B\to C}=\dfrac{3}{2}nR(T_C-T_B)$

$$=\frac{3}{2}\times\frac{20}{83}\times8.3\times(300-900)$$

$$=-1.8\times10^3[J]\quad\cdots（答え）$$

(6) $U_C=\dfrac{3}{2}nRT_C=\dfrac{3}{2}\times\dfrac{20}{83}\times8.3\times300$

$$=9.0\times10^2[J]\quad\cdots（答え）$$

化 学

解答

25年度

1 出題者が求めたポイント……窒素化合物、窒素肥料、アンモニアの工業的製法、溶解度、燃料電池

(1) 窒素肥料として，$(NH_4)_2SO_4$, $NaNO_3$, $(NH_2)_2CO$ 及び $CaCN_2$ がある。植物の根からイオンとして吸収される。

(2) 車のエンジンの中では，高温のため

$$N_2 + O_2 \rightarrow 2NO$$

の反応が起こる。これと似た反応が，放電によっても起こる。この後，以下の反応で HNO_3 が得られる。

$$2NO + O_2 \rightarrow 2NO_2$$
$$3NO_2 + H_2O \rightarrow 2HNO_3 + NO$$

この硝酸から NO_3^- が生じ，肥料となる。

(3) アンモニアと硫酸の反応は，

$$2NH_3 + H_2SO_4 \rightarrow (NH_4)_2SO_4$$

中和反応である。

(4) ア．図1は溶解度曲線で，縦軸は水100 g に溶ける溶質の質量である。質量比が，$NaNO_3 : KNO_3 = 2 : 1$ になる温度は，30℃前後と推定できる。図から厳密な数値を読み取るのはむつかしいので，この温度における溶解度は，

$NaNO_3$ 94，KNO_3 47 とする。

イ．10℃における溶解度は，図1より

$NaNO_3$ 80，KNO_3 20 であるからそれぞれの析出量は，

$NaNO_3$；$94 - 80 = 14$

KNO_3；$47 - 20 = 27$

合計 $14 + 27 = 41(g)$ の結晶が析出する。

ウ．考え方は，KNO_3 が析出し始める温度まで冷却したとき，$NaNO_3$ が最大質量析出すればよい。

・最高温度の80℃にした場合

$NaNO_3$ 148，KNO_3 74(g) 溶けている。この溶液を冷やすと KNO_3 が47℃で析出し始める。したがって，$NaNO_3$ は，この温度における溶解度を110として，

$148 - 110 = 38(g)$ 析出する。

・70℃にした場合

$NaNO_3$ 135，KNO_3 67.5(g) 溶けている。これを冷やすと，KNO_3 が42℃で析出し始める。したがって，$NaNO_3$ は，この温度における溶解度を105として，

$135 - 105 = 30(g)$ 析出する。

このように80℃より低温で溶解させ，冷却すると，$NaNO_3$ の析出量が少なくなる。

(5) a．鉄を主成分とした触媒($Fe—Al_2O_3—K_2O$)

b．触媒を用いても反応熱は変らない。

c．触媒は平衡状態に達する時間を短くする働きをもち，平衡を移動させるものではない。

d．温度を上げるのは反応速度を増大させるため。平衡はアンモニアを分解する方向に移動する。

e．f は正しい。

(6) 反応物と生成物が示されているので，e^- の授受を考えイオン反応式を作る。この時，電荷保存を考える必要がある。2つの半反応式から①式を導ければ正しいことがわかる。

(7) アンモニア燃料電池の負極の変化は，

$$2NH_3 + 6OH^- \rightarrow N_2 + 6H_2O + 6e^-$$

したがって，NH_3 1 mol 当たり 3 mol の電子を生じる。エネルギー変換効率を x% とすると，

$$3.81 \times 10^5 \times \frac{x}{100} = 1.1 \times 9.6 \times 10^4 \times 3$$

$$x = 83\% \quad \therefore \text{(g)}$$

[解答]

(1) NO_3^-，NH_4^+

(2) 雷の放電により窒素酸化物を生じ，これが酸素と反応し硝酸になり，窒素肥料の硝酸イオンができるから。

(3) 石炭1kgから生じるアンモニアは，

$$1000 \times \frac{0.20}{100} = 2.0(g)$$

得られる硫酸アンモニウムは，$(NH_4)_2SO_4 = 132$ として，

$$2 \times 17 : 132 = 2.0 : x, \quad x = 7.76 \fallingdotseq 7.8(g) \cdots\cdots(\text{答})$$

(4) ア．30 イ．41 ウ．80 エ．47 オ．38

(5) e，f

(6) 正極；$O_2 + 2H_2O + 4e^- \rightarrow 4OH^-$

負極；$2NH_3 + 6OH^- \rightarrow N_2 + 6H_2O + 6e^-$

(7) g

2 出題者が求めたポイント……気液平衡，気体の状態方程式，分圧，気体の密度

(1) 温度が高いほど熱運動が活発になり，蒸発は盛んになる。その結果飽和蒸気圧が高くなる。

(2) a．沸騰状態でないので気泡の発生はない。

b．気液平衡の状態になっているので，それぞれ飽和蒸気圧を示す。図1より，

エタノール；$0.29 \times 10^5 (Pa)$

水；$0.12 \times 10^5 (Pa)$

分圧の比をとると，

$$\frac{0.29 \times 10^5}{0.12 \times 10^5} = 2.4 \quad \text{したがって，正しい。}$$

c．ピストンを固定しているので，大気圧に等しくない。

d．ピストンの位置を変えると，平衡移動が起こり，新しい平衡状態になり，気体分子の数が変わる。

e．エタノールと水をそれぞれ n (mol) 注入し，それぞれ n', n'' (mol) の液体が残ったとする。次式が成り立つ。

$$\frac{n - n'}{n - n''} = \frac{0.29 \times 10^5}{0.12 \times 10^5}$$

したがって，$n'' > n'$ の関係が成り立つ。

エタノールの液体分子の方が少ない。故に，正しい。

(3)(i) 分子量Mの気体がw(g)あるとする。

気体の状態方程式は，

$$PV = \frac{w}{M}RT$$

これを変形すると，気体の密度d(g/L)は，

$$d = \frac{w}{V} = \frac{PM}{RT}$$

標準状態における気体の密度d_0(g/L)は，

$$d_0 = \frac{M}{22.4}$$

(ii) 分子量4.0の気体は，ヘリウムである。

(4) 容器の体積V(L)は，

$$1.0 \times 10^5 \times V = 1.0 \times 8.3 \times 10^3 (273 + 27)$$
$$\therefore V = 24.9 \, (L)$$

27℃におけるエタノールの蒸気圧は，図1より

$$0.09 \times 10^5 \, (Pa)$$

このときのエタノールの物質量は，

$$0.09 \times 10^5 \times 24.9 = n \times 8.3 \times 10^3 \times 300$$
$$\therefore n = 0.09 \, (mol)$$

この質量は，$46 \times 0.09 = 4.14 \, (g)$

したがって，液体として存在するエタノールは，

$$11.5 - 4.14 = 7.36 \fallingdotseq 7.4 \, (g)$$

(5) 容器の体積をV(L)，気体のエタノールをn(mol)とする。

$$1.0 \times 10^5 \times V = (1.0 + n) \times RT \qquad \cdots\cdots ①$$
$$0.09 \times 10^5 \times V = n \times RT \qquad \cdots\cdots ②$$

①，②式より，

$$V = 27.4 \, (L)$$

したがって，$\dfrac{27.4}{24.9} = 1.1$ 倍

(6)・27℃におけるAの分圧をP_A(Pa)とすると，(5)の結果から，

$$P_A \times 27.4 = 1.0 \times 8.3 \times 10^3 \times (273 + 24),$$
$$P_A = 0.91 \times 10^5 \, (Pa)$$

・40℃におけるエタノールの蒸気圧は，図1より

$$0.17 \times 10^5 \, (Pa)$$

このときの容器の体積をV(L)，気体のエタノールをn(mol)とすると，

$$1.0 \times 10^5 \times V = (1.0 + n) \times 8.3 \times 10^3 \times (273 + 40)$$
$$\qquad\qquad \cdots\cdots ①$$
$$0.17 \times 10^5 \times V = n \times 8.3 \times 10^3 \times 313 \quad \cdots\cdots ②$$

両式から，$n = 0.20 \, (mol)$

この結果，エタノールは液体が存在することがわかる。

①式より，$V = 30.6 \, (L)$

Aの分圧P_A(Pa)は，

$$P_A \times 30.6 = 1.0 \times 8.3 \times 10^3 \times 313,$$
$$P_A = 0.85 \times 10^5 \, (Pa)$$

・液体のエタノールがなくなる温度をt(℃)とすると，

$$1.0 \times 10^5 \times V = (1.0 + 0.25) \times 8.3 \times 10^3 \times (273 + t)$$
$$P_エ \times V = 0.25 \times 8.3 \times 10^3 \times (273 + t)$$

（ただし，$P_エ$はエタノールの分圧）

2式より，$P_エ = 0.20 \times 10^5 \, (Pa)$

図1より，このときの温度は，$t = 42 (℃)$

よって，$V = 32.68 \fallingdotseq 32.7 \, (L)$

Aの分圧は，$1.0 \times 10^5 - 0.20 \times 10^5 = 0.80 \times 10^5 \, (Pa)$

・80℃におけるAの分圧は，

$$1.0 \times 10^5 \times \frac{1.0}{1.0 + 0.25} = 0.80 \times 10^5 \, (Pa)$$

[解答]

(1) 温度が高くなると分子の熱運動が活発になり，蒸発する分子が増えるから。

(2) b, e

(3)(i) 気体Aの分子量をMとすると，

$$\frac{1.0 \times 10^5 \times M}{8.3 \times 10^3 \times (273 + 27)} = 0.162, \quad M = 4.03$$

標準状態における密度は，

$$\frac{4.03}{22.4} = 0.1799 \fallingdotseq 0.180 \, (g/L) \cdots\cdots (答)$$

(ii) He

(4) 容器の体積をV(L)とすると，

$$1.0 \times 10^5 \times V = 1.0 \times 8.3 \times 10^3 \times 300, \quad V = 24.9 \, (L)$$

27℃におけるエタノールの蒸気圧は，図1より

$$0.09 \times 10^5 \, (Pa)$$

このときのエタノールの物質量をn(mol)とすると，

$$0.09 \times 10^5 \times 24.9 = n \times 8.3 \times 10^3 \times 300,$$
$$n = 0.09 \, (mol)$$

したがって，液体として存在するエタノールは，

$$11.5 - 46 \times 0.09 = 7.36 \fallingdotseq 7.4 \, (g) \cdots\cdots (答)$$

(5) d

(6) Aの分圧；27℃ $0.91 \times 10^5 \, (Pa)$

80℃ $0.80 \times 10^5 \, (Pa)$

図3 $(\times 10^5 \, Pa)$

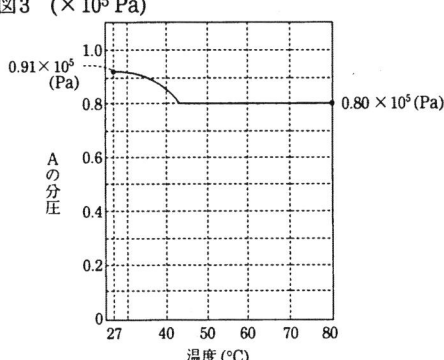

③ 出題者が求めたポイント……芳香族化合物の合成，化学反応の量的関係，不斉炭素原子

(1) 化合物群a〜eから得られるカルボン酸(E)の分子量をMとする。2価の酸ならば，

$$\frac{1.0}{M} : 1.0 \times \frac{6.0}{1000} = 1 : 2, \quad M = 333$$

条件に合わない。したがって，Eは1価の酸と推定できる。分子量Mは，

$$\frac{1.0}{M} : 1.0 \times \frac{6.0}{1000} = 1 : 1, \quad M = 167$$

E は，C〔ベンゼン環 CH_3, NO_2〕を酸化して得られる〔ベンゼン環 $COOH$, NO_2〕

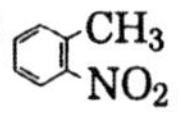

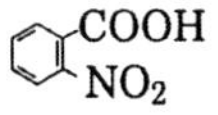

である。

(2) 化合物BとDの化学式を入れて示すと，

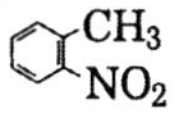

〔ベンゼン環 CH_3, NO_2〕 + (ア) $KMnO_4$

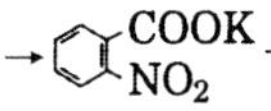

→〔ベンゼン環 $COOK$, NO_2〕 + (イ) MnO_2 + (ウ) KOH + (エ) H_2O

K に注目し，(ア) = 2 とすると，

(イ) = 2, (ウ) = 1, (エ) = 1

となり，反応式が完成する。

(3) (i)　ニトロ化反応

(ii)　ジアゾ化，加水分解

(4)　文章中の反応を反応系統図で示す。

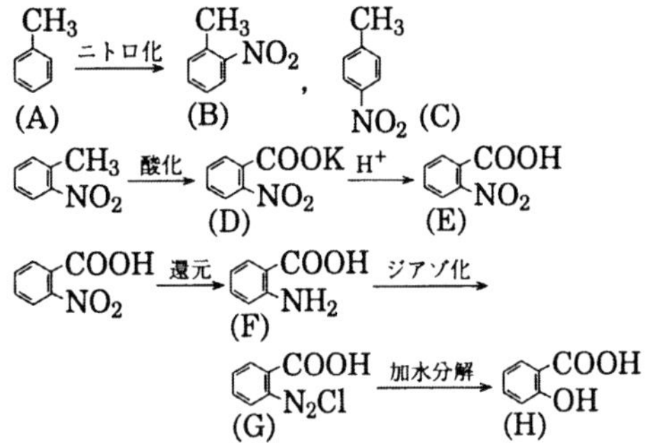

〔ベンゼン環 CH_3〕(A) $\xrightarrow{\text{ニトロ化}}$ 〔ベンゼン環 CH_3, NO_2〕(B) ，〔ベンゼン環 CH_3, NO_2〕(C)

〔ベンゼン環 CH_3, NO_2〕(D) $\xrightarrow{\text{酸化}}$ 〔ベンゼン環 $COOK$, NO_2〕(D) $\xrightarrow{H^+}$ 〔ベンゼン環 $COOH$, NO_2〕(E)

〔ベンゼン環 $COOH$, NO_2〕 $\xrightarrow{\text{還元}}$ 〔ベンゼン環 $COOH$, NH_2〕(F) $\xrightarrow{\text{ジアゾ化}}$

〔ベンゼン環 $COOH$, N_2Cl〕(G) $\xrightarrow{\text{加水分解}}$ 〔ベンゼン環 $COOH$, OH〕(H)

(5)　化合物Iはサリチル酸メチル〔ベンゼン環 $COOCH_3$, OH〕

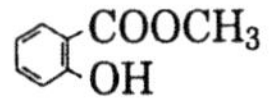

構造式は右図，

分子式は，$C_8H_8O_3$　である。

不斉炭素原子をもつ構造異性体は

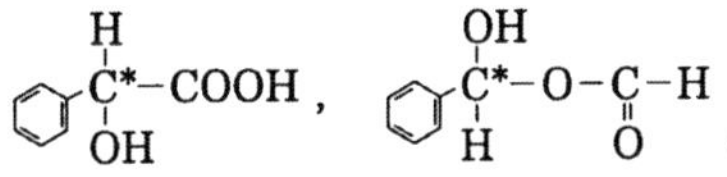

〔ベンゼン環 C^*H（OH）–COOH〕 ，　〔ベンゼン環 C^*H(OH)–O–CH=O〕　の 2 種類。

C^* が不斉炭素原子

[解答]

(1) 化合物Eの分子量をMとする。Eを 1 価の酸とすると，

$$\frac{1.0}{M} : 1.0 \times \frac{6.0}{1000} = 1 : 1, \quad M = 167$$

c.〔ベンゼン環 CH_3, NO_2〕 を酸化し，塩酸を加えると，〔ベンゼン環 $COOH$, NO_2〕

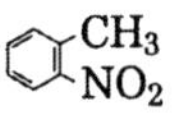

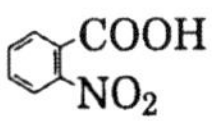

が得られる。この分子量は，上記の M の値と一致する。

したがって，c……(答)

(2) (ア) 2　(イ) 2　(ウ) 1　(エ) 1

D の式量を 205，$MnO_2 = 87$　とすると，

205 : 2×87 = x : 34.8, x = 41.0 ≒ 41 (g)……(答)

(3) (i)—b，(ii)—f

(4) A. 〔H–CH–H ベンゼン環〕　F. 〔ベンゼン環 $C=O$（O–H），N–H, H〕　G. 〔ベンゼン環 $C=O$（O–H），N≡$\overset{+}{N}$$\overset{-}{Cl}$〕　H. 〔ベンゼン環 $C=O$（O–H），O–H〕

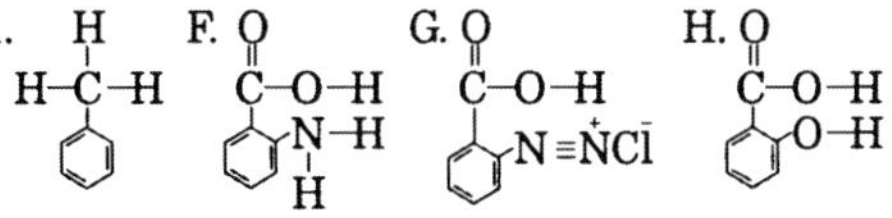

(5) 〔ベンゼン環 $\overset{H}{C}$（OH）–$\overset{O}{C}$–O–H〕 ，　〔ベンゼン環 $\overset{H}{C}$（OH）–O–$\overset{O}{C}$–H〕

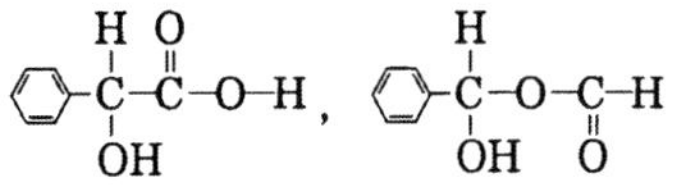

生　物

解答 25年度

①　出題者が求めたポイント（Ⅰ・Ⅱ・小問集合）

(1) Na^+ は細胞外に、K^+ は細胞内に多い。

(2) マルターゼの基質はマルトース。酸化マンガンは酵素ではない。

(3) 2細胞期に2つに分離すると、クシクラゲはクシ板を欠いた不完全な個体に、ウニは小さな幼生になる。

(4) 逆流を防ぐ弁があるのは静脈。肺動脈を流れる血液は酸素が少ない。組織と物質のやりとりをするのは毛細血管。

(5) グルコースは二酸化炭素と水に分解される。呼吸で最も多くの ATP を生じるのは電子伝達系。

(6) ミラーが実験に用いたのは、CH_4、NH_3、H_2、H_2O。現在考えられているのは、CO_2、CO、N_2、H_2O など。

【解答】

(1) D　(2) A、C、E　(3) A、D、E

(4) B、C　(5) A、D　(6) C、E

②　出題者が求めたポイント（Ⅰ・生殖）

配偶子の形成と卵の老化に関する問題。前半は基本的な内容である。

(4) 卵の老化の原因はDNAの損傷によるという説がある。

【解答】

(1-1) 40　　(1-2) 10　　(1-3) 80

(2) 250　　(3) 1000

(4) 本来受精することのない年老いた卵の核を、若い卵の細胞質に移植したら受精して正常に発生することから、卵の老化の原因はDNAの損傷やテロメアが短くなったことによるものではなく、誘引物質の減少や細胞膜の変質、細胞小器官をはじめ細胞質に含まれる物質の影響によって受精が妨げられているということが考えられる。(147字)

③　出題者が求めたポイント（Ⅰ・植物の組織、遺伝子発現の調節）

前半は植物の組織について、後半はABCモデルを中心としたホメオティック遺伝子についての問題。標準的な内容である。

(2)(3) シロイヌナズナの花形成では遺伝子A、遺伝子B、遺伝子Cのはたらきあいによって、がく片、花弁、おしべ、めしべが下のように作られる。

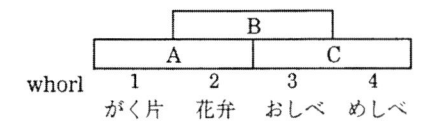

また、遺伝子A～Cが各々はたらかない場合は以下のようになる。

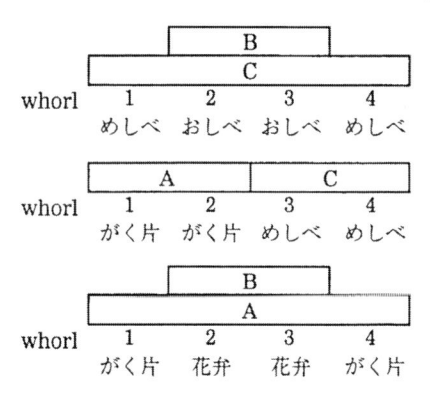

(5) ショウジョウバエのホメオティック突然変異体には、触角の位置に脚ができるもの(アンテナペディア)や胸を二重にもち2対の翅が生じる(バイソラックス)が知られる。

【解答】

(1) ア．裸子植物　　イ．被子植物　　ウ．表皮系

　　エ．維管束系　　オ．基本組織系　　カ．表皮

　　キ．葉緑体　　ク．クチクラ　　ケ．孔辺細胞

　　コ．根毛　　サ．道管　　シ．仮道管(サシ順不同)

　　ス．師管　　セ．無機塩類　　ソ．同化産物

　　タ．生殖

(2) おしべとめしべだけの花ができる。

(3) がくとめしべだけの花ができる。

(4) 花ではなく、葉または萼のような構造ができる。

(5) 触角ができる位置に脚ができる。

④　出題者が求めたポイント（Ⅰ・遺伝）

遺伝に関する基本的な問題。理由を文章で答えさせることで難易度を高めている。

遺伝子ssをもてば聴細胞が原因の聴覚障害、eeをもてば聴神経が原因の聴覚障害となる。

【解答】

(1) 両親の遺伝子型がSs、Eeの片方、またはその両方について同じようにもつ場合、聴覚に障害がある子供(SSee、ssEE、ssee)が生まれる可能性がある。

(2) 両親の遺伝子型がSSeeとssEEである場合、聴覚が正常な子(SsEe)が生まれる可能性がある。

⑤　出題者が求めたポイント（Ⅰ・発生）

中胚葉誘導に関する標準的な問題。

aの断片は予定外胚葉域でアニマルキャップと呼ばれる。bの断片は予定内胚葉域である。植物極側から動物極側に向かって中胚葉を誘導するシグナルが送られている。シグナルには複数の物質が関与している。

【解答】
(1)ア．表皮　　イ．中胚葉　　ウ．内胚葉
　エ．中胚葉誘導　　オ．脊索　　カ．筋肉
　キ．血球
(2)断片を接着させた3時間の間に、b側からa側に向かって中胚葉誘導を引き起こす物質の移動が起こっているため、別々に培養してもaの断片からは中胚葉が、bの断片からは内胚葉が分化する。(88字)

6　出題者が求めたポイント(Ⅰ・植物ホルモン)

植物の成長とオーキシン濃度に関する基本的な知識を確認する問題。
　天然オーキシンの多くはインドール酢酸と呼ばれる。オーキシンのはたらきとして頂芽優勢もよく問われる。

【解答】
(1)茎
(2)芽：促進される。　　茎：抑制される。
(3)インドール酢酸は芽で合成され、極性により根のほうに移動していく。横に倒された芽生えでは重力によってインドール酢酸の濃度は下側が高くなっている。インドール酢酸の濃度が茎では高濃度側で、根では低濃度側で成長が促進されるため図のように変化する。(119字)

7　出題者が求めたポイント(Ⅰ・神経)

神経細胞の構造とはたらきに関する標準的な問題。
(4)閾値以上の強い刺激では、活動電位の大きさは変わらず頻度が増す。
(7)シナプスにおいては神経伝達物質で興奮を伝えている。神経伝達物質は50種類以上が知られている。ドーパミンやセロトニンを答えてもよい。
(8)有髄神経の伝導は跳躍伝導と呼ばれ、無髄神経に比べて伝導速度が大きい。有髄神経をもつのは脊椎動物だけである。

【解答】
(1)ア．樹状突起　　イ．シナプス　　ウ．シュワン
　エ．神経鞘　　オ．神経繊維　　カ．有髄神経繊維
　キ．無髄神経繊維　　ク．太さ
(2)興奮
(3)全か無かの法則
(4)

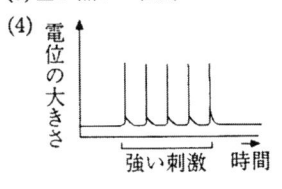

(5)伝導
(6)伝達
(7)アセチルコリン、ノルアドレナリン
(8)有髄神経は軸索に髄鞘をもつ。髄鞘は絶縁体なため、有髄神経では軸索がむき出しになったランビエ絞輪からランビエ絞輪へと興奮が伝わることとなり、無髄神経に比べて伝導速度が大きくなる。(88字)

8　出題者が求めたポイント(Ⅱ・進化)

先カンブリア時代から古生代のシルル紀までを扱った進化に関する標準的な問題。字数制限を設けた論述問題で難易度を高めている。
(1)エディアカラ動物群は南オーストラリアで、バージェス動物群はカナダのロッキー山脈で発見された。バージェス動物群の多様な生物の出現は、カンブリアの大爆発と呼ばれる。
(2)シアノバクテリア(らん藻)の放出した酸素は、海中に溶けていた鉄と反応し、酸化鉄が生じた。酸化鉄は海底に堆積し現在の縞状鉄鉱床となっている。
(6)ドメイン説は、生物全体を真核生物、真正細菌(バクテリア)、古細菌(アーキア)に分類する。
(7)地球史のうちで、地球全体が氷におおわれた全球凍結(スノーボール・アース)が少なくとも2回あったと考えられている。
(9)無顎類は円口綱に属し、現生のヤツメウナギ類とヌタウナギ類が知られる。ウナギとは別の生物である。
(10)顎の進化にはいくつかの説があり、魚類の顎は無顎類の鰓弓の1対からできたとする説がある。

【解答】
(1)ア．エディアカラ　　イ．バージェス
(2)Fe
(3)縞状鉄鉱層
(4)海洋中に溶けているすべての鉄が酸化鉄になると、水中の酸素濃度が上昇し、飽和した酸素が大気中に放出されるようになったから。(60字)
(5)好気呼吸は有機物を完全に分解でき、嫌気呼吸に比べて多くのエネルギーを得ることができるため。(45字)
(6)真正細菌(バクテリア)、古細菌(アーキア)
(7)全球凍結
(8)カンブリア動物群では体の外側に固い殻や棘をもつ生物、穴の中に身を潜める生物が出現したこと。(45字)
(9)ヤツメウナギ
(10)鰓弓

平成24年度

問 題 と 解 答

英 語

問題　　　　　24年度

I. 和文と同じ意味になるように語群にある単語を並べ替えて、英文を完成させなさい。ただし、文頭に来る単語も小文字で示してある。解答欄には (1) ～(20) に入る単語のみ記入しなさい。

　パリへは直行便で 12 時間ほどかかった。
The (　　　)(1)(　　　)(　　　)(2)(　　　)(　　　) hours.
　　語群：[to / about / direct / twelve / Paris / flight / took]

　子どもが初めて歩くのを見た時ほど両親を喜ばせたことはなかった。
Nothing (　　　)(　　　)(3)(　　　)(　　　)(　　　)(4)(　　　)(　　　)
his first step.
　　語群：[than / their / see / take / the parents / more / child / to / delighted]

　工場が急きょ閉鎖されて、全員が一時解雇となった。
Everyone (　　　)(5)(　　　)(　　　)(　　　)(6)(　　　)(　　　)(　　　)
(　　　) of the factory.
　　語群：[as / closing / laid / result / of / the / off / a / was / sudden]

　明日のセミナーには何人出席するか、全く分かりません。
There (　　　)(　　　)(7)(　　　)(　　　)(　　　)(　　　)(8)(　　　) for
tomorrow's seminar.
　　語群：[turn / is / telling / people / will / many / up / how / no]

　前評判どおり、そのレストランはおいしい料理を出す。
Living (9)(　　　)(　　　)(　　　)(10),(　　　)(　　　)(　　　) good food.
　　語群：[its / restaurant / reviews / serves / the / to / up / advance]

　彼は時々私のいないところで私の悪口を言う。
He sometimes (　　　)(　　　)(　　　)(11)(12)(　　　)(　　　).
　　語群：[back / behind / ill / me / my / of / speaks]

明朝早くに約束があるので、夜更かししないほうがいい。

You (　　) (　　) (　　) (**13**) (**14**) (　　) (　　) (　　) an appointment tomorrow early in the morning.

　　語群：[late / not / have / should / because / stay / you / up]

指定された場所以外での公共の場における喫煙を法律で禁じている国もある。

In some countries, laws (　　) (**15**) (　　) (**16**) (　　) (　　) (　　) (　　) (　　) designated areas.

　　語群：[people / from / places / in / except / prohibit / in / smoking / public]

研究者たちは多くの検査を実施して、サプリメントの常用と健康維持との相関関係を調べた。

Researchers (　　) (　　) (**17**) (　　) (　　) (　　) (**18**) (　　) regular consumption of supplements correlates with health maintenance.

　　語群：[check / ran / to / whether / a / tests / of / number]

その本はインターネットで注文ができる。

You (　　) (**19**) (　　) (**20**) (　　) (　　) (　　) (　　) the Internet.

　　語群：[book / place / of / can / an / through / order / the]

II.　空所(**1**)〜(**10**) に入る最も適切な語句を①〜⑤から選びなさい。

1. Soon after his retirement as a civil servant, my father started receiving his (**1**).
　　① salary　　② pensions　　③ debts　　④ offerings　　⑤ credits

2. It was a pleasure to (**2**) your acquaintance at the party last night.
　　① know　　② get　　③ make　　④ take　　⑤ refer

3. I have completely recovered from surgery and am in good (**3**).
　　① feature　　② form　　③ measure　　④ shape　　⑤ weight

4. She (**4**) her daughter off at day care before heading off to work.
　　① brings　　② carries　　③ drops　　④ takes　　⑤ walks

5. After hearing his presentation, I am in (**5**) of the plan.
　　① favor　　② favorite　　③ favors　　④ favored　　⑤ favorable

6. I have always been indifferent (**6**) latest gadgets of all kinds.
   ① apart ② for ③ from ④ on ⑤ to

7. He is striving to save as much as possible after his salary was (**7**) by 30 %.
   ① dropped ② diminished ③ swelled ④ cut ⑤ lessen

8. The researchers need to (**8**) benefits against the risks of the new cancer drug.
   ① be of ② give ③ prefer ④ run ⑤ weigh

9. How much is the entrance (**9**) to the amusement park?
   ① fare ② cost ③ rate ④ expcnse ⑤ fee

10. In your report, you had better (**10**) to a conclusion based on a logical argument.
   ① come ② draw ③ go ④ jump ⑤ reach

III.　空所(**1**)〜(**5**) に入る語句を①〜④から選びなさい。

1. ① come up ② feel like ③ get over ④ run away

2. ① from having ② in something ③ of seemingly ④ with being

3. ① break ② fall ③ stand ④ way

4. ① Anytime ② Otherwise ③ Somehow ④ Whenever

5. ① despite ② due to ③ having kept ④ that result in

The stress of dealing with an illness like cancer can cause many uncomfortable feelings such as depression. Sometimes we are able to (**1**) "the blues" after a short time. But sometimes these feelings last a long time and can severely hurt the quality of a person's life. When a person is sad, discouraged, pessimistic, or despairing for several weeks or months, and when these feelings interfere (**2**) able to manage day-to-day affairs, we say that he or she is suffering from depression. Depression can last a long time if the person doesn't do something to stop it. In addition to feelings of sadness, the symptoms sometimes include problems with appetite, sleeping, having the energy to do things, and problems paying attention to things. Alcohol abuse, especially if it is new or worse since the illness, may be a sign of depression. Sometimes a depressed person also thinks about suicide as a (**3**) out. If the person with cancer is depressed, he or she will have problems coping with their illness and the impact it has on their life. Depression works like a downward spiral. The person feels down, so he or she doesn't put energy into solving problems. When the problems get worse, they can cause the person to feel worse. And so on and so on. (**4**) this has to be interrupted. Some kind of change has to happen, or the person will have these feelings for a long time. Depression can be a side effect of some medicines, or it can be caused by chemical imbalances in the body (5) the cancer. When this happens, changes in medical treatments may help the depression.

IV. 次の課題文を読んで、下記の設問に答えなさい。

The qualities that set a great athlete apart from the rest of us lie not just in the muscles and the lungs but also ⁽¹⁾between the ears. That's because athletes need to make complicated decisions ⁽²⁾in a flash. One of the most spectacular examples of the athletic brain operating at top speed came in 2001, when the Yankees were in an American League playoff game with the Oakland Athletics. Shortstop Derek Jeter managed to grab an errant throw coming in from right field and then gently toss the ball to catcher Jorge Posada, who ⁽³⁾tagged the base runner at home plate. Jeter's quick decision saved the game—and the series—for the Yankees. To make the play, Jeter had to master both conscious decisions, such as whether to intercept the throw, (4) unconscious ones. These are the kinds of unthinking thoughts he must make in every second of every game: how much weight to put on a foot, how fast to rotate his wrist as he releases a ball, and so on. In recent years neuroscientists have begun to catalog some fascinating differences between average brains and the brains of great athletes. ⁽⁵⁾By understanding what goes on in athletic heads, researchers hope to understand more about the workings of all brains—those of sports legends and couch potatoes* alike.

　　*couch potato: a person who does not exercise and spends a lot of time watching TV

　1. 下線部(1)は具体的に何を指しているか、①～⑤から選びなさい。
① brain　　② eyes　　③ face　　④ forehead　　⑤ helmet

　2. 下線部(2)の意味と異なる表現はどれか、①～⑤から選びなさい。
① at the speed of light　② eventually　③ instantly　④ quickly　⑤ straight away

　3. 下線部(3)の意味と同じ表現はどれか、①～⑤から選びなさい。
① put the runner on hold
② get the runner to stay in a line
③ put the runner out by touching
④ receive the runner in an embrace
⑤ make the runner stand behind the catcher

　4. 空所(4)に入るのはどれか、①～⑤から選びなさい。
① and　　② by　　③ even　　④ or　　⑤ without

　5. 下線部(5)を和訳しなさい。

V. 次の英文を読んで、下記の設問に答えなさい。

Do you treat yourself as well as you treat your friends and family? That simple question is the basis for a growing new area of psychological research called self-compassion—how kindly people view themselves. People who find (1) be supportive and understanding to others, it turns out, often score surprisingly low on self-compassion tests, criticizing themselves for perceived failures like being overweight or not exercising. The research suggests that giving ourselves a break and accepting our imperfections may be the first step toward better health. People who score high on tests of self-compassion have less depression and anxiety, and (2) be happier and more optimistic. Preliminary data suggest that self-compassion can even influence how much we eat and may help some people lose weight.

　　This idea does seem at odds with the advice provided by many doctors and self-help books, which suggest that willpower and self-discipline are the keys to better health. But self-compassion is not to be confused with self-indulgence or lower standards. The biggest reason people aren't more self-compassionate is that they are afraid they'll become self-indulgent. They believe self-criticism is what keeps them in line. Most people have gotten it wrong because our culture says being hard on yourself is the way to be.

　　Imagine your reaction to a child struggling in school or eating too much junk food. Many parents would offer support, like tutoring or making an effort to find healthful foods the child will enjoy. But when adults find themselves in a similar situation — struggling at work, or overeating and gaining weight — many (3) a cycle of self-criticism and negativity. That leaves them feeling (4) motivated to change. Self-compassion is really good for motivation. The reason you don't let your children eat five big tubs of ice cream is because you care about them. With self-compassion, if you care about yourself, you do what's healthy for you rather than what's harmful to you. The field is still new and a controlled study is just starting to determine (5) teaching self-compassion actually leads to lower stress, depression and anxiety and more happiness and life satisfaction. The problem is that it's hard to unlearn habits of a lifetime. People have to actively and consciously develop the habit of self-compassion.

1. 空所(1)～(5)に入る語句を①～⑥から選びなさい。ただし、使わない語句がひとつある。

① even less　② fall into　③ it easy to　④ regard as　⑤ tend to　⑥ whether

2. 下線部の冒頭にある This idea の内容を具体的に示して、下線部を和訳しなさい。

VI. 次の和文を英訳しなさい。

高齢者の言葉は力強い。そしてユーモアがある。切なさや寂しさも口にしながら、それを笑い飛ばす力がある。ぼくは彼らの話を聞きながら、誰にいつ何が起こるかわからない、だけどそれをあれこれ考えて不安になるのは損だと思うようになった。

数　学

問題　　　　　　　　　　24年度

1 次の(1)から(5)までの各問いの（　　　）に当てはまる数値，または式を求めよ（配点 70 点）。

(1) 三角形 ABC の 3 辺の長さをそれぞれ，BC $= a$, CA $= b$, AB $= c$ とする。このとき，

$$a^2 = b(b+c), \quad C = 60°$$

が成立するなら，角度 A の値は（　　　）である［10 点］。

(2) 図のように，平面上に正方形で区切られた区画に 16 個の格子点をとる。これらの格子点から同一直線上にない 3 点を選び，それらを頂点とする三角形をつくれば，全部で（　　　）個の三角形ができる［15 点］。

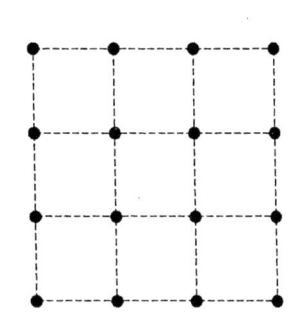

(3) 底面積を S，高さを h とする三角錐の体積 V が $V = \dfrac{1}{3}Sh$ と表されることを利用すれば，

一辺の長さを a とする正四面体の体積は，a を用いて表せば，（　　　）となる［15 点］。

$\boxed{1}$ （続き）

(4) x についての方程式 $3(\log x)^2 - 6\sin\theta \cdot \log x + \cos^2\theta = 0$ の 2 根 α, β がいずれも正の数で 1 に等しくないとき，$\log_\alpha \beta + \log_\beta \alpha$ の最小値は（　　　）である［15 点］。

(5) 定積分 $\displaystyle\int_0^{\frac{\pi}{2}} x^2 \cos\left(x + \frac{\pi}{4}\right) dx$ の値は（　　　）である［15 点］。

$\boxed{2}$ 容器 X_0, Y_0, Z_0 に，それぞれ濃度 20％の食塩水 500g，濃度 5％の食塩水 500g，濃度 10％ の食塩水 200g を入れ，以下の操作を行う。

［操作 1］まず，X_0, Y_0 からそれぞれ食塩水 100g を取り出し，X_0 からの食塩水を Y_0 に，Y_0 からの食塩水を X_0 に加える。続いて，X_0 から食塩水 400g を取り出して別の容器 X_1 に，Y_0 から食塩水 400g を取り出して別の容器 Y_1 に入れ，X_1, Y_1 に Z_0 からとった 食塩水をそれぞれ 100g ずつ加えて容器 X_1, Y_1 にそれぞれ濃度 x_1％，y_1％ の食塩水を つくる。別の容器 Z_1 には，Z_0 と同じように，濃度 10％の食塩水 200g を入れる。

［操作 2］容器 X_1, Y_1, Z_1 の食塩水について，［操作 1］と同様の操作を行い，容器 X_2, Y_2 にそれぞれ濃度 x_2％，y_2％ の食塩水をつくる。別の容器 Z_2 には，濃度 10％の食塩水 200g を入れる。

$\cdots\cdots\cdots\cdots$

［操作 n］容器 X_{n-1}, Y_{n-1}, Z_{n-1} の食塩水について，［操作 1］と同様の操作を行い，容器 X_n, Y_n にそれぞれ濃度 x_n％，y_n％ の食塩水をつくる。

このとき，次の各問いに答えよ［配点 40 点］。

(1) 食塩水の濃度 x_1％，y_1％ を求めよ。

(2) $x_n - y_n$ を，n を用いて表せ。

(3) $x_n + y_n$ を，n を用いて表せ。

(4) x_n を，n を用いて表せ。

3

a, b を定数とする関数 $f(x) = x^3 + ax^2 + bx$ が，条件

    （ア）$f(1) = p$ （p は $p \geqq 1$ を満たす定数）

    （イ）$x \geqq 0$ のとき，$f(x) \geqq 0$

を満たしているとき，次の各問いに答えよ［配点 40 点］。

(1) 定数 a がとる範囲を，p を用いて表せ。

(2) 定積分 $\displaystyle\int_0^1 f(x)\,dx$ が最小値をとるとき，$b = 0$ であることを示せ。

(3) 定積分 $\displaystyle\int_0^1 f(x)\,dx$ の最小値が 2 のとき，p, a の値を求めよ。

(4) p が (3) で求められた値をもつとき，定積分 $\displaystyle\int_0^1 f(x)\,dx$ の最大値を求めよ。

物　理

問題　　　　　　　　　　24年度

〔問 1〕次の設問 (1)〜(10) に答えよ。計算問題は，導出過程も簡潔にまとめて記し，解答は解答欄に記すこと。また，(7), (8), (10)については，単位を付して答えること。

(1) 図の破線は，左から右に進む波が，ある時刻に固定端に入射した入射波の変位を表している。図中に，固定端で反射された反射波の波形を実線で書き込め。

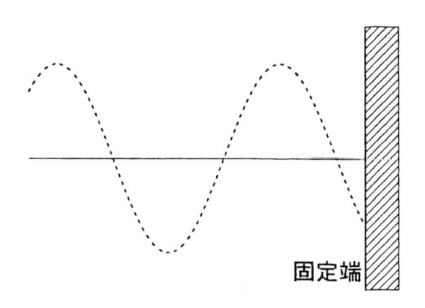

固定端

(2) 次の 5 つの電磁波を，波長の長いものから順に並べ，番号を左から順に記入せよ。
　　[① X 線，② γ 線，③ 赤外線，④ 紫外線，⑤ 可視光線]

(3) 船首から船尾までの長さが L の船がある。この船が波の進行方向と逆の向きに静水に対して速さ v で進んでいる。このとき，船首に波の山があたってから，船尾を通りすぎるまでの時間は t_1，次の山が船首にあたる時間間隔は t_2 であった。波の振動数を求めよ。ただし，水は流れていないものとする。

(4) 水平な粗い板の上に均質な質量 m，長さ L の細い棒が置いてある。この棒の一端にバネ定数 k のバネを付けて鉛直上方に引っ張るとバネが a 伸びたときに板から離れた。ただし，もう一方の端は滑ることもなく，板に接したままである。バネ定数 k を求めよ。重力加速度の大きさを g とする。

(5) 密度 ρ_0 の液体中に半径 r，一様な密度 ρ の球全体を糸で静かに吊るして入れてある。このとき糸にかかる張力の大きさを求めよ。ただし $\rho > \rho_0$ とし，重力加速度の大きさを g とする。

(6) 図(a)のように x 軸をとった空間の中で一様な電場が存在し，$x = 5a$ $(a > 0)$ のところに金属の接地板が置かれている。その結果，x 軸に沿った電位 V のグラフは，図(b)の破線のようであった。この一様な電場中に，金属を図(c)のように挿入した場合，x 軸に沿った電位のグラフを実線で描け。ただし，金属や接地板は x 軸に垂直な方向にじゅうぶん長く，金属の無い空間は一様な電場が存在するものとする。

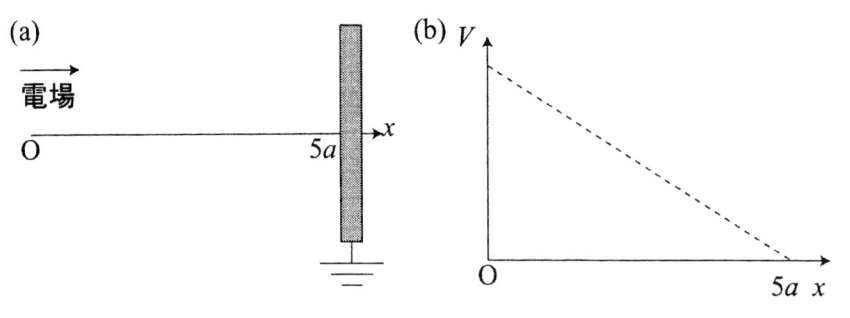

(a)

電場

O　　　　　　　　　　5a　　x

(b) V

O　　　　　　　　　5a　x

(c)

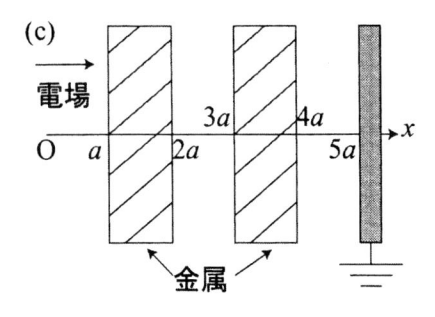

(7) 図のように，断面積 4.0×10^{-4} m^2，巻き数2500回のコイルが，一様な磁場中に置かれている。いま，磁束密度が一定の割合で変化したので，コイルにつないだ 50 Ω の抵抗に単位時間あたり A から B の向きに 8.0×10^{-4} A の電流が流れた。図の左側を磁束密度の正の方向とするとき，磁束密度の単位時間あたりの変化量の大きさを，符号を含めて答えよ。ただし，コイルや導線の抵抗は無視できるものとする。

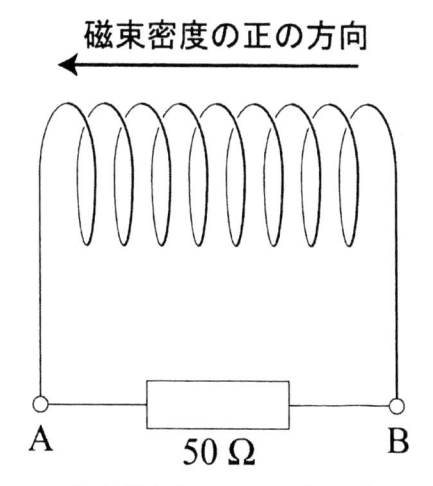

磁束密度の正の方向

(8) 1気圧で30 ℃の水 1.0 kg をすべて蒸発させるのに必要な熱量を求めよ。ただし，水の比熱を 4.2 J/(g·K)，蒸発熱を 2.3×10^3 J/g とする。

(9) 体積 V の容器 A と体積 $2V$ の容器 B がコックの付いた細管でつながれている。A には圧力 P，絶対温度 T の理想気体が入っており，B には圧力 $3P$，絶対温度 $4T$ の理想気体が入っている。コックを開いてじゅうぶん時間が経過した後，両容器内の温度を絶対温度 $3T$ にした。両容器内の気体の圧力を求めよ。ただし，細管の体積は無視できるものとする。

(10) 発光ダイオードにおいて，伝導帯にある電子が，エネルギー準位が 1.5 eV 下の価電子帯に落ち込んで発光した。この光の波長を求めよ。ただし，電気素量を 1.6×10^{-19} C，光速を 3.0×10^8 m/s，プランク定数を 6.6×10^{-34} J·s とする。

〔問2〕図に示すように，水平面に対して傾き30°の斜面と，その下端 P からなめらかに連続する水平な床がある。水平な床の右端 Q には壁があり，PQ 間の距離は $2l$，PQ の中点を O とする。最初，質量 m の小さな物

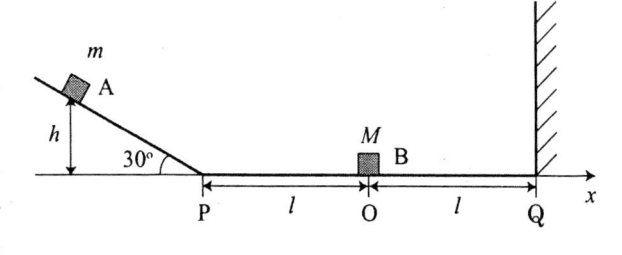

体 A が斜面上の高さ h のところに，質量 M の小さな物体 B が O に静止していた。x 軸を図のようにとり，O を原点とし，$h < l$ が成り立っているものとする。また，物体と斜面および床との摩擦は無いものとし，空気抵抗も無視できるものとする。重力加速度を g とし，符号に注意して以下の問いに答えよ。計算問題は，導出過程も簡潔にまとめて記し，解答は解答欄に記すこと。

I. 物体Aは斜面上をすべり落ち，物体Bにはねかえり係数e($0 < e < 1$)で衝突した。
 (1) 物体Aが点Pに到達するまでの時間を求めよ。
 (2) 物体Aが点Pに到達してから，物体Bに到達するまでの時間を求めよ。
 (3) 物体Aが物体Bに衝突する直前の物体Aの速度を求めよ。
 (4) 衝突後の物体Aの速度を求めよ。
 (5) 衝突後の物体Bの速度を求めよ。

II. 物体Bの質量が，物体Aの質量の5倍である場合（$M = 5m$）を考えよう。はねかえり係数$e = 0.5$のとき，最初の衝突後，物体Aはx軸の負の方向に進み，斜面を点Rまでのぼり，再びすべり落ちた。
 (6) 点Rの高さを求めよ。
 (7) 物体Aが，物体Bに衝突してから点Rに達するまでにかかる時間を求めよ。

III. 次に，物体Bが，x軸の正の方向に進み，点Qで壁に完全弾性衝突する場合を考える。ただし，$h < l$の場合，物体Aが斜面をすべり下りて再び物体Bに衝突するのは，斜面上ではなく，水平な床PQ上である。
 (8) 物体Aが斜面上で点Rに達してから，物体Aと物体Bが2回目に衝突するまでの時間を求めよ。
 (9) 物体Aと物体Bの2回目の衝突がおこる位置のx座標を求めよ。

IV. 最後に，IIIの場合とは異なり，物体Bがx軸の正の方向に進み，点Qで壁にはねかえり係数e'（$0 < e' < 1$）で非弾性衝突する場合を考える。
 (10) 物体Aと物体Bの2回目の衝突が原点Oでおこる場合，はねかえり係数e'を求めよ。

〔問 3〕 図のような電気回路がある。Eは起電力Eの電池，C_1, C_2, C_3はそれぞれ電気容量$C, 2C, 3C$のコンデンサー，R_1, R_2は電気抵抗でありその抵抗値はともにRである。S_1, S_2, S_3はスイッチである。G点は接地されており，その電位は0である。はじめスイッチS_1, S_2, S_3は開いており，コンデンサー C_1, C_2, C_3は電荷を蓄えていない。電池，コンデンサーの内部抵抗および導線の抵抗は無視できるものとして，以下の問いに答えよ。計算問題は導出過程も簡潔にまとめて記し，解答は解答欄に記すこと。

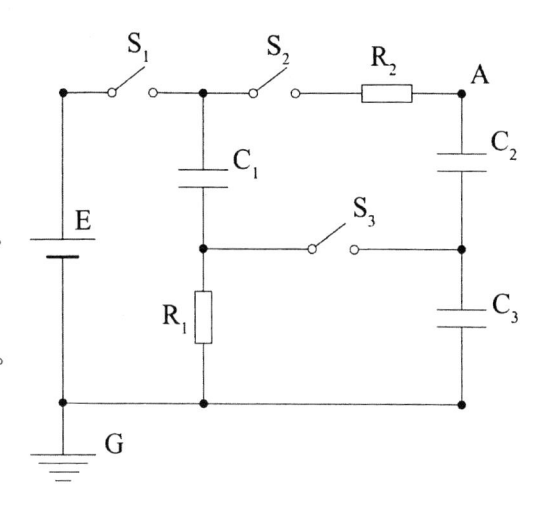

I. はじめに，スイッチS_1を閉じた。
 (1) スイッチS_1を閉じた直後に抵抗R_1に流れる電流を求めよ。

II. スイッチ S_1 を閉じてからじゅうぶん時間がたち，定常状態になった。

  (2) コンデンサー C_1 に蓄えられる電気量の大きさを求めよ。

  (3) コンデンサー C_1 に蓄えられる静電エネルギーを求めよ。

  (4) 抵抗 R_1 で生じたジュール熱を求めよ。

III. 次に，スイッチ S_1 を開いてから，スイッチ S_2 を閉じた。

  (5) スイッチ S_2 を閉じた直後に，抵抗 R_2 に流れる電流を求めよ。

IV. スイッチ S_2 を閉じてからじゅうぶん時間がたち，定常状態になった。

  (6) A 点の電位を求めよ。

  (7) 抵抗 R_1 および R_2 で生じたジュール熱の和を求めよ。

  (8) コンデンサー C_3 に蓄えられる電気量の大きさを求めよ。

V. 最後に，スイッチ S_2 は閉じたままで，スイッチ S_3 を閉じた。その後，じゅうぶん時間がたち，定常状態になった。

  (9) A 点の電位を求めよ。

  (10) スイッチ S_3 を閉じてから定常状態になるまでに，抵抗 R_1 を通過した電気量の大きさを求めよ。

  (11) スイッチ S_3 を閉じてから定常状態になるまでに，抵抗 R_2 を通過した電気量の大きさを求めよ。

化 学

問題

24年度

〔問1〕 マンガンに関する設問 (1)〜(3) に答えよ。

(1) マンガンは軟マンガン鉱 （MnO_2）などの酸化物として産出される。図 1 は軟マンガン鉱結晶の単位格子を表している。この図では，原子 A は単位格子内と単位格子境界面に位置し，原子 B は単位格子内と単位格子頂点上に位置している。

図1

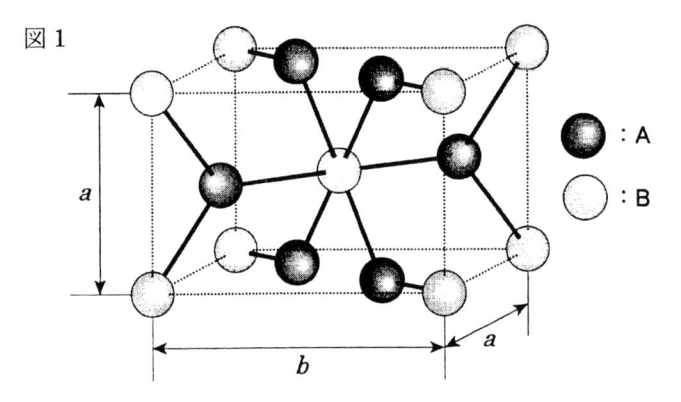

(i) マンガンの原子は図1の A と B のいずれか。

(ii) 単位格子の一辺の長さを a (m) と b (m)，MnO_2 の式量を M，アボガドロ定数を N_A (/mol) とするとき，結晶の密度 (g/cm³) をこれらの記号等を用いて表せ。

(2) 図 2 のような装置を組んで，(a)0.50 g の酸化マンガン(IV) に濃塩酸を加えて加熱し，発生した塩素を捕集した。次に，捕集した塩素をヨウ化カリウム溶液に溶解させ，すべての塩素を塩化カリウムに変換させた。この溶液にデンプン溶液を数滴加えてから，(b)0.50 mol/L チオ硫酸ナトリウム溶液を滴下していったところ，22 mL 加えたところで溶液の青色が消失した。

図2

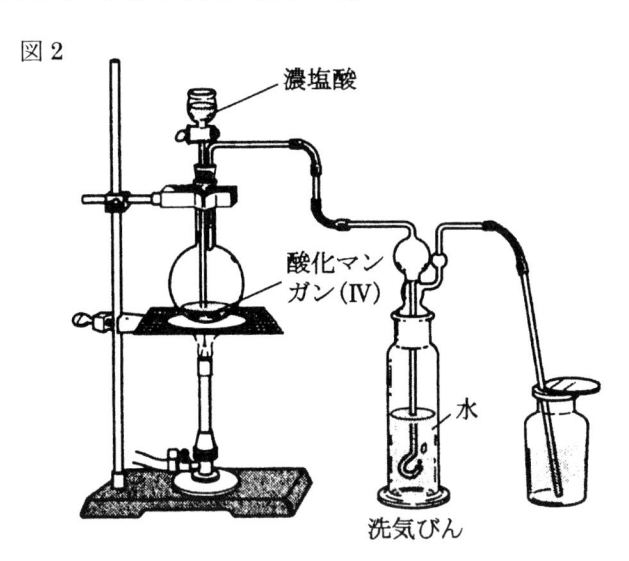

(i) 下線部 (a), (b) の操作で進行している反応の化学反応式を書け。ただし，チオ硫酸ナトリウム $Na_2S_2O_3$ が水溶液中で還元剤としてはたらくときは次式のように電子を失う。

$$2S_2O_3^{2-} \rightarrow S_4O_6^{2-} + 2e^-$$

(ii) 洗気びんの水は揮発した塩化水素を除くために用いている。塩素は水にわずかしか溶けないが，塩化水素を含む水への溶解度はさらに小さくなる。その理由を説明せよ。

(iii) 洗気びんで水に溶解した塩素 (mL) を標準状態に換算して有効数字 2 桁で求めよ。原子量は $O=16$，$Mn=55$ とし，計算の過程も示すこと。ただし，酸化マンガン(IV) はすべて反応で消費され，洗気びん以外での塩素の損失はないものとする。

(3) 図 3 はマンガン乾電池の原型であるルクランシェ電池を表している。この電池の負極では亜鉛が電子を放出して亜鉛イオンになるが，塩化アンモニウムの飽和溶液中なので，亜鉛とアンモニアからなる正四面体構造の錯イオンが形成される。そのため，負極表面の亜鉛イオンが取り除かれ，亜鉛のイオン化が円滑になる。一方，正極で電子を受け取る水素イオンは直ちに酸化マンガン(IV) によって酸化される。

図 3

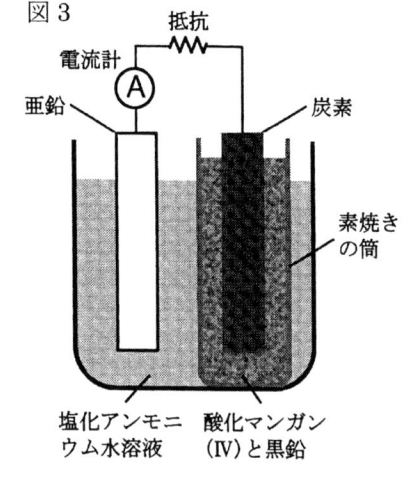

抵抗
電流計
亜鉛
A
炭素
素焼きの筒
塩化アンモニウム水溶液
酸化マンガン(IV) と黒鉛

(i) 図のように正極の周囲を酸化剤で覆うことの利点を書け。

(ii) この電池を 1 時間放電したところ，平均 1.0 A の電流が流れた。このとき，錯イオンに取り込まれたアンモニア分子の個数を有効数字 2 桁で求めよ。アボガドロ定数は 6.0×10^{23} /mol，ファラデー定数は 9.6×10^4 C/mol とし，計算の過程も示すこと。ただし，負極で生じた亜鉛イオンはすべて錯イオンになったものとする。

〔問 2〕次の文章を読み，設問 (1)〜(4) に答えよ。設問 (3)-(i), (4) の解答は有効数字 2 桁で表し，計算の過程も示すこと。ただし，[A]は化合物 A のモル濃度 (mol/L) を表し，アボガドロ定数は 6.0×10^{23} /mol とする。

高温で水素（気体）とヨウ素（気体）からヨウ化水素（気体）が生じる反応の反応速度を考えてみよう。

$$H_2 + I_2 \rightarrow 2HI \quad \cdots ①$$

反応がおこるためにはまず反応物どうしが衝突することが必要である。単位時間内に両分子が衝突する回数 Z はそれぞれのモル濃度に比例するので，次の関係式が得られる。

$$Z = a \times [H_2] \times [I_2] \quad (a は比例定数) \quad \cdots ②$$

<u>a の値は温度が上昇すると大きくなる。</u>

　しかし，分子が衝突しても必ず反応がおこるわけではない。全衝突回数に対して反応のおこる割合を b とおくと，反応速度 v と Z の間には次式の関係がある。

$$v = b \times Z \quad (b \text{ は比例定数}) \quad \cdots ③$$

　図1はある温度における気体分子の運動エネルギーの分布を表し，E はこの反応の活性化エネルギーに相当する。③式の b の値も温度が上昇すると大きくなるが，これは温度の上昇により図1の E よりも大きい運動エネルギーを持った分子の数が増えて，分子が衝突したときに活性化状態になる分子の数が増大するからである。なお，反応①の E の値は 174 kJ/mol である。

図1

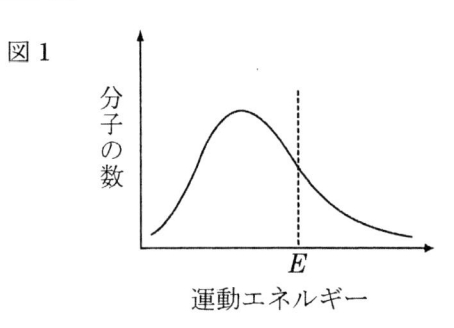

運動エネルギー

②式と③式より④式が得られる。

$$v = k \times [H_2] \times [I_2] \quad \cdots ④$$

④式を反応速度式，k を反応速度定数という。

　また，反応①で生成したヨウ化水素分子どうしが衝突するとヨウ素と水素が生成する。

$$2HI \rightarrow H_2 + I_2 \quad \cdots ⑤$$

反応⑤の E （図1）の値は 183 kJ/mol である。

設　問

(1) 下線部の理由を説明せよ。

(2) 次の (i), (ii) の場合，図1の気体分子の運動エネルギーの分布と E はどのように変化するか，解答欄のグラフに模式的な図を書きこめ。変化しない場合は「変化なし」と記すこと。

(i) 容器の温度を下げた。

(ii) 容器に触媒を添加した。

(3) 容積一定の容器に，3.0×10^{24} 個の水素分子と 3.3×10^{24} 個のヨウ素分子を入れて，700 K に保った。十分に時間をかけて反応で発生した熱を測定したところ 36 kJ であった。

(i) 反応①と⑤は互いに可逆反応である。反応①を正反応とするときの 700 K における平衡定数を求めよ。

(ii) 反応①を正反応とするときの T (K) における平衡定数は 36 である。T (K) と 700 K の関係はどうなるか，次の中から選び，記号で答えよ。また，その理由を説明せよ。

　　　a. $T < 700$　　　　　b. $T = 700$　　　　　c. $T > 700$

(4) 700 K で 1 L の容器に 6.0×10^{20} 個のヨウ化水素分子が存在するとき，ヨウ化水素どうしの衝突回数は 1 秒間に 3.6×10^{30} 回であり，1.0×10^{16} 回の衝突につき 1 回の割合で水素とヨウ素が生成すると仮定する。

(i) このときの反応速度を 1 秒間のヨウ素濃度の変化量（mol/(L·s)）で表せ。

(ii) 反応⑤の反応速度定数を求めよ。

〔問 3〕次の文章を読み，設問 (1)〜(4) に答えよ。ただし，原子量は H = 1.0，C = 12.0，O = 16.0，Cu = 63.5 とする。

　糖類は一般式 $C_m(H_2O)_n$ で表され，炭水化物ともよばれている。糖類は，加水分解によってそれ以上簡単な糖に分解されない単糖類，加水分解によって単糖類 2 分子を生じる二糖類，単糖類の重合体である多糖類に分類される。

　α-グルコースの各炭素原子に図 1 のように番号を付け，1 番目の炭素原子に結合したヒドロキシ基を 1 位のヒドロキシ基とよぶことにする。デンプンは，　ア　と　イ　からなる多糖類である。　ア　は，多数の α-グルコースが 1 位と 4 位のヒドロキシ基間で　ウ　結合を形成し，直鎖状に伸びている。　イ　は，1 位と 4 位の結合で直鎖状に伸びたものどうしが，1 位と 6 位のヒドロキシ基間でも脱水縮合して，ところどころで枝分かれした構造をもつ。ただし，枝分かれは末端のグルコース単位には見られない。

図 1

　デンプンを酸または酵素で部分的に加水分解するとデキストリンが生じる。デキストリンをさらに分解すると，二糖類であるマルトース（図2）やグルコースが生じ，最終的にはすべてグルコースになる。デンプンを加水分解する酵素を総称して　エ　という。　エ　には様々な種類があり，デンプンの 1,4-　ウ　結合を切断するものや，1,6-　ウ　結合を選択的に切断するものなどが知られている。植物の細胞壁の主成分であるセルロースもグルコースが 1,4-　ウ　結合で直鎖状に伸びているが，デンプンとは異なりセルロースは　エ　では加水分解されない。

　　イ　に過剰のヨウ化メチル（CH_3I）を反応させると，　ウ　結合に関与していないヒドロキシ基がすべてメチル化され，メトキシ基（$-OCH_3$）に変換される。これを酸で完全に加水分解すると，　ウ　結合が切断された部分のみがヒドロキシ基となる。ただし，酸の加水分解によって 1 位のメトキシ基も分解されるため，結果として 2,3 位，2,3,6 位，2,3,4,6 位のヒドロキシ基がメチル化されたグルコースが得られる。たとえば，マルトースをメチル化したのちに酸で完全に加水分解すると，　オ　位のヒドロキシ基がメチル化されたグルコースと，2,3,6 位のヒドロキシ基がメチル化されたグルコースが 1：1 の物質量比で生成する。また，30 個のグルコースからなり，枝分かれが 3 か所存在するデキストリンについても同様の操作を行うと，2,3 位，2,3,6 位，2,3,4,6 位のヒドロキシ基がメチル化されたグルコースが　カ　：　キ　：　ク　の物質量比で生成する。このように，生成物中のメチル化された部位と含有量をみることで，重合度や枝分かれの数を推定することができる。

設　問

(1) 　ア　～　ク　に適切な語句や数字を記入せよ。

(2) マルトースは図 2 のような構造をしている。一方，セルロースを加水分解して得られる二糖類の部分構造を図 3 に示した。図 3 を完成させよ。

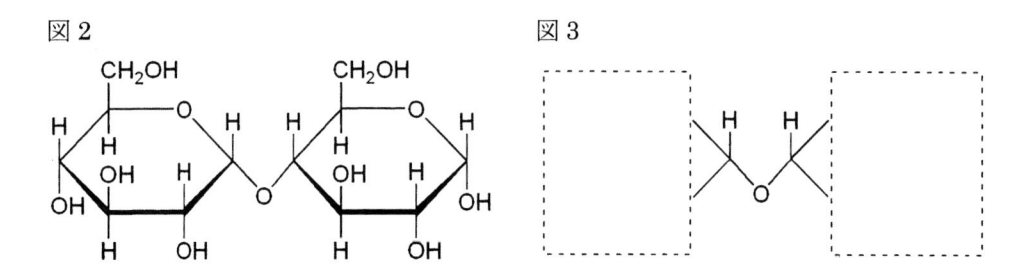

図 2　　　　　　　　　　　　　　　　図 3

(3) 　エ　の一種である酵素 X と酵素 Y についてそれぞれの活性を調べたところ，X は 1,4 結合のみを選択的に切断するが，1,6 結合をもつグルコース単位の 1,4 結合は切断できなかった。すなわち，グルコース単位を球で表し，結合している炭素の番号を付けてデンプンの一部を図 4 のように模式的に表すと，酵素 X が切断できない箇所は矢印部分になる。

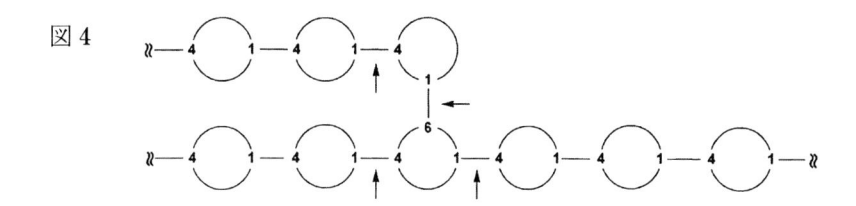

図 4

一方，Y はデンプンの非還元末端側から 2 分子ずつ，マルトース単位ごとに 1,4 結合を切断したが，やはり X と同様に 1,6 結合をもつグルコース単位の 1,4 結合は切断できなかった。ここで，非還元末端とはデンプン分子内で 4 位のヒドロキシ基が存在する末端側を指す。

(i) デンプンに X を作用させて，途中で加熱して反応を停止させたところ，分子量 1152 のデキストリン D が得られた。D はいくつのグルコース単位で構成されているか。

(ii) D を Y で完全に加水分解すると，1 分子の D からマルトース 1 分子が生成した。また，D のヒドロキシ基をすべてメチル化したのちに酸で完全に加水分解したところ，1 分子の D から 2,3 位のヒドロキシ基がメチル化されたグルコースは 1 分子得られた。D の構造として適当なものを，図 4 にならいすべて記せ。

(4) 水を含むデンプン 1.00 g に酸を加えて加熱し，完全に加水分解したのちに中和した。これに過剰のフェーリング液を加えて加熱したところ，赤色沈殿が 0.858 g 得られた。

(i) このデンプンに含まれる水の質量百分率 (%) を有効数字 2 桁で求めよ。計算の過程も示すこと。なお，グルコース 1 mol から赤色物質は 1 mol 得られ，デンプンは水以外の不純物を含まないものとする。

(ii) グルコースはフェーリング液を還元してどのような構造になるか。図 1 を参考にその構造を記せ。

生 物

問題　　　　　24年度

〔問1〕 (1)から(12)の問いに答えよ。

(1) ＡＴＰによる筋収縮を観察する目的でグリセリン筋を作成する際，ニワトリの新鮮な胸筋を適当な長さに切った後に <u>50%グリセリン水溶液に浸して冷蔵庫の中に数日間置く</u>。下線の処理を行う理由として正しいのはどれか。1つ選べ。
　A. 細胞を固定するため。
　B. 筋繊維の細胞膜を保護するため。
　C. ATPや低分子の物質を除去するため。
　D. 新鮮な胸筋では収縮が起こりにくいため。
　E. アクチンやミオシンのフィラメントの構造を破壊するため。

(2) ワクチンについて，<u>誤っている</u>のはどれか。1つ選べ。
　A. 無毒化した毒素を用いる。
　B. 弱毒化した病原体を用いる。
　C. ハブなどの毒ヘビにかまれたときに用いる。
　D. あらかじめ体に病原体に対する抗体をつくる。
　E. あらかじめ体に病原体に対する記憶細胞をつくる。

(3) 細胞膜の断面を電子顕微鏡で観察すると，暗・明・暗の3層の構造が見える。明の部分を構成するのはどれか。1つ選べ。
　A. 炭水化物
　B. リン脂質の親水性の部分
　C. リン脂質の疎水性の部分
　D. タンパク質の親水性の部分
　E. タンパク質の疎水性の部分

(4) 以下のうち，2枚の生体膜で構成されているものを<u>すべて</u>選べ。
　A. 液胞　　　　　B. 核　　　　　C. ゴルジ体　　　　D. 細胞質基質
　E. 細胞壁　　　　F. 細胞膜　　　　G. 中心体　　　　H. ミトコンドリア
　I. 葉緑体　　　　J. リボソーム

(5) 右は免疫グロブリンの模式図である。抗原と結合する部分を A～E から1つ選べ。

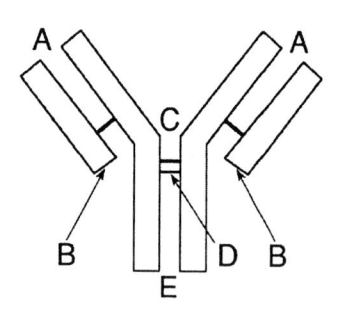

(6) ヒトの腕の相同器官でないのはどれか。1つ選べ。
 A. クジラの胸びれ
 B. コウモリの翼
 C. チョウのはね
 D. ハトの翼
 E. ワニの前肢

(7) 現在の地球上には，知られているだけでも約 180 万種の生物がいる。その内訳は右の円グラフに示すように，植物が約 29 万種，原生生物が約 8 万種である。約 95 万種に該当する生物はどれか。1つ選べ。
 A. 菌類
 B. 原核生物
 C. 昆虫類
 D. 昆虫類以外の無脊つい動物
 E. 脊つい動物

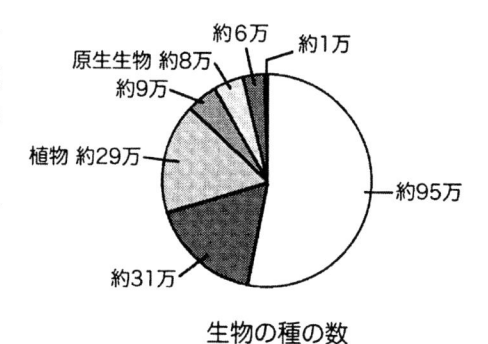

生物の種の数

(8) 地球上の生物の変遷で，地質時代の古生代に該当するのはどれか。あてはまるものをすべて選べ。
 A. 木生シダの繁栄
 B. 大型は虫類の繁栄
 C. ラン藻類の大繁殖
 D. バージェス動物群の出現
 E. エディアカラ動物群の出現

(9) カエルの脳下垂体から放出されるホルモンは，「成長」と「甲状腺ホルモンの分泌」を促進する。甲状腺ホルモンは，変態を促進する。脳下垂体を除去して，甲状腺の抽出物を注射したおたまじゃくしは，どのようになると予測されるか。1つ選べ。
 A. すぐに死ぬ。
 B. 成長は進み，変態は起こる。
 C. 成長は進まず，変態は起こる。
 D. 成長は進み，変態は起こらない。
 E. 成長は進まず，変態は起こらない。

(10) 神経細胞の活動電位について正しいのはどれか。<u>すべて</u>選べ。

A. 活動電位は，刺激があれば必ず発生する。
B. 活動電位の大きさは，刺激の強さに比例する。
C. 活動電位の大きさは，軸索を伝わるあいだに小さくなる。
D. 活動電位は，軸索に刺激を与えると軸索の両方向に伝導する。
E. 活動電位の伝導速度は，有髄神経の方が同じ太さの無髄神経より速い。

(11) しつがい<ruby>腱<rt>けん</rt></ruby>反射に関係するものはどれか。<u>すべて選べ</u>。

A. 大脳　　　B. 中脳　　　　C. 延髄　　　　D. 脊髄
E. 感覚神経　F. 運動神経　　G. 介在神経　　H. <ruby>筋紡錘<rt>きんぼうすい</rt></ruby>

(12) 自律神経系に関して正しいのはどれか。<u>すべて選べ</u>。

A. 意志とは無関係に働く。
B. 交感神経は，中脳・延髄・脊髄下部から出ている。
C. 副交感神経の末端からは，アセチルコリンが分泌される。
D. 体温が上昇すると，立毛筋が副交感神経によって収縮する。
E. 心臓の拍動を調節する自律神経の末端は，主に左心房にある。

〔問2〕次の文章を読み，(1)から(4)の問いに答えよ。

　ほ乳動物の初期発生に関する理解は，1961 年にタルコフスキー博士が発表した以下の実験が契機となり，その後大きく進んだ。

　マウスの卵管から 2 個の 8 細胞期胚を取り出し，<u>8 細胞期胚を包む外側の膜（透明帯）を除いた。この 2 個の 8 細胞期胚を顕微鏡下で互いに押しつけたところ，2 個が融合して，1 個の大きな細胞の塊（胚）になった。この大きな胚を，培養液中で胚盤胞（着床直前の状態）まで育てた。この胚盤胞は，通常の 2 倍の大きさであった。この胚盤胞を，別途用意した偽妊娠マウス（仮親）の子宮に移植し，着床させた。</u>この 2 倍の大きさの胚盤胞に由来したマウスは，2 倍の大きさのマウスではなく，正常の大きさと形をもったマウス個体であった。

　その後，大きな胚を発生させるのとは逆に，小さな胚を発生させる実験も行われた。すなわち，8 細胞期胚のときに割球数を半分にし，培養液中で胚盤胞まで育てた後，胚盤胞を仮親の子宮に移植し，着床させたのである。この場合，胚盤胞は通常より小さかったが，正常の大きさと形をもったマウス個体が生まれた。

(1) 上記の実験から，ほ乳類胚のきわだつ発生の特徴が明らかになった。それはどういうことか，述べよ。

(2) 毛色が茶色のマウス（遺伝子型 AA）同士の交配によって生じた 8 細胞期胚 1 個と，毛色が黒色のマウス（遺伝子型 aa）同士の交配によって生じた 8 細胞期胚 1 個を用意し，上記下線部の実験を行ったとき，生まれてくるマウスの毛色はどうなるか。可能性がある毛色をすべて挙げよ。なお，遺伝子 A は遺伝子 a に対して優性である。

(3) (2)の実験で生まれたマウスを，黒色のマウス（遺伝子型 aa）と交配したとき，生まれてくるマウスの毛色はどうなるか。可能性がある毛色をすべて挙げよ。

(4) 上記の応用として，牛の桑実胚 1 個を，5 個に切り分けて，異なる母牛の子宮で発生させ，5 個体の牛を生ませることが行われた。この 5 個体は「クローン牛」といえるか，理由とともに述べよ。

〔問 3〕次の文章を読み，(1)から(5)の問いに答えよ。

普通，サクラの花の芽（花芽）は夏に分化するが，夏から秋になって日照時間が短くなると，(ア) 成長が停止したままの状態（休眠）になる。この状態で冬を越す花芽を越冬芽という。越冬芽は，冬の低温下で傷害を受けないように，鱗（りんじょう）状の小片で堅く包まれている。(イ) 春になって気温が上昇すると，越冬芽は休眠から解除され，成長し始め，サクラが開花する。

ところで，2004 年 9 月兵庫県神戸市に台風が上陸し，多くのサクラの葉が枯れてしまった。台風が過ぎた後，暖かい日が続いた神戸市では，その年の 10 月にサクラが咲き（いわゆる，狂い咲き），話題になった。

(1) 下線部（ア）の，花芽を休眠にするのは，植物ホルモン α である。植物ホルモン α は，種子に対して，成熟後すぐ発芽しない状態にする作用をもつ。植物ホルモン α はどれか。1 つ選べ。
　　A. アブシシン酸　　　B. エチレン　　　C. オーキシン
　　D. サイトカイニン　　E. ジベレリン　　F. ステロイドホルモン

(2) 植物ホルモン α にあてはまる記述を 1 つ選べ。
　　A. 気孔を閉じて水分の排出を抑える。
　　B. 成熟した果実がつくる気体の物質である。
　　C. ガス灯による街路樹の落葉の原因物質である。
　　D. 魚のDNA分解産物から発見され，細胞分裂を促進する。
　　E. 丈が低い矮（わい）性のトウモロコシに与えると，正常な丈になる。

(3) 上記文章から，植物ホルモン α はサクラのどこでつくられると考えられるか。1 つ選べ。
　　A. 越冬芽　　　　　B. 花芽　　　　　　C. 茎
　　D. 根　　　　　　E. 葉

(4) 下線部（イ）は，植物ホルモン α の減少と植物ホルモン β の増加により起こる。植物ホルモン β は，種子の発芽や果実の形成に促進的に働く作用をもつ。植物ホルモン β はどれか。1 つ選べ。
　　A. アブシシン酸　　　B. エチレン　　　C. オーキシン
　　D. サイトカイニン　　E. ジベレリン　　F. ステロイドホルモン

(5) 上記文章に対する考察として正しいのはどれか。すべて選べ。
　　A. サクラは日長の変化をとらえる。
　　B. 狂い咲きした花芽は越冬芽にならなかった。
　　C. 台風が過ぎた後，暖かい日が続いたことは，狂い咲きと関係がある。
　　D. 10 月に花を咲かせた花芽は，翌年の春に花を咲かせることができる。
　　E. 葉が枯れる代わりに取れて無くなった場合は，狂い咲きは起こらない。

〔問4〕次の文章を読み，(1)から(3)の問いに答えよ。

　ある集団の血液型を調べたところ，Rh⁻型のヒトの割合は 16% であった。Rh⁻型は，遺伝子 d によるもので，遺伝子 d は遺伝子 D に対して劣性である。すなわち，Rh⁺型は，Rh⁻型に対して優性である。この集団は，以下の条件をそなえている。

- ・個体数がじゅうぶんに多い。
- ・他の集団から，この集団への個体の移入や移出が起こらない。
- ・遺伝子 D（d）に関して，突然変異が起こらない。
- ・結婚は，Rh 型に無関係になされる。
- ・Rh 型による生存力や子孫を残す能力には差がない。

(1) この集団に存在する遺伝子 D と d の割合をパーセント（%）で答えよ。

(2) この集団の Dd の遺伝子型の割合をパーセント（%）で答えよ。

(3) この集団における，次の世代の遺伝子 D と d の割合をパーセント（%）で答えよ。

〔問5〕以下の大腸菌における遺伝子発現調節に関する文章を読み，(1)から(3)の問いに答えよ。

　通常，大腸菌はラクトースが培地に加えられると，ラクトースを分解する酵素を作り出して炭素源として利用する。ラクトースがない状態ではこの酵素はつくられない。この現象は次のように説明できる。ラクトースを分解するためのいくつかの酵素の遺伝子は，ＤＮＡ上でひとかたまりに並んでおり，まとめて転写の調節を受ける。この遺伝子群の（ア）に結合する（イ）は，別の場所にある（ウ）から常につくられている。ラクトースがない培地では，（イ）が（ア）に結合するために，転写は非常に起きにくい。ラクトースがある培地では，（イ）が（エ）と結合し，（イ）が（ア）に結合するのが妨げられるので，酵素遺伝子群の転写が起こる。

(1) （ア）～（エ）に適当な文字を入れよ。

(2) 下線部のような遺伝子のまとまりを何と呼ぶか。

(3) 通常の大腸菌に，紫外線を照射して遺伝子突然変異を起こしたところ，ラクトースを含まない培地上でもラクトースを分解するための酵素を合成する大腸菌突然変異株が得られた。この突然変異株では，どこに生じた，どのような変異があると考えられるか，述べよ。

〔問6〕次の文章を読み，(1)から(3)の問いに答えよ。

　下図はある家族の家系図である。〇は女性，□は男性，■はある筋疾患の男性発病者を表し，番号で個々人を区別している。14 の叔母にあたる 8 には，この疾患のため 10 歳代で亡くなった 2 人の息子（17 と 21）がいる。14 の息子の 27 は，17 や 21 と同じ筋疾患である。家系図から，この疾患の原因となる遺伝子変異は，（ア）に存在すると考えられ，このような遺伝様式を（イ）という。

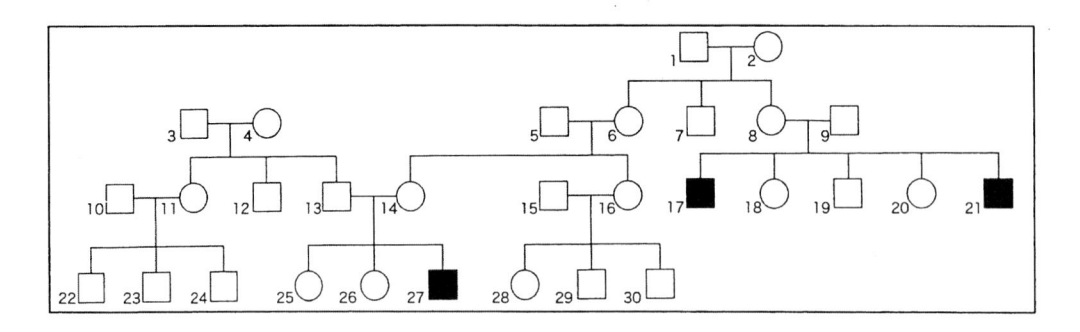

(1) （ア）と（イ）に適当な文字を入れよ。

(2) この家系で，この疾患の原因となる遺伝子変異をもつことが確実な人の番号を
すべて挙げよ。ただし，図に示した個人に新たに生じた突然変異はないものとす
る。

(3) 18 が，まったく血縁関係がなく，この筋疾患ではない男性と結婚した場合，生
まれてくる男児がこの疾患の患者となる確率は（ウ）％であり，生まれてくる女
児がこの疾患の患者となる確率は（エ）％である。19 が，まったく血縁関係がな
く，この筋疾患の遺伝子をもっていない女性と結婚した場合，生まれてくる男児
がこの疾患の患者となる確率は（オ）％であり，生まれてくる女児がこの疾患の
患者となる確率は（カ）％である。（ウ）〜（カ）にあてはまる数字を入れよ。

〔問 7〕以下の酵素に関する 2 つの文章（文章 1 と文章 2）を読み，(1)から(10)の問
いに答えよ。

（文章 1）

　酵素は (ア) 特定の物質のみに作用する性質をもち，(イ) 加熱したり酸やアルカリ
で処理すると酵素活性が低下したり失活することが知られている。酵素の作用は生
物の生命力（生きた細胞）からきりはなせるという考え方が認められたのは，1890
年代にドイツのブフナーが酵母のしぼり汁によって発酵が起こることを示した実験
以後である。

　さて，酵母のしぼり汁を入れたセロハン紙の袋を 2 つ用意し，下図に示すように，
一方は流水が常に流れるビーカーにつけ，他方は水を貯めたままのビーカーにつけ
た。数時間後の，ビーカーの水と袋の中の液をそれぞれ，①液，②液，❶液，❷液
とした。

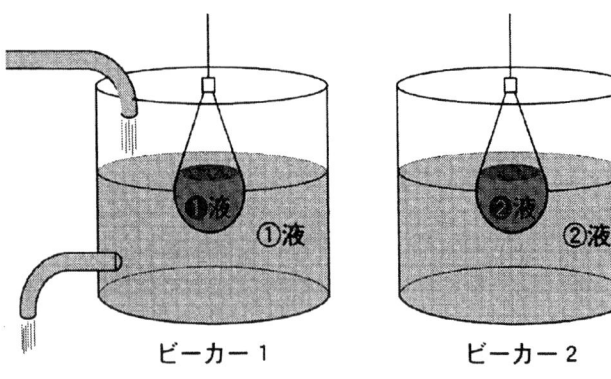

ビーカー1　　　　　　　　　　ビーカー2

(1) 酵素がもつ下線部（ア）の性質を何というか。

(2) 下線部（イ）について，

　(2-1) 酵素はどのような物質か，1 つ選べ。

　　A. 核酸　　　　　　B. 脂質

　　C. 炭水化物　　　　D. タンパク質

　　E. 無機塩類

　(2-2) 温度や pH によって，(2-1) の何が影響を受けて酵素活性が変化するのか。

(3) 上記の操作のように，セロハン紙のような半透膜を用いて粒子の大きさで物質を分離する方法を何というか。

(4) もとのしぼり汁に含まれ，酵素とともに働く比較的分子量の小さな有機物を何というか。

(5) 図の 2 つのビーカーに含まれる 4 種類の液体から 2 つを選んで混合した後に，グルコース水溶液に加えると発酵が起こる可能性があるものをすべて選べ。

　　A. ❶液＋濃縮した①液　　　　　B. ❶液＋濃縮した②液

　　C. 煮沸した❶液＋濃縮した①液　　D. ❶液＋煮沸し濃縮した①液

　　E. 煮沸した❶液＋濃縮した②液　　F. ❶液＋煮沸し濃縮した②液

(文章 2)

　カタラーゼは動物の血液や肝臓に多く含まれ，体内に侵入した有毒物質を酸化してとり除くのに役立っている。カタラーゼは，さまざまな物質を酸化するだけでなく，(ウ)過酸化水素を分解する。また，酸化マンガン(IV)も過酸化水素を分解することができる。カタラーゼも酸化マンガン(IV)も，触媒として作用するためである。

　さて，3% 過酸化水素水を 5ml 入れた試験管①〜③を用意し，試験管①にはブタの肝臓片を，試験管②には酸化マンガン(IV)を，試験管③にはブタの肝臓片をカタラーゼが壊れないようにすりつぶして入れた。これらを 25℃に置き，時間を追って気泡発生量を測定した。試験管①の場合，以下のグラフのようになり，(エ)t 秒経過した後は新たな気泡の発生が見られなくなった。このときの気泡発生量を v ml とした。

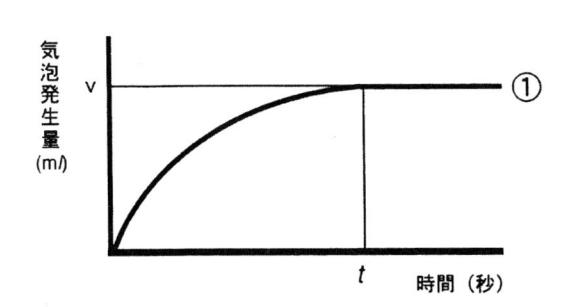

(6) 下線部（ウ）の化学反応式を書け。

(7) 試験管①と③で用いた肝臓片は同じ質量であるにもかかわらず，発生する気泡の量が異なっていた。

　(7-1) 気泡が多く発生したのはどちらの試験管か。

　(7-2) その理由を述べよ。

(8) 下線部（エ）のようになるのはなぜか。理由を述べよ。

(9) 3% 過酸化水素水を 5ml 入れた試験管④を新たに用意した。t 秒経過した後の肝臓片を試験管①から取り出し，試験管④に入れ，気泡の発生を観察した。

(9-1) このとき発生する気泡の様子として正しいのはどれか，1 つ選べ。

    A. 気泡は発生しない。

    B. ①とほぼ同じ量の気泡が発生する。

    C. ②とほぼ同じ量の気泡が発生する。

    D. ③とほぼ同じ量の気泡が発生する。

    E. ①から③のどれよりも多く気泡が発生する。

(9-2) その理由を簡潔に述べよ。

(10) 試験管①の実験を，以下の (10-1)〜(10-3)の条件に変えて反応させた場合，どうなるか。それぞれについて，解答欄のグラフに加えて書け。

(10-1) 反応温度を 25℃から 35℃に上げた場合。

(10-2) 過酸化水素濃度を 3% から 6% に増やした場合。

(10-3) 表面積が半分になるように肝臓片を小さく切って入れた場合。

英　語

解答　　24年度

Ⅰ　出題者が求めたポイント
[完成した英文と解法のヒント]

・The direct flight to Paris took about twelve hours.
　　take ＋ (時間) :「時間がかかる」
・Nothing delighted the parent more than to see their child take his first step.
　　delight :「喜ばせる」
・Everyone was laid off as a result of the sudden closing of the factory.
　　be laid off :「一時解雇される」
　　as a result of ～ :「～の結果」
・There is no telling how many people will turn up for tomorrow's seminar.
　　There is no ～ ing :「～できない」
　　turn up : 現れる
・Living up to its advance reviews, the restaurant serves good food.
　　live up to ～ :「(期待などに) 添う」
・He sometimes speaks ill of me behind my back.
　　speak ill of A :「Aを悪く言う」
　　behind one's back :「～のいないところで」
・You should not stay up late because you have an appointment tomorrow early in the morning.
　　stay up late :「夜更かしをする」
・In some countries, laws prohibit people from smoking in public places except in designated areas.
　　prohibit A from ～ ing :「Aが～するのを禁じる」
・Researchers ran a number of tests to check whether regular consumption of supplements correlates with health maintenance.
　　a number of ～ :「たくさんの」
・You can place an order of the book through the Internet.
　　place an order of A :「Aを注文する」

[解答]
(1) flight　(2) took　(3) more　(4) their　(5) laid
(6) result　(7) telling　(8) turn　(9) up　(10) reviews
(11) me　(12) behind　(13) up　(14) late　(15) people
(16) smoking　(17) number　(18) check　(19) place
(20) order

Ⅱ　出題者が求めたポイント
[全訳]

1. 父は役所づとめを退職してすぐ、年金をもらい始めた。
2. 昨夜パーティーであなたとお知り合いになれて嬉しかったです。

　　make one's acquaintance :「～と知り合いになる」
3. 私は手術から完全に回復して今は健康です。
　　be in good shape :「健康である」
4. 彼女は娘を保育園に送ってから仕事に向かう。
　　drop A off :「Aを送る」
5. 彼のプレゼンを聞いた後で、私はその案に賛成した。
　　be in favor of ～ :「～に賛成である」
6. 私は常に、すべての種類の最新機器に無関心だ。
　　be indifferent to ～ :「～に無関心である」
7. 彼は給料が30％カットされた後、できるだけ節約しようと努力している。
8. 研究者たちはその癌の新薬の利益とリスクを比較検討する必要がある。
　　weigh A against B :「AをBと比較検討する」
9. その遊園地の入園料はいくらですか。
10. レポートでは、論理的主張に基づいた結論に達しなければなりません。
　　come to a conclusion :「結論に達する」

[解答]
(1)②　(2)③　(3)④　(4)③　(5)①　(6)⑤　(7)④
(8)⑤　(9)⑤　(10)①

Ⅲ　出題者が求めたポイント
[正解を入れた全訳]

　癌のような病気に立ち向かうストレスは、抑うつなど多くの好ましくない感情を引き起こすことがある。時には短期間で「憂うつ」を(1)乗り越えることができる。が、時にはこのような感情は長い間続き、その人の生活の質をひどく損なうこともある。数週間あるいは数か月間、悲しかったり、失意に陥っていたり、悲観的だったり、絶望的だったりするとき、そして、このような感情が(2)じゃまをして日々のやりくりができなくなっている時には、その人はうつ病に罹っていると言える。うつ病はその人が止めるための何かをしないと、長い期間続くことがある。悲しみの感情に加えて、症状としては時に、食欲、睡眠、活動するためのエネルギーに問題が生じたり、物事に対する注意力に問題が起こることもある。アルコール中毒は、特に病気になってから生じたり悪化したりした場合は、うつ病の兆候かもしれない。ときとして、うつ病の人は(3)脱出の方法として自殺を考えることもある。癌の人がうつ状態にあるなら、その人は自分の病気やそれが人生に与える影響と折り合いをつけるのに問題を抱えているのだろう。うつは下降のスパイラルのように働く。その人は落ち込むので、問題解決にエネルギーを注ぐことができない。問題が悪化すれば、それが元でさらに気持ちが落ち込む。それがずっと続いていく。(4)なんとかしてこれを中断しなければならない。なんらかの変化が起こらなければ、その人はこのような感情を

長い間抱え込むことになるだろう。うつ病はなにかの薬の副作用のこともあれば、癌(5)に起因する体の化学的なアンバランスによって起こることもある。これが起こると、医学的治療を変えることが、うつ病の救いになるかもしれない。

[解答]

(1)③　(2)④　(3)④　(4)③　(5)②

Ⅳ　出題者が求めたポイント

[全訳]

　すばらしいアスリートをその他大勢から分ける特質というのは、筋肉や肺の中にだけ存在しているのではなく、(1)耳と耳の間に存在している。なぜかというと、アスリートは複雑な決断を(2)一瞬の間にしなければならないからである。最大速度で働いたアスリートの脳の最も鮮やかな例のひとつが、2001年、ヤンキースがアメリカンリーグのプレイオフゲームでオークランドアスレティックスと戦っている時に起こった。ショートのDerek Jeterはライトから来た暴投をなんとかつかんで、キャッチャーのJorge Posadaに優しく投げ、Posadaはホームプレートで(3)ランナーにタッチした。Jeterのすばやい決断が試合を、そしてシリーズを救い、ヤンキースが勝った。そのプレイをするためにはJeterは投球を中断するかどうかのような意識的な決断と、無意識的な決断の(4)両方を習得しなければならなかった。これらは、彼がどの試合のどの瞬間においてもしなければならない、考えない思考のようなものである。つまり、足にどれくらい体重をかけるか、ボールを離すときに手首をどれくらいの速さで回転させるかなどのことである。最近、神経科学者たちは、平均的な脳と偉大なアスリートの脳の間の面白い違いを列挙し始めた。(5)研究者たちは、アスリートの頭の中で起こっていることを理解することによって、すべての脳－伝説的なスポーツ選手の脳もカウチポテト族の脳も同じように－の働きがもっと理解できるようになるものと期待している。

[解答]

(1)①　(2)②　(3)③　(4)①

(5) 研究者たちは、アスリートの頭の中で起こっていることを理解することによって、すべての脳－伝説的なスポーツ選手の脳もカウチポテト族の脳も同じように－の働きがもっと理解できるようになるものと期待している

Ⅴ　出題者が求めたポイント

[全訳]

　あなたは友だちや家族に接するのと同じように自分に接しているだろうか。この簡単な質問は、自分への思いやりと呼ばれる、心理学研究の成長しつつある新しい分野の基本である。自分への思いやりとは、人が自分自身をどれくらい優しく眺めるかということだ。人を助けたり理解したりするの(1)が簡単だと思う人たちは、自分への思いやりテストで、しばしば驚くほど低い点数を取ることがわかっている。体重が多いとか運動していないとかの知覚できる失敗で、自分を責めたりするのだ。研究でわかったのは、自分に休憩を与え、自分の不完全さを受け入れることが、より健康な生活のための最初の1歩となるだろうということだ。自分への思いやりテストで高い点数を取る人たちは、抑うつや心配が少なく、より幸せで楽天的な(2)傾向にある。予備的なデータが示すところでは、自分への思いやりはどれくらい食べるかに影響することさえあるので、人によっては体重を減らす助けになるかもしれない。

　この考えは、多くの医師や自助本が勧めている、意志力と自制心が健康増進の鍵というアドバイスと、確かに食い違っているように思われる。しかし、自分へのおもいやりは、放縦と低基準と混同されてはならない。自分への思いやりが少ない最大の理由は、放縦になることを恐れるからである。そういう人たちは自己批判が自分を統制しておくものだと信じている。私たちの文化は自分に厳しくすることが望ましい姿だとしているので、ほとんどの人たちは誤解してしまうのである。

　学校で苦闘していたり、ジャンクフードを食べ過ぎたりしている子どもたちに、あなたがどう反応するかを想像してみよう。多くの親たちは、たとえば勉強を教えたり、その子が喜ぶ健康的な食べ物を探す努力をして、手を差し伸べようとするだろう。しかし、大人が同じような状況におちいったとき、つまり、仕事で苦闘していたり、食べ過ぎて体重が増えてしまったりしたとき、多くの人たちは自己批判と否定のサイクル(3)にはまってしまう。そうすると、変わろうとする意欲を(4)さらになくしてしまうことになる。自分への思いやりは、意欲にとって実は良いものなのである。あなたがわが子に大箱5つのアイスクリームを食べさせない理由は、あなたが彼らのことを気にかけているからである。自分への思いやりを持って、自分のことを気にかけていれば、あなたは自分に害のあることよりも自分にとって健康的なことをする。この分野はまだ新しく、自分への思いやりを教えることが、実際にストレスと抑うつと不安の減少や、幸福と人生の満足度の増加につながるの(5)かどうかを決めるための制御研究は、始まったばかりである。問題は、長年の習慣を捨てるのが難しいことだ。人々は積極的かつ意識的に、自分への思いやりの習慣を発達させなければならない。

[解答]

1.(1)③　(2)⑤　(3)②　(4)①　(5)⑥

2. 自分への思いやりが健康な生活への第1歩という考えは、多くの医師や自助本が勧めている、意志力と自制心が健康増進の鍵というアドバイスと、確かに食い違っているように思われる。

Ⅵ　出題者が求めたポイント

[解答例]

　The words of elderly people are powerful, and

have humour. While they sometimes refer to sadness or loneliness, their speech has power to laugh them away. Hearing what they were speaking, I came to think that we cannot predict what may happen and when and to whom it will happen but that it would be useless to become anxious by wondering about it.

数　学

解答　　　　　24年度

1 出題者が求めたポイント(数学A・場合の数, 空間図形, 数学Ⅱ・三角関数, 指数対数関数, 数学Ⅲ・微分積分)

〔解答〕

(1) 正弦定理より

$a=2R\sin A, b=2R\sin B, c=2R\sin C=2R\sin60°$
$=\sqrt{3}R$

条件式$a^2-b^2=bc$に代入する。

$4R^2\sin^2 A-4R^2\sin^2 B=2\sqrt{3}R^2\sin B$

$2(\sin A+\sin B)(\sin A-\sin B)=\sqrt{3}\sin B$

ここで, $A+B+60°=180°$　より　$A+B=120°$　だから

$2\times2\sin\dfrac{A+B}{2}\cos\dfrac{A-B}{2}\times2\cos\dfrac{A+B}{2}\sin\dfrac{A-B}{2}$
$=\sqrt{3}\sin B$

$8\times\sin60°\cos\dfrac{A-B}{2}\cos\dfrac{A-B}{2}=\sqrt{3}\sin B$

$2\sin\dfrac{A-B}{2}\cos\dfrac{A-B}{2}=\sin B$

$\sin(A-B)=\sin B$

(ア) $A-B=B$のとき$A=2B$

$A+B=120°$　より　$2B+B=120°$　$B=40°$　∴$A=80°$

(イ) $A-B$とBが左右対称のとき, 即ち

$\dfrac{(A-B)+B}{2}=90°$　　$A=180°$　(不適)

よって　$A=80°$　………………………………(答)

(2) 16個の格子点から3個を選ぶ方法は

$_{16}C_3=\dfrac{16\times15\times14}{3\times2\times1}=560$(通り)

この中で3角形とならないのは　$4\times10+4=44$

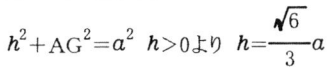

よって　$560-44=516$(個)　………………(答)

(3) 正三角形の中線AMは

$AM=\dfrac{\sqrt{3}}{2}a$

重心をGとすると

$AG=\dfrac{2}{3}AM=\dfrac{\sqrt{3}}{3}a$

高さ$h=$OGとなる。

$h^2+AG^2=a^2$　$h>0$より　$h=\dfrac{\sqrt{6}}{3}a$

よって, $V=\dfrac{1}{3}\times\dfrac{1}{2}a\dfrac{\sqrt{3}}{2}a\times\dfrac{\sqrt{6}}{3}a=\dfrac{\sqrt{2}}{12}a^3$……(答)

(4) $t=\log x$とおくと, この方程式は

$3t^2-6\sin\theta\times t+\cos^2\theta=0$……①

この方程式の解を$t_1=\log\alpha\,(\neq0)$, $t_2=\log\beta\,(\neq0)$と表わすと回と係数の関係から

$\begin{cases}t_1+t_2=2\sin\theta\\t_1t_2=\dfrac{1}{3}\cos^2\theta\end{cases}$

すると

$\begin{cases}\log\alpha+\log\beta=2\sin\theta\\\log\alpha\times\log\beta=\dfrac{1}{3}\cos^2\theta\end{cases}$

このとき

$(\log\alpha)^2+(\log\beta)^2=(\log\alpha+\log\beta)^2-2\log\alpha\log\beta$
$=(2\sin\theta)^2-2\times\dfrac{1}{3}\cos^2\theta=4\sin^2\theta-\dfrac{2}{3}\cos^2\theta$ …②

これらを利用して式を変形すると

$\log_\alpha\beta+\log_\beta\alpha=\dfrac{\log\beta}{\log\alpha}+\dfrac{\log\alpha}{\log\beta}$

$=\dfrac{(\log\alpha)^2+(\log\beta)^2}{\log\alpha\,\log\beta}=\dfrac{4\sin^2\theta-\dfrac{2}{3}\cos^2\theta}{\dfrac{1}{3}\cos^2\theta}$

$=12\dfrac{\sin^2\theta}{\cos^2\theta}-2=12\tan^2\theta-2$……③

次に①が実数解を持つ条件を調べる。($0\leq\theta<2\pi$)

$\dfrac{D}{4}=(3\sin\theta)^2-3\cos^2\theta=3(3\sin^2\theta-\cos^2\theta)$

$=3(\sqrt{3}\sin\theta-\cos\theta)(\sqrt{3}\sin\theta+\cos\theta)$

$=3\times2\sin\left(\theta-\dfrac{\pi}{6}\right)\times2\sin\left(\theta+\dfrac{\pi}{6}\right)\geq0$

$\therefore\dfrac{\pi}{6}\leq\theta\leq\dfrac{5}{6}\pi$　$\dfrac{7}{6}\pi\leq\theta\leq\dfrac{11}{6}\pi$

このとき③が最小となるのは, $\theta=\dfrac{\pi}{6}, \dfrac{5}{6}\pi, \dfrac{7}{6}\pi, \dfrac{11}{6}\pi$のとき

$12\times\left(\dfrac{1}{\sqrt{3}}\right)^2-2=2$　……………………(答)

(5) 次に不定積分を求める。

$\displaystyle\int x\sin\left(x+\dfrac{\pi}{4}\right)dx=-x\cos\left(x+\dfrac{\pi}{4}\right)+\int\cos\left(x+\dfrac{\pi}{4}\right)dx$

$=-x\cos\left(x+\dfrac{\pi}{4}\right)+\sin\left(x+\dfrac{\pi}{4}\right)+c$

$\displaystyle\int x^2\cos\left(x+\dfrac{\pi}{4}\right)dx=x^2\sin\left(x+\dfrac{\pi}{4}\right)dx$

$-2\displaystyle\int\sin\left(x+\dfrac{\pi}{4}\right)dx$

$=x^2\sin\left(x+\dfrac{\pi}{4}\right)-2\left\{-x\cos\left(x+\dfrac{\pi}{4}\right)+\sin\left(x+\dfrac{\pi}{4}\right)\right\}$
$+c$

$$=x^2\sin\left(x+\frac{\pi}{4}\right)+2x\cos\left(x+\frac{\pi}{4}\right)-2\sin\left(x+\frac{\pi}{4}\right)+c$$

よって

$$与式=\left[x^2\sin\left(x+\frac{\pi}{4}\right)+2x\cos\left(x+\frac{\pi}{4}\right)\right.$$

$$\left.-2\sin\left(x+\frac{\pi}{4}\right)\right]_0^{\frac{\pi}{2}}$$

$$=\left(\frac{\pi^2}{4}\sin\frac{3}{4}\pi-0\right)+2\left(\frac{\pi}{2}\cos\frac{3\pi}{4}-0\right)$$

$$-2\left(\sin\frac{3\pi}{4}-\sin\frac{\pi}{4}\right)$$

$$=\frac{\pi^2}{4}\left(\frac{1}{\sqrt{2}}\right)+\pi\left(-\frac{\sqrt{2}}{2}\right)-2\left(\frac{\sqrt{2}}{2}-\frac{\sqrt{2}}{2}\right)$$

$$=\frac{\sqrt{2}}{8}\pi^2-\frac{\sqrt{2}}{2}\pi\cdots\cdots\cdots\cdots（答）$$

2 出題者が求めたポイント（数学B・数列）

〔解答〕

(1) 容器 X_1, Y_1 の塩の重さを求める。

$$\left(\frac{20}{100}\times400+\frac{5}{100}\times100\right)\frac{400}{500}+\frac{10}{100}\times100=78$$

よって $x_1=\dfrac{78}{400+100}\times100=15.6(\%)\cdots\cdots\cdots（答）$

$$\left(\frac{5}{100}\times400+\frac{20}{100}\times100\right)\frac{400}{500}+\frac{10}{100}\times100=42$$

よって $y_1=\dfrac{42}{400+100}\times100=8.4(\%)\cdots\cdots\cdots（答）$

(2) 容器 X_n, Y_n の塩の重さを求める。

$$\left(\frac{x_{n-1}}{100}\times400+\frac{y_{n-1}}{100}\times100\right)\frac{400}{500}+\frac{10}{100}\times100=$$

$$\frac{1}{5}(16x_{n-1}+4y_{n-1}+50)$$

よって $x_n=\dfrac{1}{5}(4x_{n-1}+y_{n-1}+50)\times\dfrac{1}{500}\times100$

$$=\frac{1}{25}(16x_{n-1}+4y_{n-1}+50)$$

$$\left(\frac{x_{n-1}}{100}\times100+\frac{y_{n-1}}{100}\times400\right)\frac{400}{500}+\frac{10}{100}\times100$$

$$=\frac{1}{5}(4x_{n-1}+16y_{n-1}+50)$$

よって $y_n=\dfrac{1}{5}(4x_{n-1}+16y_{n-1}+50)\times\dfrac{1}{500}\times100$

$$=\frac{1}{25}(4x_{n-1}+16y_{n-1}+50)$$

これより

$$x_n-y_n=\frac{12}{25}(x_{n-1}-y_{n-1})$$

$$=\left(\frac{12}{25}\right)^n(x_0-y_0)=15\times\left(\frac{12}{25}\right)^n\cdots\cdots\cdots（答）$$

(3) $x_n+y_n=\dfrac{4}{5}(x_{n+1}+y_{n+1})+4$

ここで $A_n=x_n+y_n$ とおくと $A_0=x_0+y_0=20+5=25$

$A_n=\dfrac{4}{5}A_{n-1}+4$ より A_n の一般項を求める。

$$\alpha=\frac{4}{5}\alpha+4 \text{ より } \alpha=20$$

$$A_n-20=\frac{4}{5}A_{n-1}+4-20=\frac{4}{5}(A_{n-1}-20)$$

よって $A_n-20=\left(\dfrac{4}{5}\right)^n(A_n-20)=5\times\left(\dfrac{4}{5}\right)^n$

$$\therefore A_n=5\times\left(\frac{4}{5}\right)^n+20$$

これより $x_n+y_n=5\times\left(\dfrac{4}{5}\right)^n+20\cdots\cdots\cdots\cdots（答）$

(4) (2)と(3)より辺々を加えて

$$2x_n=15\times\left(\frac{12}{25}\right)^n+5\times\left(\frac{4}{5}\right)^n+20$$

$$\therefore x_n=\frac{15}{2}\left(\frac{12}{25}\right)^n+\frac{5}{2}\left(\frac{4}{5}\right)^n+10\cdots\cdots\cdots（答）$$

3 出題者が求めたポイント（数学Ⅱ・微分積分）

〔解答〕

(1) (ア)より $f(1)=1+a+b=p(\geqq1)$ $\therefore b=p-a-1$

(イ)より次の3つの場合を考える。

(ウ) $f(x)=0$ の解が1個のとき

$f(x)=x(x^2+ax+b)=0$ $x^2+ax+b=0$ の判別式をD とするときD＜0を求める。

$$D=a^2-4b=a^2-4(p-a-1)<0$$

$$(a+2)^2<4p \quad p\geqq1 \text{ より } -2\sqrt{p}<a+2<2\sqrt{p}$$

$$\therefore -2\sqrt{p}-2<a<2\sqrt{p}-2$$

(エ) $f(x)=0$ の解が2個のとき

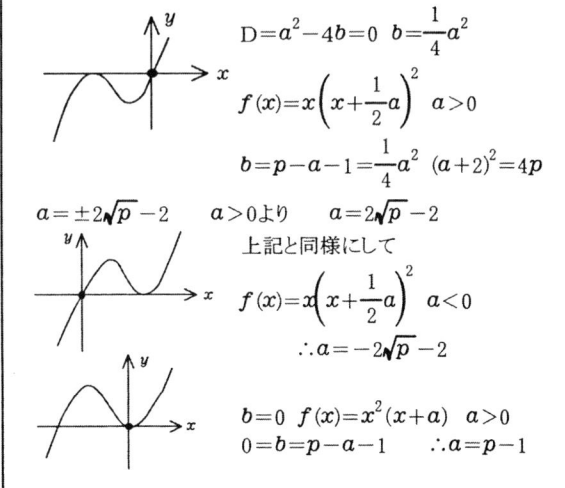

$$D=a^2-4b=0 \quad b=\frac{1}{4}a^2$$

$$f(x)=x\left(x+\frac{1}{2}a\right)^2 \quad a>0$$

$$b=p-a-1=\frac{1}{4}a^2 \quad (a+2)^2=4p$$

$$a=\pm2\sqrt{p}-2 \quad a>0\text{より} \quad a=2\sqrt{p}-2$$

上記と同様にして

$$f(x)=x\left(x+\frac{1}{2}a\right)^2 \quad a<0$$

$$\therefore a=-2\sqrt{p}-2$$

$$b=0 \quad f(x)=x^2(x+a) \quad a>0$$

$$0=b=p-a-1 \quad \therefore a=p-1$$

(オ) $f(x)=0$ の解から3個のとき

$$x^2+ax+b=0\text{判別式}D>0 \text{ より}$$

$$a<-2\sqrt{p}-2, 2\sqrt{p}-2<a$$

この方程式の2つの解が負となるのは

$$a>0 \text{ かつ } b>0 \text{ 即 } a<p-1$$

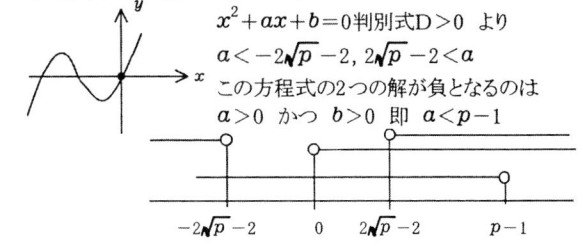

$\therefore 2\sqrt{p} - 2 < a < p - 1$

前記 (ウ)(エ)(オ)より求める a の値の範囲は

$-2\sqrt{p} - 2 \leqq a \leqq p - 1$ ·························(答)

(2) $\displaystyle\int_0^1 (x^3 + ax^2 + bx)\,dx = \left[\dfrac{1}{4}x^4 + \dfrac{1}{2}ax^3 + \dfrac{1}{2}bx^2\right]_0^1$

$= \dfrac{1}{4} + \dfrac{1}{3}a + \dfrac{1}{2}b = -\dfrac{1}{6}a + \dfrac{1}{2}p - \dfrac{1}{4}$··········①

この値が最小になるのは $a = p - 1$ のとき $\therefore p = a + 1$

このとき $b = p - a - 1 = (a + 1) - a - 1 = 0$(証明終わり)

(3) (2)より $b = 0$ よって $p = a + 1$

$-\dfrac{1}{6}a + \dfrac{1}{2}(a + 1) - \dfrac{1}{4} = 2$ より

$a = \dfrac{21}{4},\ p = \dfrac{25}{4}$·····················(答)

(4) $p = \dfrac{25}{4}$, ①より

$\displaystyle\int_0^1 f(x)\,dx = -\dfrac{1}{6}a + \dfrac{23}{8}$

$a = -2\sqrt{p} - 2 = -7$ のとき最大となる。

よって, $-\dfrac{1}{6}(-7) + \dfrac{23}{8} = \dfrac{97}{24}$·····················(答)

物　理

解答　24年度

1 出題者が求めたポイント…小問集合

(1)

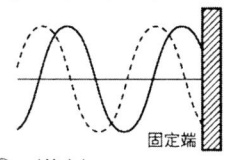

固定端

(2) ③⑤④①②…（答え）

(3) 波の速さをCとする。船からみた波の速さ＝C+v，t_1は周期だから

$(C+v)t_1 = L$　…㋐

$t_2 = \dfrac{\lambda}{C+v} = \dfrac{1}{C+v} \times \dfrac{C}{f}$　∴　$(C+v)ft_2 = C$　…㋑

㋐，㋑よりCを消去する

$C = \dfrac{L}{t_1} - v$ を㋑に代入

$\left(\dfrac{L}{t_1} - v + v\right)ft_2 = \left(\dfrac{L}{t_1} - v\right)$　∴　$f = \dfrac{L - vt_1}{Lt_2}$　…（答え）

(4) 右図の点Oのまわりのモーメントの和＝0 より

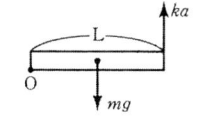

$kaL - \dfrac{1}{2}mgL = 0$　∴　$k = \dfrac{mg}{2a}$

…（答え）

(5) 浮力をFとすると　$T + F = mg$

$m = \dfrac{4}{3}\pi r^3 \times \rho$，$F = \dfrac{4}{3}\pi r^3 \rho_0 g$ だから

$T = \dfrac{4}{3}\pi r^3 \rho g - \dfrac{4}{3}\pi r^3 \rho_0 g = \dfrac{4}{3}\pi r^3 g(\rho - \rho_0)$　…（答え）

(6) 金属内に電場はなく，等電位になる。
また，電場の強さはV-xグラフの傾きに等しい。

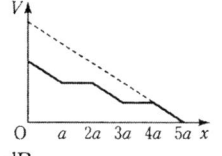

(7) 誘導起電力の大きさV

$= N \times \dfrac{d\Phi}{dt} = N \times \dfrac{d(BS)}{dt} = NS\dfrac{dB}{dt}$　…①

$V = RI = 50 \times 8.0 \times 10^{-4} = 4.0 \times 10^{-2}$　…②

①，②より

$\dfrac{dB}{dt} = \dfrac{V}{NS} = \dfrac{4.0 \times 10^{-2}}{2.5 \times 10^3 \times 4.0 \times 10^{-4}} = 4.0 \times 10^{-2}$ [T/s]

　誘導電流によって磁束密度の向きは正の向きになる。したがって，レンツの法則より磁束密度の変化は負の向きである。　-4.0×10^{-2}[T/s]　…（答え）

(8) 求める熱量 $= 4.2 \times 1000 \times (100 - 30) + 2.3 \times 10^3 \times 1000$

$= 2.94 \times 10^5 + 2.3 \times 10^6$

$= 2.59 \times 10^6 \fallingdotseq 2.6 \times 10^6$ [J]　…（答え）

(9) A，Bに最初に入っている物質量をn_A，n_Bとすると

$n_A = \dfrac{PV}{RT}$，$n_B = \dfrac{3P \times 2V}{R \times 4T} = \dfrac{3PV}{2RT}$

物質量は変化しないから

$\dfrac{P' \times (V + 2V)}{R \times 3T} = \dfrac{3PV}{2RT} + \dfrac{PV}{RT}$　∴　$P' = \dfrac{5}{2}P$　…（答え）

(10) $h\nu = h\dfrac{c}{\lambda} = eV$　より

$\lambda = \dfrac{hc}{eV} = \dfrac{6.6 \times 10^{-34} \times 3.0 \times 10^8}{1.6 \times 10^{-19} \times 1.5} = 8.25 \times 10^{-7}$

8.3×10^{-7} [m]　…（答え）

2 出題者が求めたポイント…運動量保存則とはねかえり係数

I．(1) 物体Aの加速度$= g\sin 30° = \dfrac{1}{2}g$，$\overline{AP} = 2h$ だから

$x = \dfrac{1}{2}at^2$ より　$2h = \dfrac{1}{2} \times \left(\dfrac{g}{2}\right)t^2$　∴　$t = 2\sqrt{\dfrac{2h}{g}}$

…（答え）

(2) 点Pでの速さ$= at = \left(\dfrac{g}{2}\right) \times 2\sqrt{\dfrac{2h}{g}} = \sqrt{2gh}$

求める時間 $= \dfrac{l}{\sqrt{2gh}}$　…（答え）

(3) (2)より　$\sqrt{2gh}$　…（答え）

(4)(5) 衝突後のA，Bの速度をそれぞれv_A，v_Bとする。
運動量保存則とはねかえり係数の式より

$\begin{cases} m\sqrt{2gh} = mv_A + Mv_B & \cdots① \\ e = -\dfrac{v_A - v_B}{\sqrt{2gh}} \quad ∴ \quad e\sqrt{2gh} = v_B - v_A & \cdots② \end{cases}$

①，②より

$v_A = \dfrac{(m - eM)}{m + M}\sqrt{2gh}$　…(4)の答え

$v_B = \dfrac{m(1 + e)}{m + M}\sqrt{2gh}$　…(5)の答え

II．(6) $v_A = \dfrac{(m - 0.5 \times 5m)}{m + 5m}\sqrt{2gh} = -\dfrac{1}{4}\sqrt{2gh}$

力学的エネルギー保存則より

$\dfrac{1}{2}m\left(-\dfrac{1}{4}\sqrt{2gh}\right)^2 = mgH$　∴　$H = \dfrac{h}{16}$　…（答え）

(7) 点Pから点Rに達するまでの時間をt'とすると

$0 = |v_A| + \left(-\dfrac{g}{2}\right)t'$　$t' = \dfrac{2|v_A|}{g} = \dfrac{1}{2}\sqrt{\dfrac{2h}{g}}$

求める時間 $= \dfrac{l}{|v_A|} + t' = \dfrac{4l}{\sqrt{2gh}} + \dfrac{1}{2}\sqrt{\dfrac{h}{g}}$　…（答え）

III．(8)(9) $v_B = \dfrac{m(1 + 0.5)}{m + 5m}\sqrt{2gh} = \dfrac{1}{4}\sqrt{2gh} = |v_A|$

物体Bが衝突してから座標xに達するまでの時間

$= \dfrac{2l - x}{v_B} = \dfrac{4(2l - x)}{\sqrt{2gh}}$　…③

物体Aが衝突してから座標xに達するまでの時間

$= \dfrac{(2l + x)}{|v_A|} + 2t'$　…④

③＝④より

$\dfrac{4(2l - x)}{\sqrt{2gh}} = \dfrac{4(2l + x)}{\sqrt{2gh}} + 2 \times \dfrac{1}{2}\sqrt{\dfrac{2h}{g}}$

∴　$x = -\dfrac{1}{4}h$　…(9)の答え

求める時間 $= t' + \dfrac{l + x}{|v_A|} = \dfrac{1}{2}\sqrt{\dfrac{2h}{g}} + \dfrac{4\left(l - \dfrac{1}{4}h\right)}{\sqrt{2gh}}$

$= \dfrac{2l}{h}\sqrt{\dfrac{2h}{g}}$　…（答え）

IV．(10) 壁と衝突後の速さ$= e'v_B = \dfrac{e'}{4}\sqrt{2gh}$

　　AとBが1回目の衝突をしてから，$x=0$ に到達するまでの時間が等しいから

$$\frac{2l}{|v_A|}+2t'=\frac{l}{v_B}+\frac{l}{e'v_B}$$

$$\therefore\ e'=\frac{l}{l+\frac{h}{2}}\ \ \cdots(答え)$$

3　出題者が求めたポイント…コンデンサー回路

I．(1) C_1 の両端の電圧＝0 である。

$$電流=\frac{E}{R}\ \ \cdots(答え)$$

II．(2) C_1 の両端の電圧＝Eになる。

$$電気量 Q=CE\ \ \cdots(答え)$$

　(3) 静電エネルギー$U=\frac{1}{2}CE^2$ …(答え)

　(4) 電池がした仕事＝QE＝U＋ジュール熱

$$\therefore\ ジュール熱=QE-U=CE^2-\frac{1}{2}CE^2$$

$$=\frac{1}{2}CE^2\ \ \cdots(答え)$$

III．(5) (R_1+R_2) に加わる電圧＝Eであるから

$$I_{R_3}=\frac{E}{R+R}=\frac{E}{2R}\ \ \cdots(答え)$$

IV．(6) 十分時間が経過すると，回路に流れる電流＝0になる。

C_1，C_2，C_3 にたくわえられる電気量を Q_1，Q_2，Q_3 とすると

$$\frac{Q_1}{C}-\frac{Q_2}{2C}-\frac{Q_3}{3C}=0\ \ \cdots①$$

また，電荷保存則より

$$Q_1+Q_2=Q\ \ \cdots②$$
$$-Q_2+Q_3=0\ \ \cdots③$$

①，②，③より

$$Q_1=\frac{5}{11}Q,\ Q_2=\frac{6}{11}Q,\ Q_3=\frac{6}{11}Q$$

したがって点Aの電位$=\dfrac{Q_1}{C_1}=\dfrac{1}{C}\times\dfrac{5}{11}\times CE$

$$=\frac{5}{11}E\ \ \cdots(答え)$$

　(7) ジュール熱$=\dfrac{1}{2}CE^2-\left(\dfrac{Q_1^2}{2C_1}+\dfrac{Q_2^2}{2C_2}+\dfrac{Q_3^2}{2C_3}\right)$

$$=\frac{1}{2}CE^2-\frac{1}{2C}\left(\frac{5}{11}Q\right)^2-\frac{1}{4C}\left(\frac{6}{11}Q\right)^2-\frac{1}{6C}\left(\frac{6}{11}Q\right)^2$$

$$=\frac{1}{2}CE^2-\frac{5Q^2}{22C}=\frac{1}{2}CE^2-\frac{5}{22C}(CE)^2$$

$$=\frac{3}{11}CE^2\ \ \cdots(答え)$$

　(8) $Q_3=\dfrac{6}{11}Q=\dfrac{6}{11}CE$ …(答え)

V．(9)(10)(11) C_1 と C_2 は並列で両端の電圧は等しくなる。

　R_2 を通過した電気量を ΔQ とすると

$$\frac{Q_1-\Delta Q}{C}=\frac{Q_2-\Delta Q}{2C}\ \ より$$

$$\Delta Q=\frac{1}{3}(2Q_1-Q_2)=\frac{1}{3}\left(2\times\frac{5}{11}Q-\frac{6}{11}Q\right)=\frac{4}{33}Q$$

$$=\frac{4}{33}CE$$

C_3 の電位は 0 となるので，

点Aの電位$=0+\dfrac{1}{2C}(Q_2+\Delta Q)$

$$=\frac{1}{3}E$$

R_1 を通過した電気量$=Q_3=\dfrac{6}{11}Q=\dfrac{6}{11}CE$

$$\frac{1}{3}E\ \ \cdots(9)の答え$$

$$\frac{6}{11}CE\ \ \cdots(10)の答え$$

$$\frac{4}{33}CE\ \ \cdots(11)の答え$$

化　学

解答　24 年度

1　出題者が求めたポイント……単位格子、塩素の発生，酸化還元滴定，マンガン乾電池

(1)単位格子に含まれる原子数は，

A；$2+\dfrac{1}{2}\times 4==4$　　B；$1+\dfrac{1}{8}\times 8=2$

したがって，B：A＝2：4＝1：2
Bが Mn である。
結晶の密度は，

$$d=\dfrac{\text{単位格子の質量}}{\text{単位格子の体積}}=\dfrac{\dfrac{M}{N_A}\times 2}{(a\times 10^2)^2\times(b\times 10^2)}=\dfrac{\dfrac{M}{N_A}\times 2}{a^2b\times 10^6}$$
$$=\left(\dfrac{2M}{a^2bN_A}\right)\times 10^{-6}\ (\text{g/cm}^3)$$

(2)(i)(a) $MnO_2 + 4HCl \rightarrow MnCl_2 + 2H_2O + Cl$
酸化還元反応で，MnO_2 が酸化剤として働く。
(b) $I_2 + 2e^- \rightarrow 2I^-$
$2S_2O_3^{2-} \rightarrow S_4O_6^{2-} + 2e^-$
両式を辺々加えると，
$I_2 + 2S_2O_3^{2-} \rightarrow 2I^- + S_4O_6^{2-}$
両辺に $4Na^+$ を加えると，
$I_2 + 2Na_2S_2O_3 \rightarrow 2NaI + Na_2S_4O_6$

(ii)図2の実験装置で Cl_2 を作ると，未反応の HCl が Cl_2 といっしょに出てくる。このため水を入れた洗気びんに通して水に溶けやすい HCl を除く。

(iii)発生した Cl_2 の物質量は，
下線(a)の反応式より，
$$\dfrac{0.50}{87}\times 1 = 5.74\times 10^{-3}\ \text{mol}$$
下線(b)の滴定より，I_2 の物質量がわかるので，
$2KI + Cl_2 \rightarrow 2KCl + I_2$
の反応で反応した Cl_2 の物質量が求まる。
反応した $Na_2S_2O_3$ は，
$$0.50\times\dfrac{22}{1000} = 1.1\times 10^{-2}\ \text{mol}$$
したがって，I_2 は，
$$1.1\times 10^{-2}\times\dfrac{1}{2} = 5.5\times 10^{-3}\ \text{mol}$$
反応した Cl_2 は，この値と同じであるから，水に溶けた Cl_2 は，
$5.74\times 10^{-3} - 5.50\times 10^{-3} = 2.40\times 10^{-4}\ \text{mol}$
この体積は，$2.40\times 10^{-4}\times 22.4\times 10^3 = 5.376 \fallingdotseq 5.4\ \text{mL}$

(3)(i) MnO_2 がないと，
$2NH_4^+ + 2e^- \rightarrow 2NH_3 + H_2$　の反応により，H_2 を生じる。この発生により，　$H_2 \rightarrow 2H^+ + 2e^-$
の反応が起こり，起電力が低下する可能性がある。

(ii)まず，流れた電気量を求める。
$1.0\times 60\times 60 = 3.6\times 10^3$ C
流れた電子は，
$$\dfrac{3.6\times 10^3}{9.6\times 10^4} = 3.75\times 10^{-2}\ \text{mol}$$
負極の変化は，

$Zn \rightarrow Zn^{2+} + 2e^-$，$Zn^{2+} + 4NH_3 \rightarrow [Zn(NH_3)_4]^{2+}$
放電で生じた Zn^{2+} は，
$$3.75\times 10^{-2}\times\dfrac{1}{2} = 1.875\times 10^{-2}\ \text{mol}$$
この Zn^{2+} と反応した NH_3 分子は，
$1.875\times 10^{-2}\times 4\times 6.0\times 10^{23} = 4.5\times 10^{22}$ 個

[解答]

(1)(i) B　(ii) $\left(\dfrac{2M}{a^2bN_A}\right)\times 10^{-6}\ (\text{g/cm}^3)$

(2)(i)(a) $MnO_2 + 4HCl \rightarrow MnCl_2 + 2H_2O + Cl_2$
(b) $2Na_2S_2O_3 + I_2 \rightarrow 2NaI + Na_2S_4O_6$

(ii)塩素は水に溶けると一部が水と次のように反応する。
$Cl_2 + H_2O \rightleftarrows HCl + HClO$
水に HCl が溶けていると，右向きの変化が起りにくくなり，Cl_2 の溶解度は小さくなる。

(iii)下線部(a)の反応より生じた Cl_2 は，
$$\dfrac{0.50}{87}\times 1 = 5.74\times 10^{-3}\ \text{mol}$$
下線部(b)の酸化還元滴定により，KI と反応した Cl_2 は，
$$0.50\times\dfrac{22}{1000}\times\dfrac{1}{2} = 5.50\times 10^{-3}\ \text{mol}$$
したがって，溶解した Cl_2 の体積は，
$(5.74\times 10^{-3} - 5.50\times 10^{-3})\times 22.4\times 10^3 = 5.376$
$\fallingdotseq 5.4\ \text{mL}$

(3)(i)酸化剤により，$2NH_4^+ + 2e^- \rightarrow 2NH_3 + H_2$ で生じる H_2 がただちに酸化され，水素による分極を防ぐ。その結果，起電力低下を防止できる。

(ii)流れた電子は，
$$\dfrac{1.0\times 60\times 60}{9.6\times 10^4} = 3.75\times 10^{-2}\ \text{mol}$$
負極で生じる Zn^{2+} は，
$Zn \rightarrow Zn^{2+} + 2e^-$
と変化するので，
$$3.75\times 10^{-2}\times\dfrac{1}{2} = 1.875\times 10^{-2}\ \text{mol}$$
この Zn^{2+} は，$Zn^{2+} + 4NH_3 \rightarrow [Zn(NH_3)_4]^{2+}$
と変化するので，取り込まれたアンモニア分子は，
$1.875\times 10^{-2}\times 4\times 6.0\times 10^{23} = 4.5\times 10^{22}$ 個

2　出題者が求めたポイント……反応速度，平衡定数

(1)温度が上がると分子運動がより活発になる。この結果衝突回数が増加する。

(2)(i)温度が下がると運動エネルギーが減少するので，山が左にずれる。このため E を超える分子の割合が減少する。

(ii)触媒を用いると活性化エネルギーが低下し，反応速度が大きくなる。E が低下したことを示す必要がある。分子の数の分布は温度が同じなので変化しない。

(3)(i)各気体の物質量は，

H_2 ; $\dfrac{3.0 \times 10^{24}}{6.0 \times 10^{23}} = 5.0 \text{ mol}$

I_2 ; $\dfrac{3.3 \times 24}{6.0 \times 10^{23}} = 5.5 \text{ mol}$

与えられた活性化エネルギーから，反応熱は，

$183 - 174 = 9 \text{ kJ/mol}$

反応した H_2 は，

$\dfrac{36}{9} = 4.0 \text{ mol}$

生成した HI は，$4 \times 2 = 8.0 \text{ mol}$

したがって，平衡定数は，

$K = \dfrac{[HI]^2}{[H_2][I_2]} = \dfrac{8.0^2}{(5.0 - 4.0)(5.5 - 4.0)} = 42.6 \fallingdotseq 43$

(ii) $H_2(気) + I_2(気) = 2HI(気) + 9.0 \text{ kJ}$

右向きの正反応は発熱反応である。

平衡定数が，$43 \to 36$ と減少しているので，HI が減少していることがわかる。温度を上げると級熱反応がより多く進行し，平衡は左に移動する。したがって，温度は，$700 < T$ である。

(4)(i) HI の物質量は，

$\dfrac{6.0 \times 10^{20}}{6.0 \times 10^{23}} = 1.0 \times 10^{-3} \text{ mol}$

その濃度は，$1.0 \times 10^{-3} \text{ mol/L}$

HI どうしが衝突すると，

$2HI \to H_2 + I_2$ の反応が起こり，I_2 1 個を生成する。

1 秒間に生じた I_2 は，

$\dfrac{3.6 \times 10^{30}}{1.0 \times 10^{16}} = 3.6 \times 10^{14}$ 個

この濃度は，

$\dfrac{3.6 \times 10^{14}}{6.0 \times 10^{23}} = 6.0 \times 10^{-10} \text{ mol/L}$

したがって，反応速度は，　$v = 6.0 \times 10^{-10} \text{ mol/(L·s)}$

(ii) 反応速度は，　$v = k[HI]^2$ と表わされる。

したがって　$6 \times 10^{-10} = k(1.0 \times 10^{-3})^2$

これより，$k = 2 \times 6.0 \times 10^{-4} = 1.2 \times 10^{-3} \text{ (L/mol·s)}$

[解答]

(1) 分子運動がより活発になり衝突回数が増加するため。

(2)(i)

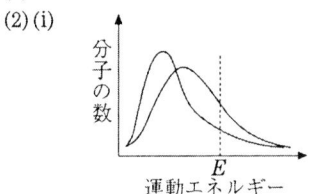

運動エネルギー

(ii)

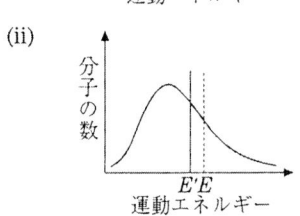

運動エネルギー

運動エネルギーの分布は「変化なし」

E が E' に低下する。

(3) 反応開始時の各気体の物質量は，

H_2 ; $\dfrac{3.0 \times 10^{24}}{6.0 \times 10^{23}} = 5.0 \text{ mol}$　　I_2 ; $\dfrac{3.3 \times 24}{6.0 \times 10^{23}} = 5.5 \text{ mol}$

反応熱は，$183 - 174 = 9.0 \text{ kJ/mol}$

平衡に達したとき，

$\dfrac{36}{9.0} = 4.0$

であるから，反応した H_2 と I_2 はそれぞれ 4.0 mol

したがって，平衡状態で存在する各気体は，

H_2 ; $5.0 - 4.0 = 1.0 \text{ mol}$

I_2 ; $5.5 - 4.0 = 1.5 \text{ mol}$

HI ; $4.0 \times 2 = 8.0 \text{ mol}$

平衡定数は，容器の体積を V (L) とすると，

$K = \dfrac{(8.0/V)^2}{(1.0/V) \times (1.5/V)} = 42.6 \fallingdotseq 43$ ……答

(ii) C

〈理由〉平衡定数が減少しているのは温度上昇により吸熱反応がより多く進行したためである。

(4)(i) 1 秒間に生成した I_2 は，

$\dfrac{3.6 \times 10^{30}}{1.0 \times 10^{16}} = 3.6 \times 10^{14}$ 個

この濃度は，

$\dfrac{3.6 \times 10^{14}}{6.0 \times 10^{23}} = 6.0 \times 10^{-10} \text{ mol/L}$

したがって，反応速度は，

$v = \dfrac{\Delta C}{\Delta t} = \dfrac{6.0 \times 10^{-10}}{1.0} = 6.0 \times 10^{-10} \text{ mol/(L·s)}$ 答

(ii) ヨウ化水素の濃度は，

$\dfrac{6.0 \times 10^{20}}{6.0 \times 10^{23}} = 1.0 \times 10^{-3} \text{ mol/L}$

したがって，　$6.0 \times 10^{-10} = k \times (1.0 \times 10^{-3})^2$

これより，　$k = 1.2 \times 10^{-3} \text{ (L/mol·s)}$ ……答

3　出題者が求めたポイント……多糖類，デキストリンの重合度及び枝分かれの数，グルコースの還元性

(1) 文章が長文で，内容が混み入っているので，構造式を書いて確認しないと解答しにくい。

マルトースをメチル化すると次のようになり，これを加水分解すると 2 種類のメチル化されたグルコースを生じる。

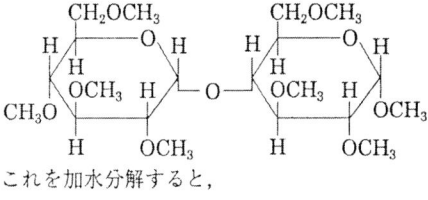

これを加水分解すると，

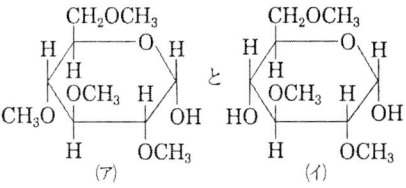

の 2 種類が得られる。

(ア) 2, 3, 4, 6位がメチル化している。

(イ) 2, 3, 6位がメチル化している。

30個のグルコースから成るデキストリンは、条件より次のような構造が考えられる(他にもいろいろ考えられるが結果は同じ)。図4の模式図にならって書く。

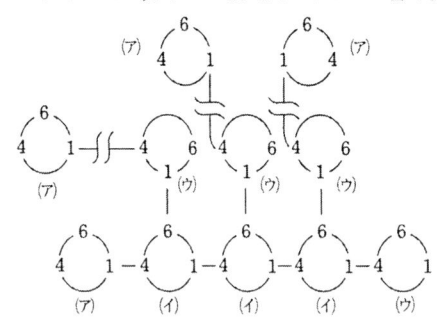

メチル化される位置

(ア) 2, 3, 4, 6位

(イ) 2, 3位

(ウ) 2, 3, 6位

≈ で省略されたグルコースは(ウ)と同じである。

これを加水分解すると

2, 3位；3個　　2, 3, 6位；23個　　2, 3, 4, 6位；4個が得られる。

(2) セロビオースは、β-グルコースが2分子縮合した構造をもつ二糖類である。β-グルコースは、図1のC₁のHとOHが上下逆になった構造をもつ。

(3) (i) デンプンの化学式は、$(C_6H_{10}O_5)_n$ と表され、デキストリンも同様である。

$162n + 18 = 1152$ とおけるので、

$n = 7$ となる。

(ii)

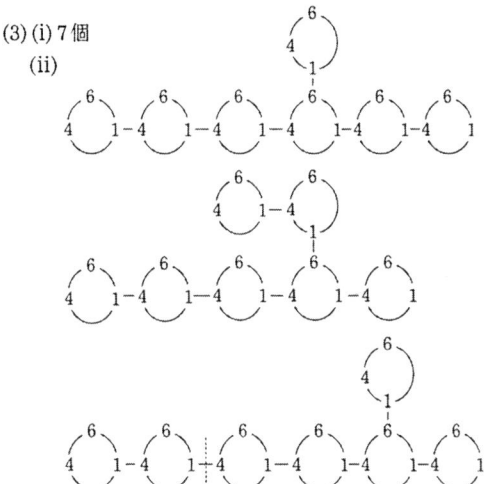

(ア) 2, 3位がメチル化される。

(イ) マルトース(……で切断される)

この3種類が考えられる。

(4) (i) 赤色沈殿は、酸化銅(I) Cu_2O である。

グルコース1 molからCu_2O 1 molが得られるので、

反応したグルコースは、$Cu_2O = 143$ として、

$$\frac{180}{143} \times 0.858 = 1.08\,g$$

$(C_6H_{10}O_5)_n \rightarrow nC_6H_{12}O_6$ と変化するので、デンプンを$x\,(g)$とすると、

$$x = \frac{162n}{180n} \times 1.08 = 0.972\,g$$

水の質量百分率は、

$$\frac{1.00 - 0.972}{1.00} \times 100 = 2.8\%$$

(ii) グルコースは水溶液中で一部開環し、アルデヒド構造になる。その部位が酸化され、−COOH になる。

[解答]

(1) ア. アミロース　　イ. アミロペクチン　　ウ. グリコシド　　エ. アミラーゼ　　オ. 2, 3, 4, 6　　カ. 3

キ. 23　　ク. 4

(2)

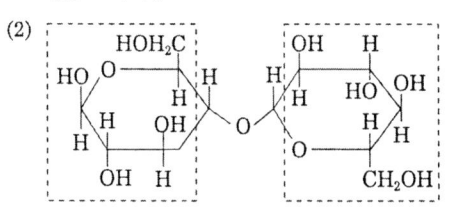

(3) (i) 7個

(ii)

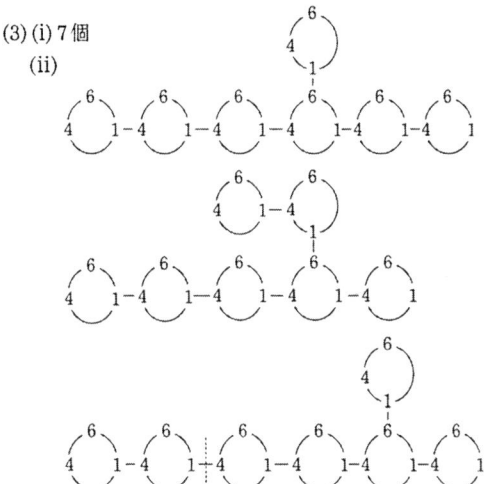

(4) (i) 反応したグルコースは、$Cu_2O = 143$ として、

$$\frac{180}{143} \times 0.855 = 1.08\,g$$

はじめに存在したデンプンの質量は、

$$\frac{162n}{180n} \times 1.08 = 0.972\,g$$

したがって、水の質量百分率は、

$$\frac{1.00 - 0.972}{1.00} \times 100 = 2.8\% \cdots\cdots 答$$

(ii)

生　物

解答　　　24年度

1　出題者が求めたポイント(Ⅰ・Ⅱ・小問集合)
(1)グリセリン筋は骨格筋からATPなどは除去している
　が、アクチンとミオシンの構造は維持している。
(2)毒ヘビにかまれたときに用いるのは血清療法。
(3)細胞膜はリン脂質が疎水部を向き合わせた2層になっている。
(4)細胞質基質、中心体、リボソームは膜構造ではない。
　他は1枚の生体膜で構成されている。
(5)抗原と結合するのは可変部。
(8)Bは中生代、CとEは先カンブリア時代。
(9)脳下垂体から放出されるのは成長ホルモンと甲状腺
　刺激ホルモン。甲状腺ホルモンはチロキシンでカエ
　ルの変態を促進する。注射した甲状腺の抽出物には
　チロキシンが含まれる。
(11)しつがい腱反射は介在神経を介さない。
(12)B.　交感神経は脊髄から出る。D.　立毛筋の収縮は
　寒冷刺激に対しておこなわれ、交感神経による。心
　臓の拍動を調節する自律神経の末端は主に右心房に
　ある。
【解答】
(1) C　(2) C　(3) C　(4) B, H, I
(5) A　(6) C　(7) C　(8) A, D
(9) C　(10) D, E　(11) D, E, F, H
(12) A, C

2　出題者が求めたポイント(Ⅱ・バイオテクノ
ロジー)
　キメラマウスと初期胚からのクローン牛に関する問題。
標準的な内容である。
(3)実験で生まれたマウスは、遺伝子型AAとaaの細胞
　が混在している。そこで配偶子の遺伝子型はAまた
　はaとなる。
【解答】
(1) 哺乳類の8細胞期の細胞塊は、細胞数を変えても通
　常の大きさの個体を発生させる。
(2) 茶色、黒色、茶色と黒色の混在
(3) 茶色の体毛または黒色の体毛の個体。
(4) 桑実胚の細胞に含まれるDNAはすべて同じゲノム
　を持つので5個体の子牛はクローン牛といえる。

3　出題者が求めたポイント(Ⅰ・植物の反応と
調節)
　植物ホルモンであるアブシシン酸とジベレリンに関す
る基本的な内容の問題。
(2)気孔を開くのはサイトカイニン。
(3)台風で葉が枯れたことで休眠しなくなったことから
　判断する。
(5)夏から秋に日照時間が短くなると休眠する。台風で
　葉がなくなってしまうと、アブシシン酸の合成がで
　きず、休眠しなかった。そのため10月に開花した。

このとき、たまたま暖かい日と重なったが、暖かい
ことが開花の原因ではない。
【解答】
(1) A　(2) A　(3) E　(4) E　(5) A, B, C

4　出題者が求めたポイント(Ⅱ・集団遺伝)
　集団遺伝に関する基本的な知識を確認する問題。
(1)遺伝子型は、Rh－：dd、Rh＋：DD、Ddとなる。
　$d^2 = 0.16$から$d = 0.4$、$D = 0.6$となる。
(2) $2Dd = 2(0.6 \times 0.4) = 0.48$
(3)問題のような条件の集団では、世代を重ねても集団
　内の遺伝子頻度に変化は生じない。これをハーディ・ワインベルグの法則という。
【解答】
(1)遺伝子D：60％　遺伝子d：40％
(2) 48％
(3)遺伝子D：60％　遺伝子d：40％

5　出題者が求めたポイント(Ⅱ・遺伝子発現の
調節)
　原核生物における遺伝子発現の調節、オペロン説に関
する基本的な知識を確認する問題。
(1)培地にラクトースがないと、調節遺伝子の転写によ
　り合成されるリプレッサー(調節タンパク質)がオペ
　レーターに結合することで、RNAポリメラーゼがプ
　ロモーター(オペレーターの上部)に結合することを
　妨げる。
(3)ラクトース分解酵素を合成するということは、リプ
　レッサーがオペレーターに結合できないということ
　である。リプレッサーが合成されないか不完全なも
　のが合成される。または、オペレーターに突然変異
　が生じてリプレッサーが結合できないことが考えら
　れる。
【解答】
(1)ア．オペレーター
　　イ．リプレッサー(調節タンパク質)
　　ウ．調節遺伝子
　　エ．ラクトース
(2)オペロン
(3)調節遺伝子部分に生じたリプレッサーをつくらない
　か不完全なリプレッサーをつくる変異、または、オ
　ペレーター部分に生じたリプレッサーが結合できな
　くなる変異。

6　出題者が求めたポイント(Ⅰ・伴性遺伝)
　伴性遺伝に関する基本的な知識を確認する問題。
(1)筋疾患の発病者が男性に偏っていることから、X染
　色体に存在する劣性遺伝子によると推測する。
(2)男性発病者は原因となる遺伝子変異をもつが、発病
　しない男性はもたない。男性のX染色体は母親から

伝わる。正常な女性には保因者が含まれる。

(3)18の女性が原因遺伝子変異をもたない場合と、保因者としてもつ場合の両方を考える。19の男性は原因遺伝子変異をもたない。

【解答】

(1)ア. X染色体　イ. 伴性遺伝

(2)2、6、8、14、17、21、27

(3)ウ. 25　エ. 0　オ. 0　カ. 0

7 出題者が求めたポイント(Ⅱ・酵素)

チマーゼとカタラーゼを題材にした酵素に関する基本的な知識を確認する問題。

(3) 半透膜によって高分子と低分子の物質を分離する操作を透析という。

(4) ビーカー1では流水を流し続けるため、①液から補酵素も流出してしまう。

(5) ❶❷に酵素のタンパク質部分、①②に補酵素が含まれる。補酵素は熱に強い低分子化合物。

(10) 1. カタラーゼの活性は25℃よりも35℃のほうが高い。

　2. 基質の量が2倍になるので、気泡発生量も2倍になる。反応速度(グラフの傾き)は変わらない。

　3. 肝臓片の表面積が半分になることから、酵素量が1/2になると考える。気泡発生量は変わらず、反応時間(t)が2倍になる。

【解答】

(1)基質特異性　(2)1. D　2. 立体構造

(3)透析　(4)補酵素

(5)B、F　(6)$2H_2O_2 \rightarrow 2H_2O + O_2$

(7)1. ③

　2. H_2O_2と反応できるカタラーゼが増えたから。

(8)基質である過酸化水素がすべて消費されてしまったため。

(9)1. B

　2. カタラーゼは反応前後で変化せず、何度も同じように作用するから。

(10) 1.

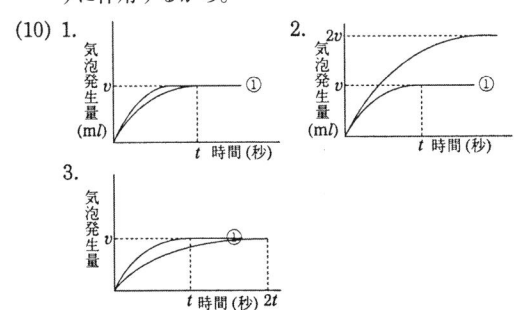

平成23年度

問　題　と　解　答

英 語

問題
23年度

I. 和文と同じ意味になるように、英単語5語を補って英文を完成させなさい。

1. 地元の町で開院して10年になる。

It _____ I opened the clinic in my local town.

2. イギリス留学の夢を彼にあきらめさせようとしても無駄である。

There _____ him give up his dream of studying in England.

3. あまりにも真に受けるので、私の祖父にはひとつの冗談も言えない。

You cannot tell a single joke to my grandfather because _____.

4. 子供たちが行儀よくしている間、親たちは映画を楽しめた。

The parents could enjoy the movie as _____.

5. インフルエンザの流行を予防しようと医師たちは細心の注意を払った。

The doctors took great care to _____.

II. 次の英文を読んで、下記の設問に答えなさい。

Clouds often play a valuable role in indicating short-range weather conditions, but when it comes to predicting longer-term climatic changes, they are entirely unknown quantities. For despite the near-universal scientific consensus on the reality of global climate change, (1)the subject remains riddled with deep uncertainties, among the most pressing of which concerns the likely role that clouds will play in shaping future conditions on Earth. Will clouds turn out to be agents of global warming, serving to veil us in an ever-thickening blanket of greenhouse gas emissions, or will they end up saving the day by reflecting ever more sunlight back into space? (2)These are far from simple questions. Clouds and cloud behavior constitute major unknown factors in determining future climates. (3)A change in almost any aspect of clouds, such as their type, location, water content, cloud altitude, particle size and shape, or lifetimes, affects the degree to which clouds warm or cool the Earth. Some changes amplify warming while others diminish it. Much research is in progress to better understand how clouds change in response to climate warming, and how these changes affect climate through various feedback mechanisms.

1.　下線部(1)が具体的に指している内容を下線部日本語 10 文字以内で書きなさい。

2.　下線部(2)は具体的に何を指しているか、日本語で説明しなさい。

3.　下線部(3)を和訳しなさい。

III.　空所(1)〜(10)に入る最も適切な語句を(a)〜(d)の中から選びなさい。
　　　ただし、適語がない場合、(e)としなさい。

1.　It was too difficult for the mother (1) the loss of her child.
　　(a) to get over　(b) than getting over　(c) that she could get over　(d) got over

2.　All the team members look forward (2) the Championship this season.
　　(a) to win　　　(b) winning　　　(c) to winning　　　(d) having won

3.　Would you (3) me your book when you have finished it?
　　(a) let borrow　(b) mind lending　(c) lease out　　　(d) rent for

4.　Not having experienced a hurricane before, I was (4) frightened.
　　(a) little　　　(b) a little　　　(c) a few　　　(d) few

5.　My friend set up a joint venture because she finds the business (5).
　　(a) interesting　(b) interested　　(c) interestedly　(d) with her interest

6. The news never (**6**) good to hear these days.
   (a) been   (b) being   (c) is   (d) are

7. He likes a (**7**) interpretation of a poem.
   (a) literally   (b) literate   (c) literarily   (d) literal

8. With a crowd of people shouting, I couldn't make (**8**) what the speaker was saying.
   (a) out   (b) over   (c) understood   (d) up

9. Please wait here. The doctor will be back (**9**) with your test results.
   (a) in brief   (b) no sooner   (c) speedy   (d) shortly

10. It is (**10**) we will go camping despite the rain.
   (a) likely to   (b) more than likely   (c) likely than   (d) not likely

IV. 空所に入る(a)～(e)を正しく並べかえて英文を完成させなさい。ただし、(**11**) ～ (**30**) に入る語句のみ答えなさい。

1. The company is hiring (   ) (   ) (**11**) (**12**) (   ) sales managing.
   (a) in   (b) knowledgeable   (c) is   (d) someone   (e) who

2. After the earthquake, we had to (**13**) (**14**) (   ) (   ) (   ).
   (a) on   (b) to   (c) nothing   (d) next   (e) scrape

3. He (   ) (**15**) (   ) (**16**) (   ) admit his misconduct in office.
   (a) bring   (b) could   (c) to   (d) himself   (e) not

4. Have you (   ) (**17**) (   ) (   ) (**18**) the emergency case?
   (a) do   (b) what   (c) to   (d) with   (e) decided

5. The students (   ) (**19**) (**20**) (   ) (   ) coming to class on time.
   (a) told   (b) for   (c) off   (d) not   (e) were

6. The patient's condition suddenly (**21**) (   ) (   ) (   ) (**22**) in the course of the night.
   (a) worse   (b) bad   (c) went   (d) to   (e) from

7. During my visit to Africa, it was inspiring to see the volunteer workers (   ) (   ) (**23**) (   ) (**24**) was struggling.
   (a) lend   (b) a   (c) to   (d) whoever   (e) hand

8. My friend reached the goal (　) (　) (　) (**25**) (**26**) in yesterday's race.
   (a) any　　(b) contestant　　(c) faster　　(d) than　　(e) other

9. It is (**27**) (　) (　) (**28**) (　) at my workplace.
   (a) dress　　(b) impolite　　(c) to　　(d) casually　　(e) considered

10. There is (　) (　) (**29**) (　) (**30**) have an organ transplant for the patient to survive.
    (a) for　　(b) nothing　　(c) but　　(d) it　　(e) to

V. 次の文章[A]と[B]を読んで、それぞれの設問に答えなさい。

[A] 空所(**31**) 〜 (**35**)に入る語句を(a)〜(e)から選びなさい。

   (a) is ultimately inseparable from
   (b) more powerful than morphine
   (c) no telling where the next wonder drug
   (d) be it food, water, air, shelter, medicine
   (e) lie in the complex regulations and lack of funding

　　A major reason we should preserve biodiversity is for our own health. There are many reasons to preserve the natural world, but our focus should be on what it can do for us. We need to understand that the loss of ecological biodiversity is a loss to ourselves. Our health (**31**) the health of the natural world. There is no determinant of health, (**32**) that does not derive from nature.　New pharmaceuticals are most likely to come from the natural world — a key example being the Pacific yew, a tree bearing needles that were discovered to have anti-cancer properties. Similar secrets may lie in Australia's ecosystem, such as the thousands of types of protein in marine cone shell snails. One of these has already been used to make a drug that is a thousand times (**33**) and has become a watershed in the treatment of pain. There is (**34**) will come from since the drugs will be found from pretty much everything. The biggest problems in the search for new pharmaceuticals (**35**) to support the research, and the fact that only a handful of people are currently doing the work.

[B] 空所(　36　)　〜　(　40　)に入る語句を(a)〜(e)から選びなさい。

(a) intently on the eyes
(b) gives us the evil eye
(c) stare for long stretches
(d) to where people are looking
(e) in determining the direction of gaze

The eyes are the window to the soul. That is why we ask people to look us in the eye and tell us the truth. Or why we get worried when someone (　36　) or has a wandering eye. Our language is full of expressions that refer (　37　) — particularly if they happen to be looking in our direction. As social primates, humans are keenly interested (　38　) of other humans. It is important for evaluating their intentions and critical for forming bonds and negotiating relationships. Lovers (　39　) into each other's eyes, and infants focus (　40　) of their parents. Even very young babies look at simple representations of faces for longer than they look at similar cartoonish faces in which the eyes and other features have been scrambled.

Ⅵ. 次の英文を読んで、下記の設問に答えなさい。

Recently, I tried — really tried — to buy a book for my reading club. I went online and ordered *The Alchemist*, by Paulo Coelho. Then, a week later, I had a free moment at work, and I thought, Oh, I should order that reading club book. I went online and carefully typed in an order for *The Alchemist* — again. A few days later, as I was jogging in the park, a faint bell went off in my head, and I thought, I bet I ordered the wrong book. At home I checked my e-mail, and sure enough, we were supposed to read *The Archivist*, by Martha Cooley. I'd ordered the wrong book — twice. And that wasn't the end of it. Later that week, I was talking with a fellow reading club member, a neurologist, who, after hearing (ア)my embarrassing story, started to laugh. (イ)(　　)(　　)(　47　)(　　) she'd gone to the library and had just as carefully selected a copy of the *The Alienist*, by Caleb Carr. So, there you go. Two middle-aged brains, (　41　) wrong books. We all worry about getting old. We all worry about getting sick. But we really worry about (ウ)losing our minds. Eventually, I spent considerable time tracking down those lost names, talking to researchers and digging into the latest science to find out (42) goes wrong in middle age and (42) it means. And I found something unexpected — not bad news but (43). It is true that the brain at middle age has lost a step. Our problems are (44) imaginary, and our worries are (44) unreasonable. But neuroscientists have found that the middle-aged brain actually has (エ)surprising talents. It's developed powerful systems that can cut through the intricacies of complex problems to find concrete answers. It more calmly manages emotions and information and is cheerier than in younger years. (45), studies suggest that the way our brains age may give us a broader perspective on the world, a capacity to see patterns, connect the dots, even be more creative. From what we know now, the middle-aged brain is (オ)downright *formidable.

*formidable: impressive, powerful, capable

1. 空所 (41) に入れるのに最も適切なものを一つ選びなさい。

    (a) one   (b) two   (c) three   (d) four

2. 空所 (42) に共通して入れるのに最も適切なものを一つ選びなさい。

    (a) that   (b) which   (c) something   (d) what

3. 空所 (43) に入れるのに最も適切なものを一つ選びなさい。

    (a) good   (b) books   (c) none   (d) worse

4. 空所 (44) に共通して入れるのに最も適切なものを一つ選びなさい。

    (a) too   (b) only   (c) still   (d) not

5. 空所 (45) に入れるのに最も適切なものを一つ選びなさい。

    (a) Whereas   (b) Indeed   (c) However   (d) Beforehand

6. 下線部(ア)を読んで、次の文章を完成させるものとして最も適切なものを一つ選び、解答欄 46 にマークしなさい。

    The writer felt embarrassed because

        (a) she forgot to bring her book to the reading club.

        (b) she read *The Archivist* instead of *The Alchemist*.

        (c) she unintentionally ordered the wrong book more than once.

        (d) she had trouble remembering the title of the book at the bookstore.

7. 下線部(イ)に入るように下記の単語を並べかえて、空所(47)に入る単語のみ答えなさい。ただし、文頭に来る単語も小文字で示してある。

   (a) out   (b) it   (c) that   (d) turned

8. 下線部(ウ)と異なる意味の語句を一つ選び、解答欄 **48** にマークしなさい。

   (a) going insane   (c) having mental disorder
   (b) becoming mad   (d) getting angry

9. 下線部(エ)に当てはまらない内容を一つ選び、解答欄 **49** にマークしなさい。

   (a) The middle-aged brain is inclined to think more optimistically.
   (b) The middle-aged brain becomes less effective and acts more slowly.
   (c) The middle-aged brain feels and thinks with less worries or excitement.
   (d) The middle-aged brain can work things out by skipping the perplexing details.

10. 下線部(オ)と異なる意味の語句を一つ選び、解答欄 **50** にマークしなさい。

   (a) completely   (b) perfectly   (c) slightly   (d) utterly

数 学

問題　　　　　　　23年度

1 次の(1)から(6)までの各問いの（　　　）に当てはまる数値，または式を求めよ（配点 90 点）。

(1) 一辺の長さが a である正四面体 ABCD に外接する球の半径は（　　　）である［15 点］。

(2) 6 桁の正の整数が 2 桁の正の整数 a で割り切れる。また，この 6 桁の正の整数の 6 つの数字のうち，左側にある 3 桁の整数 p と右側にある 3 桁の整数 q の和 $p+q$ も a で割り切れる。このとき，p と a が素数だとすれば，a の値は（　　　）である。ただし，n 桁の正の整数 r とは，$10^{n-1} \leqq r < 10^n$ を満たす整数だとする［15 点］。

(3) $a > 1$ として 3 つの直線 $y = -x - 1,\ y = ax - 2a + 3,\ y = \dfrac{1}{a}x - \dfrac{2}{a} + 3$ でつくられる三角形の面積が 12 であるとき，a の値は（　　　）である［15 点］。

(4) $x > 1,\ 0 < y \leqq \dfrac{1}{2}$ で $2\log_x y - 3\log_y x - 5 = 0$ の関係があるとき，$3y - 2x^{-1}$ が最大値 m を $x = a$ でとるなら，ma の値は（　　　）である［15 点］。

(5) 方程式 $x^2 + \dfrac{1}{x^2} - 8\left(x + \dfrac{1}{x}\right) + k = 0$ において，定数 k が不等式 $a < k < b$ を満たす範囲にあれば，この方程式が異なる 4 つの正の解をもつとき，$b - a$ の値は（　　　）である［15 点］。

(6) $a_1 = 5,\ b_1 = 8,\ a_{n+1} = 2a_n - \dfrac{1}{2}b_n,\ b_{n+1} = 5a_n - \dfrac{3}{2}b_n\ (n = 1,\ 2,\ 3,\ \cdots\cdots)$ で定められる 2 つの数列 $\{a_n\},\ \{b_n\}$ において $\alpha = \lim_{n \to \infty} a_n,\ \beta = \lim_{n \to \infty} b_n$ とすれば $\alpha + \beta$ の値は（　　　）である［15 点］。

2　ある病気の人に薬を与えて治療すれば，その人の症状が等しい確率で「改善」，「変化なし」，「悪化」のいずれかに分類される状態になるとき，次の各問いに答えよ［配点 30 点］。

(1) 薬を 6 人に与えるとき，6 人のうち 3 人ずつが同じ状態（例えば，3 人が「改善」で，3 人が「変化なし」）になる確率を求めよ。

(2) 薬を n 人に与えるとき，少なくとも $n-3$ 人が同じ状態になる確率を p_n とする。$n \geqq 7$ のとき，p_n を求めよ。

(3) $\displaystyle \lim_{n \to \infty} \frac{p_{n+1}}{p_n}$ の値を求めよ。

3　原点を O とする xy 平面上の点 P(x, y) の時刻 t $(0 \leqq t \leqq \pi)$ における位置が

$$\begin{cases} x(t) = \cos 2t - 2\cos t \\ y(t) = \sin 2t + 2\sin t \end{cases}$$

で与えられる。O を始点とする P の位置ベクトルを $\vec{p}$，速度ベクトルを $\vec{v}$ とするとき，次の各問いに答えよ［配点 30 点］。

(1) $\vec{p}$，$\vec{v}$ のそれぞれの大きさ $|\vec{p}|$，$|\vec{v}|$ を求めよ。

(2) $\vec{p}$ と $\vec{v}$ が垂直になる，最初の時刻を t_1，2 番目を t_2 とするとき，t_1，t_2 のそれぞれの値を求めよ。

(3) 時刻 t_1，t_2 の間に P が動く道のりは $L = \displaystyle \int_{t_1}^{t_2} |\vec{v}|\, dt$ となることが知られている。L の値を求めよ。

物 理

問題

23年度

〔問1〕 次の文章中の （ ① ）～（ ⑤ ）の空欄をうめよ。

(1) 地表近くを円軌道を描いて回る人工衛星の速さを第1宇宙速度という。地表近くでの重力加速度の大きさを 9.8 m/s^2，地球の半径を $6.4 \times 10^6 \text{ m}$ とするとき，第1宇宙速度を有効数字 2 桁で求めると，（ ① ）m/s である。ただし，空気抵抗は無視できるものとする。必要であれば，$\sqrt{2} = 1.41$，$\sqrt{3} = 1.73$，$\sqrt{5} = 2.24$，$\sqrt{7} = 2.65$ を用いよ。

(2) 深さ 100 cm の水平に置かれた水槽に水を満たし，その底にある光源の像を焦点距離 60 cm の凸レンズを用いて水面上 175 cm の天井に作る。レンズを光源の真上で水面から徐々に天井に向かって上げていくとある高さで明確な像ができた。最初に像ができたとき，水面からレンズまでの距離は，（ ② ）cm である。ただし，水の屈折率は $\dfrac{4}{3}$，空気の屈折率は 1 とする。

(3) 真空中で向かいあった極板間の距離 d，電気容量 C の平行板コンデンサーに電池で電圧をかけ，充電したのちに電池をはずす。次に，極板の間に，極板と面積が等しく厚さ t ($t < d$) の電荷をもたない導体板を，極板と平行にかつ接触しないように挿入した。このときの平行板コンデンサーの電気容量は，（ ③ ）となる。

(4) 密度 $6.5 \times 10^2 \text{ kg/m}^3$ の木材で各辺が 0.20 m の立方体を作り，水に浮かべた。このとき，木材が水面から上に出る体積は，（ ④ ）m^3 である。ただし，水の密度を $1.0 \times 10^3 \text{ kg/m}^3$ とする。

(5) 図のように，長さ 0.60 m，質量 1.0
kg の一様な細長い棒 AB を 2 つの支点
P，Q で水平に支えた。最初，支点 P
は A 端と，支点 Q は B 端と一致して
いた。次に，B 端に 4.9 N の力を鉛直

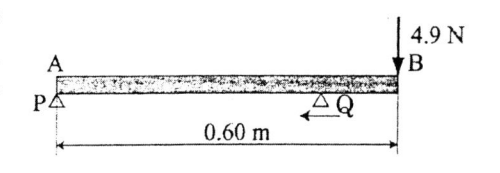

下向きに加え，支点 P を移動させずに，支点 Q だけを B 端から支点 P に向かって
移動させた。A 端が支点 P を離れるのは，P Q 間の距離が（　　⑤　　）m よ
り小さくなったときである。ただし，重力加速度の大きさを 9.8 m/s² とする。

[問 2] 磁場中で物質中の電子の運動を考えることは，さまざまな物質の性質を理解する
のに重要である。ここでは，簡単のために，真空中で磁場をかけたとき，壁がある場
合での荷電粒子の運動を考察する。図 A のように xz 面に壁がある容器の原点 O に，
電荷 Q [C]，質量 m [kg]の粒子を置いた。ここで，$y > 0$ の部分が容器の内部とする。
また，容器全体に一様な磁束密度 B [T]の磁場を z 軸の正の向き（紙面に垂直に裏側
から表側への向き）にかけた。重力と粒子の大きさは無視できるものとして，以下の問
いに答えよ。解答が物理量の場合は，単位をつけて答えること。

I. 最初に，時刻 $t = 0$ [s]で，粒子は原点 O から y 軸の正の向きに初速 v_0 [m/s]の速さ
をもって発射された。すると，粒子は等速円運動で半円を描いて壁に衝突し，跳ね
返った後，また半円を描くという運動を繰り返した。

(1) 最初に描かれる半円の半径はいくらか。

(2) 粒子が最初に壁に衝突するのは，粒子が発射されてから何秒後か。

(3) 壁と粒子との反発係数を e (e < 1)とする。2 回目に描かれる半円の半径を求めよ。

(4) 粒子が n 回目($n = 1, 2, 3, \cdots$) に壁に衝突するのは，粒子が発射されてから何
秒後か。

(5) 非常に長い時間が経過した後，粒子は x 軸上のある一点に限りなく近づいた。
この点と原点 O との距離を求めよ。

II. 次に，磁場に加えて，一様な電場が存在する場合について，粒子の運動がどのようになるか考える。大きさ E_0 [V/m]の電場を時刻 $t = 0$ [s] である向きに一様にかけ，原点 O から y 軸の正の向きに初速 v_0 [m/s]の速さをもって粒子を発射したところ，粒子は y 軸上を等速直線運動した。

(6) E_0 の向きはどの方向か。

(7) E_0 の大きさを求めよ。

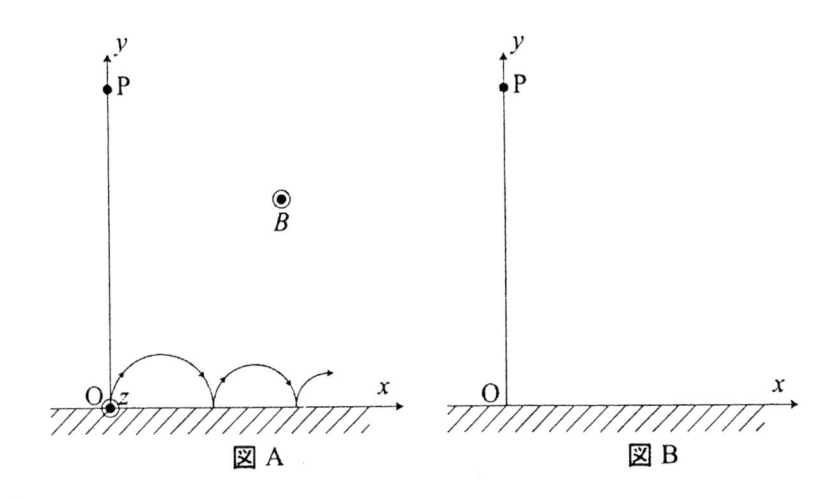

図A   図B

III. 最後に，E_0 よりも少し小さい電場を時刻 $t = 0$ [s]から E_0 と同じ方向に一様にかけ，原点 O から y 軸の正の向きに初速 v_0 [m/s]の速さをもって粒子を発射したところ，粒子は y 軸上の点を何回か通る軌跡を描いた。粒子が原点 O から発射されるときを除いて 2 回目に y 軸上を通る点を P とすると，P を通るときの粒子の速さは v_0 [m/s]であった。

(8) $t = 0$ [s]からの粒子の軌跡を，図 B のような xy 平面座標を解答用紙に書き写し，その中に書き込め。このとき，粒子の運動の方向も矢印で書き込むこと。

〔問3〕一様な気体の断熱膨張を考える。図のように，x 軸方向に動くピストンを備えた円筒形の断熱容器があり，その中に大きさの無視できる質量 m の単原子分子からなる理想気体が入っている。円筒の壁は x 軸方向に平行であるとする。今，ピストンの内壁 A と固定円筒

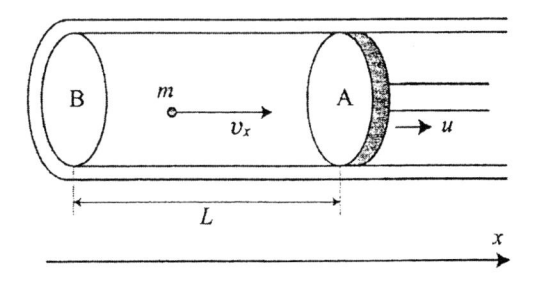

内壁 B との間の長さが L のとき，気体の温度は T であった。まず，x 軸方向の速さが v_x である 1 個の気体分子が，ピストンの壁 A に完全弾性衝突する場合を考える。

まず，ピストンを v_x に比べて十分小さい一定の速さ u で微小時間 Δt の間だけ引き出した。

(1) 気体分子がピストンの壁 A と 1 回衝突するごとに，分子の x 軸方向の速さはいくら減少するか。ただし，気体分子はピストンの壁 A と壁 B との間を往復運動すると考えてよい。

(2) このときに失う分子の運動エネルギーはいくらか。ただし，u は v_x に比べて非常に小さいので，u の 2 乗の項は無視してよい。

(3) 速さ v_x の気体分子がピストンの壁 A と壁 B との間を 1 回往復して再び A と衝突するまでに必要な時間を求めよ。ただし，ここでは，引き出すことによる円筒の長さの変化および分子運動の速さの変化は無視してよい。

(4) 気体分子 1 個が時間 Δt の間に壁 A へ衝突する回数を求めよ。

(5) (4)のとき，時間 Δt の間に気体分子 1 個が失う運動エネルギーを求めよ。

　これまで 1 個の気体分子についてのみ考えてきたが，容器内では多数の気体分子がそれぞれ勝手な方向に異なった速さで運動している。ただし，気体分子どうしの衝突は無視できるものとし，気体分子 1 個あたりの x 軸方向の速さの 2 乗 $v_x{}^2$ の平均値を $\overline{v_x{}^2}$ で表す。

(6) ピストンを引き出したとき，平均の運動エネルギーの変化量 ΔE を，時間 Δt の間の容器の体積の増加分 ΔV と，容器の体積 V を用いて表せ。

(7) ピストンを引き出す前の気体分子の速さ v の 2 乗の平均値を $\overline{v^2}$ とすると，平均の運動エネルギー E は $E = \dfrac{1}{2}m\overline{v^2}$ と表せる。ピストンを引き出したときの E の変化量 ΔE を，E，V，ΔV を用いて表せ。ただし，$\overline{v_x{}^2} = \dfrac{1}{3}\overline{v^2}$ が成り立つとする。

(8) 断熱膨張の前後で，気体の温度が一様に T から $T + \Delta T$ に変化した。E は T に比例しているものとして，ΔT を，T，V，ΔV を用いて表せ。

〔問 4〕半導体および半導体素子の性質と，それを用いた回路について，次の設問 I，II に答えよ。

I. 半導体および半導体素子の性質について，次の文章の空欄を適切な語句でうめよ。

　ケイ素やゲルマニウム（4 価の原子）の結晶に，微量のリンやアンチモン（5 価の原子）を混ぜると，（　①　）型半導体ができ，アルミニウムやインジウム（3 価の原子）を混ぜると，（　②　）型半導体ができる。（　①　）型半導体では自由電子が，（　②　）型半導体では（　③　）が，電流の担い手（キャリア）となっている。

　（　①　）型半導体と（　②　）型半導体を接合させると，（　④　）作用をもつ半導体ダイオードができる。（　⑤　）型から（　⑥　）型に向かう電流は良く流れ，順方向と呼ばれる。このとき，接合部では自由電子と（　③　）が次々と（　⑦　）している。これに対して，逆向きには電流は流れない。

II. 右図に示すような電気回路において，
E_1 は内部抵抗を持たない起電力 1.5 V
の電池である。R_1, R_2, R_3 はそれぞれ
100 Ω, 200 Ω, 200 Ω の抵抗である。D
は半導体ダイオードで，矢印の向きに
流れる電流 I_D [A] は両端に加わる電圧
V_D [V] と $I_D = 0.10 \cdot V_D^2$ の関係式で表
されるものとし，逆向きに電流は流れ
ないものとする。次の各問いに答えよ。
ただし，解答が物理量の場合は単位を
つけて答えること。

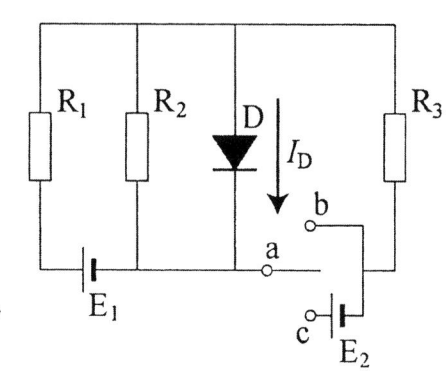

(1) 端子 a を端子 b 側につないだとき，半導体ダイオード D を流れる電流 I_D の大き
さはいくらか。

(2) (1)のとき，抵抗 R_1 を流れる電流の大きさはいくらか。

(3) 端子 a を，内部抵抗をもたない電池 E_2 のある端子 c 側につなぎ，その起電力を 0
V から次第に上昇させたとき，$I_D = 0$ [A] となる瞬間において，E_2 の起電力の大
きさはいくらか。

(4) 端子 a を端子 c 側につないだ場合，電池 E_2 の起電力を 7.0 V にしたとき，抵抗 R_1
を流れる電流の大きさはいくらか。

化 学

問題　　　　　　　23年度

〔問1〕 次の文章を読み，設問 (1)〜(7) に答えよ。設問 (2)−(i)，(5) の解答は有効数字
2桁で表すこと。原子量は H＝1.0，C＝12，O＝16，Mg＝24，Ca＝40とする。

　カルシウムとマグネシウムはいずれも周期表 2 族に属する元素であるが，その化学
的性質には違いが見られる。例えば，(a)カルシウムの単体は常温の水と反応するが，マ
グネシウムの単体は反応しない。また，(b)それぞれの水酸化物の水に対する溶解度も異
なる。

　カルシウムとマグネシウムはともに地殻の構成元素である。地殻に存在するカルシ
ウムの大部分は石灰石や大理石など炭酸カルシウムとして存在している。このことに
は，地球が 46 億年前に誕生してから辿（たど）った環境の変化が関係している。現在の火星や
金星のように，もともと地球の大気は二酸化炭素が大部分を占めていたが，地球では
海が誕生し二酸化炭素は溶解していった。その後，(c)地球の表面温度が低下すること
で，さらに大気中の二酸化炭素は減少した。一方，海水中に取り込まれた二酸化炭素
は炭酸イオンとなり，岩石から溶け出したカルシウムイオンと反応し，炭酸カルシウ
ムとして海底に堆積していった。炭酸カルシウムの一部は地球内部まで取り込まれ，
高熱のため塩基性酸化物の ア と酸性酸化物の イ に分解されたが，
残りの大部分は地殻に蓄積し続け，地球は炭酸カルシウムの豊富な惑星になった。

　現在，カルシウム化合物は多方面で利用されている。建築材料のセメントや漆喰（しっくい）の
成分は炭酸カルシウムや消石灰であり，塑像や医療用ギブスなどに使われるセッコウ
は ウ の水和物である。また，消石灰に塩素を吸収させて作られるさらし粉
は漂白剤や殺菌剤などに利用されている。さらし粉 $CaCl(ClO)\cdot H_2O$ は塩化カルシウム
と エ の複塩と考えられる。一方， ア とコークス（石炭を乾留して
つくった多孔質の炭素）を混ぜて電気炉で強熱すると得られる オ は有機合
成原料として用いられている。さらに，カルシウム化合物には吸湿性をもつものが多
く，乾燥剤や除湿剤として利用されている。

設　問
(1) ア 〜 オ に適切な化学
式を記入せよ。
(2) 下線部(a)に関する次の実験をおこなった。
　＜実験＞ 6 個のビーカーに水を等量ずつは
かり取り，各ビーカーに5.0 g から30 gま
で 5.0 g きざみのカルシウムの単体を加え
た。発生した気体と加えたカルシウムの
質量の間に，図 1 で示す関係が得られた。
なお，反応は完全に進行したものとする。

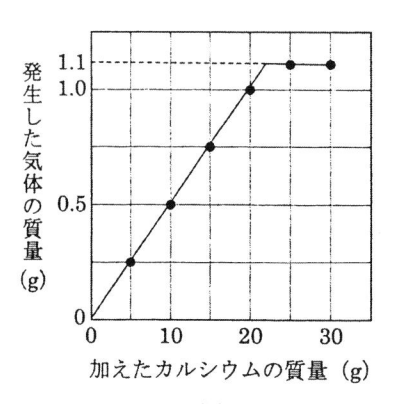

図1

(i) ビーカーにはかり取った水の質量を求めよ。

(ii) 水 H_2O のかわりに，相対質量が 2.0 の水素原子からできている水 ^2H_2O を用いて，同様に実験をおこなった。発生する気体の質量はどう変化していくか，図 1 にならい解答用紙の図にグラフを書き込め。縦軸を発生した気体の質量，横軸を加えたカルシウムの質量として適当な数値を記入すること。ただし，用いた ^2H_2O の質量は問(i)の答えと同量とする。

(3) 試験管に水を入れて，下線部(b)のうち溶解度が小さいほうを小量加えたが，溶けきらずに沈殿が残った。この試験管に塩を加えて沈殿を溶解させたい。次の中から最も適当な塩を選び，記号で答えよ。また，その理由を説明せよ。

    a. NH_4Cl b. $CaCl_2$ c. $MgCl_2$

    d. CH_3COONH_4 e. CH_3COONa

(4) 下線部(c)について，その理由を説明せよ。

(5) 石灰岩には炭酸カルシウムに炭酸マグネシウムが混入しているものがある。炭酸カルシウムと炭酸マグネシウムで構成されている石灰岩を高熱で完全に分解させたところ，残った固体の質量が元の石灰岩の 54.3 %に減少した。この石灰岩の炭酸カルシウム含有率（質量パーセント）を求めよ。計算の過程も示すこと。なお，炭酸マグネシウムを高熱で分解すると炭酸カルシウムと同様に塩基性酸化物と酸性酸化物が生成する。

(6)   オ   に水を作用させて得られる気体Aについて，次の中から<u>誤っている</u>記述を一つ選び，記号で答えよ。

    a. 気体Aは直線形の立体構造をしている。

    b. 気体Aは特異臭のある淡青色の気体である。

    c. 臭素水に気体Aを通じると赤褐色が消失する。

    d. 過マンガン酸カリウム水溶液に気体Aを通じると赤紫色は消失する。

    e. 気体Aは金属の溶接や切断用ガスに使用される。

(7) 吸湿作用が   ア   と同様のはたらき方をする乾燥剤を次の中から一つ選び，記号で答えよ。

    a. シリカゲル   b. 濃硫酸   c. 十酸化四リン

    d. 炭酸ナトリウム   e. 塩化カルシウム

〔問 2〕次の文章を読み，設問 (1)〜(5) に答えよ。設問 (2), (4)の解答は有効数字 2 桁で表し，計算の過程も示すこと。なお，気体はすべて理想気体とし，気体定数は $8.3 \times 10^3 \, Pa \cdot l/(K \cdot mol)$ とする。

気体反応の場合には，モル濃度よりも圧力のほうが測定しやすいので，各成分気体の分圧を用いて平衡定数を表すことが多く，このような平衡定数を圧平衡定数 K_P という。例えば，四酸化二窒素（無色）が二酸化窒素（赤褐）に可逆的に分解する反応，

$$N_2O_4 = 2NO_2 - 57.2 \, kJ \quad \cdots ①$$

の圧平衡定数 K_P は次式で表される。

$$K_P = \frac{(P_{NO_2})^2}{P_{N_2O_4}} \qquad P_{N_2O_4}, \, P_{NO_2} \text{ はそれぞれ四酸化二窒素と二酸化窒素の分圧}$$

なお，圧平衡定数 K_P は温度が一定であれば一定の値を示す。

ある容器に四酸化二窒素を $n \, (mol)$ 入れて反応①が平衡に達したとき，二酸化窒素に

分解した四酸化二窒素の割合（解離度という）を α（$0<\alpha<1$）とすると，四酸化二窒素の物質量は ア (mol)，二酸化窒素の物質量は $2n\alpha$ (mol)となるので，四酸化二窒素と二酸化窒素をあわせた全物質量は イ (mol) となる。このとき，容器内の圧力を P（Pa）とすると，四酸化二窒素，二酸化窒素の分圧は α と P を用いてそれぞれ ウ (Pa)，エ (Pa) と表される。したがって，反応①の圧平衡定数 K_P は α と P を用いて，

$$K_P = \boxed{\quad オ \quad} \text{ (Pa)} \quad \cdots ②$$

と表される。さらに，容器内の体積が V（l），温度が T（K）であれば，理想気体の状態方程式 $P = \boxed{\quad イ \quad} \times \dfrac{RT}{V}$ (Pa) を式②に代入することで式③が得られる。

$$K_P = \boxed{\quad カ \quad} \times \dfrac{RT}{V} \text{ (Pa)} \quad \cdots ③$$

　図1に示すような，ピストンで部屋が二つに仕切られている全内容積が 10 l（ピストンの体積は含まない）の容器がある。この容器は，滑らかに動くピストンによって圧力に応じて部屋の容積が変化する。まず，ピストンを中央で固定し，A室に四酸化二窒素を 0.80 mol，B室に二酸化窒素を n_{NO_2} (mol) 入れて容器全体を 27 ℃に保ったところ，(a)A室内の圧力は 4.4×10^5 Pa で一定になった。次に，温度を 27 ℃に保ったままピストンの固定をはずすと，ピストンは動き出したが，(b)A室の容積がB室の容積の 9 倍になるところで動かなくなった。

図 1

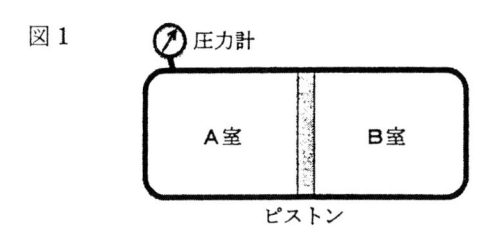

ピストン

設　問

(1) ア ～ カ に適切な式を記入せよ。

(2) 下線部(a)の状態におけるA室内の四酸化二窒素の解離度を求めよ。

(3) 下線部(b)の状態におけるA室とB室の四酸化二窒素の解離度をそれぞれ α_A，α_B とする。

　(i) α_A の値に最も近いものを次の中から選び，記号で答えよ。また，その計算過程を式③を用いて示せ。

　　　a. 0.070　　　b. 0.10　　　c. 0.13　　　d. 0.20

　(ii) α_A と α_B の関係はどうなるか，次の中から選び，記号で答えよ。また，その理由を説明せよ。

　　　a. $\alpha_A < \alpha_B$　　　　b. $\alpha_A = \alpha_B$　　　　c. $\alpha_A > \alpha_B$

(4) 初めにB室に入れた二酸化窒素の物質量 n_{NO_2} (mol) を求めよ。

(5) 下線部(b)の状態から容器全体の温度を上げた。

　(i) B室内の混合気体の色はどう変化するか，次の中から選び，記号で答えよ。

　　　a. 濃くなる　　　　b. 変わらない　　　　c. 薄くなる

(ii) ピストンはどうなるか，次の中から選び，記号で答えよ。

    a. A室側に移動する

    b. もとの位置にとどまる

    c. B室側に移動する

〔問3〕 次の文章を読み，設問 (1)～(5) に答えよ。原子量は H＝1.0，C＝12，O＝16 とする。

　化合物Aは炭素，水素，酸素のみからなるエステルである。化合物A 4.74 mg を完全燃焼させたところ，二酸化炭素 9.46 mg と水 3.96 mg が生じた。また，化合物Aに (a)水酸化ナトリウム水溶液を加え，穏やかに加熱して均一の水溶液にした後，塩酸で中和したところ，分子量 60 の化合物Bと，不飽和結合をもたない一価のアルコールCが得られた。化合物Bは刺激臭をもつ無色の液体で融点は 17 ℃であった。アルコールCに濃硫酸を加えて160～170 ℃に加熱すると，炭素，水素のみからなる化合物Dが得られた。化合物D 125 mg に触媒を用いて水素を付加させると，標準状態で 100 ml の水素が吸収された。

　一方，化合物Eは化合物Aと同じ分子式をもつエステルである。化合物Eに下線部 (a) と同様の操作を行ったところ，化合物Fと還元性を示す化合物Gが得られた。(b)化合物Fを希硫酸溶液中でニクロム酸カリウムと反応させると，化合物Hが生成した。化合物F，Hの水溶液にそれぞれヨウ素と水酸化ナトリウム水溶液を加えて温めると，いずれの場合も特有のにおいをもつ (c)黄色結晶が生じた。

設　問

(1) 化合物Aの組成式を書け。

(2) 化合物Aの分子量を求めよ。解答は有効数字2桁で示し，計算の過程も示すこと。

(3) 下線部(b)の反応と同種の反応がおこる操作を次の中から一つ選び，記号で答えよ。

    a. リン酸を触媒に用いて，エチレンに水蒸気を作用させる。

    b. メタノールの蒸気に十分加熱した銅線を入れる。

    c. ナトリウムフェノキシド水溶液に塩酸を加える。

    d. アニリンを希塩酸に溶かし亜硝酸ナトリウム水溶液を加える。

    e. サリチル酸とメタノールの混合物に少量の濃硫酸を加えて加熱する。

(4) 下線部(c)の化合物の名称と化学式を書け。

(5) 化合物B，C，F，G，Hの構造を下の例にならって書け。

$$\text{(構造式の書き方の例)} \quad CH_3-CH_2-\underset{\underset{O}{\overset{\|}{C}-H}}{CH}-\overset{\overset{O}{\|}}{C}-OH$$

生　物

問題　　　　　23年度

〔問1〕下記の問いにA～Eで答えよ。

（1）正しい記述を2つ選べ。
　　A．ウニの受精卵の細胞質にあるミトコンドリアは卵由来である。
　　B．サンショウウオの胞胚では外胚葉が内胚葉を中胚葉性の組織に誘導する。
　　C．カエルの原腸胚初期に赤道面より動物極寄りの胚の表面に陥入が起こる。
　　D．イモリの神経胚初期に神経板域に移植された表皮の一部は神経になる。
　　E．両生類の目の水晶体は眼胞の誘導によって表皮から作られる。

（2）体細胞分裂を起こさない細胞を2つ選べ。
　　A．ネズミの卵母細胞
　　B．ヒトの骨髄細胞
　　C．ヒトの赤血球
　　D．ヒトの上皮細胞
　　E．ネギの根端細胞

（3）ヒトの赤血球について誤った記述を2つ選べ。
　　A．細胞質は0.9%塩化ナトリウム溶液と等張である。
　　B．肺で受け取った酸素を身体の各組織に運搬する。
　　C．身体の各組織から肺にCO_2を運搬する。
　　D．赤血球内部の陽イオンはNa^+がK^+よりも多い。
　　E．鎌状赤血球症は染色体の重複によって起こる。

（4）動物の配偶子形成について正しい記述を2つ選べ。
　　A．相同染色体の乗換えは減数分裂の第2分裂の途中で起こる。
　　B．1個の二次精母細胞から4個の精子が生じる。
　　C．減数分裂の開始直前と終了後ではDNA量が1/4に減る。
　　D．1個の二次卵母細胞から3個の極体が生じる。
　　E．減数分裂の第一分裂で，核相は2nからnになる。

（5）副交感神経の作用として適切なものを2つ選べ。
　　A．皮膚の血管の収縮

　　B．心臓の拍動数の減少
　　C．気管支の拡張
　　D．胃の蠕動運動の促進
　　E．瞳孔の拡大

（6）正しい記述を2つ選べ。
　　A．ミトコンドリアの内膜は内側に突き出て，チラコイドとよばれる膜の折れ込みを
　　　　作る。
　　B．ゴルジ体は数層に重なる扁平な袋と，その周りに散在する小胞からなる。
　　C．葉緑体は酸素ガスと水から光エネルギーを用いて炭水化物を合成する。
　　D．液胞は二枚の膜に包まれ，その中で有機物を合成する。
　　E．中心体は紡錘体の起点になるだけでなく，べん毛や繊毛の形成に関係する。

（7）能動輸送がはたらいている現象を2つ選べ。
　　A．赤血球を蒸留水に入れると，体積が増して細胞膜が破れる。
　　B．タマネギ鱗片葉の表皮細胞を 20％のスクロース液に入れると原形質分離が観察
　　　　される。
　　C．神経細胞の細胞内のカリウムは細胞外に比べてはるかに高濃度である。
　　D．川と海を行き来するウナギは無機塩類の吸収と排出をえらで調節する。
　　E．口腔粘膜から採取した上皮細胞に酢酸オルセイン液を投与すると，色素が核に浸
　　　　透して，染色体が赤紫色に染まる。

（8）肺炎双球菌には，ネズミに対して病原性（致死性）の S 型菌と非病原性の R 型菌
　　がある。ネズミに注射すると肺炎が発症して死ぬ可能性があるものを2つ選べ。
　　A．R 型菌に加熱処理した S 型菌を混ぜたもの
　　B．加熱処理した R 型菌に加熱処理した S 型菌を混ぜたもの
　　C．R 型菌に S 型菌から抽出した DNA を混ぜたもの
　　D．加熱処理した S 型菌に R 型菌から抽出した DNA を混ぜたもの
　　E．加熱処理した S 型菌に R 型菌から抽出したタンパク質を混ぜたもの

（9）正しい記述を2つ選べ。

    A．DNA の塩基対は水素結合によって形成されている。

    B．ある種の生物では DNA から直接タンパク質が合成される。

    C．ヒトゲノムにはウラシルが多く含まれる領域が存在する。

    D．タンパク質の合成にはアミノ酸を運搬する RNA が必要である。

    E．rRNA をもつのは真核生物のみである。

（10）サクラの花粉四分子と核相が同じものを2つ選べ。

    A．スギゴケの配偶体

    B．ワラビの胞子体

    C．イチョウの胚乳

    D．ナズナの胚乳

    E．ユリの胚

（11）光に対して屈性を示すアベナの幼葉鞘を暗所におき、成長しつつある幼葉鞘に以下のような処理をしてその影響を調べた。幼葉鞘が左側に屈曲するものを2つ選べ。

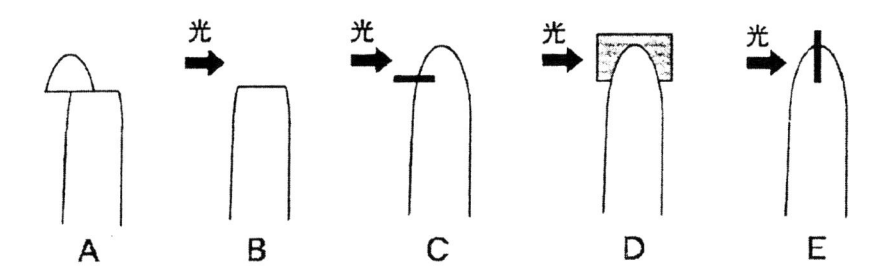

    A．先端3mm を切り，それを左側に片寄せて載せる。

    B．先端3mm を切り取り，左側から光を当てる。

    C．左側に雲母片を中央まで差し込み，左側から光を当てる。

    D．光の来る方向と平行に雲母片を差し込み，左側から光を当てる。

    E．光の来る方向と直角に雲母片を差し込み，左側から光を当てる。

（12）被子植物において、受粉した後に2個の精細胞へと分裂するものを1つ選べ。

    A．反足細胞

    B．花粉母細胞

    C．中央細胞

    D．精原細胞

    E．雄原細胞

(13) 発芽種子の呼吸商を測定するために容器中に水酸化カリウム溶液を種子にふれな
　　いようにして入れた。水酸化カリウム溶液を入れる理由として最適なものを1つ選べ。
　　A．湿度を適切に保つため
　　B．嫌気呼吸をさせないため
　　C．吸収された酸素を逃さないため
　　D．放出された CO_2 を吸収するため
　　E．呼吸と関係ない窒素を吸収するため

〔問2〕次の文を読み，以下の問いに答えよ。

　生物群の類縁関係を整理して分類するにあたり，その基本単位となるのは種である。
たとえばヒトという種の分類学的位置は，動物（　ア　），脊椎動物（　イ　），ほ乳綱，
霊長（　ウ　），ヒト科，ヒト（　エ　）のヒトである。また種の学名は 18 世紀後半に
　a　が整備して確立した（　オ　）法によって与えられる。たとえば，ヒトの学名は
Homo sapiens，トキは *Nipponia nippon* である。学名を構成する2つの単語のうち，前の
部分は（　カ　），後ろの部分は（　キ　）とよばれる。
　a　の時代には「種は神が創造したときのまま変わらないもの」と考えられていた
が、1859 年に　b　が₁著書の中で唱えた説をきっかけにして生物の進化に関する考
え方が広まりはじめ、1901 年には　c　が₂オオマツヨイグサの観察をもとにして進
化に関する説を発表した。この他にもさまざまな進化の理論が提唱された結果、「種は時
間とともに変化して、進化の過程を経てさまざまに分化し、多様な生物が生じる」と考え
られるようになった。
　私たちは生物のたどった進化の過程を直接観察することはできないが，それぞれの生
物の相互の共通性にもとづいて生物をいくつかの生物群にまとめ，これらの生物群どうし
の類縁関係やそれぞれが進化した経路を明らかにすることができる。生物の系統関係は，
生物の形態，細胞の構造や構成成分，生殖方法や発生過程の比較など多くの方法から類推
することができる。₃たとえば陸上植物はその生活環や維管束の有無などで分類できる。
　また、最近では核酸の塩基配列やタンパク質を構成するアミノ酸配列などを比較する
ことによっても、生物群の類縁関係を調べることができるようになった。たとえばヘモグ
ロビンα鎖のアミノ酸配列をヒトとサメで比べると、そのアミノ酸のうち約半分が違って
いるが、ヒトとゴリラではただ1つのアミノ酸が異なるだけである。このように，古い時
代に枝分かれした生物間ほどアミノ酸配列が大きく変化していることを示す事実は，他の
多くのタンパク質についても知られている。その一例としてチトクロムCにおける各生物
種間のアミノ酸配列の違いを以下の表に示した。
　多くのタンパク質のアミノ酸配列は進化の過程で時間とともに変化するが、その速度
はタンパク質ごとに異なっている。₄1年あたりアミノ酸座位1個に置換の起こる率を多
くのタンパク質について調べたところ，その値はタンパク質によって大きく異なり，なか
でもフィブリノペプチドは他のタンパク質よりも高かった。

【表】異なる生物間におけるチトクロムCのアミノ酸配列の違い (%)

	ヒト	ウマ	コイ	マグロ	カイコ	ムギ	(X)
ヒト		12	17	20	29	38	13
ウマ			13	18	27	41	11
コイ				8	25	42	14
マグロ					30	44	16
カイコ						40	26
ムギ							41

(1) 文中の（ ア ）～（ キ ）に適当な用語を入れよ。ただし（ ア ）～
（ エ ）には漢字一文字で答えよ。

(2) ┌ a ┐～┌ c ┐にあてはまる人名を以下から選びA～Kで答えよ。
　　A．アリストテレス　　B．ダーウィン　　C．ドブリース　　D．ヘッケル
　　E．ホイタッカー　　　F．マーグリス　　G．ミラー　　　　H．ラマルク
　　I．リンネ　　　　　　J．ワイズマン　　K．ワグナー

(3) 下線1の著書名（ d ）とその説は何とよばれるか（ e ）をそれぞれ答えよ。

(4) 下線2の進化に関する説は何とよばれるか答えよ。

(5) 下線3により、陸上植物は種子植物・シダ植物・コケ植物の3つに分類されるが、
以下のA～Eからコケ植物の特徴にあてはまるものを選べ。
　　A．維管束をもつ。　　　　　　　　　　B．配偶体は前葉体とよばれる。
　　C．配偶体が生活環の大半である。　　　D．胞子体が生活環の大半である。
　　E．花芽を形成する。

(6) 化石の研究から、ヒトとウマは今から約 8000 万年前に共通の祖先から分かれたと
推定されている。チトクロムCのアミノ酸配列の変化する割合が一定であるとすれば、
ヒトとマグロの共通の祖先から分岐したのは今から何年前と推定されるか。表の値を
用いて、有効数字2桁で求めよ。

(7) ヒトとウマが共通の祖先から分岐した後に、ヒトとウマではたがいに同数ずつ異な
る座位にアミノ酸の置換が起こったと仮定すると、チトクロムCのアミノ酸座位1個
に置換の起こる率は1年あたりいくらか。有効数字2桁で求めよ。

(8) 表中の（X）にあてはまる生物として最適なものを以下から1つ選びA～Fで答えよ。
　　A．ヤツメウナギ　　　　B．酵母　　　　　　C．ショウジョウバエ
　　D．線虫　　　　　　　　E．ニワトリ　　　　F．ヒマワリ

(9) フィブリノーゲンというタンパク質は血液凝固反応を起こさないが、それから一部
のペプチドが切り出されると、残った部分がフィブリンとなって血液凝固反応を引き

起こす。この際に切り出される部分がフィブリノペプチドである。文中の下線部 4 にある「フィブリノペプチドにおけるアミノ酸の置換率の高さ」の理由を説明する以下の文章の空欄を埋めよ。ただし，説明には「変異」「血液凝固反応」「生存や繁殖」の 3 つの語句を用いて 45 文字以内で，答案用紙の該当欄に記入すること。

　　フィブリノペプチドのアミノ酸配列が [＿＿＿＿＿＿＿＿＿＿＿＿＿＿＿]

〔問 3〕次の文を読み，以下の問いに答えよ。

　間脳の[　イ　]には自律神経系の中枢があり，血糖量（血液中に含まれるグルコースの含有量）や体温を調節している。運動後などに血糖量が減少すると，自律神経に属する（　a　）神経を通じて副腎髄質，膵臓のランゲルハンス島にある A 細胞などに興奮を伝える。副腎髄質からは[　ロ　]が分泌される。低血糖の血液からの刺激だけでなく神経からの情報も受けた A 細胞は[　ハ　]を分泌する。これらのホルモンが肝臓や筋肉の細胞に作用し，貯蔵されている[　ニ　]の分解が促進されると，血糖量が増加する。食後などに血糖量が増加すると，ランゲルハンス島にある B 細胞は，高血糖の血液からの刺激に加えて，同じ自律神経でも（　b　）神経を介して情報を受けて，[　ホ　]を分泌する。[　ホ　]はグルコースの細胞内への取り込みだけでなく，細胞内における分解や[　ニ　]の合成を促進する。それによって血糖量は減少する。

　ハ虫類などの[　ヘ　]温動物では，外界の温度変化に伴って体温が変化する。これに対して，ヒトを含む哺乳類などの[　ト　]温動物の体温は，外界の変化にかかわらず比較的一定に保たれている。皮膚や血液の温度が低下すると，[　イ　]から（　c　）神経を通じて心臓，副腎髄質，皮膚の血管などに情報が伝えられ，心臓では心拍数が（　d　）する。副腎髄質からは[　ロ　]が分泌されて細胞での物質の[　チ　]化反応が促進されて熱が発生する。皮膚の血管は（　e　）して放熱量が減少する。他方，気温が上昇して暑くなってくると，皮膚に分布する温度受容器がはたらいて暑さの情報を間脳の[　イ　]に伝える。肝臓などでは物質の[　チ　]化反応が低下し，（　f　）量が減る。また，皮膚の血管が（　g　）するだけでなく，とくにヒトでは汗腺に分布している（　h　）神経が興奮して発汗が促進されるので，（　i　）量が増える。

　上述のように血液成分と体温のホメオスターシスにはホルモンや神経系が関係する[　リ　]フィードバックがはたらく。この調節システムでは，フィードバックされる実測値と中枢によって設定された目標値が比較され，その差が（　j　）なる方向に制御される。[　イ　]の中枢のはたらきの一つとして，個体全体の必要に応じて目標値の設定を変えることがある。たとえば，風邪をひくと体温の目標値が通常より（　k　）設定される。発熱は進化の過程で獲得されたもので，ウイルスの増殖を抑える効果があると言われている。

（1）　[　イ　]〜[　リ　]に適当な文字，用語を入れよ。

（2）　（　a　）〜（　k　）に適当な語を下記の語群から選んで入れよ（複数回使用可）。

　　　　[語群]　　運動，感覚，交感，副交感，収縮，拡張，増加，減少，早く，遅く，
　　　　　　　　高く，低く，大きく，等しく，小さく，発熱，潜熱，放熱，吸熱

（3）　図1は陸上生活を営む3種類の脊椎動物の体温と気温との関係を示している。

① 動物1，動物2はそれぞれヒトまたはネズミの性質を表している。それぞれどちらに対応するか。さらに，動物3に対応する例として動物名を1つ挙げよ。
1〜3の解答欄に動物名を順に記入せよ。

② 動物1と動物2の性質は気温が 40℃を超えると違いが顕著になる。この違いは動物2がもつどんな生理作用によると考えられるか。解答欄に10文字以内で答えよ。

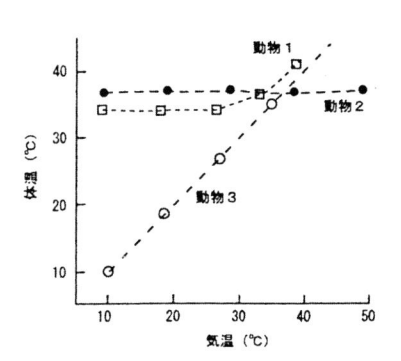

図1

（4）　図2Aは皮膚にある2種類の温度受容器の温度刺激に対する応答量を神経のインパルス頻度（活動電位の発火頻度）で表したものである。図2Bはその皮膚に実験的に与える温刺激と冷刺激の時間パターンを示す。図2C〜Hはいずれかの温度受容器が示す応答パターンとして想定されるものを示す。ただし，温度受容器の応答量は初期に最大値に達した後，順応によって次第に減少する傾向があることを踏まえて解釈せよ。

以下の問いにC〜Hで答えよ。

〈温刺激を与えたとき〉① 温度受容器1はどの応答パターンを示すと考えられるか。
　　　　　　　　　　② 温度受容器2はどの応答パターンを示すと考えられるか。

〈冷刺激を与えたとき〉③ 温度受容器1はどの応答パターンを示すと考えられるか。
　　　　　　　　　　④ 温度受容器2はどの応答パターンを示すと考えられるか。

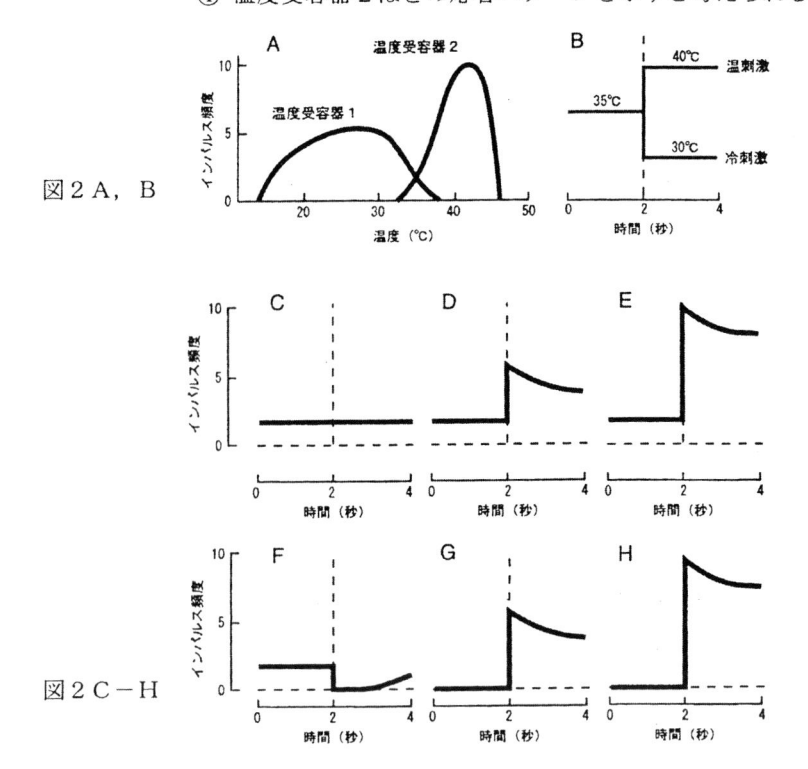

図2A，B

図2C−H

〔問4〕　次の文章の（　a　）〜（　n　）に適当な語句，数字を入れて文章を完成させよ。

　細胞に増殖のシグナルを与えるヒト増殖因子 G の遺伝子を単離する目的でそのタンパク質の精製を行った。その結果，この増殖因子 G とよばれるタンパク質の分子量は 60,000 であった。アミノ酸の平均分子量を 200 として計算した場合，このタンパク質は 300 個のアミノ酸から構成されていることが予測された。1 個のアミノ酸は（　a　）個の塩基の RNA によって規定されるから，アミノ酸数から想定される（　b　）の長さは 900 塩基であるが，ヒトなどの真核細胞の遺伝子では（　b　）に転写されタンパク質に翻訳されるのは（　c　）とよばれる領域に限られることが知られている。

　増殖因子 G タンパク質のアミノ基側の末端より解析した結果，以下に示す 8 個のアミノ酸配列が決定された。

　　　　メチオニン－トレオニン－チロシン－ヒスチジン－
　　　　　　　　　　バリン－アラニン－グリシン－プロリン

4 種類の塩基 A, T, G, C が等しい比率で含まれていると仮定すれば，ある特定の n 個の塩基からなる配列の[存在確率]は（　d　）の n 乗と考えられる（ただし，d は分数表記）。ここで，

　　　　［ゲノムに含まれる塩基数］×［存在確率］＜ 1

の関係がなりたてば，その配列と相補的な配列をもった「短い DNA」を合成し，この合成された DNA を放射性同位元素などで標識することによって特定の配列をもった遺伝子を検索、単離することが可能となる。ヒトの場合ゲノムの塩基数は 3×10^9 塩基対であることから（　e　）個の塩基配列の組み合わせによる特異的相補性によって遺伝子を単離することが理論上可能となる。この増殖因子 G の場合は，たがいに異なる塩基配列をもつ「短い DNA」を最小で（　f　）本合成すれば（コドン表を用いて計算せよ）、その中の 1 本が増殖因子 G の遺伝子の開始部から（　e　）個にわたる塩基配列と相補的に結合する。

　この方法で単離された増殖因子 G の遺伝子は X 染色体上に存在し，その遺伝子の全長は 3,000 塩基対で，想定される（　b　）の長さ，900 塩基よりも大きかった。これは，（　c　）と（　c　）の間にはタンパク質に翻訳されない（　g　）とよばれる領域が存在するためである。（　g　）配列は核内で一旦 RNA に転写された後（　h　）というプロセスで除去される。また、遺伝子の上流側には RNA ポリメラーゼの結合する（　i　）とよばれる領域が存在する。

　増殖因子 G の遺伝子は X 染色体上に存在することから，この遺伝子の変異は（　j　）型の遺伝性疾患の原因となる。したがって，この疾患は両性のうちで（　k　）性の方が発症しやすくなる。このような遺伝性疾患を治療する目的で，増殖因子 G の遺伝子を酵母や培養細胞に導入して作製した正常なヒトの増殖因子 G を患者に補充する治療が可能になっている。たとえば，糖尿病の治療薬であるタンパク質ホルモンは古くはブタからの抽出物が用いられてきたが，繰り返し用いるとわずかなアミノ酸配列の差によって，ブタのタンパク質ホルモンに結合してその作用を中和する（　l　）とよばれるタンパク質がわれわれの体内に産生される。このタンパク質はリンパ球の一種である（　m　）細胞が分化した（　l　）産生細胞によって作られる。しかし，ヒトの遺伝子から作られた組換えタンパク質ではこのような異物反応が回避されることが期待される。酵母や培養細胞にヒトなどの他の生物由来の遺伝子を発現させる目的でベクターとして用いられる環状 DNA は一般的に（　n　）とよばれる。

1番目 の塩基	2番目の塩基				3番目 の塩基
	U	C	A	G	
U	UUU フェニル UUC アラニン UUA ロイシン UUG	UCU UCC セリン UCA UCG	UAU チロシン UAC UAA （終止） UAG	UGU システイン UGC UGA （終止） UGG トリプトファン	U C A G
C	CUU CUC ロイシン CUA CUG	CCU CCC プロリン CCA CCG	CAU ヒスチジン CAC CAA グルタミン CAG	CGU CGC アルギニン CGA CGG	U C A G
A	AUU AUC イソロイシン AUA （開始） AUG メチオニン	ACU ACC トレオニン ACA ACG	AAU アスパラ AAC ギン AAA リシン AAG	AGU セリン AGC AGA アルギニン AGG	U C A G
G	GUU GUC バリン GUA GUG	GCU GCC アラニン GCA GCG	GAU アスパラ GAC ギン酸 GAA グルタ GAG ミン酸	GGU GGC グリシン GGA GGG	U C A G

英　語

解答　23年度

Ⅰ 出題者が求めたポイント
[解答]
(1) It <u>has been ten years since</u> I opened the clinic in my local town.
(2) There <u>is no use in making</u> him give up his dream of studying in England.
(3) You cannot tell a single joke to my grandfather because <u>he takes it too seriously</u>.
(4) The parents could enjoy the movie as <u>their children were behaving well</u>.
(5) The doctors took great care to <u>prevent an epidemic of influenza</u>.

Ⅱ 出題者が求めたポイント
　短期的な気象状況を表すには、雲はしばしば大事な役割を果たすけれども、長期的な気候変動を予測することになると、雲は全く未知数である。というのも、地球規模の気候変動が起こっているというのは、万国共通とも言える科学上の一致した意見ではあるが、(1)<u>このテーマ</u>は不確実性が高く、いまだ謎に包まれているからだ。不確実性の中でももっとも差し迫ったひとつが、地球の将来において雲が果たすと思われる役割に関係している。雲は、地球温暖化の推進役となって、今までになく厚い温室効果ガス放出の毛布で、私たちを覆う役目をするようになるのだろうか。あるいは、今まで以上の太陽光を宇宙に反射させることによって、結果的に窮地を救うことになるのだろうか。(2)<u>これら</u>は、簡単な問題とはとても言えない。雲とそれの作用は、未来の天候を決定するにあたって、大きな未知の要因となっている。(3)<u>雲の、ほとんどあらゆる面での変化、たとえば雲の種類、位置、水分含有量、高度、粒子の大きさと形、寿命などが、雲がどの程度まで地球を暖めるのかあるいは冷やすのかに影響する。</u> 温暖化を増幅させる変化もあれば、減少させる変化もある。気候変動によって雲がどのように変化するのか、また、その変化がさまざまなフィードバックメカニズムを通じてどのように気候に影響を与えるのかをもっとよく理解するために、多くの研究がなされているところである。

[解答]
1. 地球規模の気候変動(9文字)
2. 雲が地球を覆って温暖化が促進するのか、太陽光を遮って温暖化が減少するのかという、雲の未来の役割の問題。
3. 全訳の下線部(3)参照

Ⅲ 出題者が求めたポイント
[完成した英文の意味と語法上の注意]
1. 母親が子どもを喪うことから立ち直るのは難しすぎ

る。
　It is too ～ for (人) to do ： (人)が…するのは～すぎる
2. チームのメンバーはみんな今期優勝することを期待している。
　look forward to ～ ： ～を期待して待つ(～に来るのは名詞、動名詞)
3. あなたの本、読み終えたら私に貸していただけませんか。
　Would you mind ～ ing ： ～していただけませんか
4. 私はそれまでハリケーンを経験したことがなかったので、少し恐かった。
　few は副詞ではないのでfrightened を修飾できない。
　little は「ほとんど～ない」なので文意に合わない。
5. 私の友だちは、そのビジネスは面白いと思って、合同事業を立ち上げた。
　ビジネス(人ではなく物)が「面白い」ときには形容詞は interesting
6. 最近のニュースは聞いて楽しいものではない。
　(　)は述語動詞が来るべきところ。news は単数扱いなのでare は不適切。
7. 彼は詩の文字通りの解釈を好む。
　(a) literally ： 事実上、文字通りに (副詞)
　(b) literate ： 読み書きできる
　(c) literarily ： 文学的に
　(d) literal ： 文字通りの (形容詞)
8. 大勢の人が叫んでいるので、私は講演者が何を言っているのか理解することができなかった。
　make out ： 理解する
9. ここでお待ちください。ドクターが検査結果を持ってすぐに戻って来ます。
10. 雨なのにキャンプに行くなんてありそうにない。
[解答]
(1) a　(2) c　(3) b　(4) b　(5) a　(6) c　(7) d　(8) a
(9) d　(10) d

Ⅳ 出題者が求めたポイント
[完成した英文とその意味]
1. The company is hiring <u>someone who is knowledgeable in</u> sales managing.
　その会社は営業管理に知識豊富な人を雇っている。
2. After the earthquake, we had to <u>scrape on next to nothing.</u>
　地震の後、私たちはほとんどゼロからやっていかなければならなかった。
3. He <u>could not bring himself to</u> admit his misconduct in office.
　彼は仕事での不正行為を認める気にはなれなかっ

た。

　　　bring oneself to ～ ：～する気になる

4. Have you <u>decided what to do with</u> the emergency case?

　　　その緊急事態にどう対処するか決めましたか。

5. The students <u>were told off for not</u> coming to class on time.

　　　生徒たちは時間どおりにクラスに来なかったことで叱られた。

　　　tell off for ～ ：～のことで叱る

6. The patient's condition suddenly <u>went from bad to worse</u> in the course of the night.

　　　患者の状態は夜の間に悪化した。

　　　go from bad to worse ：ますます悪くなる

7. During my visit to Africa, it was inspiring to see the volunteer workers <u>lend a hand to whoever</u> was struggling.

　　　アフリカにいるとき、ボランティアの人たちが苦しんでいる人たちだれにでも手を差し伸べているのを見て元気づけられた。

8. My friend reached the goal <u>faster than any other contestant</u> in yesterday's race.

　　　友人は昨日のレースで他のだれよりも速くゴールに到着した。

　　　contestant ：競争相手

9. It is <u>considered impolite to dress casually</u> at my workplace.

　　　私の職場ではくだけた服装をするのは失礼だとされている。

10. There is <u>nothing for it but to</u> have an organ transplant for the patient to survive.

　　　その患者が生きつづけるためには臓器移植を受けるしかない。

　　　There is nothing for it but to ～ ：～するよりほかにしようがない

[解答]

(11) c　(12) b　(13) e　(14) a　(15) e　(16) d　(17) b
(18) d　(19) a　(20) c　(21) c　(22) a　(23) e　(24) d
(25) e　(26) b　(27) e　(28) a　(29) d　(30) e

Ⅴ　出題者が求めたポイント

[適切な選択肢を入れた全訳]

[A]

　私たちが生物的多様性を保たなければならない大きな理由は、私たち自身の健康のためである。自然界を保護するのには多くの理由があるが、焦点を絞るべきは、自然が私たちに対して何ができるかである。私たちは、環境における生物的多様性の損失は、私たち自身にとっての損失だと理解する必要がある。私たちの健康は自然界の健康と、(31)<u>結局のところ不可分なのだ</u>。(32)<u>食料、水、空気、住まい、薬など何であれ</u>、健康の決定要素で自然から引き出されないものは何もない。新しい薬が自然界からもたらされる可能性は高い。重

要な例が、抗癌作用のあることがわかった針葉を持つイチイの木の例である。同じような秘薬が、たとえばイモガイの中にある数千種類のタンパク質などのような、オーストラリアの生態系の中に埋もれている。これらのうちのひとつはすでに、(33)<u>モルヒネの千倍もの効き目を持つ</u>薬を作るために使われ、痛み緩和ケアに転機をもたらすものとなっている。薬はほとんどすべてのものから見つかるだろうから、(34)<u>次の驚異の薬がどこから来るのかは予想できない</u>。新しい薬を捜し求めることの最大の問題は、(35)<u>複雑な法規制と、研究を支える資金の不足</u>、そして、ほんの一握りの人々しか今この仕事に携わっていないという現実にある。

[B]

　目は心の窓である。私たちが、目を見て真実を話すようにと人に言うのはこのためである。また、(36)<u>悪意の目</u>や定まらない目線の人に不安を覚えるのもこのためである。私たちの言語は、(37)<u>人がどこを見ているか</u>に言及する表現に満ちている。たまたまこちらの方向を見ている場合が特にそうだ。社会的霊長類である人間は、(38)<u>他の人間の視線の方向を確定する</u>のに深い関心を持っている。これが、相手の意図を評価するためには大切であり、絆を作り、関係を結んでいくのに重要なのである。恋人同士は互いの目を長い間じっと見つめ、子どもたちは親の目を一心に注目する。ごく小さな赤ちゃんでさえ、顔を単純に描いたものの方を、同じような漫画の顔でも目やその他の造作がばらばらになった顔よりも、長く見続けるのだ。

[解答]

(31) a　(32) d　(33) b　(34) c　(35) e　(36) b　(37) d
(38) e　(39) c　(40) a

Ⅵ　出題者が求めたポイント

[全訳]

　最近私は、私の読書クラブのための本を買おうとした。本当にやってみたのだ。私はネットで、Paulo Coelho の The Archemist を注文した。そして1週間後、仕事で暇な時があって、私は、ああそうだ、あの読書クラブの本を注文しなくてはと思った。私はネットで注意深く The Archemist の注文を打ち込んだ－再度。数日後、公園でジョギングしている時に頭の中でかすかな警報ベルが鳴り、私はきっと違う本を注文したと思った。家で自分のメールをチェックしてみると、案の定、私たちクラブ員は Martha Cooley の The Archivist を読むことになっていた。私は違う本を注文していたのだった－これで2回。だがそれで終わりではなかった。その週の後の方で、私は読書クラブの仲間の神経病学者と話していたのだが、彼女は(ア)<u>私の困った話</u>を聞くと笑い出した。それで(イ)<u>わかった</u>のは、彼女は図書館へ行き、同じように注意深く Caleb Carr の The Alienist を選んだというのだ。だから、そう。2つの中年の脳と3つの間違いの本。私たちはみんな年取ることを心配している。病気になることを心配している。しかし本当は、(ウ)<u>頭が弱る</u>ことを恐れているのだ。私

は結局は、かなりの時間をかけてそれらの忘れた名を
つきとめ、中年の問題は何か、その意味することは何
かを見つけるために研究者と話をし、最新の科学を掘
り起こした。そして、予期せぬものを見つけたが、そ
れは悪いニュースではなく良いものだった。確かに中
年になると脳は進歩をやめる。私たちの問題は架空で
もなく、私たちの心配はもっともだ。しかし、精神科
医たちの発見によると、中年の脳は実は㈘驚くべき才
能を持っている。中年の脳は、明確な答えを見つける
ためには複雑な問題の込み入った事情を端折る事がで
きるという、強力な仕組みを発達させている。また、
それは感情や情報をより穏やかに扱い、若い頃よりも
陽気だ。事実、いくつかの研究が教えるところでは、
脳が年取っていくことは、私たちに、世界のより広い
見方や、パターンを理解する能力、点と点を結びつけ
る能力、さらにはもっとクリエイティブになる能力を
くれるかも知れないというのだ。私たちに今現在わか
っていることから考えると、中年の脳は㈙全くのとこ
ろ手ごわいものだ。

[解法のヒント]

6. の選択肢の意味

　(a) 彼女は読書クラブに本を持っていくのを忘れた。

　(b) 彼女は The Alchemist の代わりに The Archivist
　　　を読んだ。

　(c) 彼女は一度ならず間違って本を注文した。

　(d) 彼女は本屋でその本のタイトルを思い出すのに困
　　　った。

9. の選択肢の意味

　(a) 中年の脳はより楽天的に考える傾向にある。

　(b) 中年の脳は効率悪くなり、働きが遅くなる。

　(c) 中年の脳が感じたり考えたりするとき、心配や興
　　　奮は少ない。

　(d) 中年の脳はやっかいな詳細を省くことによって物
　　　事をうまく収めることができる。

[解答]

(41) c　(42) d　(43) a　(44) d　(45) b　(46) c　(47) a
(48) d　(49) b　(50) c

数　学

解答　23年度

1 出題者が求めたポイント（数学Ⅰ・空間図形, 数式, 数学Ⅱ・図形と方程式, 指数対数）

〔解答〕

(1) △ABC の重心を G
辺 BC の中点を M,
球の中心を O とする。
△ABM は直角三角形だから

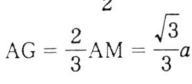

$$AM^2 = AB^2 - \frac{1}{2}BC$$
$$= \frac{3}{4}a^2$$
$$\therefore AM = \frac{\sqrt{3}}{2}a$$
$$AG = \frac{2}{3}AM = \frac{\sqrt{3}}{3}a$$

直角三角形 AGD において

$$DG^2 = AD^2 - AG^2 = \frac{6}{9}a^2 \qquad \therefore DG = \frac{\sqrt{6}}{3}a$$

右の図において△AOG は直角三角形
だから AO = OD = r とおくと OG = DG - r

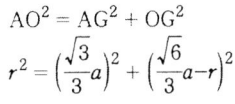

$$AO^2 = AG^2 + OG^2$$
$$r^2 = \left(\frac{\sqrt{3}}{3}a\right)^2 + \left(\frac{\sqrt{6}}{3}a - r\right)^2$$

この式を展開して整理すると

$$r = \frac{\sqrt{6}}{4}a \quad\cdots\cdots\cdots（答）$$

(2) 条件より, 整数 M, m とすると

$$b \times 10^5 + c \times 10^4 + d \times 10^3 + e \times 10^2 + f \times 10 + g$$
$$= aM \cdots\cdots①$$

また, $p = b \times 10^2 + c \times 10 + d$ より

$$(b \times 10^2 + c \times 10 + d) + (e \times 10^2 + f \times 10 + d) = am$$
$$\therefore e \times 10^2 + f \times 10 + d = am - p$$

①より $1000(b \times 10^2 + c \times 10 + d) + (e \times 10^2 + f \times 10 + g) = aM$

$$1000p + am - p = aM$$
$$999p = a(M - m)$$
$$3^3 \times 37 \times p = a(M - m)$$

a は2桁の素数だから左辺でこの条件を満たすのは37

$$\therefore a = 37 \cdots\cdots\cdots（答）$$

(3) 次の連立方程式を解いて
3つの交点の座標を求める。

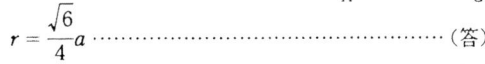

$$\begin{cases} y = -x - 1 \cdots\cdots① \\ y = ax - 2a + 3 \cdots\cdots② \\ y = \frac{1}{a}x - \frac{2}{a} + 3 \cdots\cdots③ \end{cases}$$

A(2, 3), B$\left(\frac{2(1-2a)}{a+1}, \frac{3(a-1)}{a+1}\right)$

C$\left(\frac{2(a-2)}{a+1}, \frac{3(1-a)}{a+1}\right)$

また, 直線①, ②, ③と x 軸との交点をそれぞれD, E, Fとおくと

$$D(-1, 0), \quad E\left(\frac{2a-3}{a}, 0\right), \quad F(2-3a, 0)$$

△AEF, △BDF, △CDE の面積を S_1, S_2, S_3 とおく。

$$S_1 = \frac{1}{2}\left\{\frac{2a-3}{a} - (2-3a)\right\} \times 3 = \frac{9(a^2-1)}{2a}$$
$$S_2 = \frac{1}{2}\left\{-1 - (2-3a)\right\}\frac{3(a+1)}{a+1} = \frac{9(a-1)^2}{2(a+1)}$$
$$S_3 = \frac{1}{2}\left\{\frac{2a-3}{a} - (-1)\right\}\frac{3(a-1)}{a+1} = \frac{9(a-1)^2}{2a(a+1)}$$

よって, △ABC の面積Sは

$$S = S_1 - S_2 + S_3 = \frac{18(a-1)}{(a+1)}$$

$S = 12$ より $a = 5$ $\cdots\cdots\cdots$（答）

(4) $x > 1$ より $t = \log_x y$ とおき, 条件式を変形する。

$$2\log_x y - 3\frac{\log_x x}{\log_x y} - 5 = 0$$
$$2t - \frac{3}{t} = 5 \quad (t-3)(2t+1) = 0 \qquad \therefore t = 3, -\frac{1}{2}$$

(ア) $t = 3$ のとき $3 = \log_x y, y = x^3$

これは $x > 1, 0 < y \leq \frac{1}{2}$ に反するので不適

(イ) $t = -\frac{1}{2}$ のとき $-\frac{1}{2} = \log_x y, y = \frac{1}{\sqrt{x}}$ $\cdots\cdots$①

x と y の条件より $x \geq 4, 0 < y \leq \frac{1}{2}$

ここで, $3y - 2x^{-1} = k$ とおき
k の最大値を求める。

$$y = \frac{2}{3x} + \frac{k}{3} \cdots\cdots②$$

②が①と共有点を持つとき k
が最大となるのは点 $\left(4, \frac{1}{2}\right)$ を
通るとき
よって

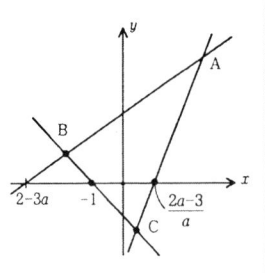

$$m = 3 \times \frac{1}{2} - 2 \times \frac{1}{4} = 1, a = 4$$
$$\therefore ma = 1 \times 4 = 4 \cdots\cdots\cdots（答）$$

(5) $t = x + \frac{1}{x} \geq 2$ （等号は $x = 1$ のとき成り立つ）

とおき条件式を変形する。

$$(t^2 - 2) - 8t - k = 0$$
$$t^2 - 8t + k - 2 = 0$$

この t の2次方程式が2より大きい異なる2つの実数解を
持てば良いから

(ア) $\frac{D}{4} = 16 - (k-2) > 0$ $k < 18 \cdots\cdots$①

(イ) 軸の方程式 $x = 4 > 2$ 条件を満たす

(ウ) $f(2) = 4 - 16 + k - 2 > 0$ $14 < k \cdots\cdots$②

よって①, ②の共通部分は $14 < k < 18$

$b - a = 18 - 14 = 4$ ·· （答）

(6) $a_{n+1} = 2a_n - \dfrac{1}{2}b_n \cdots$ ①, $b_{n+1} = 5a_n - \dfrac{3}{2}b_n \cdots$ ②

①より $a_{n+2} = 2a_{n+1} - \dfrac{1}{2}b_{n+1}$, $b_{n+1} = 4a_{n+1} - 2a_{n+2}$③

①と②より b_n を消去すると $b_{n+1} = 3a_{n+1} - a_n \cdots$ ④

③と④より $2a_{n+2} - a_{n+1} - a_n = 0$ ·································· ⑤

⑤より a_n の一般項を求める。

$$2\alpha^2 - \alpha - 1 = 0 \quad (\alpha-1)(2\alpha+1) = 0 \quad \therefore \alpha = 1, \ -\dfrac{1}{2}$$

よって, ⑤は次のように変形できる。

$$a_{n+2} - a_{n+1} = -\dfrac{1}{2}(a_{n+1} - a_n)$$

$$a_{n+1} - a_n = \left(-\dfrac{1}{2}\right)^{n-1}(a_2 - a_1) = \left(-\dfrac{1}{2}\right)^{n-1} \cdots\cdots\cdots ⑥$$

同様にして

$$a_{n+2} + \dfrac{1}{2}a_{n+1} = a_{n+1} + \dfrac{1}{2}a_n = \cdots = a_2 + \dfrac{1}{2}a_n = \dfrac{17}{2} ⑦$$

⑦－⑥より $a_n = -\dfrac{2}{3}\left(-\dfrac{1}{2}\right)^{n-1} + \dfrac{17}{3} \cdots\cdots\cdots ⑧$

⑧を①へ代入すると

$$b_n = 4a_n - 2a_{n+1}$$
$$= 4\left\{-\dfrac{2}{3}\left(-\dfrac{1}{2}\right)^{n-1} + \dfrac{17}{3}\right\} - 2\left\{-\dfrac{2}{3}\left(-\dfrac{1}{2}\right)^{n} + \dfrac{17}{3}\right\}$$
$$= \dfrac{20}{3}\left(-\dfrac{1}{2}\right)^n + \dfrac{34}{3}$$

すると $\alpha = \lim\limits_{n \to \infty} a_n = \dfrac{17}{3}$, $\beta = \lim\limits_{n \to \infty} b_n = \dfrac{34}{3}$

$$\alpha + \beta = \dfrac{17}{3} + \dfrac{34}{3} = \dfrac{51}{3} \cdots\cdots\cdots\cdots\cdots\cdots\cdots\cdots （答）$$

2 出題者が求めたポイント （数学A・確率）

〔解答〕

(1) 6人を3人ずつ2つの組に分ける方法は

$$\dfrac{1}{2}{}_6C_3 = 10 通り$$

1つの分け方につき症状は ${}_3P_2 = 6$ 通り

また, 6人の症状は 3^6 通り

よって求める確率 p は $p = \dfrac{6 \times 10}{3^6} = \dfrac{20}{243}$

(2) 3つの症状をそれぞれA, B, Cで表わす。

（ア） $n-3$ 人が同じ症状で残り3人が, 他の症状の場合

$n-3$ 人がAとすると残り3人は

　　Ⓑ ⒷⒷ, ⒷⒷⒸ, ⒷⒸⒸ, ⒸⒸⒸ　計8通り

　　1通り　3通り　3通り　1通り

$n-3$ 人の B, C のときも考えて

　　$3 \times 8 \times {}_nC_{n-3} = 4n(n-1)(n-2)$ 通り

（イ） $n-2$ 人が同じ症状で, 残り2人が他の症状の場合

$n-2$ 人がAとすると残りの2人は

　　ⒷⒷ, ⒷⒸ, ⒸⒷ, ⒸⒸ　計4通り

$n-2$ 人が B, C のときも考えて

　　$3 \times 4 \times {}_nC_{n-2} = 6n(n-1)$

（ウ） $n-1$ 人が同じ症状で, 残り1人が他の症状の場合

$n-1$ 人がAとすると, 残りの人はⒷ, Ⓒの2通り

$n-1$ 人がB, Cのときも考えて

　　$3 \times 2 \times {}_nC_{n-1} = 6n$

（エ） 全員が同じ症状の場合は3通り

よって, （ア） ～ （エ） より

$$P_n = \dfrac{1}{3^n}\left\{4n(n-1)(n-2) + 6n(n-1) + 6n + 3\right\}$$

$$= \dfrac{4n^3 - 6n^2 + 8n + 3}{3^n} \cdots\cdots\cdots\cdots\cdots\cdots\cdots （答）$$

(3) $\dfrac{P_{n+1}}{P_n} = \dfrac{3^n}{3^{n+1}} \times \dfrac{4(n+1)^3 - 6(n+1)^2 + 8(n+1) + 3}{4n^3 - 6n^2 + 8n + 3}$

$$\therefore \lim_{n \to \infty} \dfrac{P_{n+1}}{P} = \dfrac{1}{3} \cdots\cdots\cdots\cdots\cdots\cdots\cdots\cdots （答）$$

3 出題者が求めたポイント （数学Ⅲ・微分積分）

〔解答〕

(1) $\{x(t)\}^2 + \{y(t)\}^2 = \cos^2 2t - 4\cos 2t\cos t + 4\cos^2 t$
$\qquad\qquad + \sin^2 2t + 4\sin 2t\sin t + 4\sin^2 t$

$= 1 + 4 - 4(\cos 2t\cos t - \sin 2t\sin t)$

$= 5 - 4\cos(2t+t) = 5 - 4\cos 3t$

$\therefore |\vec{p}| = \sqrt{\{x(t)\}^2 + \{y(t)\}^2} = \sqrt{5 - 4\cos 3t}$ ············· （答）

$v(x) = x'(t) = -2\sin 2t + 2\sin t$

$v(y) = y'(t) = 2\cos 2t + 2\cos t$

$\{v(x)\}^2 = 4\sin^2 2t - 8\sin 2t\sin t + 4\sin^2 t$

$\{v(y)\}^2 = 4\cos^2 2t + 8\cos 2t\cos t + 4\cos^2 t$

$\{v(x)\}^2 + \{v(y)\}^2 = 4\sin^2 2t - 8\sin 2t\sin t + 4\sin^2 t$
$\qquad\qquad\qquad + 4\cos^2 2t + 8\cos 2t\cos t + 4\cos^2 t$

$\qquad = 4 + 4 + 8(\cos 2t\cos t - \sin 2t\sin t)$

$\qquad = 8 + 8\cos(2t+t) = 8 + 8\cos 3t$

$|\vec{v}| = \sqrt{\{v(x)\}^2 + \{v(y)\}^2} = 2\sqrt{2}\sqrt{1+\cos 3t}$ ··········· （答）

(2) $\vec{p} \cdot \vec{v} = (\cos 2t - \cos t)(-2\sin 2t + 2\sin t)$
$\qquad\qquad + (\sin 2t + 2\sin t)(2\cos 2t + 2\cos t)$

$\qquad = 6(\sin 2t\cos t + \cos 2t\sin t)$

$\qquad = 6\sin(2t+t) = 6\sin 3t$

$\vec{p} \cdot \vec{v} = 0$ となるのは

$\qquad t = 0, \ \dfrac{\pi}{3}, \ \dfrac{2}{3}\pi, \ \pi$

$t = \dfrac{\pi}{3}$ のとき $\vec{v} = \vec{0}$ となるため

$\vec{p} \cdot \vec{v} = 0$ となるから

$t_1 = 0, \ t_2 = \dfrac{2}{3}\pi$ ··· （答）

(3) $1 + \cos 3t = 2\cos^2 \dfrac{3}{2}t$ を利用する。

$$L = \int_0^{\frac{2}{3}\pi} 2\sqrt{2}\sqrt{1+\cos 3t}\,dt = 4\int_0^{\frac{2}{3}\pi} \left|\cos\dfrac{3t}{2}\right|dt$$

$$= 4 \times 2\int_0^{\frac{\pi}{3}} \cos\dfrac{3}{2}t\,dt = 8 \times \left[\dfrac{2}{3}\sin\dfrac{3}{2}t\right]_0^{\frac{\pi}{3}}$$

$$= \dfrac{16}{3} \cdots\cdots\cdots\cdots\cdots\cdots\cdots\cdots\cdots\cdots\cdots （答）$$

物　理

解答　　23 年度

1 出題者が求めたポイント……(1) 第一宇宙速度、(2) 見かけの深さとレンズの写像公式、(3) コンデンサーの電気容量、(4) アルキメデスの原理による浮力、(5) 力のモーメント

問1. (1) 円運動の運動方程式より

$$m\frac{v^2}{R} = mg$$

$$v = \sqrt{gR} = \sqrt{9.8 \times 6.4 \times 10^6}$$

$$= \sqrt{49 \times 2 \times 64 \times 10^4}$$

$$= (56 \times 10^2)\sqrt{2} = 7.9 \times 10^3 \, m/s$$

(2) 水面上から見た見かけの水槽の深さは

$$100 \times \frac{3}{4} = 75 \, cm \quad となる。よって、水面からレン$$

ズまでの距離を x とすれば写像公式は

$$\frac{1}{75+x} + \frac{1}{175-x} = \frac{1}{60}$$

これを解くと　$x = 50 \pm 25$

水面から近いほうの距離なので

$$\therefore x = 50 - 25 = 25 \, cm$$

(3) 極板間の距離が $d - t$ になったのと同じなので変化後の容量を C' とすれば

$$C = \varepsilon\frac{S}{d}, \; C' = \varepsilon\frac{S}{d-t}$$

$$\therefore C' = C\frac{d}{d-t}$$

(4) 木材と水の密度をそれぞれ ρ、ρ_0、木材の体積と水中の木材の体積を V、V'、重力加速度を g とすれば、

$$\rho V g = \rho_0 V' g$$

$$\therefore V' = \frac{\rho}{\rho_0} V = \frac{6.5 \times 10^2}{1.0 \times 10^3} V = 0.65V$$

$1 - 0.65 = 0.35$　なので木材の体積の 35 パーセントが水面に出る。したがって、その体積は

$$(0.20)^3 \times 0.35 = 2.8 \times 10^{-3} \, m^3$$

(5) A 端が支点 P を離れるときは A 端が受ける力が 0 になるので、PQ 間の距離を x とすると

鉛直方向の力のつりあいより Q 点にはたらく力 f は

$$f = 4.9 + 1.0 \times 9.8 = 14.7 \quad \cdots①$$

PQ 間の距離を x とすると、A 点のまわりの力のモーメントのつりあいと①を併せて

$$14.7x = 9.8 \times 0.30 + 4.9 \times 0.60$$

$$\therefore x = 0.40 \, m$$

2 出題者が求めたポイント……磁場中、電場中を運動する荷電粒子の運動、ローレンツ力による円運動の運動方程式、反発係数、等比数列の和

I.

(1) 半円の半径を r とすると円運動の運動方程式より

$$m = \frac{v_0^2}{r} = Qv_0B$$

$$\therefore r = \frac{mv_0}{QB}$$

(2) 周期の 1/2 なので

$$\frac{T}{2} = \frac{1}{2} \times \frac{2\pi r}{v_0} = \frac{m\pi}{QB}$$

(3) 2 回目の電子の速度を v とすると (1) と同様に考えて

$$v = ev_0$$

$$\therefore r_2 = \frac{emv_0}{QB}$$

(4) (2) より衝突するまでの時間は速度によらず一定なので

$$\frac{nm\pi}{QB}$$

(5) (1) (3) より $(n-1)$ 回衝突した後の O との距離 L は

$n \to \infty$　のとき　$e^n = 0$　なので

$$L = 2\frac{mv_0}{QB}(1 + e + e^2 + e^3 + \cdots + e^n)$$

$$= 2\frac{mv_0}{QB} \times \frac{1-e^n}{1-e} ≒ 2\frac{mv_0}{QB} \times \frac{1}{1-e} = \frac{2mv_0}{(1-e)QB}$$

II.

(6) $t = 0$ において，磁場からのローレンツ力は右向きであるので E_0 は左向き，すなわち x 軸負の向きとなる。

III.

(8) t 秒後の速度 $\vec{v} = (v_x, v_y)$ とするとき，x 成分，y 成分に対する，運動方程式はそれぞれ

$$\begin{cases} ma_x = Qv_yB - QE & \cdots① \\ ma_y = -Qv_xB & \cdots② \end{cases}$$

となる。$a_x = \dfrac{dv_x}{dt}$，$a_y = \dfrac{dv_y}{dt}$ であるから，①は

$$m\frac{dv_x}{dt} = Qv_yB - QE$$

②を用いて，v_x を消去すれば

$$m\frac{d}{dt}\left(-\frac{ma}{QB}\right) = Qv_yB - QE$$

$$\therefore \frac{da_y}{dt} + \frac{Q^2B^2}{m^2}v_y - \frac{Q^2BE}{m^2} = 0$$

$\dfrac{da_y}{dt} = \dfrac{d}{dt}\left(\dfrac{dv_y}{dt}\right)$ だから

$$\frac{d^2v_y}{dt^2} + \frac{Q^2B^2}{m^2}v_y - \frac{Q^2BE}{m^2} = 0 \quad \cdots③$$

式③を　$\dfrac{d^2}{dt^2}\left(v_y - \dfrac{y}{B}\right) + \dfrac{Q^2B^2}{m^2}\left(v_y - \dfrac{E}{B}\right) = 0$

と変形すれば，

$v_y - \dfrac{E}{B}$ は角振動数 $\omega = \dfrac{QB}{m}$ で単振動することがわかる。

よって，

$$v_y - \frac{E}{B} = A\sin\left(\frac{QB}{m}t + \varphi\right)$$

$$\therefore v_y = \frac{E}{B} + A\sin\left(\frac{QB}{m}t + \varphi\right) \quad \cdots④$$

$$\therefore \quad v_y = \frac{E}{B} + A \sin\left(\frac{QB}{m} t + \varphi\right) \quad \cdots ④$$

上式より

$$a_y = \frac{QB}{m} \cdot A \cos\left(\frac{QB}{m} t + \varphi\right) \quad \cdots ⑤$$

②より，$t=0$ で $v_x = 0$ だから $a_y = 0$

$$0 = \frac{QB}{m} A \cos\varphi \quad \therefore \quad \varphi = \frac{\pi}{2} \quad \cdots ⑥$$

④⑥より　$v_y = \frac{E}{B} + A \sin\left(\frac{QB}{m} t + \frac{\pi}{2}\right)$

$$= \frac{E}{B} + A \cos\left(\frac{QB}{m} t\right) \quad \cdots ⑦$$

$t=0$ で，$v_y = v_0$ だから

$$v_0 = \frac{E}{B} + A \quad \therefore \quad A = v_0 - \frac{E}{B} \quad \cdots ⑧$$

⑤⑥⑦⑧より

$$v_y = \frac{E}{B} + \left(v_0 - \frac{E}{B}\right) \cos\frac{QB}{m} t \quad \cdots ⑨$$

$$a_y = -\frac{QB}{m}\left(v_0 - \frac{E}{B}\right) \sin\frac{QB}{m} t \quad \cdots ⑩$$

②と⑩より

$$m\left\{-\frac{QB}{m}\left(v_0 - \frac{E}{B}\right)\sin\frac{QB}{m} t\right\} = -Qv_x B$$

$$\therefore \quad v_x = \left(v_0 - \frac{E}{B}\right)\sin\frac{QB}{m} t \quad \cdots ⑪$$

$$x = \int v_x dt = -\frac{m}{QB}\left(v_0 - \frac{E}{B}\right)\cos\frac{QB}{m} t + c_1$$

$t=0$ で，$x=0$ だから

$$c_1 = \frac{m}{QB}\left(v_0 - \frac{E}{B}\right)$$

よって，$x = \frac{m}{QB}\left(v_0 - \frac{E}{B}\right)\left(1 - \cos\frac{QB}{m} t\right) \quad \cdots ⑫$

また，⑨より

$$y = \int v_y dt = \frac{E}{B} t + \frac{m}{QB}\left(v_0 - \frac{E}{B}\right)\sin\frac{QB}{m} t + c_2$$

$t=0$ で $y=0$ だから　$c_2 = 0$

$$\therefore \quad y = \frac{E}{B} t + \frac{m}{QB}\left(v_0 - \frac{E}{B}\right)\sin\frac{QB}{m} t$$

ここで $r = \frac{m}{QB}\left(v_0 - \frac{E}{B}\right)$，$\frac{E}{B} = v$ とおけば

時刻 t〔s〕での粒子の位置の座標は

$$\begin{cases} x = r\left(1 - \cos\frac{QB}{m} t\right) \quad \cdots ⑬ \\ y = vt + r\sin\frac{QB}{m} t \quad \cdots ⑭ \end{cases}$$

を得る。

⑬より　$\frac{QB}{m} t = 2l\pi \quad (l = 0,\ 1,\ 2,\ \cdots)$ のとき

y 軸を通る。点 P は 2 回目に y 軸上を通過するので

$\frac{QB}{m} t = 2 \times 2\pi$ のときである。

このとき⑨，⑩より

$$v_x = \left(v_0 - \frac{E}{B}\right)\sin 4\pi = 0$$

$$v_y = \frac{E}{B} + \left(v_0 - \frac{E}{B}\right)\sin 4\pi = v_0$$

となり，P を通るときの速さは v_0 であることがわかる。
⑬より粒子は　$0 \leqq x \leqq 2r$　の範囲で運動する。

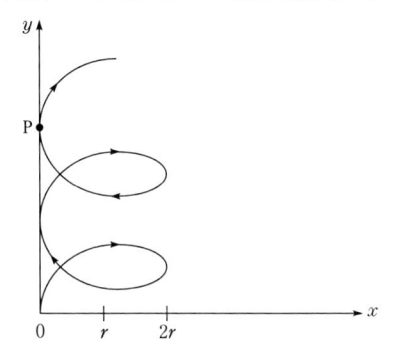

3　出題者が求めたポイント……気体の分子運動
（ピストンを動かし続けるときに気体分子が失
う運動エネルギーを求める），断熱膨張

(1) $-\dfrac{v'_x - u}{v_x - u} = 1$

$v'_x = -v_x + 2u$

よって、速さは $2u$ 減少する

(2) $\Delta U = \dfrac{1}{2} mv_x^2 - \dfrac{1}{2} mv'^2_x$

$= \dfrac{1}{2} m(v_x^2 - v_x^2 + 4uv_x - 4u^2)$

$\fallingdotseq 2umv_x$

(3) $t = \dfrac{2L}{v_x}$

(4) 衝突した回数を n 回とすると

$n = \dfrac{\Delta t}{t} = \Delta t \cdot \dfrac{v_x}{2L}$

(5) $2umv_x \times \Delta t \cdot \dfrac{v_x}{2L} = \dfrac{umv_x^2 \Delta t}{L}$

(6) ピストンの内壁 A の面積を S とすれば，V と ΔV は

$V = LS,\ \Delta V = S \times u\Delta t$

と表せるから，(5)の結果を用いて

$\Delta E = -\dfrac{mvx^2 \times u\Delta t}{L} = -\overline{mvx^2} \times \dfrac{\Delta V}{V}$

(7) $E = \dfrac{1}{2} m\overline{v^2} = \dfrac{1}{2} m \times 3\overline{vx^2} \quad \therefore \quad \overline{mvx^2} = \dfrac{2E}{3}$

よって，

$\Delta E = -\dfrac{2E}{3} \times \dfrac{\Delta V}{V}$

(8) $\dfrac{T + \Delta T}{T} = \dfrac{E - \Delta E}{E}$

$= \dfrac{(1/2)m\overline{v^2} - (\Delta V/3V)m\overline{v^2}}{(1/2)m\overline{v^2}}$

$\therefore \quad \Delta T = -\dfrac{2\Delta V}{3V} T$

4　出題者が求めたポイント……半導体とダイオードの説明、ダイオードを含む直流回路(キルヒホッフの法則を利用して解く)

I. ①N　②P　③ホール(正孔)　④整流　①P　⑥N
　⑦結合

II. (1)

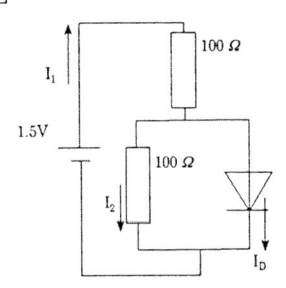

上の図のような回路と考えられるので(R_2とR_3は並列回路と考えその合成抵抗は$100\,\Omega$となる)キルヒホッフの法則と与式より

$$\begin{cases} I_1 = I_2 + I_D & \cdots① \\ 1.5 - 100I_1 - 100I_2 = 0 & \cdots② \\ V_D = 100I_2 & \cdots③ \\ I_D = 0.10 \cdot V_D{}^2 & \cdots④ \end{cases}$$

①〜④より

$$V_D = \frac{-1 \pm 4}{10}$$

V_Dは正の値なので有効数字を考え

$$V_D = 0.30 \ulcorner V \urcorner \quad \cdots⑤$$
$$\therefore \Delta I_D = 0.10 \times (0.30)^2 = 9.0 \times 10^{-3}\,[A]$$

(2)　③と⑤より、$I_2 = 3.0 \times 10^{-3}\,[A]$　$\cdots⑥$
　①に⑥と(1)の答を代入して

$$I_1 = 1.2 \times 10^{-2}\,[A]$$

(3)

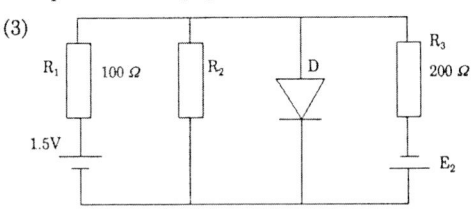

上記のような回路と考えることができ、Dに電流が流れないということはD、R_2の端子電位差はともにO。よって、R_2にも電流は流れない。
R_1、R_3に流れる電流をIとすると

$$200I = E_2 \quad \cdots⑦$$

キルヒホッフの法則より

$$1.5 - 100I - 200I + E_2 = 0 \quad \cdots⑧$$

⑦⑧から　　　　　　　　　$E_2 = 3.0\,[V]$

(4) Dには逆方向になるので電流は流れない。
　R_1、R_2、R_3に流れる電流を$I_1{}'$、$I_2{}'$、$I_3{}'$とするとキルヒホッフの法則より次の式が成り立つ。ただし、向きは(3)の図に対し$I_1{}'$は上向きを$I_2{}'$、$I_3{}'$は下向きを正とする。

$$\begin{cases} I_1{}' = I_2{}' + I_3{}' & \cdots⑨ \\ 1.5 - 100I_1{}' - 200I_2{}' = 0 & \cdots⑩ \\ 1.5 - 100I_1{}' - 200I_3{}' + 7.0 = 0 & \cdots⑪ \end{cases}$$

⑨〜⑪を解くと　　　　　　　$\Delta I_1{}' = 3.5\,[A]$

化　学

解答　23年度

1　出題者が求めたポイント……2族元素及びその化合物，化学反応式と量的関係，アセチレンの性質

2族元素では，Mg及びCaが重要で，単体及び化合物について理解しておく必要がある。

(1)炭酸カルシウムは高熱により，

$$CaCO_3 \rightarrow CaO + CO_2$$　のように分解する。

CaOは水と反応し塩基を生じるので塩基性酸化物である。$CaO + H_2O \rightarrow Ca(OH)_2$

CO_2は水に溶け，一部電離し酸性を示す。したがって酸性酸化物である。$CO_2 + H_2O \rightarrow H^+ + HCO_3^-$

塑像などに使われるセッコウは，$CaSO_4 \cdot \frac{1}{2}H_2O$と表わされる半水和物（焼きセッコウという）である。

さらし粉は，消石灰に塩素を反応させてつくる。

$$Ca(OH)_2 + Cl_2 \rightarrow CaCl(ClO) \cdot H_2O$$

これは，$CaCl_2$と$Ca(ClO)_2$の複塩と考えられる。

生石灰とコークスを反応させると，

$$CaO + 3C \rightarrow CaC_2 + CO$$

炭化カルシウム（カルシウムカーバイド）を生じる。

(2)Caと水との反応は，

$$Ca + 2H_2O \rightarrow Ca(OH)_2 + H_2$$

(i)発生した気体の質量は，1.1 gで一定であるから，水の質量は，

$$\frac{1.1 (g)}{2.0 (g/mol)} \times 2 \times 18 (g/mol) = 19.8$$

$$\fallingdotseq 20 [g]$$

(ii)水の質量は(i)と同じであるから19.8 (g)である。この物質量は，$^2H_2O = 20$として，

$$\frac{19.8 (g)}{20 (g/mol)} = 0.99 (mol)$$

これが完全に反応すると，発生した気体（$^2H_2$）の質量は，

$$0.99 (mol) \times \frac{1}{2} \times 4.0 (g/mol) = 1.98 (g)$$

この水と反応したCaは

$$40 (g/mol) \times 0.99 (mol) \times \frac{1}{2} = 19.8 (g)$$

Ca = 5.0 gのとき　$\frac{5.0}{40} \times 4.0 = 0.50 (g)$

10.0 gのとき　$\frac{10.0}{40} \times 4.0 = 1.0 (g)$

15.0 gのとき　$\frac{15.0}{40} \times 4.0 = 1.5 (g)$

19.8 gのとき　$\frac{19.8}{40} \times 4.0 = 1.98 (g)$（最大値）

(3)溶解度の小さい方は，$Mg(OH)_2$である。この水溶液は弱い塩基性を示す。したがって，加える塩は酸性を示すものが妥当である。アンモニウム塩がaとdの二つあるが，aの方が加水分解の程度が大きく，酸性が強く最適である。次のように反応し溶ける。

$$Mg(OH)_2 + 2NH_4^+ \rightarrow Mg^{2+} + 2NH_3 + 2H_2O$$

(4)気体の溶解度は例外なく温度が低いほど大きい。

(5)この石灰岩が，$CaCO_3\ a(g)$と$MgCO_3\ b(g)$から成るものとする。

$$CaCO_3 \longrightarrow CaO + CO_2 \qquad MgCO_3 \longrightarrow MgO + CO_2$$

$$100 (g) \qquad 56 (g) \qquad\qquad 84 (g) \qquad 40 (g)$$

$$a (g) \qquad \frac{56}{100} a (g) \qquad\quad b (g) \qquad \frac{40}{84} b (g)$$

条件より，

$$\frac{\frac{56}{100} a + \frac{40}{84} b}{a + b} \times 100 = 54.3$$

これより，$b = 0.254\ a$

したがって，

$$\frac{a}{a + 0.254\ a} \times 100 = 79.7 \fallingdotseq 80 (\%)$$

(6)$CaC_2 + 2H_2O \rightarrow Ca(OH)_2 + CH \equiv CH$

気体Aはアセチレンである。純粋な気体は無色，無臭である。上記の反応では不純物（PH_3など）を含むため特異臭を有するが，気体は無色である。

a. $H-C \equiv C-H$　の直線構造をもつ。

c. $H-C \equiv C-H + Br_2 \rightarrow CHBr = CHBr$　のような付加反応が起り，臭素の赤褐色が消える。

d. $KMnO_4$は酸化剤で，アセチレンにより還元され，$MnO_4^- \rightarrow Mn^{2+}$　と変化し，赤紫色が消える。

e. 3000℃位の高温が得られ，溶接などに用いられる。

(7)CaOは水を吸収すると

$$CaO + H_2O \rightarrow Ca(OH)_2$$　のように反応する。

cのP_4O_{10}は，水を吸収すると，

$$P_4O_{10} + 6H_2O \rightarrow 4H_3PO_4$$　のように反応する。

[解答]

(1)ア. CaO　イ. CO_2　ウ. $CaSO_4$　エ. $Ca(ClO)_2$
　オ. CaC_2

(2)(i) 20 [g]　(ii)

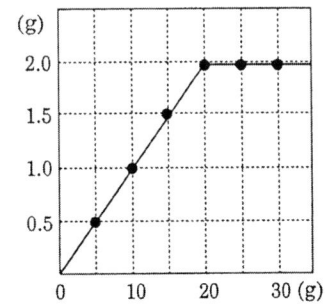

(3)<u>記号　a</u>
　<u>理由</u>　水酸化マグネシウムは弱い塩基性を示すので，加水分解により酸性を示す塩化アンモニウムと中和反応を起こし，溶解する。

(4)気体の溶解度は温度が低いほど大きいためである。

(5)<u>答　80 %</u>
　<u>計算</u>　炭酸カルシウム a (g)と炭酸マグネシウム b (g)

の混合物とする。

$$CaCO_3 \rightarrow CaO + CO_2, \quad MgCO_3 \rightarrow MgO + CO_2$$

と変化するので，残った固体は，

$$\left[\frac{56}{100}a + \frac{40}{84}b\right](g)$$

条件より，

$$\frac{\frac{56}{100}a + \frac{40}{84}b}{a+b} \times 100 = 54.3$$

これより， $b = 0.254a$

したがって，炭酸カルシウムの含有率は，

$$\frac{a}{a+0.254a} \times 100 = 79.7 \fallingdotseq 80(\%)$$

(6) b (7) c

❷ 出題者が求めたポイント……圧平衡定数，解離度，平衡移動

(1) 　　　　　　$N_2O_4 \rightleftharpoons 2NO_2$ 　　(単位；物質量)

反応前 　　　　　n 　　　　　0

平衡状態 　$n(1-\alpha)$ 　　$2n\alpha$

全物質量は， $n(1-\alpha) + 2n\alpha = n(1+\alpha)$

混合気体中の分圧は，

分圧＝(モル分率)×全圧 で求められる。

$$P_{N_2O_4} = \frac{n(1-\alpha)}{n(1+\alpha)} \times P = \left(\frac{1-\alpha}{1+\alpha}\right)P \ (P_a)$$

$$P_{NO_2} = \frac{2n\alpha}{n(1+\alpha)} \times P = \left(\frac{2\alpha}{1+\alpha}\right)P \ (P_a)$$

$$K_P = \frac{\left\{\left(\frac{2\alpha}{1+\alpha}\right)P\right\}^2}{\left(\frac{1-\alpha}{1+\alpha}\right)P} = \left(\frac{4\alpha^2}{1-\alpha^2}\right)P \ (Pa)$$

全物質量は， $n(1+\alpha)$ mol であるから，

$$PV = n(1+\alpha)RT$$

これより， $P = n(1+\alpha) \times \dfrac{RT}{V}$

したがって， $K_P = \left(\dfrac{4\alpha^2}{1-\alpha^2}\right) \times n(1+\alpha) \times \dfrac{RT}{V}$

$$= \frac{4n\alpha^2}{1-\alpha} \times \frac{RT}{V} \ (Pa)$$

(2) この時の解離度を α とする。

全物質量が， $0.80(1+\alpha)$ と表わされるので，

$$4.4 \times 10^5 \times 5.0 = 0.80(1+\alpha) \times RT$$

これより，

$1+\alpha = 1.10$ 　　∴ $\alpha = 0.10$

(3) (i) (a) の条件で K_P を求めると，

$$K_P = \left(\frac{4\alpha^2}{1-\alpha^2}\right) \times P = \frac{4 \times 0.1^2}{1-0.1^2} \times 4.4 \times 10^5$$

$$= 1.77 \times 10^4$$

(b) の状態では， K_P は上記の値と同じであるから

$$\left(\frac{4n\alpha^2}{1-\alpha}\right) \times \frac{RT}{V} = 1.77 \times 10^4$$

$n = 0.80, \ V = 9.0, \ T = 300$ を代入すると，

$\alpha^2 + 0.020\alpha - 0.020 = 0$ 　∴ $\alpha \fallingdotseq 0.13$

(ii) A室とB室は，圧力及び温度が同じである。したが

って $\alpha_A = \alpha_B$ となる。

(4) B室に入れた二酸化窒素の物質量を n (mol) とする。

いま，この NO_2 がすべて N_2O_4 になったと仮定すると，

N_2O_4 は $\dfrac{n}{2}$ (mol) となる。この N_2O_4 の解離度を α とすると，③式から，

$$1.77 \times 10^4 = \frac{4 \times \frac{n}{2} \times \alpha^2}{1-\alpha} \times \frac{8.3 \times 10^3 \times 300}{1.0}$$

ここで， $\alpha = 0.13$ を代入すると，

$n = 0.183 \fallingdotseq 0.18$ (mol)

(5) (i) ①の反応式から温度を上昇すると吸熱反応がより多く起り，平衡は右に移動する。この結果，NO_2 が増加するので気体の色は濃くなる。

(ii) 温度の上昇により K_P は大きくなるが，A室とB室の K_P は等しい。$\alpha_A = \alpha_B$ であるからピストンは移動しない。

[解答]

(1) ア．$n(1-\alpha)$ 　イ．$n(1+\alpha)$ 　ウ．$\left(\dfrac{1-\alpha}{1+\alpha}\right) \times P$

エ．$\left(\dfrac{2\alpha}{1+\alpha}\right) \times P$ 　オ $\left(\dfrac{4\alpha^2}{1-\alpha^2}\right) \times P$ 　カ．$\dfrac{4n\alpha^2}{1-\alpha}$

(2) 答 　0.10

計算 　解離度を α とすると，全物質量は，$0.80(1+\alpha)$ となる。気体の状態方程式に代入すると，

$$4.4 \times 10^4 \times 5.0 = 0.80(1+\alpha) \times 8.3 \times 10^3 \times 300$$

これより，$1+\alpha = 1.10$ 　　∴ $\alpha = 0.10$

(3) (i) 記号 　c

計算 　(a) と (b) は同一温度で，K_P の値は等しい。この値は，

$$K_P = \frac{4n\alpha^2}{1-\alpha} \times \frac{RT}{V} = \frac{4 \times 0.80 \times 0.10^2}{1-0.10} \times \frac{8.3 \times 10^3 \times 300}{5.0}$$

$$= 1.77 \times 10^4$$

(b) の状態における解離度 α_A は，

$$\frac{4 \times 0.80 \times \alpha_A^2}{1-\alpha_A} \times \frac{8.3 \times 10^3 \times 300}{9.0} = 1.77 \times 10^4$$

これより，$\alpha_A^2 + 0.02\alpha_A - 0.02 = 0$

∴ $\alpha_A \fallingdotseq 0.13$

(ii) 記号 　b

理由

A室とB室は温度と圧力がともに同じであるため。

(4) 答 0.18 (mol)

計算 　B室に入れた NO_2 の物質量を n (mol) とする。

NO_2 がすべて N_2O_4 に変化したとすると，$\dfrac{n}{2}$ (mol) になる。この解離度を α とすると，

$$K_P = 1.77 \times 10^4 = \frac{4 \times \frac{n}{2} \times \alpha^2}{1-\alpha} \times \frac{8.3 \times 10^3 \times 300}{1.0}$$

ここで,，$\alpha = 0.13$ を代入すると，

$n = 0.183 \fallingdotseq 0.18$ (mol)

(5) (i) a 　(ii) b

3 出題者が求めたポイント……元素分析，脂肪族化合物の推定

(1) 試料 4.74 mg 中の C, H, O の質量は,

C ; $9.46 \times \dfrac{12}{44} = 2.58$ mg

H ; $3.96 \times \dfrac{1.0 \times 2}{18} = 0.44$ mg

O ; $4.74 - (2.58 + 0.44) = 1.72$ mg

原子数比を求めると,

$$C : H : O = \dfrac{2.58}{12} : \dfrac{0.44}{1.0} : \dfrac{1.72}{16}$$

$$= 0.215 : 0.44 : 0.1075$$

$$\fallingdotseq 2 : 4 : 1$$

したがって，化合物 A の組成式は，C_2H_4O

(2) 文中の反応をまとめると,

A + NaOH → B (ナトリウム塩) + C　（加水分解）

C → D + H_2O　（脱水反応）

D + H_2 → 飽和炭化水素　（水素付加）

D の分子量を M とすると

$$M : 1.0 = 125 \times 10^{-3} : \dfrac{100}{22.4 \times 10^3}$$

$$\therefore \quad M = 28.0$$

これは，$CH_2=CH_2$（エチレン）である。

したがって，C は C_2H_5OH とわかる。

B は，条件より CH_3COOH と推定できるので，

A は，$CH_3COOC_2H_5$　つまり酢酸エチルである。

(3) a ～ e の反応は,

a. $CH_2 = CH_2 + H_2O \rightarrow C_2H_5OH$　水の付加

b. $CH_3OH + CuO \rightarrow HCHO + Cu + H_2O$
　　　　　　メタノールの酸化

c. $C_6H_5ONa + HCl \rightarrow C_6H_5OH + NaCl$
　　　　　　弱酸の遊離

d. $C_6H_5NH_2 + 2HCl + NaNO_2$
　　　　　$\rightarrow C_6H_5N_2Cl + NaCl + 2H_2O$
　　　　ジアゾ化反応

e. $\text{○}^{OH}_{COOH} + CH_3OH \rightarrow \text{○}^{OH}_{COOCH_3} + H_2O$
　　　　　　エステル化反応

とまとめられる。

E の加水分解は,

$HCOOCH(CH_3)_2 + H_2O$
　　　　$\rightarrow HCOOH + CH_3CH(OH)CH_3$
　　　　　　(G)　　　　　(F)

下線部(b)の変化は,

$CH_3-CH-CH_3 \xrightarrow{(O)} CH_3-C-CH_3$
　　　|　　　　　　　　　　　‖
　　　OH　　　　　　　　　　 O
　　(F)　　　　　　　　　　(H)

酸化還元反応で，b の反応が対応する。つまり,

アルコール ── アルデヒド(ケトン)の変化。

(4) ヨードホルム反応が陽性かそれとも陰性かで，元のアルコールの構造が推定できる。また，アセトンのよう

に　$CH_3-\overset{O}{\overset{\|}{C}}-$　をもつかどうかも推定できる。

(5) 解答を参照

[解答]

(1) C_2H_4O

(2) 答　88

計算　化合物 D の分子量を M とすると,

$$M : 128 \times 10^{-3} = 1.0 : \dfrac{100}{22.4 \times 10^3}, \ M = 28$$

これより，D はエチレンであるから，C は C_2H_5OH と推定できる。

B の分子量は 60 であるから酢酸と推定できる。

以上から，A は　CH_3COOCH_5　と推定できる。

よって，分子量は,

$12 \times 4 + 1.0 \times 8 + 16 \times 2 = 88$

(3) b

(4) 名称　ヨードホルム　　化学式　CHI_3

(5) B. $CH_3-\overset{O}{\overset{\|}{C}}-OH$　　C. CH_3-CH_2-OH　　F. $CH_3-\overset{}{\underset{OH}{\overset{|}{CH}}}-CH_3$

G. $H-\overset{O}{\overset{\|}{C}}-OH$　　H. $CH_3-\overset{O}{\overset{\|}{C}}-CH_3$

生　物

解答　23年度

1　出題者が求めたポイント（Ⅰ・Ⅱ・小問集合）

(1)B.内胚葉が外胚葉を中胚葉性の組織に誘導する。E.両生類の目の水晶体は眼胞または眼杯が形成体となる。

(3)C.血しょう中のCO_2の多くは赤血球内でH_2CO_3に変えられる。HCO_3^-は再び血しょう中で$NaHCO_3$となり，H^+はヘモグロビンと結合する。E.染色体の重複ではなく，塩基の置換。

(5)副交感神経は，顔面の血管を拡張，気管支を縮小，瞳孔を縮小させる。

(6)B.小胞はゴルジ小胞。D.液胞は1枚の膜。

(8)S型菌は多糖類の膜をもち病原性がある。S型菌の膜をつくるDNAがR型菌のDNAと組換えを起こし，R型菌が膜を作り病原性をもつようになる。

(9)B.DNAからRNAを介してタンパク質が合成される。C.ウラシルはRNAを構成する塩基。E.原核生物もリボソームをもつ。

(10)サクラの花粉四分子は核相n。B.ワラビの胞子体は2n。D.ナズナは無胚乳種子。E.ユリの胚は2n。

(11)オーキシンは幼葉鞘の先端で作られ，基部へ極性移動する。また，光が当たるとその反対方向へ移動する。

(12)成熟花粉内の雄原細胞は受粉後に分裂して2つの精細胞になる。

(13)KOHにCO_2を吸収させることで，吸収したO_2量がわかる。

【解答】
(1) A, E　(2) A, C　(3) D, E
(4) C, E　(5) B, D　(6) B, E
(7) C, D　(8) A, C　(9) A, D
(10) A, C　(11) C, D　(12) E　(13) D

2　出題者が求めたポイント（Ⅱ・進化，分類）

生物の分類段階と学名の命名法，進化説と分子進化についての問題。内容は標準的である。

(5)日頃目にするコケ植物は配偶体である。

(6)ヒトとウマが共通祖先から分岐したのち，チトクロムCのアミノ酸配列はそれぞれ6％変化したことになる。この変化に要した時間が8000万年である。ヒトとマグロでは共通祖先から分岐したのち，10％変化しているので，$8.0 \times 10^7 \times \dfrac{6}{10} = 1.3 \times 10^8$となる。

(7)8000万年で100個のアミノ酸が置換されたことになるので，$\dfrac{6}{100} \times \dfrac{1}{8.0 \times 10^7} = 7.5 \times 10^{-10}$となる。

(8)ヒトとウマで12％，ヒトとコイで17％の違いがある。ヒトとXの違いは13％なので，進化の過程で魚類と哺乳類の間に入る生物を選択する。

【解答】
(1)ア.界　イ.門　ウ.目　エ.属　オ.二名　カ.属名　キ.種小名
(2)a.I　b.B　c.C

(3)d.種の起源　e.自然選択説
(4)突然変異説　(5)C　(6)1.3×10^8年
(7)7.5×10^{-10}　(8)E
(9)変異しても血液凝固反応に影響はない。生存や繁殖に影響しない部分のアミノ酸置換率は高くなる。(45字)

3　出題者が求めたポイント（Ⅰ・恒常性）

血糖量調節と体温調節のしくみについての基本的な内容を中心として，温度調節についてはグラフの読みを含む問題。

(3)動物3は気温の上昇とともに体温も上昇していることから変温動物である。

(4)温度受容器の閾値をはずれるとインパルスが生じなくなる。

【解答】
(1)イ.視床下部　ロ.アドレナリン　ハ.グルカゴン　ニ.グリコーゲン　ホ.インスリン　ヘ.変　ト.恒　チ.酸　リ.負の
(2)a.交感　b.副交感　c.交感　d.増加　e.収縮　f.発熱　g.拡張　h.交感　i.放熱　j.小さく　k.高く
(3)①1.ネズミ　2.ヒト　3.トカゲ　②体表からの発汗作用(9字)
(4)①F　②E　③D　④F

4　出題者が求めたポイント（Ⅱ・遺伝子発現）

ヒトの遺伝子を単離する話題を題材にして，遺伝子発現のしくみや遺伝性疾患，免疫，遺伝子組換えにまで及ぶ総合的な問題。

(d)A, T, G, Cの4塩基がn個からなる配列の種類でないことに注意する。

(e)$(3 \times 10^9) \times 2 \times \left(\dfrac{1}{4}\right)^n < 1$となるnの最小値を求める。

(f)開始部位から17塩基なので，「メチオニン－トレオニン－チロシン－ヒスチジン－バリン－アラニンの2塩基」までの塩基配列の組み合わせとなる。例えば，メチオニンを指定する塩基配列はコドン表からAUGの1組，トレオニンならACU，ACC，ACA，ACGの4組となる。以下も同じように求めると，その組み合わせは，$1 \times 4 \times 2 \times 2 \times 4 \times 1 = 64$通りである。

【解答】
a.3　b.mRNA　c.エキソン　d.$\dfrac{1}{4}$
e.17　f.64　g.イントロン
h.スプライシング　i.プロモーター
j.X連鎖　k.男　l.抗体　m.B
n.プラスミド

平成22年度

問　題　と　解　答

英　語

問題

22 年度

I. 次の英文を読んで、下記の設問に答えなさい。

[1] 下線部(ア)～(オ)の[　]内の語句を並べ替えて英文を完成させなさい。

They (ア)[spent / researching / decade / a / have] the insecticidal properties of rosemary, thyme, clove and mint. They could become a key weapon against insect pests in organic agriculture, the researchers say, (イ)[to / the / industry / as / attempts] satisfy demand. The "plant essential oils" have a broad range of action against bugs. Some kill them outright while others repel them. These new pesticides are generally a mixture of tiny amounts of two to four different herbs diluted in water. Some spice-based commercial products now (ウ)[have / being / farmers / used / by] already shown success in protecting organic strawberry, spinach, and tomato crops against destructive aphids and mites. Unlike conventional pesticides, these "killer spices" do not require more limited approval from regulatory bodies and are readily available. An additional advantage is that (エ)[likely / insects / to / are / less] evolve resistance—the ability to shrug off once-effective toxins. They're also safer for farm workers, (オ)[high / are / who / for / risk / at] pesticide exposure.

[2] 上記に続く文章です。下線部(カ)～(コ)にある誤りを例のように訂正しなさい。但し、正しい語句のみを解答欄に書きなさい。

But the herb-based pesticides also (*例)are shortcomings. (カ)Due to the essential oils made from these herbs tend to evaporate quickly and degrade rapidly in sunlight, farmers need to apply them to crops (キ)less frequently than conventional pesticides. Some last only a few hours, (ク)comparing to days or even months for conventional pesticides. As they are also generally less potent than conventional pesticides, they must be applied in higher concentrations to achieve acceptable levels of pest control. Conventional pesticides are still the most effective (ケ)ways to control caterpillars, grasshoppers, beetles and other large insects on commercial food crops. It comes down to what's good for the (コ)enviroment and what's good for human health.

*例:　(誤) are　→　(正) have　解答欄へ have を記入

II. 次の英文を読んで、下記の設問に答えなさい。

"Yokai" is a catch-all* term for the things that go bump in Japan's night. (1)For century upon century and until not so very long ago, many Japanese believed that the Yokai stalked the mountains, forests, fields, rivers and coastlines of their country. In an era before electricity, widespread higher education or modern technology, they were the faces behind then hard-to-fathom* natural phenomena.

(2)That makes the Yokai more than just old wives' tales. They represent the attempts of the fertile human imagination to impose reason on the world around us. At the same time, many Yokai also served as sly social satires and political cartoons of a sort, as warnings against immoral or unacceptable behaviour, and more commonly, as convenient bogeymen* used to scare children away from dangerous places—or simply into doing their chores. (3)Even the boldest kids tended to avoid that spot in the nearby river where a ferocious* Kappa was said to dwell—even if their parents knew it was really just a deep section with a dangerous current.

*Notes:

catch-all: including many different things　　　fathom: understand

bogeyman: an imaginary evil spirit　　　ferocious: fierce and violent

1. 下線部(1)を和訳しなさい。
2. 下線部(2)の That の内容を日本語で書きなさい。
3. 下線部(3)を和訳しなさい。

III. 次の日本文を読んで、英訳しなさい。

若いうちは健康のありがたさを知らない。中年になると、そろそろ体が気になりだす。健康にいいということに関心を持ち出す。ある調査によると、現代の日本人は十人に九人強が、健康の保持に深い関心を持っているという。高齢化社会になれば、ますますこの傾向は強まるだろう。

IV. 空所に入る最も適切な語句を(a)〜(d)の中から選びなさい。但し、適語がない場合、(e)としなさい。

1. Recent studies show grapes may (   ) lower blood pressure and reduce heart damage.
   (a) help   (b) make   (c) have   (d) find

2. (   ) for water, there would be no survivors.
   (a) But   (b) Except   (c) Yet   (d) Without

3. I cannot even afford to rent an apartment, (   ) buy one.
   (a) at least   (b) more or less   (c) still more   (d) much less

4. He was determined to help the people in need at any (   ).
   (a) money   (b) expense   (c) pay   (d) gain

5. With the economic crisis, many people may be worse off (   ) they used to be.
   (a) that   (b) as   (c) though   (d) than

6. (   ) it not been for your advice, I would be at a loss with so many treatment options.
   (a) If   (b) Suppose   (c) Had   (d) For

7. It will not be long (   ) she can take the transplant surgery.
   (a) when   (b) time   (c) after   (d) so

8. Matthew was singled (   ) and won the contest.
   (a) for   (b) out   (c) with   (d) at

9. The priest has agreed to (   ) us in the chapel in our hometown.
   (a) be married   (b) marry   (c) get married   (d) have married

10. You can live with less stress (   ) you find ways to dismiss the minor details.
   (a) in contrast   (b) because of   (c) as a result   (d) once

V. (a)〜(e)を並べ替えて文章を完成させなさい。但し、(11) 〜 (30) に入る語句のみ答えなさい。文頭に来るべき語句も小文字で示してある。

1. Just because the movie was not a blockbuster, (   ) (   ) (11) (12) (   ) it was a bad one.

   (a) that   (b) follow   (c) it   (d) not   (e) does

2. My grandfather (　　) (13) (　　) (　　) (14).

　(a) degrees　　(b) better　　(c) by　　(d) is　　(e) getting

3. After losing his job, he is (　　) (15) (16) (　　) (　　) make ends meet.

　(a) budget　　(b) a　　(c) on　　(d) tight　　(e) to

4. We would appreciate it if you could e-mail (　　) (　　) (　　) (17) (18).

　(a) earliest　　(b) your　　(c) convenience　　(d) us　　(e) at

5. If you hear creaking sounds from the machine, (19) (　　) (20) (　　)

　(　　) has loosened.

　(a) are　　(b) bolt　　(c) the　　(d) chances　　(e) that

6. (　　) (　　) (21) (22) (　　) of the medicines you take including

　prescription and nonprescription medicines, vitamins, and herbal supplements.

　(a) your　　(b) about　　(c) all　　(d) tell　　(e) doctor

7. My daughter loves animals, so I (23) (　　) (　　) (　　) (24) to the zoo

　on our next holiday.

　(a) can't　　(b) take　　(c) her　　(d) wait　　(e) to

8. That accident (25) (　　) (　　) (　　) (26) of careful driving.

　(a) necessity　　(b) impressed　　(c) the　　(d) me　　(e) on

9. His sensible resolution (　　) (　　) (　　) (27) (28) these tough times.

　(a) through　　(b) enabled　　(c) to　　(d) us　　(e) get

10. Thank you for your time, but please (　　) (　　) (29) (　　) (30) tasks.

　(a) on　　(b) with　　(c) usual　　(d) carry　　(e) your

VI. 次の英文を読んで、下記の設問に答えなさい。

　　It is a lazy afternoon in the Reptile House at London Zoo: lizards lie motionless on the floor of their (ア)cell; a chameleon occasionally shifts from (イ)(　) twig to (　). And there is a gecko—what is his idea of relaxation? He hangs on the wall on one side of his glass-box compartment, face downwards for 15 minutes or more, then moves across to do (ウ)the same on the other side. It seems to (エ) the gecko no effort to do this; (　オ　)—not his muscles—is holding him to the wall. Geckos have always astonished everyone who has ever seen them—and that includes Aristotle, back in the 4th century BC—with their ability to run vertically up and down (カ)at will. They can scale a perfectly smooth vertical wall, even glass, and walk across a ceiling. (　キ　) the surface is rough or smooth, wet or dry, (ク)(　)(　)(　)(　)(　38　) to the gecko. So, what are geckos? They are a group of nocturnal lizards, about 850 species in all, found across all the southern continents and as far north as southern California, southern Europe and central Asia. The gecko on which most of the research has been done is the Tokay gecko (*Gecko gecko*), a large Asian species.

31. 下線部(ア)と同じ意味の語句を文中にある語句より一つ選びなさい。

(a) London Zoo   (b) glass   (c) wall   (d) gecko   (e) compartment

32. 下線部(イ)の空所に入れる組み合わせで最も適切なものを一つ選びなさい。

(a) some / there   (b) one / another   (c) the / other   (d) a / next   (e) this / that

33. 下線部(ウ)は具体的に何を意味しているのか、一つ選びなさい。

(a) clinging on to a wall
(b) hanging from a twig
(c) shifting its position
(d) moving around
(e) scaling a wall

34. 空所(　エ　)に入れるのに最も適切なものを一つ選びなさい。

(a) cost   (b) manage   (c) have   (d) maintain   (e) make

35. 空所(　オ　)に入れるのに最も適切なものを一つ選びなさい。

(a) for instance   (b) it   (c) something   (d) then   (e) however

36. 下線部(カ)と同じ意味の語句を一つ選びなさい。

(a) as they wish   (b) immediately   (c) by force   (d) at a brisk pace   (e) slowly

37. 空所(　キ　)に入れるのに最も適切なものを一つ選びなさい。

   (a) How　　　(b) Whether　　(c) Since　　(d) Once　　(e) Even

38. 下線部(ク)に入るように(a)～(e)を並べ替えなさい。但し、(38)に入る語のみ答えなさい。

   (a) is　　　　(b) the　　　　(c) it　　　(d) same　　(e) all

39. 次の文章を完成させるものとして最も適切なものを一つ選びなさい。

   According to the reading, geckos can be found in the following places except

   (a) Madagascar.　　(b) Greece.　　(c) Malaysia.　　(d) Pakistan.　　(e) Canada.

40. 次の文章を完成させるものとして最も適切なものを一つ選びなさい。

   According to the reading, geckos

(a) are displayed along with other nocturnal lizards at all zoos in London.
(b) travel the face of the earth in accordance with climate change.
(c) can, so far as we know, climb a wall using its muscles.
(d) have fascinated many for its unique padded digits.
(e) seem relaxed because they are lazy lizards.

VII. 次にある 2 つの随筆 [A]と[B]を読んで、それぞれの設問に答えなさい。

[A] 空所(　41　)～(　45　)に入る語句を(a)～(e)から選びなさい。

   (a) with the intention of buying them again
   (b) to obsess about my quest
   (c) only where I have
   (d) throwing it away
   (e) no matter what

My grandmother had a saying: "People are funny when it comes to money." She could have been talking about me. I've always been insanely frugal, (　41　) my financial situation. It's not just that I bring my own bag of candy to the movies. I also drive miles out of my way to save 70 cents on tomatoes and patronize drugstores (　42　) a frequent shopper's card, and I have been known to return grocery items (　43　) when they go on sale. When I first started dating Ben (who is now my husband) and he noticed that I was reusing paper napkins, he asked, "Uhhh, did you grow up in the Depression or something?" I remember blushing, crumpling up my two-week-old napkin, and (　44　) with a sob. I understood that my coupon-clipping ways weren't cool and tried to keep them safely hidden from view. But then the financial world collapsed and everything changed. For the better, I daresay. Yes, the beauty of the total global economic meltdown—for me, anyway—is that now everyone is freaking out about money. I'm not alone anymore! Like never before, I'm free (　45　) for bargains and freer still to worry openly about money—a habit that's a fundamental part of my identity. I'm in recession heaven.

[B] 空所(　46　) 〜 (　50　)に入る語句を(a) 〜 (e) から選びなさい。

    (a) caused all the problems
    (b) as an aspiration
    (c) in order to
    (d) by chance
    (e) it seemed

One morning, nearly 20 years ago, I was lying in bed. It was late. I was supposed to be working, but I seemed glued to the mattress. I hated myself for my laziness. And then, (　46　), I picked up a collection of writings by Dr. Samuel Johnson, the 18th-century wit and the compiler of the first comprehensive English dictionary. In the book were excerpts from a weekly column he had written called The Idler, in which the great man celebrated idleness (　47　), writing in 1758, "Every man is, or hopes to be, an Idler." This was an epiphany for me. Idleness, (　48　), was not bad. It was noble. It was excessive busyness that (　49　)! So I got out of bed and started a magazine called *The Idler*, (　50　) remind people of the forgotten, simple pleasures of doing nothing. I even wrote books about it. And, yes, you could say that idleness became my life's work.

数　学

問題

22 年度

1

　次の(1)から(6)までの各問いの（　　　）に当てはまる数値，または式を求めよ（配点 75 点）。

(1) 実数 x, y が方程式 $x^2 - xy + y^2 = 16$ を満たすとき，$x + y + xy$ の最大値は（　　　）である ［10 点］。

(2) x^{2010} を $x^4 - 1$ で割った余りは，$x = 3$ のとき（　　　）である ［10 点］。

(3) 4 桁の自然数（最初の桁には数字の 0 を含まないが，下 3 桁には 0 を含む）で，各桁の数字が互いに異なり，9 の倍数であるのは（　　　）個ある ［15 点］。

(4) 円 $C_1 : x^2 + y^2 = 9$ と円 $C_2 : (x - a)^2 + (y - b)^2 = 25$ の 2 つの共有点を通る直線の方程式が $2x + y + 1 = 0$ となるとき，$a > 0$ とすれば，$a + b$ の値は（　　　）である ［10 点］。

(5) 実数 x, y が $\tan x + \tan y = \dfrac{3}{2}$，$\tan(x + y) = \dfrac{3}{4}$，$-\dfrac{\pi}{2} < x < y < \dfrac{\pi}{2}$ を満たすとき，$\cos(x + y)$ の値は（　　　）である ［15 点］。

(6) e を自然対数の底として，関数 $f(x) = -2x + \dfrac{25}{2} + \displaystyle\int_0^1 (xt - e^t)^2\, dt$ が $x = a$ で最小値 m をとるとき，積 ma の値は（　　　）である ［15 点］。

2　O を原点とする xyz 空間に 3 点 A$(6, 0, 0)$，B$(0, 6, 0)$，C$(0, 0, 6)$ をとり，OA，OB，OC を辺にもつ立方体を T とする。また，平面 L が立方体 T の xy 平面に垂直な辺と 4 点で交わり，その交点を P$(0, 6, 5)$，Q$(0, 0, 3)$，R$(6, 0, 1)$，S とするとき，次の各問いに答えよ [配点 35 点]。

(1) 点 S の座標を求めよ。

(2) 線分 PQ，PS のなす角を θ として $\cos\theta$ を求めよ。

(3) 四辺形 PQRS の面積を求めよ。

(4) 2 つのベクトル $\overrightarrow{PQ}$, $\overrightarrow{PS}$ に直交する単位ベクトルを求めよ。

(5) (4)で求めた単位ベクトルに平行で，線分 PR と QS の交点を通る直線が xy 平面と交わる点の座標を求めよ。

3　ある疾患に対して有効と考えられる 2 つの治療法 A, B があるが，どちらが有効なのかわからない。このため，A, B のいずれかを無作為に選んで治療することにした。そこで，箱の中に文字 A, B が書かれた球をそれぞれ 1 個ずつ入れておき，この疾患をもつ人が診察を受けるたびに，箱から 1 個球を取り出し，A の球であれば A 法で，B の球であれば B 法で治療する。ただし，取り出した球は，A か B かを確認した後，箱の中に戻す。

　n 人を治療するとき，A 法で治療する人数（n_A）と B 法で治療する人数（n_B）の差を $d_n (= n_A - n_B)$ として次の各問いに答えよ [配点 40 点]。

(1) 8 人を治療するとき，$d_8 = 0$ となる確率を求めよ。

(2) また，$|d_8|$ の期待値を求めよ。

(3) 8 人を治療するとき，途中の s 人目 $(s = 1, 2, \cdots, 7)$ で少なくとも 1 回は $d_s = 0$ となり，8 人目で $d_8 = 0$ となる確率を求めよ。

(4) 8 人を治療するとき，途中の s 人目 $(s = 1, 2, \cdots, 7)$ では $d_s \neq 0$ で，8 人目で始めて $d_8 = 0$ となる確率を求めよ。

物　理

問題 　22年度

〔問1〕次の文章中の（　①　）～（　④　）の空欄をうめよ。

(1) スクリーンから150 [cm] の距離に光源を置き，一個の凸レンズを光源よりスクリーンの方へ遠ざけたところ，スクリーンの上にはっきりとした光源の実像ができた。それからさらに90 [cm] 遠ざけたところ，再びはっきりとした実像ができた。このとき，レンズの焦点距離は（　　①　　）[cm] である。

(2) 列車が660 [Hz] の警笛を鳴らしながら，20 [m/s] の速さで観測者に近づいてきた。また，列車の進行方向に 10 [m/s] の風が吹いていた。このとき，観測者が聞く警笛の振動数は（　　②　　）[Hz] である。ただし，音速を340 [m/s] とする。

(3) 真空中で，$2Q$ と $-3Q$ の電荷を帯びた同じ半径の2つの小さな金属球を距離 r だけ離したときに，小球間に働くクーロン力の大きさを F とする。その後，この2つの小球を接触させてから再び距離を r だけ離したら，小球間に働くクーロン力の大きさは F の（　　③　　）倍になる。

(4) 質量 M ，長さ L の一様な細い棒 AB が2つの支点で水平に支えられている。支点の位置は棒の一端 A の位置と A から l （ $l > L/2$ ）だけ離れた点 C の位置である。棒の他端 B に下向きの力を徐々にかけていくと，棒 AB は点 C を中心に回転を始めた。このときの力の大きさは，（　　④　　）である。ただし，重力加速度の大きさを g とする。

〔問2〕図に示すように，質量の無視できるばね定数 k [N/m] の十分に長いばねが鉛直に立てられており，その上に大きさの無視できる質量 m [kg] の物体 A が取り付けられている。次の I から IV の状況に応じて，次の各問に答えよ。解答が物理量の場合は，単位をつけて答えること。ここで，鉛直方向を z 軸，鉛直上向きを正の方向とし，重力加速度の大きさを g [m/s²] とする。また，物体 A および B は鉛直方向のみに動き，空気抵抗は無視できるものとする。

I.　はじめ，物体 A は，ばねの長さが自然長より
もある長さ縮んだ位置でつり合い，静止した。

(1)　つり合いの位置で，ばねが自然長から縮んだ
　　長さはいくらか。

II.　次に，物体 A がつり合っている位置の高さを
z 軸の原点とし，大きさの無視できる質量 $2m$ [kg]
の物体 B を，物体 A の真上で高さ h [m] の位置か
ら初速 0 [m/s] で落下させた。物体 B と物体 A は衝
突し，物体 B と物体 A とはその後一体となって運
動を続けた。

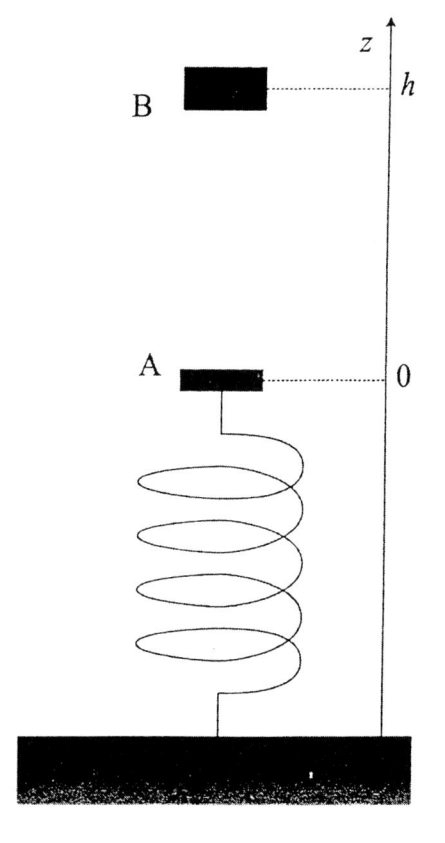

(2)　物体 A と B との衝突のように，衝突後一体
　　となって動くような衝突を何というか。
(3)　一体となった物体の衝突直後の速さはいく
　　らか。

III.　その後，一体となった物体は，最下点に達し
た後，上昇を始めた。物体が一体となって運動し
ている間は，単振動の一部とみなせる。

(4)　この単振動の中心の z 座標はいくらか。
(5)　この単振動の周期はいくらか。

IV.　最後に，一体となった物体が上昇してある時間経過した後，物体 B が物体 A から離れた。

(6)　一体となって運動している物体の位置の z 座標が z のとき，物体 B が物体 A から受ける抗
　　力の大きさはいくらか。
(7)　物体 B が物体 A から離れる位置の z 座標を求めよ。

〔問3〕図のように，一様な内部断面積 S [m²] の円筒容器が置いてある。この容器には，質量
M [kg] のピストンが入っており，鉛直方向に，上下に，なめらかに移動することができ，内部
に 1 [mol] の理想気体が閉じ込められている。また容器の外は気圧 p [Pa] の空気である。最初，
理想気体の温度が T_1 [K] で，ピストンがつり合っていた。
　　次の各問いに答えよ。解答が物理量の場合は，単位をつけて答えること。ただし，重力加速
度の大きさを g [m/s²]，気体定数を R [J/mol·K] とし，容器およびピストンの熱膨張，容器とピ
ストンの間の摩擦は無視できるものとする。

(1)　つり合っている状態で，容器の底面からピストンまでの高さ h はいくらか。

以下の問い (2)〜(6) では，(1) で高さを表す変数 h を数式内に使用して解答せよ。

(2)　このつり合いの状態で質量 m [kg] のおもりをピストンにのせたところ，温度が一定のまま
　　ピストンがゆっくり下がって静止した。このときのピストンが下がった距離はいくらか。

次に，おもりを取り除き，つり合いの状態に戻し，以下の操作 I 及び II を独立に行った。

I.　つり合いの状態から徐々に熱したところ，ピストンが静かに上昇して，気体の温度が T_2 [K]
になった。

(3)　このときの気体の体積を求めよ。

(4)　気体が外部にした仕事を求めよ。

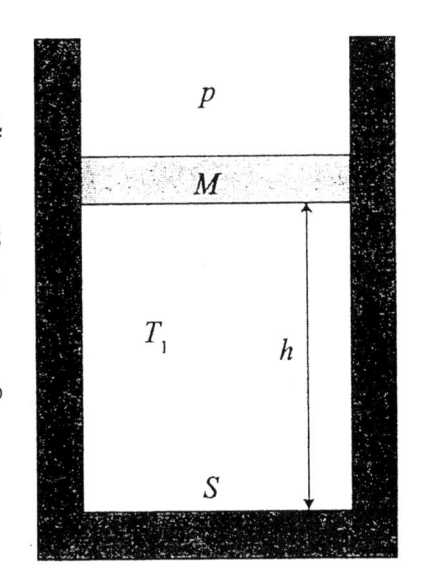

II.　つり合いの状態からピストンを固定し，徐々に熱
したところ，気体の温度が T_2 [K] になった。

(5)　このとき，気体にどれだけの熱量を加える必要が
　　あるか。I の過程で，気体に加えた熱量を Q [J] と
　　して，Q を用いて答えよ。

(6)　I，II の 2 つの状態変化の様子から，この気体の
　　定圧比熱と定積比熱とを比較することができる。
　　この気体の定圧比熱と定積比熱との差を求めよ。

〔問 4〕　図の装置では，水中で回転するプロペラが滑車を通して大きさの無視できるおもりに
伸び縮みしない糸でつながれ，おもりがゆっくりと落下するにつれてプロペラが回転し，断熱
容器中の 5.0 [kg] の水をかき回す仕組みになっている。質量 20 [kg] のおもりが 10 [m] 下がっ
たときに水の上昇する温度を，有効数字 2 桁で求めよ。この時，考え方の筋道を文章と式で示
し，文章中で使う変数は，単位を明示しながら各自定義すること。ただし，容器とプロペラの
熱容量は無視できるほど小さいとする。また，糸と滑車の摩擦，おもりの空気抵抗，水の比熱
の温度変化は無視できるものとする。必要であれば，水の比熱 4.2 [J/g·K]，重力加速度 9.8 [m/s²]
を用いよ。

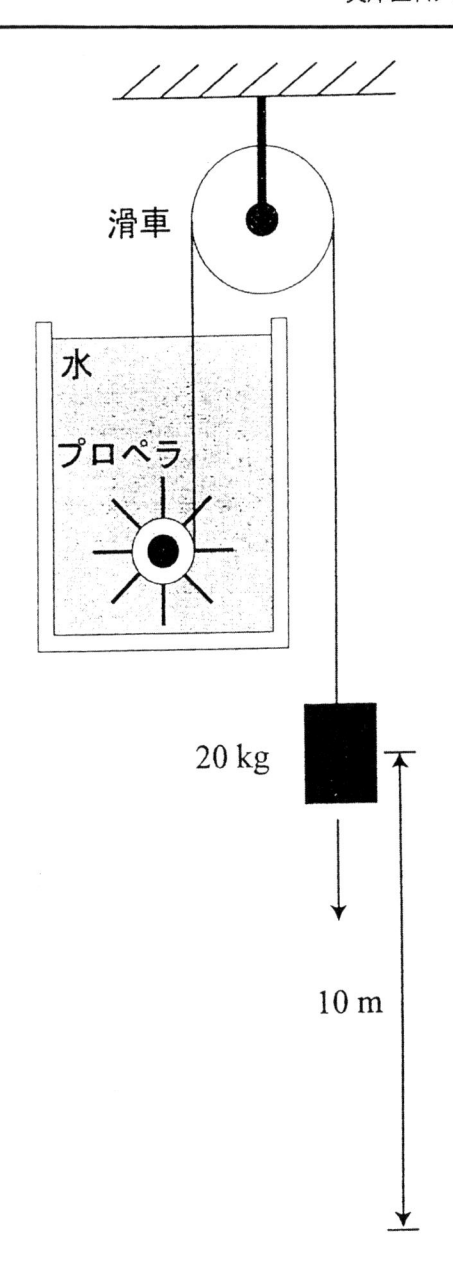

滑車

水

プロペラ

20 kg

10 m

［問5］真空中に，質量 m，正の電気量 q を持つ粒子が原点Oに静止している。図Aのように，x, y, z 直交座標をとるものとする。時刻 $t<0$ では，磁場も電場もかかっていない。時刻 $t=0$ で，x 軸の正の方向に一様な電場 E をかけ，その後，時刻 $t=T$ でその電場を0にすると同時に，z 軸の正の方向に磁束密度 B の一様な磁場をかけた。次の各問いに答えよ。

(1)　時刻 $t\,(\,t>0\,)$ の関数として粒子の速さ v を示すグラフを，図Bを解答用紙に書き写して，その中に書き込め。この時，縦軸には時刻 T における v の値も書き込むこと。

(2)　粒子の軌道を，図Cのような xy 平面座標を解答用紙に書き写し，その中に書き込め。この時，粒子の運動の方向も矢印で書き込むこと。

(3) 粒子が x 軸から最も離れた時の位置 P の座標を求め，(2) のグラフの軌道上に，点 P の位置をその座標の値とともに書き込め。

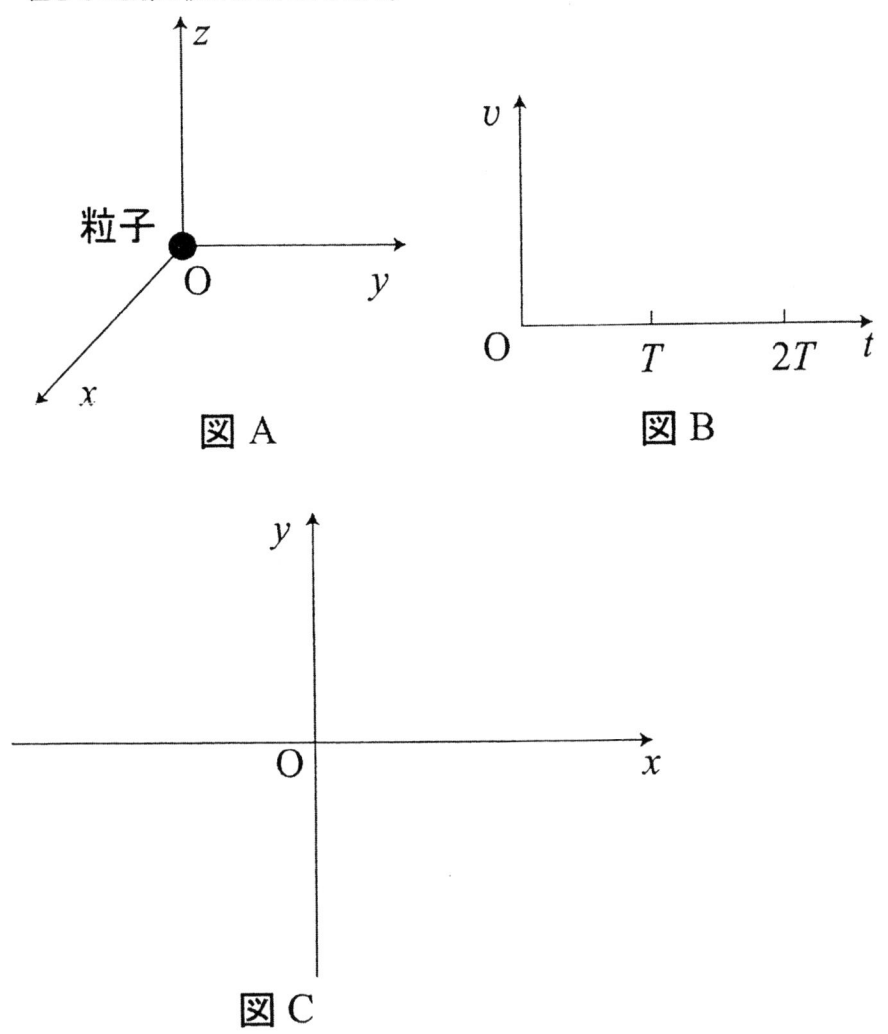

図 A

図 B

図 C

化　学

問題　　　　　　　　　22 年度

> 必要ならば，原子量は H = 1.0，C = 12.0，O = 16.0，Na = 23.0，Cl = 35.5，
> Ag = 107.9 として計算せよ。

[問 1] (例) にならって，① ～ ⑩ の各項目に関する a，b，c の順位 (1, 2, 3) を記せ。

項目		化学物質あるいは化学用語				
(例) 原子番号の大きい順	a	F	b	H	c	He
① ^{14}C について数値の大きい順	a	中性子数	b	陽子数	c	価電子数
② 電子殻としてエネルギーの高い順	a	L	b	K	c	M
③ 一般的に結合力の強い順	a	ファンデルワールス力	b	共有結合	c	水素結合
④ 水溶液の pH が高い順	a	C_6H_5OH	b	C_2H_5OH	c	$C_6H_5NH_2$
⑤ 官能基として親水性の強い順	a	カルボキシル基	b	ヒドロキシ基	c	アルキル基
⑥ 級数の大きい順	a	2-メチル-2-プロパノール	b	2-メチル-1-プロパノール	c	2-ブタノール
⑦ 融点の高い順	a	オレイン酸	b	ステアリン酸	c	リノレン酸
⑧ 不斉炭素原子数の多い順	a	リボース	b	乳酸	c	グリセリン
⑨ 等電点の高い順	a	アラニン	b	グルタミン酸	c	リシン
⑩ 構成単位として大きい順	a	ヌクレオシド	b	ポリヌクレオチド	c	ヌクレオチド

[問 2] 硫黄とその化合物に関する (A) 〜 (E) の文を読み, (1) 〜 (5) の各問いに答えよ。

(A) 硫黄は 16 族第 ア 周期の元素であり, 単体として三種類の同素体がよく知られているが, そのうち, 常温で最も安定なのは イ 硫黄である。

(B) 濃硫酸が有する化学的性質の一つとして ① 強い脱水作用を持つことが挙げられる。また, 熱した濃硫酸は強い ウ 作用を示すので, 金や エ を除くほとんどの金属と反応してそれを溶かす。なお, 金や エ も濃塩酸と オ を体積比 3 : 1 の割合で混合した王水には溶ける。

(C) 硫黄を構成元素とする有機化合物にフェニル基と カ 基から成る $C_6H_5SO_3H$ がある。この化合物を水酸化ナトリウム水溶液で中和後, さらに固体の水酸化ナトリウムとともに加熱融解するとナトリウムフェノキシドを生じる。この ② ナトリウムフェノキシドの水溶液に二酸化炭素を通じると難溶性の キ を遊離する。

(D) 硫黄を構成元素とするアミノ酸にシステインがある。タンパク質が高次構造をとる際に, このアミノ酸 2 分子がタンパク質の分子内あるいは分子間で ウ 反応による -S-S- 結合をしている場合, この -S-S- 結合を ク 結合という。

(E) 硫酸銅 (Ⅱ) は ③ 単糖類などが有する還元性を確認するための ケ 液の主要成分であると同時にタンパク質の呈色反応であるビウレット反応に使用する溶液の主要成分でもある。なお, ビウレット反応では銅 (Ⅱ) イオンと 2 個以上のペプチド結合をもつペプチドやタンパク質との間に コ 結合と呼ばれる化学結合を形成することによって, タンパク質は青紫〜赤紫色を呈する。

(1) (A) 〜 (E) の文中で ア 〜 コ に最も適切な語あるいは数値を記せ。

(2) (B) の文中の ① 下線部 に関して, 一般式 $C_mH_{2n}O_n$ で表される糖類が完全に脱水された場合の化学反応式を記せ。

(3) (C) の文中の ② 下線部 で示す化学反応を化学反応式で記せ。

(4) (E) の文中の ③ 下線部 に関して, 単糖類がブドウ糖だった場合は ケ 液によって官能基 A が官能基 B に変化するが, A および B の示性式を記せ。

(5) (E) の文中の コ 結合と同じ形式の化学結合を含む化学物質を次の a 〜 e から全て選び, 記号で記せ。
   a. $NaCl$　　b. NH_4Cl　　c. $CO(NH_2)_2$　　d. $Fe(OH)_3$　　e. $[Ag(NH_3)_2]^+$

[問 3] 次の文を読み，(1) ～ (4) の各問いに答えよ。

　　　5 種類の金属イオン Ca^{2+}，Cu^{2+}，Fe^{3+}，K^+，Zn^{2+} を溶かした水溶液がある。以下の操作 ① ～ ⑤ によりこれらのイオンを分離した。

① この溶液に希塩酸を加えて酸性とし，硫化水素を通じると沈殿Aが生じた。

② 沈殿Aをろ過して分離し，得られたろ液を煮沸して硫化水素を除き，希硝酸を加えたのち，塩化アンモニウムと過剰のアンモニア水を加えると沈殿Bが生じた。

③ 沈殿Bをろ過して分離し，得られたろ液に硫化水素を通じると沈殿Cが得られた。

④ 沈殿Cをろ過して分離し，得られたろ液に炭酸アンモニウム水溶液を加えると沈殿Dが生じた。

⑤ 沈殿Dをろ過して分離し，ろ液Eを得た。

(1) 沈殿A～Dの色を次の a ～ e から選び，記号で記せ。
　　　a. 白色　　b. 黒色　　c. 黄色　　d. 赤褐色　　e. 青色

(2) 沈殿A～Dに含まれる各金属イオンの確認反応を (a) ～ (d) に示す。各下線部の化学反応を化学反応式で記せ。

　　(a) 沈殿Aに硝酸を加えて沈殿を溶解し，その溶液に濃アンモニア水を大過剰に加えると溶液は深青色になった。

　　(b) 沈殿Bに塩酸を加えて沈殿を溶かし，その溶液にヘキサシアノ鉄(Ⅱ)酸カリウム水溶液を加えると濃青色の沈殿が生じた。

　　(c) 沈殿Cに塩酸を加えて沈殿を溶解した後，煮沸して硫化水素を完全に除いた。この溶液に水酸化ナトリウム水溶液を加えると初めに白色沈殿が生じた。その後，さらに水酸化ナトリウム水溶液を加えると，沈殿は溶解して無色透明となった。

　　(d) 沈殿Dに塩酸を加えて沈殿を溶解した後，その溶液に硫酸を加えると白色沈殿が生じた。

(3) ろ液Eに含まれる金属イオンを炎色反応で調べると何色になるか。次の a ～ e から選び，記号で記せ。
　　　a. 青緑色　　b. 黄色　　c. 黄緑色　　d. 赤色　　e. 赤紫色

(4) AgCl のような難溶性塩の飽和溶液では $[Ag^+][Cl^-] = K_{sp}$ が成り立つ。すなわち，飽和溶液中の Ag^+ と Cl^- のモル濃度の積 $[Ag^+][Cl^-]$ を AgCl の溶解度積 K_{sp} といい，温度が一定ならば一定値をとる。いま，AgCl の水に対する溶解度を 25℃ で 19.3×10^{-5} とすると，25℃ における AgCl の溶解度積はいくらか。ただし，水および塩化銀の飽和水溶液の密度はどちらも 1.00 g/cm³ とせよ。また，答は有効数字 2 桁（3 桁目を四捨五入）で記せ。

[問 4] 次の文を読み，(1) ～ (4) の各問いに答えよ。

　　NaOH と Na_2CO_3 の混合物を，水に溶かして $1.0\,\ell$ の混合溶液 **A** を得た。この水溶液 $10.0\,m\ell$ をとり，フェノールフタレインを指示薬として $0.10\,mol/\ell$ の塩酸で滴定すると，塩酸 $10.0\,m\ell$ を加えたとき，溶液の色は（　a　）色から（　b　）色へ変色した（第 1 中和点）。そのときの化学反応は次の ① 式および ② 式で示される。

$$NaOH + HCl \rightarrow NaCl + H_2O \quad \cdots\cdots\cdots\cdots \quad ①$$
$$Na_2CO_3 + HCl \rightarrow NaHCO_3 + NaCl \quad \cdots\cdots\cdots\cdots \quad ②$$

　　さらに，この水溶液にメチルオレンジを加え，同じ $0.10\,mol/\ell$ の塩酸で滴定を続けると，塩酸 $5.0\,m\ell$ を加えたとき，溶液の色は（　c　）色から（　d　）色へ変色した（第 2 中和点）。

(1)　$0.10\,mol/\ell$ の塩酸を $1.0\,\ell$ 作る為には，質量パーセント濃度 37.0% の濃塩酸（密度は $1.19\,g/cm^3$）を何 $m\ell$ 必要とするか。答は有効数字 2 桁（3 桁目を四捨五入）で記せ。

(2)　（　a　）～（　d　）に最も適切な語を記せ。

(3)　第 2 中和点における化学反応式を記せ。

(4)　$1.0\,\ell$ の混合溶液 **A** 中に含まれる NaOH と Na_2CO_3 の質量 (g) をそれぞれ解答欄（ア）と（イ）に記せ。ただし，答は有効数字 2 桁（3 桁目を四捨五入）で記すこと。

生　物

問題　　　　　　　　　　22年度

〔問1〕　下記の問にA〜Eで答えよ。

（1）「生物の構造と機能の基本単位は細胞である」という考え方を細胞説とよぶ。植物に関してこの説を最初に提唱した人物を選べ。
A．レーウェンフック　　　　B．シュライデン　　　　C．シュワン
D．フィルヒョウ　　　　　　E．フック

（2）レタスの種子の発芽における光とホルモンの影響を調べるため、暗所においた種子に以下の処理を行った。発芽するのはどれか。2つ選べ。
A．赤色光を1回照射する。
B．遠赤色光を1回照射する。
C．赤色光を1回，そのあと遠赤色光を1回照射する。
D．ジベレリンで処理して暗所に置き続ける。
E．アブシシン酸で処理して白色光を照射し続ける。

（3）正しいのはどれか。2つ選べ。
A．嫌気呼吸に電子伝達系は関与しない。
B．電子伝達系はミトコンドリアの外膜で行われる。
C．好気呼吸を行う生物は解糖系とクエン酸回路をもつ。
D．電子伝達系は葉緑体に存在しない。
E．筋肉で好気呼吸は行われない。

（4）正しいのはどれか。2つ選べ。
A．酵素は化学反応を1回だけ触媒することができる。
B．酵素反応による化学反応速度は温度の上昇とともに一様に増加する。
C．アミラーゼはタンパク質をアミノ酸に分解する。
D．ペプシンは中性（pH7）の溶液中ではほとんど活性がない。
E．タンパク質分解酵素は酵素を分解することができる。

（5）正しいのはどれか。2つ選べ。
A．ストロマにはクロロフィルやカロテノイドが含まれる。
B．チラコイドでは二酸化炭素を同化し，有機物を合成する。
C．光化学系Ⅱでの水の分解に伴って酸素が発生する。
D．発生する酸素は酸化剤として二酸化炭素を固定する反応に使われる。
E．カルビン・ベンソン回路のC3化合物の一部から有機物が合成される。

（6）十分強い光の下での、ある陸上植物の葉の見かけの光合成と呼吸による二酸化炭素の吸収量を以下の図に模式的に示した。

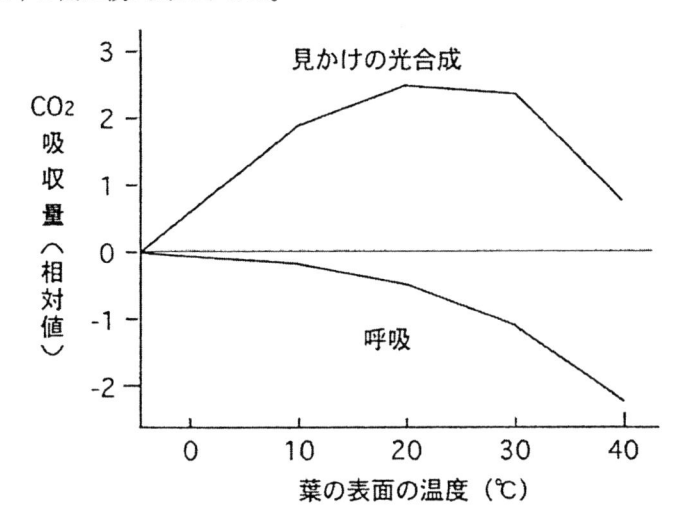

この葉の光合成速度が最大になるのは、葉の温度が何度のときか。

A．10℃　　　　　　B．20℃　　　　　　　C．30℃

D．40℃　　　　　　E．この図だけではわからない

（7）節足動物のうち昆虫類の特徴として正しいのはどれか。2つ選べ。

A．体表に外骨格を持つ。

B．中胚葉で包まれた体腔（真体腔）を持つ。

C．原口またはその付近に肛門が形成される。

D．二胚葉性の動物である。

E．水管系により呼吸および循環を行う。

（8）正しいのはどれか。2つ選べ。

A．うずまき管の基部に近い基底膜ほど振動数の多い音によく振動する。

B．目の錐体細胞には赤・黄・青に最大感度をもつ3種類がある。

C．コルチ器の聴細胞の感覚毛はリンパ液の流れによって刺激される。

D．前庭の感覚細胞は重力の方向を耳石（平衡石）の動きとして感じる。

E．目の盲斑には視神経が多く分布するので，像をもっとも細かく識別する。

（9）血糖量（値）が増加した場合におこる変化として正しいのはどれか。2つ選べ。

A．副腎皮質から糖質コルチコイドが分泌される。

B．肝臓や筋肉においてグリコーゲンの合成が促進される。

C．アドレナリンが肝臓の細胞に作用してグルコースを消費させる。

D．副交感神経を通じてすい臓のB細胞を刺激する。

E．副腎皮質刺激ホルモンの脳下垂体前葉からの分泌が促進される。

（10）正しいのはどれか。２つ選べ。

A．ヒトの体をつくるすべての細胞に含まれる DNA の量は一定である。

B．DNA を安定に保つために、細胞内には DNA を分解する酵素は存在しない。

C．抗体産生細胞では各細胞の DNA が部分的に異なった塩基配列を持つ。

D．DNA の塩基配列に基づいた mRNA の合成は翻訳とよばれる。

E．真核細胞の転写直後の RNA にはタンパク質にならない配列が含まれている。

（11）ある真核生物の遺伝子の伝令ＲＮＡの塩基配列を調べたところ、開始コドンではじまり終始コドンで終わる領域が以下のア〜オの５通りみつかった。ア〜オのいずれも左端が開始コドン、右端が終始コドンである。

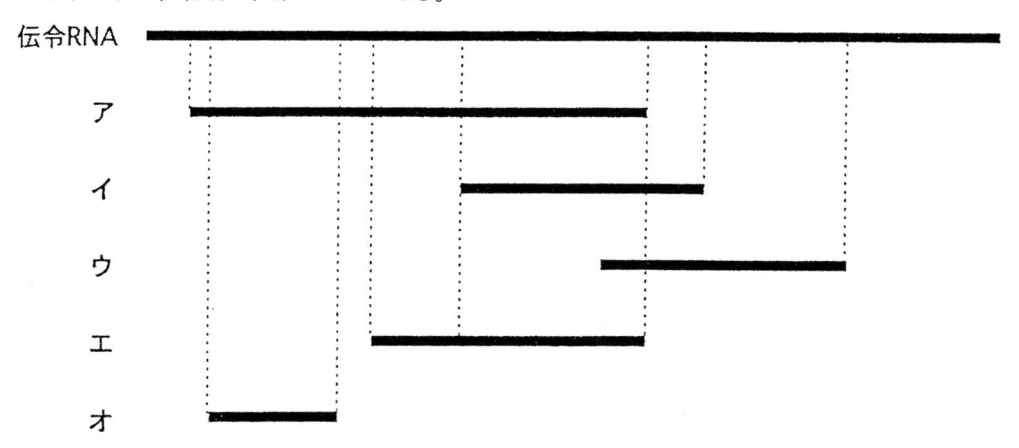

伝令RNA

ア

イ

ウ

エ

オ

イ〜オのうち、アと重複している領域のアミノ酸配列が一致するものはどれか。

A．なし　　　　B．イ　　　　C．ウ　　　　D．エ　　　　E．オ

（12）ES 細胞に関して正しいものはどれか。２つ選べ。

A．組織幹細胞と訳される。

B．培養条件によってさまざまな種類の細胞に分化する。

C．外来の遺伝子を導入された細胞である。

D．クローンヒツジ・ドリーの作成に使われた。

E．胚盤胞の内部細胞塊から作られる。

（13）哺乳類の精子形成について正しいのはどれか。２つ選べ。

A．精原細胞は体細胞分裂によって増殖する。

B．１個の一次精母細胞から２個の精細胞が形成される。

C．二次精母細胞の核相は 2n である。

D．精子のべん毛の先端にはミトコンドリアが豊富に含まれる。

E．精子は始原生殖細胞に由来する。

〔問2〕次の文の（　ア　）〜（　キ　）に適当な用語を記入せよ。

ヒトの体は約６０兆個の細胞から構成されているが、大部分の細胞は一個の受精卵から

体細胞分裂によって増殖・分化している。一方、一部の細胞は（　ア　）によって生殖細胞へと分化する。体細胞分裂の過程では顕微鏡下で細胞内部の構造に視覚的な変化の認められない（　イ　）と核分裂に始まり2つの娘細胞ができるまでの（　ウ　）に分けられる。（　ウ　）の前期では核内で分散していた染色体が折りたたまれて太い棒状の構造となる。このとき各染色体では DNA が複製された状態になっている。その後（　エ　）が消失し、両極に移動した中心体から伸びた（　オ　）が染色体の（　カ　）と呼ばれる部分に結合する。中期では全ての染色体が赤道面上に並び、後期に染色体は両極に移動する。終期では再び染色体の周囲に（　エ　）が形成される。続いて（　キ　）がおこって細胞は二つの娘細胞に分裂する。

〔問3〕次の文の下線部（　1　）～（　7　）に関する問に適当な用語で答えよ。

　遺伝情報は DNA の塩基配列として記録され、これがタンパク質のアミノ酸配列を規定している。遺伝情報は最初に DNA から伝令 RNA に転写される。この過程は、最初に DNA 上の特定の塩基配列をもった領域(1) に基本転写因子が結合し、この複合体にさらに伝令 RNA を合成するタンパク質(2) が結合することによって行われる。真核細胞ではタンパク質へ翻訳される部分を含む塩基配列(3) とタンパク質に翻訳されない配列(4) とがまとめて転写された後、核内でタンパク質に翻訳されない配列が切断・除去されるプロセス(5) を経て成熟型の伝令 RNA が合成される。成熟型の伝令 RNA は核から細胞質に移行しタンパク質合成装置(6) と結合する。この合成装置上では伝令 RNA のコドン配列に対応するアミノ酸を運ぶ分子(7) を介して遺伝情報に対応するタンパク質が合成される。

- （1）この特定の塩基配列を持つ領域は何と呼ばれるか。
- （2）この伝令 RNA を合成するタンパク質は何と呼ばれるか。
- （3）タンパク質に翻訳される部分を含む配列は何と呼ばれるか。
- （4）タンパク質に翻訳されない配列は何と呼ばれるか。
- （5）この核内で行われるプロセスは何と呼ばれるか。
- （6）細胞質内に存在するタンパク質合成装置は何と呼ばれるか。
- （7）コドンに対応する配列をもつこの分子は何と呼ばれるか。

〔問4〕次の文を読み，以下の問に答えよ。

　脊椎動物の筋肉には3種類がある。このうち，骨格筋だけは中枢から意識的に運動神経を通じてその収縮を調節することができ，その意味で（　ア　）筋と呼ばれる。骨格筋は（　イ　）を介して骨とつながりそれに力を及ぼすことによって運動を起こす。運動神経軸索の枝分かれした末端は骨格筋細胞と接する部位で（　ウ　）を形成する。この部位の間隙には運動神経側の（　ウ　）小胞に詰め込まれた神経伝達物質である（　エ　）が分泌される。筋細胞側の細胞膜には神経伝達物質と結合する（　オ　）が露出しており，これに神経伝達物質が結合すると，筋細胞に活動電位が発生し，細胞全体に伝わり，それが引き金となって収縮が起こる。

　筋細胞が神経からの刺激を受けると，それに引き起こされた電気的興奮が（　カ　）に伝えられて，（　カ　）からカルシウムイオンが放出される。カルシウムイオンの作用によって，細いフィラメントと太いフィラメントが結合できるようになる。筋収縮の直接のエネルギー源はATPである。そのエネルギーの利用によって，細いフィラメントが太いフィラメントの間に滑りこみ，筋細胞が収縮する。このとき，筋原繊維の（　キ　）帯の長さは短くなるが，（　ク　）帯の長さは変化しない。

　頻繁に収縮して急激にATPが不足するときには，（　ケ　）と呼ばれる化合物が分解されて，ただちにATPが補給される。しかし，これは臨時的なもので，持続的なATPは貯蔵型の炭水化物である（　コ　）の分解によって供給されるグルコースからつくられる。まず，グルコース解糖の中間化合物（　サ　）が生成される過程で，少量のATPがつくられる。ここで，この中間化合物（　サ　）は酸素が不足するときに（　シ　）に変化して蓄積することがある。次に，酸素が十分に供給されるときに細胞小器官（　ス　）の内部では，この中間化合物から（　セ　）回路によって効率よくATPが作られる。この過程では最終的に水と（　ソ　）が生成する。

解糖系：　　　グルコース　⇒　（　サ　）　⇒　（　シ　）

　　　　　　　　　　　　　　　　　　　⇩

好気呼吸系：　　　　　　　（　セ　）回路　⇒　水　＋　（　ソ　）

（1）　文中の（ア）〜（ソ）に適当な用語を入れよ。

（2）　下図の筋細胞（タ，チ，ツ）の種類を記せ。

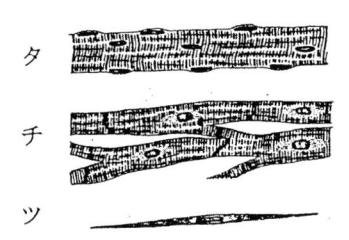

（3）カエルの足から神経をつけたまま筋肉を取り出した（下図参照）。神経と筋肉の接合部（X）から2cm離れたY点を電気刺激すると3.4ミリ秒後に筋肉の収縮が始まった。X点から6cm離れたZ点を電気刺激すると4.2ミリ秒後に筋肉の収縮が始まった。電気刺激が筋肉に到達してから，筋肉の収縮が始まるまでの時間を単位を付けて求めよ。

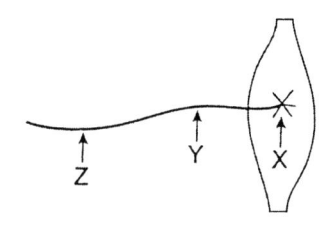

（4）電気刺激を強くしていくと，筋肉の収縮もしだいに大きくなった。その理由として
　適当な説明はどれか。該当するものをすべて選べ。

　　A．個々の筋細胞の収縮が大きくなったから。
　　B．同じ筋細胞内で個々の筋原繊維に収縮を起こす電気的刺激の閾値が異なるから。
　　C．個々の筋細胞に収縮を起こす電気的刺激の閾値が異なるから。
　　D．同じ筋細胞内で収縮する筋原繊維の数が増えたから。
　　E．収縮する筋細胞の数が増えたから。

（5）　下線で示した過程で，ATP の分解酵素としてはたらく分子は何か。

〔問5〕次の文を読み、下記の問に答えよ。

　遺伝子Dに異常があるため、体が小さく顔面形成異常や眼球突出などが起こる遺伝病を
持つマウスを用いて実験を行った。
　まず、この遺伝病マウスどうしの交配を重ねて純系のS系統を得た。さらに正常の純系
マウス（W系統）を用意して交配実験を行った。
　①S系統とW系統を交配させたところ、F1 はすべて正常であった。ついで F1 どうしを交
配させた F2 では約4分の1が病気を発症した。また症状の出現には雄と雌で頻度の差が見
られなかった。
　次に、S系統のマウスに病気を起こす原因遺伝子Dの染色体上の位置を同定するために、
すでに染色体上の位置がわかっているいくつかの遺伝子と遺伝子Dとの間の連鎖を調べた。
その結果、遺伝子Aおよび遺伝子Bが遺伝子Dと連鎖していた。A，Bいずれの遺伝子も
1対の対立遺伝子が存在しており、遺伝子Aの対立遺伝子を a1、a2、遺伝子Bの対立遺伝
子を b1、b2 とあらわす。また、それぞれの遺伝子の表現型を ［a1］、［a2］、［b1］、［b2］ と
あらわす。
　すると②マウスの表現型は、S系統が ［a1、b1］、W系統が ［a2、b2］ となり、F1 の表現
型はW系統と同じ ［a2、b2］ であった。

　ついで、S系統とW系統を交配して得られた F1 どうしをさらに交配して多数の F2 マウ
スを得た。この F2 マウスに関して、遺伝子Aおよび遺伝子Bに支配される表現型と、マウ
スの発病の有無を解析したところ、以下の表の結果を得た。

（表1）

世代	遺伝子Aの表現型	発病	個体数
F1	［a2］	－	8
F2	［a1］	＋	25
	［a1］	－	11
	［a2］	＋	11
	［a2］	－	97

（表2）

世代	遺伝子Bの表現型	発病	個体数
F1	［b2］	－	6
F2	［b1］	＋	16
	［b1］	－	9
	［b2］	＋	9
	［b2］	－	66

　　以下では、マウスの遺伝子Dのうち、異常のある（病気を発症させる）対立遺伝子を ds、正常の対立遺伝子を dw とする。

　　まず、③遺伝子Dと遺伝子Aに着目して、F1 の作る配偶子を考える。

　　表1の交配結果を考慮せずに、遺伝子Dと遺伝子Aとの連鎖が完全であると仮定すると、F2 の表現型の頻度の比は

　　[ds, a1]：[ds, a2]：[dw, a1]：[dw, a2] ＝ _____X_____

となるはずである。しかし、これは表1の結果と合わない。

　　表1から実際の F2 の表現型の頻度の比を求めると

　　[ds, a1]：[ds, a2]：[dw, a1]：[dw, a2] ＝ _____Y_____ ・・・（式1）

となり、連鎖が完全であると仮定した場合と異なる。このことから、遺伝子Dと遺伝子Aの連鎖は不完全であり、組換えがおこっていることがわかる。

　　では、遺伝子Dと遺伝子Aとの間の組換え価を求めてみよう。組換え価は、一般には F1 の（　Z　）を行って、全個体数に対する組換え体の割合として求められる。しかし、ここでは④F1 の配偶子における組換え体の頻度を仮定した上で、表1の結果を利用して求めることにする。

　　F1 の各配偶子を「遺伝子D・遺伝子A」のようにあらわすこととし、それらの頻度の比を以下のように仮定する。

ds・a1：ds・a2：dw・a1：dw・a2 ＝ p：q：q：p　　・・・（式2）

ただし、

　p ＋ q ＋ q ＋ p ＝1・・・（式3）

であるとする。

（1）下線①の実験をもとに、空欄（ア）、（イ）を埋めよ。

　　S系統のマウスに遺伝病を起こす原因遺伝子は、（ア）染色体上に存在し、W系統の対立遺伝子に対して（イ）性である。

（2）下線②から、（ア）a1 と a2、（イ）b1 と b2 のそれぞれのうち、優性の対立遺伝子はどちらと言えるか。

（3）文中の _____X_____ にあてはまる頻度の比（ア）：（イ）：（ウ）：（エ）を求めよ。また、この比が成り立つ時の遺伝子Dと遺伝子Aの組換え価（オ）を求めよ。

（4）文中の _____Y_____ にあてはまる頻度の比（ア）：（イ）：（ウ）：（エ）を求めよ。ただし、（ア）＋（イ）＋（ウ）＋（エ）＝1となるように（ア）〜（エ）を分数であらわせ。

（5）文中の空欄（　Z　）にあてはまる語を答えよ。

（6）以下では下線④の方法により遺伝子Dと遺伝子Aの組換え価を求める。以下の問に答えよ。

　　（ア）（式1）の左辺から、F2 における遺伝子Dと遺伝子Aの劣性ホモの個体の表現型を選べ。

（イ）（式１）から　F2 における遺伝子Ｄと遺伝子Ａの劣性ホモの個体の頻度を求め、分数で表せ。

（ウ）（式２）を参照し、F2 における遺伝子Ｄと遺伝子Ａの劣性ホモの個体の頻度をｐで表せ。

（エ）ｐの値を求め、分数で答えよ。

（オ）ｑの値を求め、分数で答えよ。

（カ）遺伝子Ｄと遺伝子Ａとの組換え価は何％か。少数以下を四捨五入して答えよ。

（７）（表２）から、遺伝子Ｄと遺伝子Ｂについて考え、以下の空欄を埋めよ。

F1 の各配偶子の分離比を以下のように仮定する。

ds・b1 ： ds・b2 ： dw・b1 ： dw・b2 ＝ p' ： q' ： q' ： p'

ただし、 p' ＋ q' ＋ q' ＋ p' ＝１である。

このとき、（ア）p' および（イ）q' の値、（ウ）遺伝子Ｄと遺伝子Ｂとの組換え価（％）をそれぞれ求めよ。

（８）（ア）遺伝子Ａと遺伝子Ｂのうちで、遺伝子Ｄと染色体上の位置が近いのはどちらか。

　　（イ）ＡＢ間の距離がＡＤ間の距離よりも近い場合、ＡＢ間の組換え価は何％か。

（９）以下の空欄を埋めよ。なお、（ア）には３～１０文字で、（イ）には数値で答えること。

　　一般に、組換え価は、２つの遺伝子が（　ア　）場合に最大となり、その値は（イ）％である。

英　語

解答　22年度

Ⅰ　出題者が求めたポイント

[全訳]

[1]　彼らはローズマリー、タイム、クローブ、ミントの殺虫効果を(ア)研究して10年を費やした。(イ)産業が需要に応えようとしているので、これらは有機農業における病害虫への強い武器となり得ると研究者たちは言う。「植物エキスオイル」は害虫に広く作用する。即座に殺すものもあるし、追い払うものもある。これらの新しい殺虫剤は大体において、水で薄めた2種類から4種類の異なったハーブを少量混合したものである。今現在農家が使っている、スパイスをベースにしたいくつかの市販品は、有機農法のイチゴ、ホウレンソウ、トマトの収穫を、害虫のアブラムシやダニにから守ることにすでに成功している。従来の殺虫剤と違って、これらの「殺虫スパイス」は、規制団体からの承認に今まで以上の制限は必要ではなく、すぐにでも使うことができる。おまけの利点は、虫が抵抗力という、以前には効き目があった毒を無視する能力を、(エ)進化させることがことが少ないということである。それらはまた、(オ)殺虫剤に身を晒すことで高いリスクを負っている農家にとっても安全である。

[2]　しかし、ハーブをベースにした殺虫剤にはまた欠点もある。これらのハーブから作られたエキスオイルはすぐに蒸発し、日光に当たると急速に分解するので、農家は従来の殺虫剤よりも頻繁に作物に与える必要がある。従来の殺虫剤が数日あるいは数ヶ月も保つのに比べて、数時間しか保たないものもある。これはまた、従来品よりも効き目が弱いので、害虫抑制効果を得るにはより集中的に施さなければならない。商品農作物につく毛虫やバッタ、甲虫などの大きな昆虫を抑えるには、従来の殺虫剤はいまなお最も効果的な方法である。結局は、何が環境に良くて、何が人間の体に良いのかという問題となる。

[解答]

[1](ア) have spent a decade researching
　(イ) as the industry attempts to
　(ウ) being used by farmers have
　(エ) insects are less likely to
　(オ) who are at high risk for

[2](カ)(誤) Due to →(正) Because
　(キ)(誤) less →(正) more
　(ク)(誤) comparing →(正) compared
　(ケ)(誤) ways →(正) way
　(コ)(誤) enviroment →(正) environment

Ⅱ　出題者が求めたポイント

[全訳]

　「妖怪」というのは日本で夜中に起こる怪奇現象の総称である。(1)何世紀にもわたってつい最近まで、日本の山や森や野原や川や海辺には妖怪が徘徊していると、多くの日本人は信じていた。電気や普及した高等教育や近代テクノロジーの前の時代には、妖怪は当時としては理解不能であった自然現象の背後にひそむ顔であった。

　(2)このことが、妖怪を単なる迷信以上のものにしている。妖怪は周りの世界を理論づけようとする豊穣な人間の想像力の働きを表している。また同時に、多くの妖怪は社会風刺や同種の政治漫画に使われたり、不道徳な行いや容認できない行いに対する警告として使われたり、もっとよくあるのでは、便利なおばけの役になって子どもたちを怖がらせて、危険な場所から遠ざけたり、あるいは単に何かをやらせたりするのに使われた。(3)どんなに勇敢な子どもでも、川の近くの獰猛な河童が棲むと言われているような場所は避けたものだった。たとえ親たちが、実はそこは単に、危険な流れのある深みにすぎないとわかっていたとしても。

[解答]

(1) 全訳中の下線部(1)を参照。

(2) 何世紀にもわたって多くの日本人が、周りのいたるところには妖怪がいて、理解不能な自然現象の裏には妖怪がひそむと信じてきたこと。

(3) 全訳中の下線部(3)を参照。

Ⅲ　出題者が求めたポイント

[解答例]

　When we are young, we don't realize how precious our health is. As we become middle-aged, we gradually come to worry about our bodies. We begin to be concerned about what is good for the health. According to a survey, more than nine out of ten Japanese people have a deep concern for keeping their health. This tendency will rise as the aging society proceeds.

Ⅳ　出題者が求めたポイント

[完成した英文の意味]

1. 最近の研究によれば、ぶどうは血圧を下げ心臓病を減らすのに役立つかも知れない。
2. 水がなければ生存者はいないだろう。
3. 私はアパートを買うどころか、借りる余裕さえありません。
4. 彼はどんな犠牲を払っても困っている人々を助けようと決意した。
5. 経済危機で、多くの人たちが以前より暮らしにくくなっている。
6. 私はあなたの助言がなかったら、こんなに多くの治療法から選ぶのに困っていることでしょう。
7. 彼女が移植手術を受けられるのはまもなくだろう。
8. マシューが選抜されて、コンテストで優勝した。
9. その司祭は私たちの結婚式を郷里の教会で行うこと

に同意している。

10. 些末な事を忘れる方法を見つけたら、あなたはもっとストレスの少ない生活を送れるでしょう。

[解答]

(1)(a) (2)(a) (3)(d) (4)(b) (5)(d) (6)(c)
(7)(e) (8)(b) (9)(b) (10)(d)

Ⅴ 出題者が求めたポイント

[完成した英文とその意味]

1. Just because the movie was not a blockbuster, it does not follow that it was a bad one.
大ヒットしなかったからといって、その映画が出来の悪いものだったということにはならない。

2. My grandfather is getting better by degrees.
祖父は少しずつ良くなっています。

3. After losing his job, he is on a tight budget to make ends meet.
仕事を失った後、彼は厳しい予算でやりくりしている。

4. We would appreciate it if you could e-mail us at your earliest convenience.
ご都合のいいときにEメールくだされればありがたいです。

5. If you hear creaking sounds from the machine, chances are that the bolt has loosened.
機械からキーキーいう音が聞こえたら、ボルトが緩んでいるのかも知れません。

6. Tell your doctor about all of the medicines you take including prescription and nonprescription medicines, vitamins, and herbal supplements.
処方された薬、されていない薬、ビタミン、漢方サプリメントなど、あなたが飲んでいる薬を全部、医師に伝えてください。

7. My daughter loves animals, so I can't wait to take her to the zoo on our next holiday.
娘は動物が大好きなんです。ですから、次の休みに動物園に連れて行くのが待ち遠しいです。

8. That accident impressed on me the necessity of careful driving.
あの事故は、慎重な運転が必要なことを私に強く感じさせた。

9. His sensible resolution enabled us to get through these tough times.
彼の分別のある決断によって、私たちはこのような困難な時代をくぐり抜けることができた。

10. Thank you for your time, but please carry on with your usual tasks.
時間をとっていただいてありがたいのですが、どうぞいつものお仕事を続けてください。

[解答]

(11)(d) (12)(b) (13)(e) (14)(a) (15)(b)
(16)(d) (17)(a) (18)(c) (19)(d) (20)(e)
(21)(e) (22)(b) (23)(a) (24)(c) (25)(b)

(26)(a) (27)(e) (28)(a) (29)(b) (30)(c)

Ⅵ 出題者が求めたポイント

[全訳]

　ロンドンの爬虫類館のけだるい午後、トカゲは個室の床にじっと動かずに横たわり、カメレオンは時折、枝から枝へと移動する。そして、そこにはヤモリがいる。彼はリラックスということをどう考えているのだろう。ガラス張りの個室の1つの面で、顔を下に向けて優に15分壁にぶら下がり、やおら動いて別の面に渡って同じことをする。これをするのに、ヤモリは何の努力も要しないように見える。何物かが、と言っても筋肉ではない何物かが、彼を壁にくっつけているようなのだ。ヤモリは垂直に駆け上ったり下りたりが自在にできることから、見る人みんなをいつも驚かせてきた。アリストテレスもその1人で、遡ること紀元前4世紀のことである。彼らは完璧に滑らかな垂直面を、ガラスであってもよじ登り、天井を歩いて渡ることができる。表面がガサガサしていようとスベスベしていようと、濡れていようと乾いていようと、ヤモリには全部同じことだ。それでは、ヤモリとは何だろう。彼らは夜行性のトカゲの仲間で、全部で850種類くらいいて、すべての南の大陸と、北は南カリフォルニア、南ヨーロッパ、中央アジアまでの地域で見つかる。ほとんどの研究が取り上げてきたヤモリは、トッケイヤモリ(Gecko gecko)という大型のアジアの種である。

[解法のヒント]

38. 下線部(ク)でできた英文は
　　… it is all the same…

39. 英文の意味は
　　「本文によると、ヤモリは下記の場所で見つけることができる。ただし（　）を除く。」

40. 選択肢の英文の意味は
　　(a) （ヤモリは）ロンドンのすべての動物園で、ほかの夜行性のトカゲと共に展示されている。
　　(b) （ヤモリは）気候の変化に従って地表を移動する。
　　(c) （ヤモリは）私たちが知っている限りでは、筋肉を使って壁を上ることができる。
　　(d) （ヤモリは）そのユニークな太った足指で多くの人たちを魅了してきた。
　　(e) （ヤモリは）怠け者の爬虫類なのでリラックスしているように見える。

[解答]

(31)(e) (32)(b) (33)(a) (34)(a) (35)(c)
(36)(a) (37)(b) (38)(d) (39)(e) (40)(d)

Ⅶ 出題者が求めたポイント

[適切な選択肢を入れた全訳]

随筆[A]

　私の祖母は「お金のこととなると人はこっけいになる。」とよく言っていた。祖母は私に関してそう言ってもよかった。私は財政状況がどうであろうと、いつも異様に倹約家なのだ。映画に自分のお菓子袋を持って

行くだけではない。私はまた、トマトにかける70セントを節約するために車で何マイルも回り道をするし、唯一お得意さまカードを持っている店をひいきにするし、セールの時に買い直そうという意図で、食料雑貨を返したりすることで知られている。(今の夫である)ベンと初めてつきあうようになって、私が紙ナプキンをくり返し使うのに彼が気がついたとき、彼は言った。「うーん、君は大恐慌かなんかの時に育ったの?」私は赤くなって、2週間使い回しのナプキンをくしゃくしゃにして、すすり泣きとともにそれを捨てたことを思い出す。私のやっているクーポン券の切り取りはかっこいいものではないとわかっていたので、私はそれを、人目に触れぬように安全に隠し持っておこうと努力した。しかしやがて、財政界が崩壊し、すべてが変わった。良い方向に、とあえて言おう。世界規模の経済破綻の美しいところは、ともかく私から見ての美しさだが、今やみんながお金に関してパニック状態にあることである。私はもうひとりぼっちではないのだ!今までになく、私は自由にバーゲンの追っかけに悩み、お金の心配をおおっぴらにするのももっと自由になった。これは私のアイデンティティの根幹部分である習慣なのだ。私は不況の天国にいる。

随筆[B]

　20年近く前のある朝、私はベッドに横たわっていた。遅い時間だった。仕事に行くことになっていたが、私はマットレスにのりづけされたようだった。私は自分の怠惰を呪った。その時偶然に、18世紀の才人で最初の包括的な英語辞典の編纂者であるサミュエル・ジョンソン博士の著作の一冊を手に取った。本の中には彼が書いた週刊コラムからの抜粋が載っていた。「怠け者」というその中で、かの偉大な人は怠惰を大きな志として誉め讃えていた。1758年には、「だれでも『怠け者』であるか、あるいはそうなりたいと願っている。」と書いていた。これは私にとって顕現だった。怠惰は悪くない、そう思われた。それは高貴なものだった。すべての問題を引き起こしているのは過度の忙しさなのだった!そして私はベッドを抜け出て、『怠け者』という雑誌を始めた。人々に、何もしないという忘れられた単純な喜びを思い出させるために。私はこれについて本さえ書いた。そして、そう、怠惰が私の生涯の仕事になったと言ってもいいだろう。

[解答]
(41)(e)　(42)(c)　(43)(a)　(44)(d)　(45)(b)
(46)(d)　(47)(b)　(48)(e)　(49)(a)　(50)(c)

数　学

解答　22年度

1 出題者が求めたポイント（数学Ⅰ・2次関数, 数学B・二項定理, 数学A・場合の数, 数学Ⅱ・図形と方程式, 三角関数, 数学Ⅲ・微分積分）

〔解答〕

(1)（ア）$x + y = a$ ………① , $xy = b$ ………②とおく。

①より　$y = a - x$ を②へ代入すると $x^2 - ax + b = 0$

x の2次方程式が実数解を持つことから

$$D = a^2 - 4b \geqq 0 \cdots\cdots\cdots ③$$

（イ）①と②を使って条件式を変形する。

$(x+y)^2 - 3xy = 16$ より　$a^2 - 3b = 16$ …………④

次に（ア）と（イ）を同時に満たす条件を求める。

$$\begin{cases} a^2 - 4b = 0 \\ a^2 - 3b = 16 \end{cases}$$

この連立方程式を解いて交点の座標を求めると

$(a, b) = (8, 16), (-8, 16)$

よって、③かつ④となるのは

放物線 $a^2 - 3b = 16$ の

$-8 \leqq a \leqq 8$ の部分 ……⑤

（ウ）$x + y + xy = t$ とおき条件⑤のときの t の最大値を求める。

$a + b = t$ を直線と見て, ⑤の放物線と交点を持つ t の値の範囲を求める。

上図より $(a, b) = (8, 16)$ を通るとき t は最大となる。

$t = 8 + 16 = 24$ ………………………（答）

(2) 余りを $R(x)$ とすると次の等式が成り立つ。

$$x^{2010} = (x^4 - 1)f(x) + R(x)$$

$x = 3$ を代入すると

$$3^{2010} = (81 - 1)f(3) + R(3)$$

ここで, $2010 = 4 \times 502 + 2$ より

$$3^{2010} = 3^{4 \times 502 + 2} = (3^4)^{502} \times 3^2 = (80+1)^{502} \times 9$$

次に2項定理から

$(a+b)^n = a^n + {}_nC_1a^{n-1}b + \cdots\cdots + {}_nC_{n-1}ab^{n-1} + b^n$

$\quad = a\{a^{n-1} + {}_nC_1a^{n-2}b + \cdots\cdots + {}_nC_{n-1}b^{n-1}\} + b^n$

$\quad = aM + b^n$（M は整数）

この等式に $a = 80$, $b = 1$, $n = 502$ を代入すると

$$(80+1)^{502} = 80M + 1^{502}$$

よって

$$3^{2010} = (80M+1) \times 9 = 80 \times 9M + 9$$

よって, 求める余りは 9 ………………………（答）

(3) 4桁の整数が9の倍数となるのは各桁の数字の和が9の倍数となるとき

（証明）

4桁の整数 $n = 1000a + 100b + 10c + d$ とすると

$n = (999+1)a + (99+1)b + (9+1)c + d$

$\quad = (999a + 99b + 9c) + (a+b+c+d)$

よって, n が9の倍数 ⇔ $a + b + c + d$ が9の倍数

（証明終わり）

下3桁に0を含み, 各桁の数が違い各桁の数の和が9または18となるのは次の10通り

$$\left. \begin{array}{l} 1, 2, 6, 0 \\ 1, 3, 5, 0 \\ 2, 3, 4, 0 \\ 1, 8, 9, 0 \\ 2, 7, 9, 0 \\ 3, 6, 9, 0 \\ 4, 5, 9, 0 \\ 4, 6, 8, 0 \\ 3, 7, 8, 0 \\ 5, 6, 7, 0 \end{array} \right\} 各 \quad 3 \times 3 \times 2 \times 1 = 18 通り$$

求める場合の数は $18 \times 10 = 180$ 個 ……………（答）

「下3桁に0を含んでもよい」

と解釈すると上記に加えて

$(1, 2, 6, 9), (1, 2, 7, 8), (1, 3, 5, 9), (1, 3, 6, 8)$
$(1, 4, 5, 8), (1, 4, 6, 7), (2, 3, 4, 9), (1, 3, 5, 8)$
$(2, 3, 6, 7), (2, 4, 5, 7), (3, 4, 5, 6), (3, 7, 8, 9)$
$(4, 6, 8, 9), (5, 6, 7, 9)$

これらが $41 \times 14 = 336$ 個

よって, $180 + 336 = 516$ 個も解となる。

(4) 2つの円 C_1, C_2 の交点を通る円または直線は実数 k を使って次の式で表わせる。

$$k(x^2 + y^2 - 9) + (x-a)^2 + (y-b)^2 - 25 = 0$$

これが直線となるのは, $k = -1$

このとき, $k = -1$ を代入して整理すると

$$2ax + 2by - a^2 - b^2 + 16 = 0$$

$b \neq 0$ より両辺を $2b$ で割ると

$$\frac{a}{b}x + y + \frac{16 - a^2 - b^2}{2b} = 0$$

この直線が $2x + y + 1 = 0$ と一致するから

$$\begin{cases} a = 2b \cdots\cdots\cdots\cdots\cdots ① \\ 16 - a^2 - b^2 = 2b \cdots\cdots\cdots ② \end{cases}$$

①を②へ代入して整理すると

$5b^2 + 2b - 16 = 0$ 　$(b+2)(5b-8) = 0$ 　∴ $b = -2, \dfrac{8}{5}$

$$\begin{cases} a = -4 \\ b = -2 \end{cases} \qquad \begin{cases} a = \dfrac{16}{5} \\ b = \dfrac{8}{5} \end{cases}$$

$a > 0$ より　$a + b = \dfrac{16}{5} + \dfrac{8}{5} = \dfrac{24}{5}$ …………（答）

(5) $\dfrac{3}{4} = \tan(x+y) = \dfrac{\tan x + \tan y}{1 - \tan x \tan y}$

$\tan x + \tan y = \dfrac{3}{2}$ を代入して整理すると

$\tan x \tan y = -1$

条件式より　$\tan x + \tan y = \dfrac{3}{2}$

ここで, $A = \tan x$, $B = \tan y$ とおくと

$$\begin{cases} A + B = \dfrac{3}{2} \\ AB = -1 \end{cases}$$

この連立方程式の解は　$t^2 - (A+B)t + AB = 0$

$t^2 - \dfrac{3}{2}t - 1 = 0, \ 2t^2 - 3t - 2 = 0$

$(t-2)(2t+1) = 0$　の解と一致する。

よって

① $\begin{cases} \tan x = 2 \\ \tan y = -\dfrac{1}{2} \end{cases}$ または② $\begin{cases} \tan x = -\dfrac{1}{2} \\ \tan y = 2 \end{cases}$

①のとき　　　　　　　②のとき

条件より　$-\dfrac{\pi}{2} < x < y < \dfrac{\pi}{2}$　よって②は不適

①のとき　$1 + \tan^2 x = \dfrac{1}{\cos^2 x}$　より　$1 + 4 = \dfrac{1}{\cos^2 x}$

$\cos^2 x = \dfrac{1}{5}$, $\cos x > 0$ より　$\cos x = \dfrac{1}{\sqrt{5}}$

$\sin x > 0$ より　$\sin x = \sqrt{1 - \cos^2 x} = \dfrac{2}{\sqrt{5}}$

$1 + \tan^2 y = \dfrac{1}{\cos^2 y}$, $1 + \left(-\dfrac{1}{2}\right)^2 = \dfrac{1}{\cos^2 y}$

$\cos^2 y = \dfrac{4}{5}$, $\cos y > 0$ より　$\cos y = \dfrac{2}{\sqrt{5}}$

$\sin y < 0$ より　$\sin y = -\sqrt{1 - \cos^2 y} = -\dfrac{1}{\sqrt{5}}$

すると

$\cos(x+y) = \cos x \cos y - \sin x \sin y$

$= \dfrac{1}{\sqrt{5}} \dfrac{2}{\sqrt{5}} - \dfrac{2}{\sqrt{5}} \left(-\dfrac{1}{\sqrt{5}}\right)$

$= \dfrac{2}{5} + \dfrac{2}{5} = \dfrac{4}{5}$ ……………………(答)

(6) $(xt - e^t)^2 = x^2 t^2 - 2xte^t + e^{2t}$　より

$f(x) = -2x + \dfrac{25}{2} + x^2 \displaystyle\int_0^1 t^2 dt - 2x \int_0^1 te^t dt + \int_0^1 e^{2t} dt$

ここで

$\displaystyle\int_0^1 t^2 dt = \left[\dfrac{1}{3}t^3\right]_0^1 = \dfrac{1}{3}$

$\displaystyle\int_0^1 te^t dt = \left[te^t\right]_0^1 - \int_0^1 e^t dt = (e^1 - 0) - \left[e^t\right]_0^1 = 1$

$\displaystyle\int_0^1 e^{2t} dt = \left[\dfrac{1}{2}e^{2t}\right]_0^1 = \dfrac{1}{2}(e^2 - e^0) = \dfrac{1}{2}(e^2 - 1)$

これらを代入すると

$f(x) = -2x + \dfrac{25}{2} + \dfrac{1}{3}x^2 - 2x + \dfrac{1}{2}(e^2 - 1)$

$= \dfrac{1}{3}x^2 - 4x + \dfrac{1}{2}e^2 + 12$

$f'(x) = \dfrac{2}{3}x - 4 = \dfrac{2}{3}(x-6)$

よって, $x = a = 6$ で最小値 $m = f(6)$ となる。

$f(6) = \dfrac{1}{3}6^2 - 4 \cdot 6 + \dfrac{1}{2}e^2 + 12 = \dfrac{1}{2}e^2$

$\therefore ma = 6 \cdot \dfrac{1}{2}e^2 = 3e^2$ ……………………(答)

2 出題者が求めたポイント （数学B・ベクトル）

〔解答〕

(1) 四角形PQRSは平行
四辺形になる $S(6, 6, z)$
とおくと

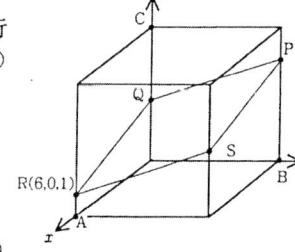

$\overrightarrow{PQ} = (0, -6, -2)$

$\overrightarrow{SR} = (6, 0, 1-z)$

$\overrightarrow{PQ} = \overrightarrow{SR}$ より

$z = 3$

$\therefore S(6, 6, 3)$ ………(答)

(2) $\overrightarrow{PS} = (6, 0, -2)$, $|\overrightarrow{PQ}| = 2\sqrt{10}$, $|\overrightarrow{PS}| = 2\sqrt{10}$

また, $\overrightarrow{PQ} \cdot \overrightarrow{PS} = 0 + 0 + 4 = 4 = |\overrightarrow{PQ}| \cdot |\overrightarrow{PS}| \cos\theta$ より

$\cos\theta = \dfrac{1}{10}$ …………………………(答)

(3) $\sin^2\theta = 1 - \cos^2\theta = 1 - \dfrac{1}{100} = \dfrac{99}{100}$

$\sin\theta > 0$ より　$\sin\theta = \dfrac{3\sqrt{11}}{10}$

よって求める面積Sは

$S = 2 \times \dfrac{1}{2}|\overrightarrow{PQ}||\overrightarrow{PS}|\sin\theta$

$= 2 \cdot \dfrac{1}{2} \cdot 2\sqrt{10} \cdot 2\sqrt{10} \cdot \dfrac{3\sqrt{11}}{10} = 12\sqrt{11}$ ………(答)

(4) 求める単位ベクトルを $\overrightarrow{n} = (a, b, c)$ とおくと

$a^2 + b^2 + c^2 = 1$ ……………………………①

$\overrightarrow{PQ} \perp \overrightarrow{n}$ より　$b = -\dfrac{1}{3}c$

$\overrightarrow{PS} \perp \overrightarrow{n}$ より　$a = \dfrac{1}{3}c$

これらを①へ代入すると　$c^2 = \dfrac{9}{11}$, $c = \pm\dfrac{3}{\sqrt{11}}$

$c = \dfrac{3}{\sqrt{11}}$ のとき　$a = \dfrac{1}{\sqrt{11}}$, $b = -\dfrac{1}{\sqrt{11}}$

$c = -\dfrac{3}{\sqrt{11}}$ のとき　$a = -\dfrac{1}{\sqrt{11}}$, $b = \dfrac{1}{\sqrt{11}}$

よって,

$\left(\dfrac{1}{\sqrt{11}}, -\dfrac{1}{\sqrt{11}}, \dfrac{3}{\sqrt{11}}\right), \left(-\dfrac{1}{\sqrt{11}}, \dfrac{1}{\sqrt{11}}, -\dfrac{3}{\sqrt{11}}\right)$ ……(答)

(5) 線分PRとQSの交点はPRの中点だから, 交点をMとすると $M\left(\dfrac{10+6}{2}, \dfrac{6+0}{2}, \dfrac{5+1}{2}\right)$ より $M(3, 3, 3,)$

方向ベクトルを $\sqrt{11}\overrightarrow{n} = (1, -1, 3)$ とし, 交点Mを通る直線は

$\dfrac{x-3}{1} = \dfrac{y-3}{-1} = \dfrac{z-3}{3}$

この直線と xy 平面の交点 K は, $z = 0$ を代入すると
$x - 3 = -y + 3 = -1$ より　$x = 2, y = 4$
$\therefore$ K(2, 4, 0) ・・・・・・・・・・・・・・・・・・・・・・・・・・・・・・・ (答)

3　出題者が求めたポイント（数学A・確率）

〔解答〕

(1) 8回のうち, A, B が各々4回出る確率を求めれば良いから, 求める確率 P は

$$P = {}_8C_4\left(\frac{1}{2}\right)^4\left(\frac{1}{2}\right)^4 = 70\left(\frac{1}{2}\right)^8 = \frac{35}{128} \cdots\cdots\cdots\cdots (答)$$

(2)

A の回数	8	7	6	5	4	3	2	1	0
B の回数	0	1	2	3	4	5	6	7	8
$\lvert d_8\rvert$	8	6	4	2	0	2	4	6	8
確率	a	b	c	d	e	d	c	b	a

ここで, 確率 $a \sim d$ を求める。

$$a = \left(\frac{1}{2}\right)^8, \ b = 8\left(\frac{1}{2}\right)^8, \ c = {}_8C_2\left(\frac{1}{2}\right)^6\left(\frac{1}{2}\right)^2 = 28\left(\frac{1}{2}\right)^8$$

$$d = {}_8C_3\left(\frac{1}{2}\right)^5\left(\frac{1}{2}\right)^3 = 56\left(\frac{1}{2}\right)^8, \ e = 70\left(\frac{1}{2}\right)^8$$

よって, 求める期待値 E は

$$E = (8 \times a + 6 \times b + 4 \times c + 2 \times d) \times 2 + 0 \times e = \frac{35}{16} (答)$$

(3) $d_1 = 0, d_3 = 0, d_5 = 0, d_7 = 0$ となることはない。
$d_8 = 0$ のうち, $d_2 \neq 0, d_4 \neq 0, d_6 \neq 0$ となるのは次の10通りある。

$$\left.\begin{array}{l} \text{AAAABBBB} \\ \text{AAABABBB} \\ \text{AAABBABB} \\ \text{AABAABBB} \\ \text{AABABABB} \end{array}\right\} \text{5通り}$$

BB スタートも5通りあるので計10通り
$d_8 = 0$ となるのは A が4回, B が4回出るときだから
$\qquad {}_8C_4 = 70$（通り）
よって, $d_8 = 0$ のうち, 少なくとも1回は $d_s = 0$ ($s = 1, 2, \cdots, 7$) となるのは $70 - 10 = 60$ 通りある。

求める確率は　$(70-10)\left(\frac{1}{2}\right)^8 = \frac{15}{64}$ ・・・・・・・・・・・・・・ (答)

(4) $d_s \neq 0$ ($s = 1, 2, \cdots\cdots, 7$) となる場合は10通りあるので求める確率は　$10\left(\frac{1}{2}\right)^8 = \frac{5}{128}$ ・・・・・・・・・・・・・・ (答)

物　理

解答　22年度

1　出題者が求めたポイント
(1)　レンズの写像公式
(2)　ドップラー効果の公式
(3)　クーロンの法則
(4)　力のモーメントとつりあい

〔解答〕

(1)
$$\begin{cases} \dfrac{1}{a_1} + \dfrac{1}{b_1} = \dfrac{1}{f} \\ a_1 + b_1 = 150 \\ \therefore b_1 = 150 - a_1 \end{cases} \qquad \begin{cases} \dfrac{1}{a_1+90} + \dfrac{1}{b_2} = \dfrac{1}{f} \\ (a_1+90) + b_2 = 150 \\ \therefore b_2 = 60 - a_1 \end{cases}$$

$$\therefore \dfrac{1}{a_1} + \dfrac{1}{150-a_1} = \dfrac{1}{a_1+90} + \dfrac{1}{60-a_1}$$

$a_1 = 30$, $b_1 = 120$　よって　$f = 24$cm　　…（答）

(2)　$f = \dfrac{(340+10)}{(340+10)-20} \times 660 = 700$Hz　　…（答）

(3)　2つの金属球を接触させた後, 電荷は $-\dfrac{Q}{2}$ ずつになる。そのときのクーロン力を F' とすると

$$F = k\ \dfrac{2Q \times 3Q}{r^2}$$

$$F' = k\ \dfrac{Q/2 \times Q/2}{r^2} \quad \therefore F' = \dfrac{1}{24}F \quad \dfrac{1}{24}\text{倍}\quad …（答）$$

(4)　回転を始める直前の点 B の力を f とすると, このとき A にはたらく力は0なので点 C のまわりのモーメントのつりあいの式より

$$Mg \times \left(l - \dfrac{L}{2}\right) = f \times (L-l)$$

$$f = \dfrac{(2l-L)Mg}{2(L-l)}$$

2　出題者が求めたポイント…運動量保存則, 反発係数, 単振動の復元力・周期

〔解答〕

(1)　$mg = kx$ より　　$x = \dfrac{mg}{k}$ [m]　　…（答）

(2)　完全非弾性衝突　　…（答）

(3)　衝突直前の B の速度を v とすれば, 力学的エネルギー保存則より

$$\dfrac{1}{2}2mv^2 = 2mgh$$

$$v = \sqrt{2gh}$$

衝突前後の運動量保存則より

$$2mv = 3mv'$$

$$v' = \dfrac{2}{3}v = \dfrac{2}{3}\sqrt{2gh}\ \text{[m/s]}\qquad …（答）$$

(4)　単振動の中心は物体に働く力が0のとき

$$3mg = kx' \qquad \therefore x' = \dfrac{3mg}{k}$$

中心の座標 $= -x' + x = -\dfrac{2mg}{k}$ [m]　　…（答）

(5)　振動の中心からの変位を X とすれば

$$-3m\omega^2 X = -kX$$

$$\therefore \omega = \sqrt{\dfrac{k}{3m}}$$

$$T = \dfrac{2\pi}{\omega} = 2\pi\sqrt{\dfrac{3m}{k}}\ \text{[s]}\qquad …（答）$$

(6)　2物体の加速度を a, 2物体間の抗力を N としたときそれぞれの運動方程式は

$$ma = k(-z+x) - N - my \quad …①$$

$$2ma = N - 2mg \quad …②$$

①$\times 2 -$②より　$0 = 2k(-z+x) - 3N$
$$= -2kz + 2mg - 3N$$

$$N = \dfrac{2(mg-kz)}{3}\ \text{[N]}\qquad …（答）$$

(7)　離れるのは　$N = 0$ のときであるから

$$z = \dfrac{mg}{k}\ \text{[m]}\qquad …（答）$$

3　出題者が求めたポイント…気体の圧力, ボイル・シャルルの法則, 気体のする仕事, 熱力学第一法則, 熱効率

〔解答〕

(1)　理想気体の圧力 p_1 は

$$p_1 = P + \dfrac{Mg}{S} = \dfrac{PS+Mg}{S}$$

$$p_1Sh = RT_1\quad\text{であるから}$$

$$h = \dfrac{RT_1}{p_1S} = \dfrac{RT_1}{PS+Mg}\ \text{[m]}\qquad …（答）$$

(2)　おもりをのせたときの理想気体の圧力 p_2 は

$$p_2 = P + \dfrac{(M+m)g}{S} = \dfrac{PS+(M+m)g}{S}$$

ピストンの高さを h' とすれば

$$p_2Sh' = p_1Sh$$

$$h' = \dfrac{p_1}{p_2}h$$

下がった距離 Δh は

$$\Delta h = h - h' = \dfrac{p_2-p_1}{p_2}\ h = \dfrac{mgh}{PS+(M+m)g}\ \text{[m]}…（答）$$

(3)　$\dfrac{p_1Sh}{T_1} = \dfrac{p_1V_2}{T_2}$ より　$V_2 = \dfrac{T_2}{T_1}\ Sh\ \text{[m}^3\text{]}$　…（答）

(4)　$W = p_1\Delta V = p_1(V_2-Sh)$
　　一方　$p_1Sh = RT_1$
$$p_1V_2 = RT_2$$
$$\therefore W = R(T_2-T_1)$$

(1)の状態方程式より $R = \dfrac{p_1Sh}{T_1} = \dfrac{pS+Mg}{T_1}h$ を代入して

$$W = \dfrac{pS+Mg}{T_1}\ h\times(T_2-T_1) = \left(\dfrac{T_2-T_1}{T_1}\right)(pS+Mg)h\ \text{〔J〕}$$

…（答）

(5) ピストンが固定なので, 気体は仕事をしないから

$$Q' = \Delta U$$

一方　$Q = \Delta U + W = Q' + W$

$$\therefore \ Q' = Q - W$$
$$= Q - \left(\frac{T_2 - T_1}{T_1} \right)(pS + Mg)h \ [\text{J}] \quad \cdots (答)$$

(6) $\dfrac{Q - Q'}{\Delta T} = R \ [\text{J/mol·K}] \quad \cdots (答)$

$\dfrac{Q}{\Delta T} \cdots$ 定圧比熱　　$\dfrac{Q'}{\Delta T} \cdots$ 定積比熱

4　出題者が求めたポイント…エネルギー保存則, 重力による位置エネルギー, 熱量計算

〔解答〕

　容器内の水の質量をm [kg], 水の比熱をc [J/g·K] としたとき水の温度がΔT [℃] 上昇するのに必要な熱量は$(m \times 10^3)c \Delta T$ [J] となる。

　また, プロペラを水中で回転させるエネルギーはおもりの位置エネルギーでその大きさは, おもりの質量をM [kg], 重力加速度をg [m/s²], 落下距離をh [m] とすると, Mgh [J] となる。

　おもりがh [m] 落下したときに減少したおもりの位置エネルギーがプロペラを水の抵抗に逆らって回転させ, 水の温度を上げたことになる。つまりおもりの位置エネルギーが水の温度を上昇させたことになる。その関係式は次のようになる。

$$(m \times 10^3)c \Delta T = Mgh$$

$$\therefore \Delta T = \frac{Mgh}{(m \times 10^3)c} = \frac{20 \times 9.8 \times 10}{5.0 \times 10^3 \times 4.2}$$
$$= 0.0934 = 0.093 \ [\text{K}] \quad \cdots (答)$$

　※質量の単位に注意…$m \times 10^3$ [g], M [kg]

　物理で扱う質量の単位は熱量計算のみ [g] とする。それ以外は [kg]。

5　出題者が求めたポイント…荷電粒子が電界から受ける力, 磁界から受ける力 (ローレンツ力)

(1) 電荷の運動方程式　$ma = qE$

$$a = \frac{qE}{m} \quad \to 等加速度$$

時刻Tの速度$v = aT = \dfrac{qE}{m} T$

　また, 時刻T以後は粒子の進行方向と常に直角な方向に力を受けるので円運動となる。

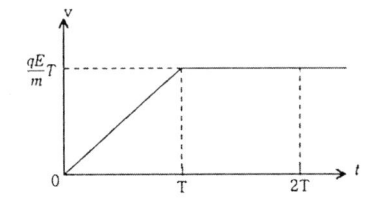

(2)(3) $t = T$以降は $v = \dfrac{qE}{m} T$ で等速円運動をする。

運動方程式は　$m\dfrac{v^2}{r} = qvB$ だから

$$r = \frac{mv}{qB} = \frac{m}{qB} \times \frac{qE}{m} T = \frac{ET}{B}$$

ゆえに点 P の y 座標は　$-2r = -\dfrac{2ET}{B}$

点 P の x 座標　$x_\text{P} = \dfrac{1}{2} aT^2 = \dfrac{qE}{2m} T^2$

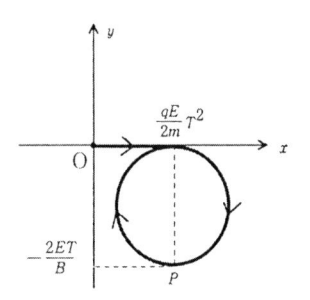

化　学

解答　22年度

1 出題者が求めたポイント……原子の構造，有機化合物の性質

①～③は理論分野で，原子の構造と化学結合についてである。④～⑩は有機化合物の構造や性質についての問である。

①質量数＝陽子数＋中性子数である。炭素の原子番号は6，したがって陽子数も6である。中性子数は，14－6＝8と求まる。価電子数は最外殻電子の数であるから，14族の炭素は，4となる。

②電子殻は原子核に近い方から，K殻，L殻，M殻，N殻という。原子核に近いK殻のエネルギーが最低である。K＜L＜M＜…　の順に高くなる。

③化学結合は，強い結合として，共有結合，イオン結合及び金属結合がある。その次に水素結合，最も弱い結合がファンデルワールス力(分子間力とも言う)である。

④それぞれの水溶液の液性を考えればよい。
- a. フェノール　$C_6H_5OH \rightarrow C_6H_5O^- + H^+$　と電離し弱い酸性を示す。したがって，pH＜7である。
- b. 電離しないので中性。pH＝7である。
- c. アニリン　$C_6H_5NH_2 + H_2O \rightarrow C_6H_5NH^{3+} + OH^-$　と電離し，弱い塩基性を示す。したがって，pH＞7である。

⑤a. -COOH　b. -OH　c. $-C_2H_5$ (エチル基を一例として示す)水自身は，-OH基をもつので，bのヒドロキシ基が同一基で，水素結合で結び付く。カルボキシル基(カルボキシ基)も親水性基である。アルキル基は炭化水素基で，疎水性である。

⑥各物質の構造式を示すと

a.
$$CH_3-\underset{\underset{(第三級)}{OH}}{\overset{CH_3}{\underset{|}{C}}}-CH_3$$

b.
$$CH_3-\underset{\underset{(第一級)}{}}{CH}-CH_2OH \quad (CH_3)$$

c.
$$CH_3-\underset{\underset{(第二級)}{OH}}{CH}-CH_2-CH_3$$

⑦各物質の示性式を示すと，
a. $C_{17}H_{33}COOH$　b. $C_{17}H_{35}COOH$　c. $C_{17}H_{29}COOH$
$>C=C<$を多く含む脂肪酸の融点は低い。bは飽和脂肪酸で融点が最も高い。分子間力が最も大きいと言える。a. 14℃　b. 70℃　c. -11℃　である。覚える必要はないが，炭素数が同じ脂肪酸を比較して大小関係がつかめればよい。

⑧a. リボースは，RNA(リボ核酸)の構成成分。この構造は右図のように示すことができる。$C_{1～4}$の4つが不斉炭素原子である。

b. 乳酸の構造式は

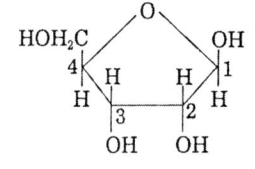

$$CH_3-\underset{\underset{OH}{|}}{\overset{H}{\underset{|}{C^*}}}-COOH \quad 1個の不斉炭素原子をもつ。(*印)$$

c. 構造式(右図)からわかるように不斉炭素原子はない。
$$H-\underset{\underset{CH_2-OH}{|}}{\overset{CH_2-OH}{\underset{|}{C}}}-OH$$

⑨a. $CH_3CH(NH_2)COOH$　中性アミノ酸，
等電点：pH 6.1
b. $HOOC(CH_2)_2CH(NH_2)COOH$　酸性アミノ酸
等電点：pH 3.2
c. $H_2N(CH_2)_4CH(NH_2)COOH$　塩基性アミノ酸
等電点：pH 9.7
中性アミノ酸の等電点は6前後と理解しておくと，bやcはこれと比べて小さいか，それとも大きいかはすぐ判断できる。

⑩それぞれがどういう物質か理解しておく必要がある。
a. ヌクレオシドは，ペントースとプリン塩基(例えばアデニン)とが脱水縮合した化合物。
c. ヌクレオチドは，ヌクレオシドの糖成分の1つのヒドロキシ基をリン酸でエステル化したもの。
b. ポリヌクレオチドは高分子化合物である。DNAやRNAがこれに含まれる。

[解答]

	a	b	c
①	1	2	3
②	2	3	1
③	3	1	2
④	3	2	1
⑤	1	2	3
⑥	1	3	2
⑦	2	1	3
⑧	1	2	3
⑨	2	3	1
⑩	3	1	2

2 出題者が求めたポイント……硫黄とその化合物，化学反応式，化学結合

硫黄の単体及び化合物について幅広く問われている。

(A) 周期表は第4周期まで書けるようにしたい。少なくともCaまでは完全に書けなければいけない。硫黄の単体として，斜方硫黄，単斜硫黄，ゴム状硫黄がある。斜方硫黄と単斜硫黄の分子式は，S_8である。

(B) 熱濃硫酸と銅の反応を示す。
$$H_2SO_4 + 2H^+ + 2e^- \rightarrow SO_2 + 2H_2O$$
$$Cu \rightarrow Cu^{2+} + 2e^-$$
両式からe^-を消去すると，
$$Cu + H_2SO_4 + 2H^+ \rightarrow Cu^{2+} + SO_2 + 2H_2O$$
これより，
$$Cu + 2H_2SO_4 \rightarrow CuSO_4 + SO_2 + 2H_2O$$

(C) $C_6H_5SO_3Na + 2NaOH$

$\rightarrow C_6H_5ONa + Na_2SO_3 + H_2O$

のように反応する。

(D) システインの構造式は，(ア)のように示される。

$$HS-CH_2-\overset{\overset{\displaystyle H}{|}}{\underset{\underset{\displaystyle NH_2}{|}}{C}}-COOH$$

(ア)

空気酸化するとシスチンになり，(イ)のような構造をもつ。これを還元すると容易にシステインに戻る。

$$\overset{\overset{\displaystyle COOH}{|}}{H_2N-\underset{\underset{\displaystyle CH_2}{|}}{C}-H} \quad \overset{\overset{\displaystyle COOH}{|}}{H_2N-\underset{\underset{\displaystyle CH_2}{|}}{C}-H}$$
$$CH_2-S-S-CH_2$$

(イ)

(E) フェーリング液は，$CuSO_4$ とロッシェル塩のアルカリ水溶液である。ペプチド結合は次のように示され，Cu^{2+} に配位する。

$$\cdots\!-\!\!\overset{\overset{\displaystyle H}{|}}{\underset{\underset{\displaystyle O}{\|}}{N-C}}\!-\!\!\cdots$$

(2) $C_mH_{2n}O_n$ を $C_m(H_2O)_n$ と表すと炭水化物という一般名のイメージがわきやすい。

(3) フェノールより CO_2 の方が酸性が強い。この反応は，弱酸の塩＋強酸→弱酸＋強酸の塩　の反応に属し，フェノールが遊離する。

(4) アルデヒド基→カルボキシ基と変化する。このとき Cu^{2+} は，Cu_2O　酸化銅(I)(赤色)に変化する。

(5) b. NH_4Cl 中の NH_4^+ は

$$H^+ + :\overset{\overset{\displaystyle H}{|}}{\underset{\underset{\displaystyle H}{|}}{N}}-H \rightarrow \left[\overset{\overset{\displaystyle H}{|}}{\underset{\underset{\displaystyle H}{|}}{H-N-H}}\right]^+ \text{の配位結合で形成される。}$$

e.

$$H_3N:\rightarrow Ag^+ \leftarrow :NH_3$$

配位結合により，ジアンミン銀(I)イオンが形成される。

[解答]
(1) (ア)三　(イ)斜方　(ウ)酸化　(エ)白金　(オ)濃硝酸
(カ)スルホ　(キ)フェノール　(ク)ジスルフィド
(ケ)フェーリング　(コ)配位
(2) $C_mH_{2n}O_n \rightarrow mC + nH_2O$
(3) $C_6H_5ONa + H_2O + CO_2 \rightarrow C_6H_5OH + NaHCO_3$
(4) (A) CHO　　(B) COOH
(5) b, e

3　出題者が求めたポイント……金属イオンの分離・検出，溶解度積
①〜⑤の各操作に起こる変化を化学反応式(またはイオン反応式)で示す。
① $Cu^{2+} + H_2S \rightarrow CuS + 2H^+$　硫化銅(II)を生成する。
② $Fe^{3+} + 3OH^- \rightarrow Fe(OH)_3$　水酸化鉄(III)を生成する。
③ $Zn^{2+} + S^{2-} \rightarrow ZnS$　硫化亜鉛(II)を生成する。
④ $Ca^{2+} + CO_3^{2-} \rightarrow CaCO_3$　炭酸カルシウムを生成する。
⑤ K^+ は沈殿せずろ液Eに残る。
(2) (a)〜(d)についてまとめる。
(a) $CuS \rightarrow Cu^{2+}$ として溶解する。

アンモニア水をくわえると，
　$Cu^{2+} + 2OH^- \rightarrow Cu(OH)_2 \downarrow$
　$Cu(OH)_2 + 4NH_3 \rightarrow [Cu(NH_3)_4]^{2+} + 2OH^-$
テトラアンミン銅(II)イオンを生じ深青色溶液になる。
(b) Fe^{3+} をヘキサシアノ鉄(II)酸カリウムで検出する。
　この化学式は，$K_4[Fe(CN)_6]$ である。
(c) $ZnS + 2HCl \rightarrow ZnCl_2 + H_2S$
　$ZnCl_2 + 2NaOH \rightarrow Zn(OH)_2 \downarrow + 2NaCl$
　$Zn(OH)_2 + 2NaOH \rightarrow Na_2[Zn(OH)_4]$
テトラヒドロキソ亜鉛(II)酸ナトリウムを生じて無色透明になる。
(d) $CaCO_3 + 2HCl \rightarrow CaCl_2 + H_2O + CO_2$
　$CaCl_2 + H_2SO_4 \rightarrow CaSO_4 \downarrow + 2HCl$
硫酸カルシウムが沈殿する。
(3) 炎色反応の色は知識としてもっている必要がある。
　Na^+(黄)，Ca^{2+}(橙赤)，Ba^{2+}(黄緑)，Cu^{2+}(青緑)
　Li^+(赤)などである。
(4) $AgCl(s) \rightleftarrows Ag^+ + Cl^-$
　$AgCl$ の溶解度を $S(mol/L)$ とすると，
　　$K_{sp} = [Ag^+][Cl^-] = S^2$　と表わされる。
　したがって，
　　$K_{sp} = (1.34 \times 10^{-5})^2 = 1.79 \times 10^{-10}$
　　　　　　　$\fallingdotseq 1.8 \times 10^{-10}\,(mol/L)^2$
　となる。
[解答]
(1) A : b　B : d　C : a　D : a
(2) (a) $Cu(NO_3)_2 + 4NH_3 \rightarrow [Cu(NH_3)_4]^{2+} + 2NO_3^-$
　(b) $Fe(OH)_3 + 3HCl \rightarrow FeCl_3 + 3H_2O$
　(c) $Zn(OH)_2 + 2NaOH \rightarrow 2Na^+ + [Zn(OH)_4]^{2-}$
　(d) $CaCl_2 + H_2SO_4 \rightarrow CaSO_4 + 2HCl$
(3) e
(4) $3.7 \times 10^{-8}\,(mol/L)^2$

4　出題者が求めたポイント……中和滴定，濃度
(1) 必要な濃塩酸の体積を $V\,(ml)$ とすると，次式が成り立つ。

$$\frac{V(ml) \times 1.19(g/cm^3) \times \dfrac{37.0}{100}}{36.5(g/mol)} = 0.10(mol/l) \times 1.0(l)$$

　これより，$V = 8.28 \fallingdotseq 8.3\,(ml)$

(2) (a)は，赤または赤紫のどちらでもよい。
　(d)は，橙赤色の中間色から赤色に変り終点となる。
(3) $NaHCO_3$ のみ中和される。
(4) 第2中和点の反応から Na_2CO_3 の物質量が求められる。②の反応から Na_2CO_3 と $NaHCO_3$ の物質量が等しいことがわかる。その物質量は，

$$0.1(mol/l) \times \frac{5.0}{1000}(l) = 5.00 \times 10^{-4}\,(mol)$$

第1中和点で反応した HCl の物質量は，

$$0.10(mol/l) \times \frac{10.0}{1000}(l) = 1.00 \times 10^{-3}\,(mol)$$

したがって，$NaOH$ の物質量は，
　$1.00 \times 10^{-3} - 5.00 \times 10^{-4} = 5.00 \times 10^{-4}\,(mol)$

　以上から求めた値は, 10.0 ml 中の物質量であるから 1.0 l 中には,

NaOH ; $5.00 \times 10^{-4} \times 10^2 = 5.00 \times 10^{-2}$ (mol)

$$5.00 \times 10^{-2} \text{(mol)} \times 40.0 \text{(g/mol)} = 2.00$$
$$\fallingdotseq 2.0 \text{(g)}$$

Na_2CO_3 ; $5.00 \times 10^{-4} \times 10^2 = 5.00 \times 10^{-2}$ (mol)

$$5.00 \times 10^{-2} \text{(mol)} \times 106 \text{(g/mol)} = 5.30$$
$$\fallingdotseq 5.3 \text{(g)}$$

[解答]

(1) 8.3 ml　(2) (a) 赤　(b) 無　(c) 黄　(d) 赤

(3) $NaHCO_3 + HCl \rightarrow NaCl + H_2O + CO_2$

(4) (ア) NaOH : 2.0 g　(イ) Na_2CO_3 : 5.3g

生　物

解答　22 年度

1　出題者が求めたポイント(Ⅰ・Ⅱ・小問集合)
(1)動物に関して細胞説を最初に提唱したのは，シュワン。
(2)レタスやタバコの光発芽種子は，赤色光で発芽を促進し，遠赤色光で発芽を抑制する。この反応は可逆的。D.ジベレリンは発芽を促進，E.アブシシン酸は発芽を抑制する植物ホルモン。
(3)電子伝達系は，ミトコンドリアの内膜(クリステ)や葉緑体のチラコイドに存在する。
(4) A.何度でも触媒する。B.酵素の主成分であるタンパク質が変性してしまう温度では反応がなくなる。C.アミラーゼはデンプンを分解する酵素。
(5) AとBはストロマとチラコイドが逆。D.発生する水素は還元剤として二酸化炭素の固定に使われる。
(6)光合成速度＝見かけの光合成速度＋呼吸速度。この図では，2つの線の差が最大になる温度が，光合成速度が最大になる。
(7) C.口が形成される。D.三胚葉性の動物。E.水管系をもつのはきょく皮動物。
(8) A.振動数の多い音は高音。B.黄ではなく緑。C.聴細胞の感覚毛はおおい膜と接触することで刺激される。E.盲斑ではなく黄斑。
(9) AとEは低血糖の場合。C.アドレナリンではなくインスリン。
(10) C.抗体産生細胞では，遺伝子の組合せの変化によって，抗原ごとに多様な抗体をつくり出している。D.翻訳ではなく転写。
(11)終止コドンが伝令RNAの途中にあれば，翻訳はそこで止まってしまう。開始コドンは，メチオニンを指定するコドンでもある。
(12)A.胚性幹細胞と訳す。C.自分本来の遺伝子である。D.ドリーに使われたのは体細胞。
(13)B.1個の一次精母細胞からできる精細胞は4個。C.二次精母細胞の核相はn。D.精子の中片に多数のミトコンドリアが含まれる。
【解答】
(1) B　(2) A，D　(3) A，C　(4) D，E　(5) C，E　(6) C
(7) A，B　(8) A，D　(9) B，D　(10) C，E　(11) D
(12) B，E　(13) A，E

2　出題者が求めたポイント(Ⅰ・細胞分裂)
体細胞分裂の過程に関する空欄補充の問題。基本的な内容である。
【解答】
(ア)減数分裂　(イ)間期　(ウ)分裂期　(エ)核膜　(オ)紡錘糸
(カ)動原体　(キ)細胞質分裂

3　出題者が求めたポイント(Ⅱ・遺伝子の発現)
DNAの遺伝情報からタンパク質が合成されるまでの過程についての問題。プロモーターやRNAポリメラーゼ

まで問われているが，調節遺伝子までは出題されていない。基本的な内容である。
【解答】
(1)プロモーター　(2) RNAポリメラーゼ
(3)エキソン　(4)イントロン
(5)スプライシング　(6)リボソーム
(7)運搬RNA(tRNA)

4　出題者が求めたポイント(Ⅱ・筋収縮，呼吸)
筋細胞，筋収縮，好気呼吸についての問題。
(1)骨格筋の収縮過程から，筋収縮のエネルギー源であるATP合成まで含めた，空欄補充の問題。内容は基本的である。細いフィラメントはアクチンフィラメント，太いフィラメントはミオシンフィラメント。ミオシン分子の頭部はATPを分解する酵素の働きをもつ。ATPを分解したエネルギーで頭部が動き，アクチンフィラメントをたぐり寄せることで筋肉は収縮する。
(2)筋細胞は細胞の形状から横紋筋と平滑筋に分ける場合もある。骨格筋の細胞は融合して多核，心筋の細胞は単核である。
(3) Z点とY点を刺激したときの時間差0.8ミリ秒(4.2 － 3.4)が，神経4cm(6 － 2)の伝導速度。
3.4－(0.8÷2)＝3ミリ秒
(4)骨格筋の収縮力の大きさの変化は，1つの運動神経によって支配される筋細胞(運動単位)の変化と，活動電位頻度の変化によって起こる。問題文は刺激の頻度を示していないので，刺激は連続的と考えると，収縮する筋細胞数の違いと考えることができる。
【解答】
(1) (ア)随意　(イ)腱　(ウ)シナプス　(エ)アセチルコリン
　　(オ)受容体　(カ)筋小胞体　(キ)明　(ク)暗
　　(ケ)クレアチンリン酸　(コ)グリコーゲン
　　(サ)ピルビン酸　(シ)乳酸　(ス)ミトコンドリア
　　(セ)クエン酸　(ソ)二酸化炭素
(2) (タ)骨格筋　(チ)心筋　(ツ)内臓筋
(3) 3ミリ秒　(4) C，E　(5)ミオシン

5　出題者が求めたポイント(Ⅰ・遺伝)
連鎖と組み換えの問題。連鎖する3遺伝子(A，B，D)について組み換え価を求め，3遺伝子の染色体上の位置を推定することが求められている。組み換え価を求める方法が，検定交雑の結果からではないため，一見難しそうだが，問題文に従っていけば解けるようになっている。
(1)症状の出現頻度には雌雄の差がないことから常染色体，F_2で約4分の1が病気を発症したことから劣性である。
(2)純系どうしの交配で，F_1の表現型となる形質が優性である。

(6)(カ)　$\dfrac{1+1}{5+1+1+5} \times 100 = 16.66\cdots\cdots$

(7)(ア) $(p')^2 = 16/100$

　　(ウ)　$\dfrac{1+1}{4+1+1+4} \times 100 = 20$

【解答】

(1)(ア)常　(イ)劣　(2)(ア)a2　(イ)b2

(3)(ア)1　(イ)0　(ウ)0　(エ)3　(オ)0

(4)(ア)25/144　(イ)11/144　(ウ)11/144　(エ)97/144

(5)検定交雑

(6)(ア)[ds，a1]　(イ)25/144　(ウ)p^2　(エ)5/12　(オ)1/12

　　(カ)17%

(7)(ア)2/5　(イ)1/10　(ウ)20%

(8)(ア)A　(イ)3%

(9)(ア)異なる染色体上にある(10字)　(イ)50

平成21年度

問　題　と　解　答

英　語

問題　　　　　21 年度

I.　次の日本文を読んで、下線部(1)〜(4)を英訳しなさい。

　私から見るとアメリカ人はクレージーだ。(1)各自が自分の頭で考え、良いと思ったことはそれがどんなに珍奇なことであろうと迷わず実行に移す。(2)そして、行動というものにきわめて大きな価値が置かれている。実行に移す前に多くの書物を読んで調べたり、人々の意見を聞いて熟考するなどということはあまりしない。(3)行動すること自体に価値があるのだ。だから、老若男女の誰でもがいつも忙しそうに活動している。勉強に、スポーツに、PTA 活動、地域活動、奉仕活動……。(4)彼らはきわめて活動的であるが、それが新しいことであったりすると、もう夢中になる。どんなにくだらないと思われることでも、それが人のやったことのないものならそれだけで価値があると考える。この「新しいものへの好奇心」はやはり、フロンティア・スピリットなのだろう。

　　　　　　　　　藤原正彦著『若き数学者のアメリカ』(昭和 52 年) 抜粋

II.　[　]内の語句を並べ替えて英文を完成させなさい。ただし、文頭に来るべき語も小文字で示してある。

1. [dollars / cost / have / me / to / it / fifty] a dental check-up.

2. The teacher [the / time / hand / on / us / homework / to / reminded / in].

3. What [do / you / million / a / would / had / if / you] dollars?

4. [whether / no / me / difference / it / to / makes] it rains tomorrow or not.

5. [you / get / not / sick / do / until / realize / you] the value of health.

III.　次の英文を読んで、下記の設問に答えなさい。

(1)The surface of **our planet** is populated by living things—curious, intricately* organized chemical factories that take in matter from their surroundings and use **these raw materials** to generate copies of themselves. The living organisms appear extraordinarily diverse. What could be more different than a tiger and a piece of seaweed, or a bacterium and a tree? Yet our ancestors, knowing nothing of cells or DNA, saw that all these things had something in common. (2)**They** called that something "life", marveled** at it, struggled to define it, and despaired*** of explaining what it was or how it worked in terms that relate to nonliving matter.

*intricately: complicatedly　　　**marvel: wonder　　　***despair: give up hope

1. 下線部(1)にある **our planet** は具体的に何を指すのか、**2 字**の日本語で答えなさい。

2. 下線部(1)にある **these raw materials** は具体的に何を指すのか、**10 字以内**の日本語で答えなさい。

3. 設問 1、2 を参照して、下線部(1)を日本語に訳しなさい。

4. 具体的に **They** が何を指すかわかるようにして、下線部(2)を日本語に訳しなさい。

IV. 次の文中にある下線部(a)〜(d)で誤りを含む部分はどれか。記号で答えなさい。但し、誤りがない場合、(e)としなさい。

1. (a)Every of the five (b)runners (c)from our team won a medal (d)in the competition.

2. You can (a)rent (b)a bicycle (c)per the hour at the shop (d)near the train station.

3. Since he has to (a)make it to the lunch meeting (b)in Tokyo, traveling by plane is far (c)more better than (d)taking the train.

4. The government officials could finally see that (a)there was (b)no point (c)in raising the tax rates (d)to help the local shop owners.

5. (a)In order to finish the project for the (b)annually town festival, (c)the volunteer members worked (d)throughout the night.

6. (a)Much to our (b)disappointment, we had (c)to cancel the trip because the airline company employees (d)go on strike.

7. The (a)wooden fence (b)surrounded the house is beginning to (c)fall apart (d)due to the damp condition.

8. (a)Something John had said (b)was bothering her, but she couldn't (c)remember (d)what it was.

9. I drove for (a)almost an hour before (b)realizing that I (c)had forgotten my suitcase with the important things in (d)them.

10. These (a)interested paintings (b)were donated to the library (c)by the former mayor (d)over fifty years ago.

V. 空所に入る最も適切な語句を(a)〜(d)の中から選びなさい。

11. The fire alarm system of a hospital building must (　　) properly.
    (a) to function　　(b) function　　(c) functioning　　(d) functioned

12. The doctor advised her patient (　　) more often.
    (a) exercising　　(b) exercised　　(c) to exercise　　(d) to have exercised

13. We were asked to read the instructions (　　) using the new computer software.
    (a) near to　　(b) before　　(c) in front of　　(d) since

14. How the genes are arranged (　　) our hair and eye color.
    (a) determines　　(b) had been determined　　(c) are determining　　(d) determined

15. This suitcase is a good value but (　　) one over there has the features I need.
    (a) that　　(b) which　　(c) those　　(d) these

16. The vacuum cleaner is making a strange buzzing sound. Don't you think it's about (　　) we bought a new one?
    (a) at last　　(b) deciding　　(c) time　　(d) finally

17. Please report (　　) the hospital admissions desk right away.
    (a) directly　　(b) aside　　(c) forward　　(d) to

18. Studies (　　) that these new policies have done nothing to improve the financial crisis.
    (a) have shown　　(b) shows　　(c) has shown　　(d) are shown

19. (　　) he visited the emergency room last night, he would be feeling better by now.
    (a) Shall　　(b) Should　　(c) Would　　(d) Had

20. The patient (　　　) examined by the doctor.
  (a) has　　　　　　(b) were　　　　　　(c) is being　　　　　　(d) have been

VI. 次の英文を読んで、下記の設問に答えなさい。

I'm sure that at some time or other you've gotten to a place in a project, or in your life, where you just had to sit down and make a list. If so, you have a reference point for what I'm talking about. Most people, however, do that kind of list-making drill only when the confusion gets too unbearable and they just have to do something about it. They usually make a list only about the specific area that's (33)bugging them. But if you made that kind of review a characteristic of your ongoing life- and work-style, and you maintained it across all areas of your life (not just the most "urgent"), you'd be practicing the kind of "black belt" management style I'm describing.

I try to make intuitive choices based on my options, instead of (　21　) to think about what those options are. I need to have thought about all of that already and captured the results in a trusted way. I don't want (ア)(　　)(　　)(31)(32)(　　) things more than once. That's an inefficient use of creative energy and a source of frustration and stress.

And you can't fudge* this thinking. Your mind will keep working on anything that's still in that undecided state. But there's a limit to (　22　) much unresolved "stuff" it can contain before it (34)blows a fuse.

The short-term-memory part of your mind—that part that tends to hold all of the incomplete, undecided, and unorganized "stuff"—functions much like RAM** on a personal computer. Your conscious mind, like the computer screen, is a focusing tool, not a storage place. You can think about only two or three things (　23　) once. But the incomplete items are still being (　24　) in the short-term-memory space. And as with RAM, there's limited capacity; there's only so much "stuff" you can store in there and still have that part of your brain function at a high level. Most people walk around with their RAM (35)bursting at the seams. They're constantly distracted, their focus disturbed by their own internal mental overload.

For example, in the last few minutes, has your mind wandered off into some area that doesn't have (25) to do with what you're reading here? Probably. And (26) likely where your mind went was to some open loop, some incomplete situation that you have some investment in. All that situation did was rear up out of the RAM part of your brain and yell at you, internally. And (27) did you do about it? (28) you wrote it down and put it in a trusted "bucket" that you know you'll review (29) sometime soon, more than likely you worried about it. Not the most effective behavior: no progress (30), and tension was increased.

*Fudge means to avoid making a clear and definite decision.
**RAM stands for random-access memory.

[1] 空所(21)から(30)に入れるのに最も適切な語句を(a)〜(d)の中から選びなさい。

21. (a) try (b) tried (c) have tried (d) trying

22. (a) how (b) that (c) very (d) too

23. (a) by (b) even (c) at (d) for

24. (a) store (b) stored (c) storage (d) storing

25. (a) nothing (b) something (c) things (d) anything

26. (a) most (b) never (c) rarely (d) is

27. (a) which (b) what (c) where (d) why

28. (a) unless (b) nevertheless (c) despite (d) yet

29. (a) appropriated (b) appropriately (c) appropriateness (d) appropriation

30. (a) make (b) is making (c) was made (d) with

[2] 文中の空所(ア)□内の語句(a)〜(e)を並べ替えなさい。但し、**31** と **32** に入るもののみ答えなさい。

(a) waste (b) about (c) thinking (d) to (e) time

[3]　下線部(33)〜(35)の語句と最も近い意味を持つ語句をひとつ選びなさい。

33. bugging
    a) annoying
    b) pleasing
    c) satisfying
    d) attracting

34. blows a fuse
    a) stops working
    b) needs electricity
    c) gets started
    d) burns down

35. bursting at the seams
    a) proudly
    b) in a hurry
    c) occasionally
    d) completely full

[4] 36〜40 の文章が、英文の内容と一致する場合は (a) に、一致しない場合は(b) に記入しなさい。

36. The writer suggests that we make a list only when things get out of control.

37. With "black belt" management style, people can do their tasks successfully.

38. Most people are burdened with the overflow of "stuff" in their minds.

39. The short-term memory space can keep record of everything you want to do.

40. It is a challenge for most of us to go over the things we need to do at all times.

VII.　次の英文を読んで、下記の設問に答えなさい。

"Come on," Elizabeth shouted, pounding on her horn, to the two coaches inching by each other slowly on the main street of Baile na gCroithe. It was September and the last of the tourists were passing through the town. After this the busy place would return to its usual silence, like a banquet hall the morning after a party, leaving the locals to tidy up and remember the events and people that came through. The students would be heading back to college in the neighboring counties and towns and the locals would once again be alone to struggle with their businesses. Elizabeth held her hand down on her horn and blasted it at the coach before her. A sea of foreign faces turned around in the back of the bus to glare at her. Beside her, the locals spilled out of the church after attending morning Mass. Taking advantage of the glorious sunny day they gathered around in groups on the street, chatting and catching up on the week's events. They too turned to stare at the source of the angry beeping but Elizabeth didn't care.

41. According to the reading, what is Elizabeth doing?
    a) Talking to her friends.
    b) Relaxing in the sun.
    c) Attending morning Mass.
    d) Sitting in her car.
    e) Enjoying her meal.

42. What kind of place is Baile na gCroithe?
    a) A shopping mall.
    b) A summer resort town.
    c) A restaurant.
    d) A farm.
    e) An office.

43. According to the reading, why is Elizabeth blasting her horn?
    a) The locals are talking in front of the church.
    b) The tourists went to a party.
    c) The buses are blocking her way.
    d) Her business is struggling.
    e) The college students are back.

44. In the last sentence of the passage, what does "they" refer to?
    a) The coaches.
    b) The tourists.
    c) The church.
    d) The neighboring counties and towns.
    e) The locals on the street in front of the church.

45. In the last line of the passage, what does the writer mean by "the source of the angry beeping"?

a) The buses.

b) The foreigners.

c) The chatting locals.

d) The fine weather.

e) Elizabeth.

数　学

問題

21年度

1

次の(1)から(6)までの各問いの（　　　）に当てはまる数値，または式を求めよ（配点70点）。

(1) 4桁の正の整数がある。これが5の倍数であり，下3桁の各位の数字の和は20である。また，1位の数字と100位の数字の和は3の倍数であり，10位と1000位の数字の和は6の倍数である。このとき，この整数は（　　　）である〔10点〕。

(2) $A = 90°$ である直角三角形ABCにおいて，3辺の長さをそれぞれ BC $= a$, CA $= b$, AB $= c$ とすれば，この三角形ABCに内接する円の半径は（　　　）である〔10点〕。

(3) 面積が60である三角形ABCにおいて

$$\frac{3}{\sin A} = \frac{4}{\sin B} = \frac{5}{\sin C}$$

が成立するなら，辺ABの長さは（　　　）である〔10点〕。

(4) 対数不等式 $\log_{\frac{1}{2}} (x-4) \geqq \log_{\frac{1}{4}} (x-2)$ の解は（　　　）である〔15点〕。

(5) 放物線 $y = -x^2 + 7x + 1$ が直線 $y = 2x + k$ から切り取る線分の長さが $3\sqrt{5}$ であるとき，k の値は（　　　）である〔10点〕。

(6) 定積分 $\displaystyle\int_{\frac{\pi}{3}}^{\frac{\pi}{2}} \frac{1}{\sin x} dx$ の値は（　　　）である〔15点〕。

2　　O を原点とする xy 平面の第 1 象限において，曲線 $xy=1$ 上の点 P における接線が，x 軸と交わる点を A，y 軸と交わる点を B とする。点 P の x 座標を a として，次の各問いに答えよ［配点 40 点］。

(1) 接線の方程式を求めよ。

(2) 線分 AB の長さを求めよ。

(3) 三角形 OAB の内接円 C の半径を求めよ。

(4) 内接円 C の半径が最大になるのは，a の値がいくらのときか。

(5) 最大となる内接円 C の半径はいくらか。

3　　ある疾患をもつ n 人に薬 A を処方するとき，薬 A による副作用の発生確率を p として，次の各問いに答えよ［配点 40 点］。

(1) n 人のうち s 人に副作用が発生する確率 p_s を求めよ。

(2) $n=50$，$p=\dfrac{1}{5}$ のとき，p_s が最大になる s を求めよ。

(3) n 人に 1 人ずつ順番に薬 A を処方し，k 番目の人が，副作用を発生する 2 人目になれば，$k+1$ 番目以降の人への処方を中止する。このとき，$2 \le k \le n-1$ として，k 番目まで薬 A が処方される確率 P_k を，副作用の発生確率 p を用いて求めよ。

(4) また，n 人全員に薬 A が処方される確率 P_n を求めよ。

(5) このとき，薬 A が処方される人数の期待値はいくらか。

物　理

問題

21 年度

〔問1〕次の文章中の（　①　）～（　⑤　）の空欄を適当にうめよ。

(1) 速さ 30 [m/s]で飛んできた質量 0.25 [kg]のテニスボールを，ラケットで進行方向と 90° の方向に 40 [m/s]で打ち返したとき，ラケットがテニスボールに与えた平均の力は（　①　）[N]である。このとき，ラケットとテニスボールの接触時間は 0.050 [s]であった。ただし，空気の抵抗および重力がラケットやテニスボールに及ぼす影響は考えないものとする。

(2) ともに 1.0 [C]の電気量を帯びている 2 つの小さな帯電体を 1.0 [m] 離して置いたとき，その間に働く電気力が 9.0×10^9 [N]であるとすれば，それぞれ 2.0 [C]と 4.0 [C]の電気量を帯びた 2 つの小さな帯電体を 2.0 [m] 離して置いたとき，その間に働く電気力は（　②　）[N]である。

(3) 太さの一様なガラス管内に自由に動かすことの出来るピストンが取り付けてある。管口の近くで振動数 250 [Hz]の音さを鳴らしながらピストンを移動させたら何ヶ所かの位置でガラス管は共鳴した。管口から共鳴する位置までの距離で最も小さい距離は（　③　）[cm] である。ただし，空気中の音速を 350 [m/s] とし口端補正はないものとする。

(4) 凸レンズの前方 10 [cm] のところに，光軸に垂直に長さ 3.0 [cm] の物体が置いてある。この物体の実像が凸レンズの後方に 4.5 [cm]の大きさでできた。この凸レンズの焦点距離は，（　④　）[cm]である。

(5) 体積 1.0 [m³], 圧力 0.90 [Pa]の理想気体の温度が 27.0 [℃] であった。体積を 5.0 [m³], 圧力を 0.20 [Pa]にすると，温度は（　⑤　）[℃] になる。

〔問2〕図のような動滑車と定滑車とを用いて，物体 A と B の運動を考える。ただし，滑車は滑らかに回転し，その質量は十分小さく無視でき，糸の伸縮と質量は無いものとする。また，物体 A と B の大きさは無視でき，空気の抵抗は無く，重力加速度の大きさを g [m/s²]とする。次の各問いに答えよ。ただし，解答が物理量の場合は，単位を添えて答えること。

[I] 図1のように，動滑車に吊るされた質量 M [kg]の物体 A を鉛直に引き上げるとき，
(1) A を高さ h [m]だけ引き上げるには，引き上げる糸の長さはいくらか。
(2) 糸を引き上げる力の大きさは少なくともいくらより大きくなければならなか。
(3) 糸を引き上げる速さが v [m/s]であるとき，A の上昇の速さはいくらか。

[II]　次に，図2のように定滑車を付け加え，糸の他端に質量$\frac{1}{4}M$ [kg]の物体Bを吊るした。

両物体A, Bの高さの差をH[m]に保っておいてから静かに放したら，Bは上昇し，Aは下降を始め，ある高さでAとBとがすれちがった。

(4)　AとBとがすれちがう位置は，Aの最初の位置からどれだけ降下した位置か。

(5)　AとBとがすれちがうとき，Bの速さはAの速さの何倍か。

(6)　AとBとがすれちがうとき，Bの運動エネルギーはいくらか。

(7)　AとBとがすれちがうとき，Bの加速度の大きさはいくらか。

(8)　AとBとがすれちがうとき，Bを吊るしている糸の張力はいくらか。

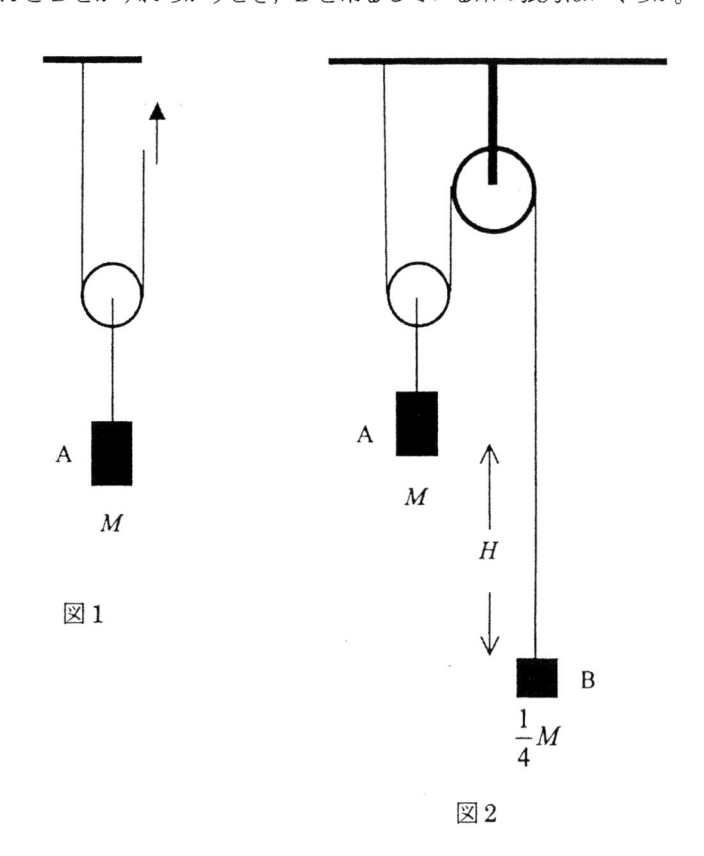

図1

図2

〔問3〕以下の文章の①から⑦の空欄を埋めよ。また、⑧・⑨については、文末の語群の中から適切な語句を選べ。

　下の図のように幅w[m]，長さl[m]，高さh[m]の直方体の半導体があり，その抵抗率を、ρ [Ω・m]とする。ただし，lはwやhに比べて十分長いとする。また，座標軸を直方体の辺に沿って図のようにとり，各軸の向きは矢印の方向を正の向きとする。

　最初、磁場はかけないで、図のように直方体の両端の点ア，イに導線を付け，電流I [A]をy軸の正の向きに流した。直方体面上の点ウ，エ，オについて，点ウと点エ間の電圧V_1 [V]および点エと点オ間の電圧V_2 [V]を測定した。ただし，点エと点オのy座標は同じで，点ウと点エの距離をd[m]とする。このとき，電圧$V_1 = ($　　①　　$)$[V]，$V_2 = ($　　②　　$)$[V]となる。

　次に，この直方体にz軸の正の向きに一様な磁束密度B[T]を持つ磁場をかけた。半導体内では，単位体積あたりn [m⁻³]個の正の電荷q [C]$(q > 0)$を持つ粒子がy軸の正の方向に一様な速さv[m/s]で流れているとすると，電流Iは、$($　　③　　$)$[A]と表される。また，各粒子が受け

るローレンツ力の方向は(　　④　　)で，その大きさは(　　⑤　　) [N]となる。電流は，x 軸方向には流れることができないので，x 軸の正の向きに電場(　　⑥　　)[V/m]が生じ，点エと点オとの間に電圧 V_2' [V]が発生する。このとき，n は電圧 V_2' および電流 I' を用いて，n = (　　⑦　　)[m⁻³]と表される。

　最後に，半導体中を流れる粒子が負の電荷を持つときについて考えよう。ただし，電流および磁場の方向は上で述べた方向と同じものとする。点ウと点エ間の電圧は正の電荷の場合と比較して，同じ大きさで(　　⑧　　)符号となる。また，点エと点オ間の電圧は，正の電荷の場合と比較して同じ大きさで(　　⑨　　)符号となる。

⑧・⑨の語群　　同じ，　　反対の

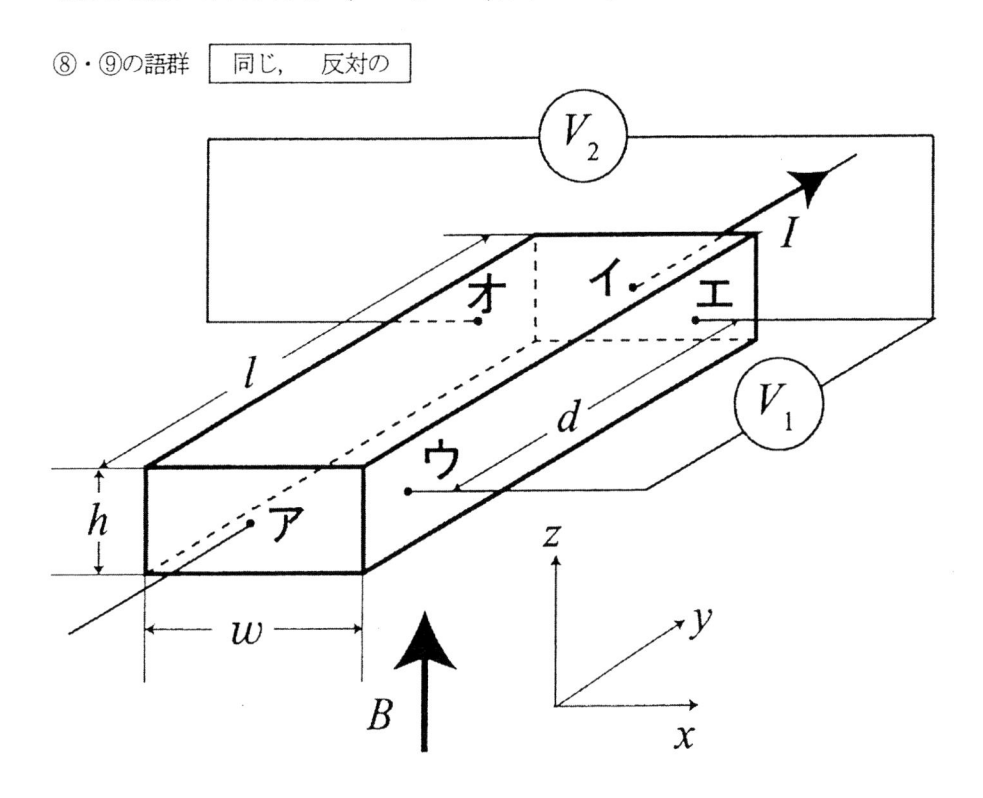

　〔問4〕x 軸に沿って正弦波が伝わっている。図1は時刻 $t=0$ [s]における波の変位 y [m]の空間変化，図2は $x=0$ [m]における波の変位 y [m]の時間変化である。これらの図を見て，次の問いに答えよ。解答が物理量の場合は，単位を添えて答えること。

(1) この波の(a)振幅，(b)波長，(c)周期，(d)振動数を求めよ。

(2) この波の速さを求めよ。

(3) この波は，x 軸の正の方向へ進行しているか，負の方向へ進行しているか。理由を含めて答えよ。

(4) この波の 0.0125 [s]後の波の振幅 y [m]を，図1のように横軸に場所 x [m]の関数としてグラフを描け。ただし，グラフの x 軸、y 軸の範囲は図1と同じになるようにすること。

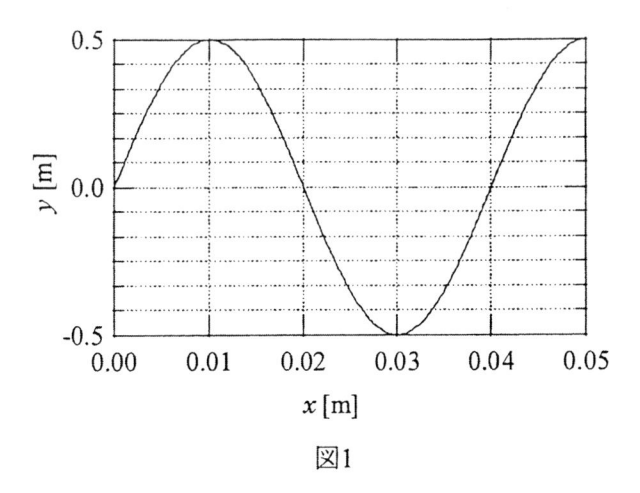

図1

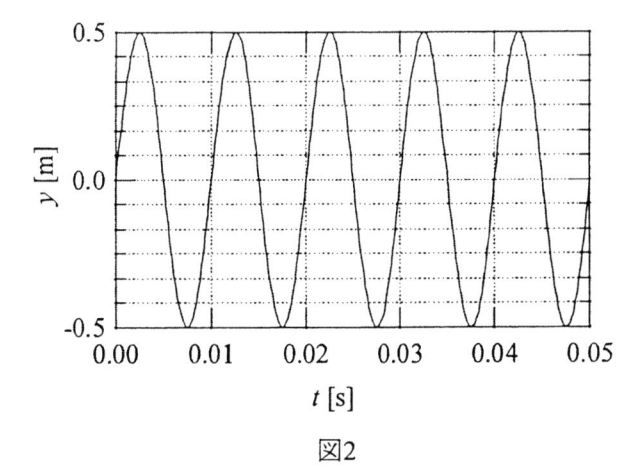

図2

化　学

問題　　　　　　　　　21年度

> 必要ならば，原子量は H = 1.0，C = 12.0，O = 16.0，Cu = 63.5 として計算せよ。

[問 1]　① ～ ⑩ の各項目に関する物質の順位を（例）にならって，記号（a，b，c）で記せ。ただし，物質が項目内容と関係が浅い，あるいは無い場合は 3 位とすること。

項目	物質					
（例）原子番号が大きい順	a	酸素	b	水素	c	炭素
① 中性子の数が多い順	a	^{35}Cl	b	^{36}S	c	^{40}Ar
② 非共有電子対の数が多い順	a	N_2	b	NH_3	c	NH_4^+
③ イオン半径が大きい順	a	Na^+	b	Mg^{2+}	c	F^-
④ 酸の価数が大きい順	a	シュウ素水	b	シュウ酸	c	シュウ化水素酸
⑤ イオン式中の a, b, c の数値が大きい順	a	$[Cu(NH_3)_a]^{2+}$	b	$[Fe(CN)_b]^{4-}$	c	$[Ag(NH_3)_c]^+$
⑥ 酸化の程度が大きい順	a	安息香酸	b	トルエン	c	ベンジルアルコール
⑦ 金属として水と反応しやすい順	a	Pt	b	Zn	c	Ca
⑧ 沸点が高い順	a	エタノール	b	ギ酸	c	ジメチルエーテル
⑨ 気体の平均の速さが大きい順（同温）	a	水素	b	水蒸気	c	酸素
⑩ ヒトの構成成分として，質量 % の大きい順	a	炭水化物	b	タンパク質	c	水

[問 2] 次の文を読み，(1) ～ (4) の各問いに答えよ。

　サリチル酸は官能基として（ ア ）基と（ イ ）基の両方を持つ芳香族化合物で，室温では（ ウ ）色の針状結晶である。（ エ ）という化合物を含む黄褐色の水溶液とサリチル酸を反応させると水溶液は紫色に変化するが，この反応は（ ① ）類の検出に用いられる。サリチル酸を少量の濃硫酸の存在下で無水酢酸（A）と反応させると（ ア ）基がアセチル化され，アセチルサリチル酸（B）が生成する。この化合物はアスピリンとも呼ばれ，市販の解熱鎮痛薬として用いられている。

　一方，サリチル酸に（ オ ）と濃硫酸を作用させると（ イ ）基が（ ② ）化され，サリチル酸メチル（C）が生成する。この化合物は炎症を抑える外用塗布薬として用いられている。サリチル酸メチルに十分量の水酸化ナトリウム水溶液を加えて加熱すると，水を生成する（ カ ）反応および（ オ ）を生成する加水分解反応が起こり，サリチル酸二ナトリウムが生成する。ところで，後者の反応のように（ ② ）化された化合物をアルカリによって加水分解することを特に（ キ ）という。

(1) 文中の（ ア ）～（ キ ）に最も適切な語（化学式ではない）を記入せよ。

(2) 文中の（ ① ）に最も適切な語を次の内から一つ選び，記号で答えよ。
　　a. アミン　b. アルデヒド　c. カルボン酸　d. 炭化水素　e. フェノール

(3) 文中の（ ② ）に最も適切な語を次の内から一つ選び，記号で答えよ。
　　a. エステル　　　b. ジアゾ　　　c. 酸　　　d. 水酸　　　e. ニトロ

(4) 文中の下線で示す無水酢酸（A），アセチルサリチル酸（B）およびサリチル酸メチル（C）の化学構造を，示性式を用いて記せ。

[問 3] リンとその化合物に関する (A) ～ (C) の文を読み，(1) ～ (4) の各問いに答えよ。

(A) リンは元素の周期表では（ イ ）族に属している。リンの単体には黄リンや赤リンなどの（ ロ ）体が存在するが，両者は空気中で燃やすと十酸化四リンを生じる。この十酸化四リンを水に溶かし，煮沸するとリン酸が得られる。リン酸の結晶は空気中に放置すると，水分を吸収して溶けるが，このような現象を（ ハ ）という。

(B) リン酸を水に溶かすと ①，②，③ のような 3 段階の電離をする。ただし，K_1，K_2，K_3 は 25℃における ①，②，③ の各電離定数の値である。
　　　① $H_3PO_4 \rightleftarrows H^+ + H_2PO_4^-$　　（$K_1 = 7.5 \times 10^{-3}$ mol/ℓ）
　　　② $H_2PO_4^- \rightleftarrows H^+ + HPO_4^{2-}$　　（$K_2 = 6.2 \times 10^{-8}$ mol/ℓ）
　　　③ $HPO_4^{2-} \rightleftarrows H^+ + PO_4^{3-}$　　（$K_3 = 4.8 \times 10^{-13}$ mol/ℓ）

ところで，リン酸二水素ナトリウム (NaH$_2$PO$_4$) を水に溶かした際に生じる H$_2$PO$_4^-$ の濃度は，①，② により決まる。すなわち，①，② を合わせると次式 ④ を得る。

④　$2H_2PO_4^- \rightleftarrows H_3PO_4 + HPO_4^{2-}$

④ の平衡定数を K_4 とすると，$K_4 = \boxed{}$ と表されるが，$\boxed{}$ の分母と分子に [H$^+$] を掛けると，$K_4 = \boxed{} \times ([H^+]/[H^+]) = K_2/K_1$ となる。また，④ より [H$_3$PO$_4$] = [HPO$_4^{2-}$] であるから，溶液中の各イオンの濃度比は，[H$_3$PO$_4$]/[H$_2$PO$_4^-$] = [HPO$_4^{2-}$]/[H$_2$PO$_4^-$] ≒ $\boxed{}$ となる。

同様に，リン酸水素二ナトリウム (Na$_2$HPO$_4$) を水に溶かした場合に生じる HPO$_4^{2-}$ の濃度は②，③ で決まる。したがって，溶液中では次式 ⑤ の平衡関係が成立している。

⑤　$2HPO_4^{2-} \rightleftarrows H_2PO_4^- + PO_4^{3-}$

以後，NaH$_2$PO$_4$ 水溶液の場合と同様に考えると，各イオンの濃度比は [H$_2$PO$_4^-$]/[HPO$_4^{2-}$] = [PO$_4^{3-}$]/[HPO$_4^{2-}$] ≒ $\boxed{}$ となる。

(C)　0.020 mol/ℓ の NaH$_2$PO$_4$ 水溶液 50 mℓ に 0.020 mol/ℓ の Na$_2$HPO$_4$ 水溶液 50 mℓ を加えてかき混ぜると，混合溶液中の ④ および ⑤ の平衡は（　ニ　）の原理により左側に移動する。したがって，溶液中では近似的に [H$_2$PO$_4^-$] = [HPO$_4^{2-}$] = $\boxed{}$ mol/ℓ が成立する。また，溶液中では ② の化学平衡が成立しているので，混合溶液の水素イオン濃度 [H$^+$] は $\boxed{}$ mol/ℓ となる。

(1)　（　イ　）〜（　ニ　）に最も適切な語句または数値を記せ。

(2)　(A) の文中の下線部について化学反応式を記せ。

(3)　$\boxed{}$ に平衡定数 K_4 を表す式（成分のモル濃度は [H$^+$] のようにかぎかっこを付けて表せ）を記せ。また，$\boxed{}$ 〜 $\boxed{}$ には有効数字 1 桁の数値（2 桁目を四捨五入）を記せ。

(4)　NaH$_2$PO$_4$ の結晶と Na$_2$HPO$_4$ の結晶を等物質量ずつ溶解した水溶液は，pH が 7 付近の緩衝液となる。緩衝溶液となる理由を簡単に説明せよ。

[問 4]　(1) 〜 (3) の各問いに答えよ。ただし，答えは有効数字 2 桁（3 桁目を四捨五入）で記せ。

(1) 20℃ で 1.013 × 10^5 Pa の空気が水に接しているとき，水 10.0 ℓ に溶けている酸素の質量 a [g] と標準状態における体積 b [mℓ] を求めよ。ただし，水 1.0 mℓ 中に 20℃ で酸素は標準状態に換算して 0.031 mℓ 溶解する。また，空気は窒素と酸素の体積比が 4 : 1 の混合物とみなす。

(2) 両極に白金板を用いて，CuSO$_4$ 水溶液を電気分解した。1.00 A の電流を流すと，一方の電極に Cu が 0.635g 析出した。次の ①，② に答えよ。ただし，ファラデー定数を 9.65 × 10^4 C/mol とする。

①　電流を流した時間は何秒か。

②　他方の電極に発生した気体の体積は標準状態で何 mℓ か。

(3) 一酸化炭素とブタン（C_4H_{10}）の混合気体を，十分な量の酸素を用いて完全に酸化したところ，二酸化炭素 0.050 mol と水 0.020 mol が生成した。次の①，② に答えよ。

　① 反応前の混合気体中のブタンの物質量 [mol] はいくらか。

　② 反応前の混合気体中の一酸化炭素の物質量 [mol] はいくらか。

生　物

問題　　　　　　　　　　　　21年度

〔問1〕　下記の問にA〜Eで答えよ。

（1）体細胞分裂において，染色体が縦裂面で分かれて両極に移動する時期はどれか。
A．間期　　　　　B．前期　　　　　C．中期　　　　　D．後期　　　　　E．終期

（2）相同染色体について，正しい説明はどれか。
A．分裂して生じる1対の染色体である。
B．体細胞分裂のときに乗り換えが起こる。
C．体細胞分裂のときにはみられない。
D．減数分裂の際に対合する。
E．間期に複製して二価染色体になる。

（3）植物の光合成について，誤っている説明はどれか。
A．温度と光の強さが一定のとき，二酸化炭素の濃度が上限に達するまでは，光合成速度
　　は二酸化炭素の濃度が高くなるに従って大きくなる。
B．二酸化炭素の濃度と光の強さが一定のとき，温度が上限に達するまでは，光合成速度
　　は温度が高くなるに従って大きくなる。
C．温度と二酸化炭素の濃度が一定のとき，光合成速度は光の強さに応じて増えるが，あ
　　る値以上に強くしても増えなくなる。このときの光の強さを光補償点という。
D．光がとくに弱い場合，光合成による二酸化炭素の吸収量よりも呼吸による二酸化炭素
　　の放出量の方が多いために，結果として植物は二酸化炭素を放出する。
E．光合成による二酸化炭素の吸収量と呼吸による二酸化炭素の放出量がつりあう光の強
　　さは陰生植物に比べて陽生植物の方が高い。

（4）植物の光合成において，水が分解される過程はどれか。
A．光化学系 I
B．光化学系 II
C．電子伝達系
D．ATP合成の際
E．カルビン・ベンソン回路

（5）カイコガの性フェロモンについて，正しい説明はどれか。
A．性フェロモンは雄の触角から分泌される。
B．雄は性フェロモンを感知すると避けるように行動する。
C．性フェロモンを受容するために雌の触角は雄のものより発達している。
D．雌は性フェロモンに引きつけられ雄に近づき生殖行動を起こす。
E．性フェロモンは雌の腹部末端から分泌される。

（6）ニーレンバーグらが遺伝暗号を解読した実験はどれか。

A．色々な生物種から抽出したDNAの塩基組成を分析した。

B．大腸菌の抽出物にアミノ酸と人工的に合成したRNAなどを加えた。

C．大腸菌のDNA分子中の窒素をより重い同位体に置き換えた。

D．大腸菌にバクテリオファージを感染させた。

E．アカパンカビにX線を照射した。

（7）好気呼吸のクエン酸回路における化学反応式はどれか。

A．$24[H] + 6O_2 \rightarrow 12H_2O$ (+34ATP)

B．$2C_3H_4O_3 + 6H_2O \rightarrow 6CO_2 + 20[H]$ (+2ATP)

C．$C_6H_{12}O_6 \rightarrow 2C_3H_6O_3$ (+2ATP)

D．$C_6H_{12}O_6 \rightarrow 2C_3H_4O_3 + 4[H]$ (+2ATP)

E．$C_6H_{12}O_6 \rightarrow 2C_2H_6O + 2CO_2$ (+2ATP)

（8）聴細胞が存在するのはどこか。

A．耳小骨　　　B．鼓室階　　　C．コルチ器　　　D．前庭　　　E．半規管

（9）ミトコンドリアについて，誤っている説明はどれか。

A．ATPを合成する。

B．酸素を生産する。

C．独自のDNAをもつ。

D．内外の二重の膜でできている。

E．マトリックスで有機物を分解する。

（10）進化のしくみおよび進化論に関する説で，もっとも新しいのはどれか。

A．ワグナーの「隔離説」

B．木村資生の「中立説」

C．ラマルクの「用不用の説」

D．ダーウィンの「自然選択説」

E．ド・フリースの「突然変異説」

（11）ミドリムシの特徴として，誤っているのはどれか。

A．運動性をもつ。

B．光合成を行う。

C．細胞壁を持つ。

D．単細胞生物である。

E．真核生物である。

〔問2〕　　次の文を読み，下記の問に答えよ。

　動物が発生するとき，発生段階に応じて胚の各部分が形成体として働き，複雑な器官も形成体による誘導の（　ア　）によって作られる。たとえば，イモリの眼が作られる過程

では，原口（　イ　）が形成体となって，外胚葉から（　ウ　）を誘導する。（　ウ　）の前部は脳に分化し，その脳の左右両側に生じるふくらみが眼杯となる。眼杯は次の形成体となって，（　エ　）から水晶体を誘導する。その水晶体はさらに次の形成体となって，（　エ　）から（　オ　）を誘導する。

　このような過程で生じた網膜には，桿体細胞と錐体細胞という2種類の視細胞があり，それらは光の刺激を受容して電気的な信号に変え，次の神経細胞に伝達する。外界の光を受容するのは外節とよばれる部分である。視細胞それ自体の寿命は長いが，外節部分の寿命は桿体細胞の場合に約12日間であることが下図の実験によって示された。光を吸収する物質はビタミンA誘導体とタンパク質の複合体である。そのタンパク質を構成するある種のアミノ酸の構成元素を放射性同位元素に置き換えてから，そのアミノ酸を細胞に投与する。放射性アミノ酸は点状に写真に写るため，そのアミノ酸を含むタンパク質も点状に標識されることになる。電子顕微鏡で撮影した結果，そのタンパク質がほぼ12日ごとに更新されていた。そして，色素細胞内には，桿体細胞の外節に由来する細胞片が電子顕微鏡で確認された。また，外節の先端部が脱離して向い側にある色素細胞の突起内に移動する時間経過は光学顕微鏡による観察によって詳しく調べられた。

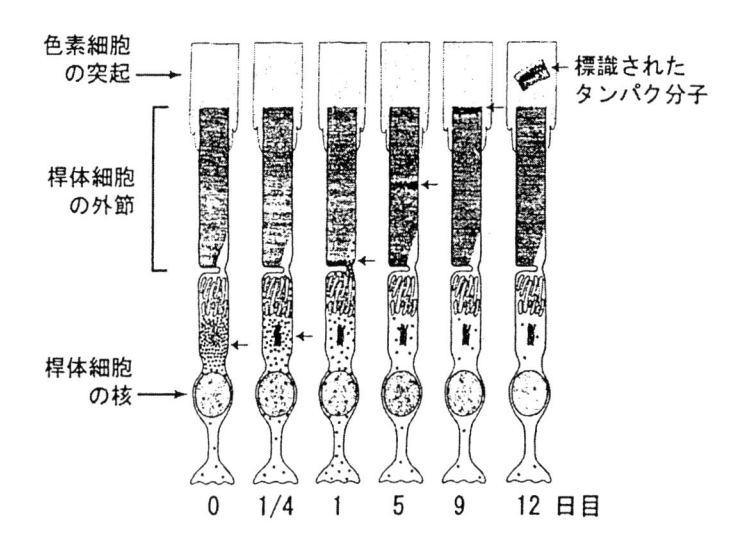

図：桿体細胞から色素細胞への標識タンパク質の移動

（1）　文中の（ア）〜（オ）に適当な用語を入れよ。

（2）次の説明はA：桿体細胞，B：錐体細胞のどちらの細胞にあてはまるか，AかBで答えよ。
　a．黄斑にとくに多く分布する。
　b．色の識別に働く。
　c．薄明かりの下でよく働く。

（3）投与直後（0日目）には，核に近い細胞質に多くの点状の標識が一面に分布していたが，数時間後（1/4 日目）にはゴルジ体に点状の標識が高密度に集まっていることが観察された。
　　a．この数時間に投与されたアミノ酸のうちゴルジ体に運ばれたものは，どのような反応を経ていると考えられるか。
　　b．その反応の場となる顆粒は何か。
　　c．その際にアミノ酸を運ぶ分子は何か。

（4）約1日間で点状の標識のバンドが外節の基部に出現した。その時点から数えて，点状の標識のバンドが外節の基部から先端部に達するまでに，何日間かかるか。

（5）桿体細胞の外節を光学顕微鏡で倍率 40 の対物レンズで観察したとき，外節の長さは接眼ミクロメーターで 16 目盛分であった。この同じ設定の顕微鏡で対物ミクロメーターを観察したとき，対物ミクロメーター（1mm の線分を 100 等分した目盛りが付いている）の1目盛は接眼ミクロメーター（1cm の線分を 100 等分した目盛りが付いている）の4目盛に相当した。
　　a．外節の長さはいくらか，単位を付けて記せ。
　　b．1日に標識タンパク質がどれだけの長さを移動するか，単位を付けて記せ。

（6）色素細胞は古くなって廃棄された桿体細胞の外節片を取り込んで分解する。このはたらきが損なわれると網膜変性症という病気になるから，色素細胞は組織を変性から防ぎ，正常に保つ働きをしていると考えられている。
　　a．このように異物を取り込んで分解する働きは何とよばれるか。
　　b．他の組織で，働きかける相手は違っても同じような働きをもつ細胞はどれか，記号で答えよ。
　　　A．細菌細胞　　　　B．肝細胞　　　　C．表皮細胞
　　　D．白血球　　　　　E．赤血球

〔問3〕　次の文を読み，下記の問に答えよ。

　分泌物が排出管を通って細胞外の特定の場所に分泌されることを外分泌という。一方，細胞からの分泌物が直接体液中に入って全身に運ばれるようなしくみを内分泌という。中枢で内分泌腺の役割を果たしているのは（ア）と脳下垂体である。自律神経や内分泌腺などが主体となって体内環境を一定範囲に保とうとする性質を〔a〕という。
　（イ）ホルモンであるチロキシンが不足すると，（ア）がそれを感知して脳下垂体前葉を刺激するホルモンを分泌する。その作用で脳下垂体前葉から（イ）刺激ホルモンが分泌される。このホルモンは（イ）からのチロキシン分泌を促進する。チロキシンの量が過剰になると，（ア）や脳下垂体がそれを感知して，（イ）刺激ホルモンの分泌量が減少し，それによってチロキシンの分泌も減少する。このように，結果が原因にさかのぼって作用するしくみを〔b〕という。
　血糖値もホルモンにより調節を受けている。インスリンは血中のグルコースを肝臓など

の細胞に取り込ませて，多糖類の一種である［ c ］として貯蔵する。（ウ）から分泌される
アドレナリンには，これを再びグルコースに分解して血糖値を上げる作用がある。

　血糖値が正常範囲の場合，グルコースは腎臓ですべて再吸収されて尿中には排出されな
いが，血糖値がある閾値を超えると，腎小体の（エ）から（オ）へと濾過されるグルコー
ス量が，（カ）からそれを取りまく（キ）へと再吸収される量を上回るようになり，尿中に
グルコースが排出されるようになる。

（1）文中の（ア）～（ウ）にあてはまる語を以下から選び記号で答えよ。
　　A．視床下部　　B．大脳辺縁系　　C．大脳皮質　　D．大脳髄質　　E．副腎皮質
　　F．副腎髄質　　G．副甲状腺　　　H．甲状腺　　　I．腎臓　　　　J．肝臓

（2）文中の（エ）～（キ）にあてあまる語を以下から選び記号で答えよ。
　　A．ぼうこう　　　　　B．腎う　　　　　C．腎細管　　　　D．毛細血管
　　E．腎動脈　　　　　　F．腎静脈　　　　G．輸尿管　　　　H．尿道管
　　I．マルピーギ小体　　J．糸球体　　　　K．ボーマンのう

（3）文中の［ a ］～［ c ］にあてはまるカタカナで表記される用語を答えよ。

（4）肝臓で作られて胆のうから排出される外分泌液は何か。

（5）（4）の液体はどこへ排出されるか，以下から選び記号で答えよ。
　　A．食道　　B．胃　　C．十二指腸　　D．すい臓　　E．大腸

（6）腎臓でまったく再吸収されないイヌリンという物質を健康なヒトの静脈内に注射し
てその濃度を測定したところ，血漿 0.1%，原尿 0.1% ，尿 12%となった。このとき，以下
の（ク）～（サ）にあてはまる数値を答えよ。

・　尿におけるイヌリンの濃縮率は（ク）である。
・　原尿の量は，生成される尿の（ケ）倍である。
・　10 分間に 10mℓ の尿が生成されたとすると，1 時間あたりに生成される原尿は（コ）ℓ
　　である。
・　尿素濃度を測定したところ，血漿 0.03%，原尿 0.03%，尿 2.16%であった。このとき，
　　原尿中の尿素の（サ）％が尿中に排出されたことになる。

〔問 4〕　　次の文を読み，下記の問に答えよ。

　5 億 4 千万年前に始まる古生代カンブリア紀になると，海中で多種多様な無脊椎動物が
出現したことが知られている。これをカンブリア爆発という。海綿動物，軟体動物，環形
動物，節足動物，棘皮動物などが出現し，現在みられるほとんどの動物門がでそろった。
　ホヤや動物 X が属する（　ア　）動物の仲間も，初期の脊椎動物も出現した。ホヤ，動
物 X，脊椎動物には（　イ　）を生涯，あるいは発生過程の一時期にもつなど，いくつか
の共通点があり，共通の祖先に由来するとみられている。しかし，これらの共通の祖先に

類似しているとみられる（　ア　）動物のホヤや動物Xに比較して，脊椎動物は，体制がはるかに複雑で，精密な神経系を備え，複雑な内分泌系をもっている。免疫は，生まれつき備わった自然免疫と，生後に獲得していく獲得免疫に分けられるが，獲得免疫も，軟骨魚類から（　ウ　）類に至るまでの有顎脊椎動物のみに存在しているのである。

　1970年に，脊椎動物祖先で1度ないし2度の"全ゲノム重複"が起きたとする仮説が大野 乾 によって提唱された。当時は遺伝子の情報も少なく，あまり認められていなかった。しかし，2008年6月に動物Xのゲノムが解読され，この動物のゲノムのDNA塩基配列と脊椎動物（ヒト）のゲノムの塩基配列の比較から，染色体上における遺伝子の並び順が動物Xと脊椎動物のゲノム間で類似していることが明らかになり，さらに，動物Xの1ヶ所の染色体断片が脊椎動物ゲノム内での[　n　]箇所の染色体断片に対応することが多いことが示された。このことによって脊椎動物の初期段階でゲノムレベルでの重複が2回起こったことがほぼ証明された。

　無脊椎動物から脊椎動物に進化する過程で，発生過程に関与する遺伝子群も多様化したことが知られている。ショウジョウバエを含む昆虫では，体はいくつかの（　エ　）に区分されており，頭部（　エ　）からは触角が，胸部（　エ　）からは3対の（　オ　）が生える。昆虫の発生過程で体の前後軸に沿って異なる構造がつくられるが，これらの構造の形成に関与する特別な遺伝子群が，1組存在することが知られている。そして，脊椎動物に属するヒトでは，昆虫のこの遺伝子群に相同な[　n　]組の遺伝子群が異なる染色体に存在し，体の前後軸に沿っての，さらに複雑な構造の形成に関与しているのである。このような遺伝子群の存在も脊椎動物祖先での"全ゲノム重複"に応じているとみられている。

（1）文中の（　　　）内に適当な語句を入れ，文を完成させよ。また，[　n　]に適切な数値を入れよ。

（2）海綿動物，軟体動物，環形動物，節足動物，棘皮動物のなかで，新口（後口）動物に属するものはどれか。

（3）下線に示した遺伝子群はホメオティック遺伝子と呼ばれ，その突然変異体では，他の遺伝子の発現が正常に起こらなくなるために，胸部（　エ　）に一対のはねが余分に形成されたりする。このように，遺伝子の発現に影響を与える遺伝子のことを何と言うか。

（4）文中の動物Xに該当する動物名を記せ。

（5）「カンブリア爆発」と最も関連するのはどれか，記号で答えよ。
　A．アンモナイトが繁栄した。
　B．三葉虫類が絶滅した。
　C．バージェス（頁岩）動物群が繁栄した。

　　D．陸上緑色植物が出現した。
　　E．巨大な昆虫が繁栄した。

（6）「全ゲノム重複」と最も関係のある染色体の構造あるいは数の変化を記号で答えよ。
　　A．欠失　　　B．転座　　　　　C．逆位　　　　　　D．異数性　　　　E．倍数性

（7）以下，問9まで脊椎動物の発生について問う。無脊椎動物（たとえばウニ）と脊椎動物を比較したとき，発生初期の発生段階の名称は共通であるが，ある時期から脊椎動物特有の名称が用いられる。その発生段階は何か，カエルやイモリで用いられる名称で答えよ。

（8）側板は外胚葉，内胚葉，中胚葉のどれに由来するか。

（9）側板から分化するものは何か，記号で答えよ。
　　A．脊椎骨　　　　　B．骨格筋　　　　　C．真皮　　　　　D．心臓　　　　　E．腎臓

（10）脊椎動物（ヒト）の神経系について，正しい説明はどれか，記号で答えよ。
　　A．ニューロンに多数の突起があるとき，長く伸びた突起は樹状突起とよばれる。
　　B．脊髄では，感覚神経は腹根から入り，運動神経は背根から出ている。
　　C．脊髄の内側には細胞体が集まった灰白質がみられ，外側の白質には神経繊維が束になって通っている。
　　D．間脳には，筋運動を調節し，からだの平衡を保つ中枢がある。
　　E．心臓の拍動を調節する中枢は間脳にある。

英　語

解答　21 年度

Ⅰ　出題者が求めたポイント

[解答]

(1) They think themselves and do not hesitate to practice what they think is good however curious it may be.

(2) And they place quite a high value on deed.

(3) Doing something is valuable in itself and, therefore, everyone, the old, the young, men or women, is always busy performing some activities.

(4) They are so active and would be absorbed in what they are doing especially when it is something new.

Ⅱ　出題者が求めたポイント

[解説]

1. 「私は歯を検診してもらうのに 50 ドルかかった。」

2. 「先生は私たちに、その宿題を時間通りに提出するように注意した。」

　　remind(人) to do：(人)に～するよう注意する

3. 「あなたは、もし 100 万ドル持っていたら、何をしますか。」(仮定法)

4. 「あした雨が降るかどうかは、私にはどうでもいい。」

　　make no difference：問題ではない　別にかまわない

5. 「病気になるまで、健康の価値はわからない。」

[解答]

1. [It cost me fifty dollars to have] a dental check-up.

2. The teacher [reminded us to hand in the homework on time].

3. What [would you do if you had a million] dollars?

4. [It makes no difference to me whether] it rains tomorrow or not.

5. [Until you get sick you do not realize] the value of health.

Ⅲ　出題者が求めたポイント

[全訳]

　(1)私たちの惑星の表面には、生き物が住んでいる。環境から物質を取り込み、この原材料を使って自らのコピーを作り出す、奇妙で、複雑に組織化された化学工場である。生きている有機体はきわめて多様であるように見える。トラや、海藻や、バクテリアや、樹木以上に違うものが、他にあり得るだろうか。しかし私たちの祖先は、細胞や DNA のことはなにひとつ知らなかったけれども、これらすべての中には共通する何かがあると見ていた。(2)私たちの祖先はこの何かを「生命」と呼び、それに驚異を覚え、それを定義しようと格闘し、それがなんでありどのように働くのかを、生命のないものに関しての用語で説明しようとして断念した。

[解答]

1. 地球

2. 環境から取り込んだ物質

3. 全訳中の下線部(1)を参照。

4. 全訳中の下線部(2)を参照。

Ⅳ　出題者が求めたポイント

[訳]

1. 私たちのチームのランナーみんなが、その競技会でメダルを取った。

　　every of ～という言い方はない。each of にすべき。

2. 「時間決めで」は per hour

3. 彼は東京のランチミーティングに出なくてはならないから、電車で行くより飛行機で行く方がずっといい。

　　good「よい」の比較級は better

4. 政府の役人は、地方の店の経営者を助けるためには、税金を上げても無駄だとついに理解できた。

5. 町の年中行事のお祭りのための企画を、完成させるために、ボランティアのメンバーは夜を徹して働いた。

　　「毎年の」は annually ではなく annual

6. 大いに失望したことに、私たちは航空会社の労働ストライキのために旅行をキャンセルせざるを得なかった。

　　時制を過去にして go → went

7. 家を取り囲んでいる木製の塀は、湿気の多い環境のせいでぼろぼろに壊れかけている。

　　fence と、それを修飾している動詞 surround は能動の関係なので、形は現在分詞 surrounding が正しい。

8. ジョンの言った何かが彼女を悩ませていたが、それが何か彼女は思い出せなかった。

9. 私は 1 時間近く運転してから、大事なものが中に入ったスーツケースを忘れたことに気がついた。

　　最後の them 不要

10. これらの興味深い絵画は、50 年以上前に前の市長によって図書館に寄贈された。

　　人の興味を引くような絵画の意味なので interesting が正しい。

[解答]

1. (a)　2. (c)　3. (c)　4. (e)　5. (b)　6. (d)　7. (b)

8. (e)　9. (d)　10. (a)

Ⅴ　出題者が求めたポイント

[全訳と解法のヒント]

11. 病院の火災警報システムは正常に機能しなければならない。

助動詞 must の後は動詞は原形

12. 医者は患者にもっと運動の回数を増やすように助言した。

「～するよう助言する」は advise (人) to do

13. 新しいコンピューターソフトを使う前に説明書を読むように言われた。

時間的に「前に」は before

14. 遺伝子がどう配列されているかが、私たちの髪や目の色を決定している。

科学的な真理なので動詞は現在形

15. このスーツケースは品質がいいけれども、あちらの方が、私が必要な機能を備えている。

16. 掃除機が妙なブーという音を立てている。そろそろ新しいのを買う時期だと思わない?

「It's about time (S) 過去形動詞」で「そろそろ～する頃」

17. 直ちに入院受け付けに報告してください。

「だれだれに報告する」は report to (人)

18. 研究が示しているところでは、これらの新しい政策は財政危機を改善するには無効だということだ。

主語 Studies は複数形なので動詞はそれに合わせる。さらに意味からして受動態は不適

19. 彼は昨晩救急室に来ていたら、今頃は具合が良くなっているだろうに。

仮定法過去完了で、if を使わないので倒置形になる。

20. 患者は診療中だ。

be examined (診察を受ける) という受動態が進行形になっている形

[解答]

11. (b)　12. (c)　13. (b)　14. (a)　15. (a)　16. (c)

17. (d)　18. (a)　19. (d)　20. (c)

Ⅵ　出題者が求めたポイント

[全訳]

きっとあなたはいつか、プロジェクトや人生の中で、腰を据えてリストを作らなければならない所に来てしまう。もしそうなら、私が今話していることが参考になる。しかし、ほとんどの人は、混乱が耐えがたくなってどうにかせざるを得なくなって初めて、その類のリスト作成練習をする。彼らはたいてい、今(33)悩まされている特定の問題についてリストを作るだけだ。しかし、あなたがその種の検討を、あなたが今続けているライフスタイルやワークスタイルの特徴にして(ただ「緊急」だからではなく)、生活全般にわたってそれを維持していけば、あなたは私が話している「黒帯」管理スタイルなるものを練習していることになるだろう。

私は自分の選択肢に基づいた、直感による選択をしようとする。選択肢がどのようなものかを検討することはしない。私は、すべてをすでに検討し、信頼できる方法で結果をつかんでおく必要がある。私は物事を2度以上(ア)考えることで時間を無駄にしたくない。それは創造的エネルギーの非効率的な使用であり、フラストレーションとストレスの源である。

それに、あなたはこの、考えるということを、あいまいなままにしておくことはできないのだ。あなたの頭は、まだ未決定の状態にある物事のことを考え続けるだろう。しかし、(34)ヒューズが飛ぶ前に、頭が(22)どれくらい未決定の「代物」を収容できるのかには限界がある。

あなたの頭の短期記憶 — 未完成で未決定で未組織な「代物」のすべてを収容しようとする部分 — は、パソコンの RAM に非常に近い機能をする。あなたの意識的な頭は、コンピューターの画面と同じく、焦点を合わせる道具であって蓄積の場所ではない。あなたは(23)一度に2つか3つのことしか考えられない。しかし、未完成な項目はなお、短期記憶スペースに(24)蓄えられていく。そして RAM のように収容量は限られている。つまり、そこにあるのは、あなたが蓄えることができ、しかも脳の機能のその部分を高度に保つことのできる全くの「代物」でしかないのだ。ほとんどの人は(35)縫い目のところで破裂しそうな RAM をかかえて歩き回っている。彼らは絶えず気が散っていて、彼らの集中は、自分の内部の、頭のオーバーロード(過荷重)によって、かき乱される。

たとえば、この数分間、あなたの頭は、今あなたが読んでいるものとは(25)何の関係もない所へと、さまよって行っただろうか。おそらくそうだ。(26)たぶんあなたの頭が行ったところは、開回路のようなもの、あなたがそれまで気持ちを投入してきたなんらかの未完成な状況へと行ったのだろう。この状況はただ、あなたの頭の RAM 部分から立ち現われて、あなたに向かって叫んだだけだ。あなたの内部のできごとだが。そして、あなたはそれに対して(27)何をしただろうか。それを書き留めて、いつか近いうちに(29)適宜思い返すことがわかっている、信用できる「バケツ」に入れ(28)なかったら、まず間違いなくあなたはそれを思い悩んだ。これはもっとも効率的な行動とは言えない。(30)進歩はなく、緊張は高まったのだ。

[解答]

21. (d)　22. (a)　23. (c)　24. (b)　25. (d)　26. (a)

27. (b)　28. (a)　29. (b)　30. (c)　31. (e)　32. (c)

33. (a)　34. (a)　35. (d)　36. (b)　37. (a)　38. (a)

39. (b)　40. (a)

Ⅶ　出題者が求めたポイント

[全訳]

「やめてよね。」とエリザベスは叫んで、Baile na gCroithe のメーンストリートを並んでのろのろと行く大型バスに向かって、クラクションをブーブー鳴らした。時は9月で、最後の旅行客たちが町を通り抜けていた。この後、忙しい場所は、パーティーの翌朝の宴会ホールさながら、いつもの静かさへと戻り、後に残された地元民たちは後片付けをし、通り抜けて行った催しや人々の思い出にふけることだろう。学生たちは隣の県や町の大学へと戻って行き、地元民はふたたびひとりになって、自分の生活にあくせくすることだろう。

エリザベスは手をクラクションに置いて、前を行くバスに鳴らした。バスの後部で、たくさんの外国人たちの顔が、彼女を見ようと振り返った。彼女の傍らでは、地元の人々が朝のミサの後で教会からあふれ出ていた。すばらしいお天気の日だったので、彼らは通りで三々五々集まってはおしゃべりをし、その週のできごとを知らせ合っていた。彼らもまた首を回して、怒りのブーブーの発生源に目を凝らしたが、エリザベスは意にも介さなかった。

[解説]

(設問の意味)

41. 英文によると、エリザベスは何をしているのか。

42. Baile na gCroithe はどんな場所か。

43. 英文によると、エリザベスはどうしてクラクションを鳴らしているのか。

44. 最後の文で、「they」とは何を指すのか。

45. 最後の行で筆者が書いている「the source of the angry beeping」とは何のことか。

[解答]

41. (d)　42. (b)　43. (c)　44. (e)　45. (e)

数　学

解答　21年度

1 出題者が求めたポイント（数学Ⅰ・数と式, 三角比, 2次関数, 数学Ⅱ・指数関数対数関数, 数学Ⅳ・微分積分）

〔解答〕

(1) 求める整数を次のように表す

$$a \times 1000 + b \times 100 + c \times 10 + d$$

ただし, a, b, c, d は $0 \leq b$, $c \leq 9$, $1 \leq a \leq 9$ となる整数とする

すると条件より

$$\begin{cases} d = 0 \text{ または } 5 \\ b+c+d = 20 \\ b+d = 3k \quad (k \text{ は正の整数}) \\ a+c = 6l \quad (l \text{ は正の整数}) \end{cases}$$

が成り立つ

（ア）$d = 0$ のとき

$b+c+d = b+c = 20$, $b = 3k$ より $b = 0$ または 3 または 6 または 9

これらを満たす数は存在しない

（イ）$d = 5$ のとき

$b+c+d = 20$ より $b+c = 15$

$b+5 = 3k$ より $b = 1$ または 4 または 7

この中で $b+c = 15$ となるのは $b = 7$, $c = 8$ のみとなり, $a = 4$ となる

上記（ア）（イ）より求める整数は 4785 ……………（答）

(2) 三角形 ABC の面積を2つの方法で求める

まず, 辺 AB $= c$ を底辺

辺 AC $= b$ を高さとして

$$S = \frac{1}{2}bc$$

次に, 三角形 ABC を3つの部分に分ける。内接円の半径を r とすると3つの三角形の高さはどれも r となるから

$$S = \frac{1}{2}(a+b+c)r$$

すると, $\frac{1}{2}(a+b+c)r = \frac{1}{2}bc$ より $r = \dfrac{bc}{a+b+c}$ ………（答）

(3) 条件よりこの三角形は
AB $= 5k$, BC $= 3k$,
CA $= 4k$（k は正の実数）の
直角三角形となる

$$S = \frac{1}{2} \times 4k \times 3k = 60$$

よって $k^2 = 10$, $k > 0$ より

$$k = \sqrt{10}$$

すると AB $= 5k = 5\sqrt{10}$ ………………………（答）

(4) 真数条件より $x-4 > 0$ かつ $x-2 > 0$ より $x > 4$

次に条件式の底の変換を行う

$$\frac{\log_2 (x-4)}{\log_2 \frac{1}{2}} \geq \frac{\log_2 (x-2)}{\log_2 \frac{1}{4}}$$

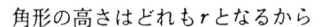

$$\frac{\log_2 (x-4)}{-1} \geq \frac{\log_2 (x-2)}{-2}$$

$$2\log_2 (x-4) \leq \log_2 (x-2)$$

すると $(x-4)^2 \leq x-2$

$$x^2 - 9x + 18 \leq 0$$

$$(x-3)(x-6) \leq 0 \quad \therefore 3 \leq x \leq 6$$

真数条件を加えて $4 < x \leq 6$ ………………………（答）

(5) 放物線を直線との交点を A, B とし, 交点の x 座標を α, β（$\alpha < \beta$）とおく

まず連立方程式を解いて交点の x 座標を求める

$$2x + k = -x^2 + 7x + 1$$

$$x^2 - 5x + k - 1 = 0$$

この方程式の解が α, β となるから, 解と係数の関係から

$$\alpha + \beta = 5, \quad \alpha\beta = k-1$$

このとき $(\beta-\alpha)^2 = \beta^2 - 2\alpha\beta + \alpha^2 = \alpha^2 + 2\alpha\beta + \beta^2 - 4\alpha\beta$

$$= (\alpha+\beta)^2 - 4\alpha\beta = 29 - 4k$$

また, A(α, $2\alpha+k$), B(β, $2\beta+k$) となるから

$$AB^2 = (\beta-\alpha)^2 + \{(2\beta+k)-(2\alpha+k)\}^2$$

$$= (\beta-\alpha)^2 + 4(\beta-\alpha)^2 = 5(\beta-\alpha)^2$$

$$= 5(29-4k)$$

条件より $AB^2 = (3\sqrt{5})^2$ より

$$5(29-4k) = 9 \times 5$$

$$29 - 4k = 9, \quad 4k = 20, \quad k = 5 \text{ ………………（答）}$$

(6) $I = \displaystyle\int_{\frac{\pi}{3}}^{\frac{\pi}{2}} \frac{dx}{\sin x} = \int_{\frac{\pi}{3}}^{\frac{\pi}{2}} \frac{\sin x}{\sin^2 x} dx = \int_{\frac{\pi}{3}}^{\frac{\pi}{2}} \frac{\sin x}{1-\cos^2 x} dx$

ここで $t = \cos x$ とおくと $dt = -\sin x dx$

x	$\dfrac{\pi}{3} \rightarrow \dfrac{\pi}{2}$
t	$\dfrac{1}{2} \rightarrow 0$

$$I = \int_{\frac{1}{2}}^{0} \frac{(-dt)}{1-t^2} = \int_{0}^{\frac{1}{2}} \frac{dt}{1-t^2} = \frac{1}{2}\int_{0}^{\frac{1}{2}} \left(\frac{1}{1-t} + \frac{1}{1+t}\right) dt$$

$$= \frac{1}{2}\left[-\log|1-t| + \log|1+t|\right]_{0}^{\frac{1}{2}}$$

$$= \frac{1}{2}\left(-\log\frac{1}{2} + \log\frac{3}{2}\right) = \frac{1}{2}\log 3 \text{ …………………（答）}$$

2 出題者が求めたポイント（数学Ⅲ・微分積分）

〔解答〕

(1) P$\left(a, \dfrac{1}{a}\right)$（$a > 0$）とおく

$f(x) = \dfrac{1}{x}$, $f'(x) = -\dfrac{1}{x^2}$ より

点 P における接線の方程式は

$$y - \frac{1}{a} = -\frac{1}{a^2}(x-a) \text{ より}$$

点 P における接線の方程式は

$$y - \frac{1}{a} = -\frac{1}{a^2}(x-a)$$

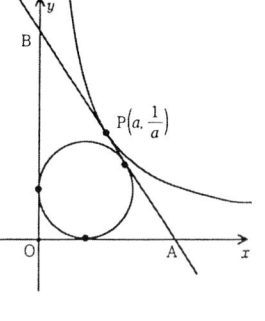

k人目で副作用が発生するから

$P_k = (k-1)p(1-p)^{k-2} \times p = (k-1)p^2(1-p)^{k-2}$ ……(答)

(注意：求める確率はPkは番目でPkは番目で2人目の副作用が発生し、k番目で投薬が中止された場合と考えると)

(4) 求める確率は $(n-1)$ 番目まで副作用が発生しない、場合と $(n-1)$ 番目までに1人だけ副作用が発生する場合だから

$(1-p)^{n-1} + (n-1)p(1-p)^{n-2}$
$= (1-p)(1-p)^{n-2} + (n-1)p(1-p)^{n-2}$
$= [1+(n-2)p](1-p)^{n-2}$ ……(答)

(5) 1, 2, (n-1), n人目で投薬が中止される確率と期待値
Eは次のようになる
k人目で中止される確率 $(1 \leq k \leq n-1)$

k人目	確率
1	0
2	p^2
3	$2p^2(1-p)$
…	
k	$(k-1)p^2(1-p)^{k-2}$
…	
n	$[1+(n-2)p](1-p)^{n-2}$

よって求める期待値Eは
$0 < p < 1$ のとき

$E = \sum_{k=1}^{n-1} k \times (k-1)p^2(1-p)^{k-2}$
$\quad + n \times [1+(n-2)p](1-p)^{n-2}$
$= \frac{p^2}{1-p} \sum_{k=1}^{n-1} k(k-1)(1-p)^{k-1}$
$\quad + n[1+(n-2)p](1-p)^{n-2}$

この式を計算するために下記の式の値を求める

$A = \sum_{k=1}^{n-1} kr^{k-1} = \frac{1-r^{n-1}}{(1-r)^2} - \frac{(n-1)r^{n-1}}{1-r}$

$B = \sum_{k=1}^{n-1} k^2r^{k-1} = \frac{2(1-r^{n-1})}{(1-r)^3} - \frac{2(n-1)r^{n-1}}{(1-r)^2}$
$\qquad - \frac{(1-r^{n-1})}{(1-r)^2} - \frac{(n-1)^2r^{n-1}}{1-r}$

$1-p = r$ とおき上記を代入して整理すると

$\frac{p^2}{1-p}(B-A) + n[1+(n-2)p](1-p)^{n-2}$

$E = \frac{p^2}{1-p}$
$= \frac{2}{p} + \left\{2-n-\frac{2}{p}\right\}(1-p)^{n-1}$

$p=1$ のとき E＝2 となり上記に含まれる。
$p=0$ のとき E＝n
$p=0$ のとき
よって

$\begin{cases} p=0 \text{ のとき } E=n \\ 0<p\leq1 \text{ のとき } \frac{2}{p}+\left(2-n-\frac{2}{p}\right)(1-p)^{n-1} \end{cases}$ ……(答)

$\therefore y = -\frac{1}{a^2}x + \frac{2}{a}$ ……(答)

(2) 上記の接線の方程式にそれぞれx=0, y=0を代入して交点A, Bの座標を求める

$A(2a, 0), B\left(0, \frac{2}{a}\right)$

よって線分ABの長さlは
$l^2 = (2a)^2 + \left(\frac{2}{a}\right)^2 = 4\left(a^2+\frac{1}{a^2}\right)$
$\therefore l = 2\sqrt{a^2+\frac{1}{a^2}}$ ……(答)

(3) 内接円Cの中心をQ、半径をrとおく
三角形ABCの面積Sを次の2通りの方法で求める
(ア) 辺OAを底辺、辺OBを高さと考えて
$S = \frac{1}{2} \times 2a \times \frac{2}{a} = 2$
(イ) △QOA, △QOB, △QABの3つの部分に分ける
$S = \frac{1}{2}\left(2a + \frac{2}{a} + 2\sqrt{a^2+\frac{1}{a^2}}\right) \times r$
(ア) と (イ) の面積は一致するから
$\left(a+\frac{1}{a}+\sqrt{\frac{a^4+1}{a}}\right) \times r = 2 \quad \therefore r = \frac{2a}{a^2+1+\sqrt{a^4+1}}$ ……(答)

(4) 内接円Cの中心は直線y=x上にあり、このとき内接円の半径が最大になるのは直線ABとの接点が(1, 1)のときだから
a=1
∴ a=1

(5) (3) の結果にa=1を代入すると
$r = \frac{2}{1+1+\sqrt{2}} = \frac{2(2-\sqrt{2})}{(2+\sqrt{2})(2-\sqrt{2})}$
$= 2-\sqrt{2}$ ……(答)

3 出題者が求めたポイント（数学A・確率）

[解答]
(1) 副作用が発生する確率がpだから副作用が発生しない確率は1-pとなる。よって求める確率は
$P_s = {}_nC_s p^s(1-p)^{n-s} = \frac{n!}{(n-s)!s!}p^s(1-p)^{n-s}$ ……(答)

(2) P_s と P_{s+1} の大小関係を調べる
$\frac{P_{s+1}}{P_s} = \frac{50!}{(50-s)!s!}\frac{1}{s!}\left(\frac{1}{5}\right)^s\left(\frac{4}{5}\right)^{50-s}$
$\frac{P_{s+1}}{P_s} = \frac{50-s}{4(s+1)} = \frac{51}{4(s+1)} - \frac{1}{4}$

次に $P_s = P_{s+1}$ となるsの値を求めると s = 9.2
求めると s = 9.2
よって $0 \leq s \leq 9$ のとき
$P_s < P_{s+1}$
$10 \leq s \leq n$ のとき $P_{s+1} < P_s$
となるから
$P_8 < P_9 < P_{10} > P_{11} > P_{12}$
$\therefore s = 10$ ……(答)

(3) n人のうちのk人目 $(2\leq k \leq n-1)$ で処方が中止され、副作用が発生し、れる確率Pkはk-1人目まで1人だけ副作用が発生し、

物　理

解答

21 年度

1　出題者が求めたポイント……小問集

(1) 運動量の変化＝力積

(2) クーロンの法則

(3) 閉管内の共鳴

(4) レンズの写像公式と倍率

(5) ボイル・シャルルの法則

[解答]

(1)　$m\vec{v'} - m\vec{v} = \vec{F}\Delta t$

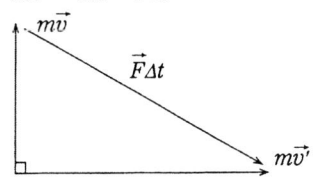

$$|\vec{F}\Delta t| = \sqrt{|m\vec{v}|^2 + |m\vec{v'}|^2}$$
$$= \sqrt{(0.25 \times 30)^2 + (0.25 \times 40)^2}$$
$$= \sqrt{0.25^2 \times (30^2 + 40^2)} = 0.25\sqrt{30^2 + 40^2}$$
$$= 0.25 \times 50 = 12.5$$

$$\therefore F = \frac{|\vec{F}\cdot\Delta t|}{\Delta t} = \frac{12.5}{0.050} = 2.5 \times 10^2 \, [N] \quad \cdots(答)$$

(2)　$F = k \times \dfrac{1.0 \times 1.0}{1.0^2} = 9.0 \times 10^9$　より

$$k = 9.0 \times 10^9$$

$$\therefore F = 9.0 \times 10^9 \times \frac{2.0 \times 4.0}{2.0^2} = 1.8 \times 10^{10} \, [N] \quad \cdots(答)$$

(3) 閉管の基本振動の管の長さxは$\dfrac{1}{4}\lambda$であるから、

$$v = f\lambda = f\cdot 4x$$

$$\therefore x = \frac{v}{4f} = \frac{350}{4 \times 250} = 0.35[m] = 35[cm] \quad \cdots(答)$$

(4) 凸レンズの倍率mは下図より　$m = \dfrac{b}{a}$

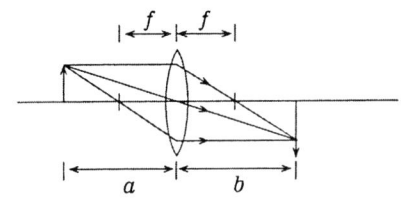

題意より $m = \dfrac{4.5}{3.0} = 1.5$

$$\therefore \quad \frac{b}{10} = 1.5$$

$$b = 15$$

レンズの写像公式より

$$\frac{1}{10} + \frac{1}{15} = \frac{1}{f}$$

$$\therefore f = 6.0[cm] \qquad \cdots(答)$$

(5) ボイル・シャルルの法則より

$$\frac{PV}{T} = \frac{P'V'}{T'}$$

$$\frac{0.90 \times 1.0}{27.0 + 273} = \frac{0.20 \times 5.0}{t + 273}$$

$$\therefore t + 273 = 333.3$$

$$t = 333 - 273 = 60\,℃$$

※【注意】ボイル・シャルルの法則の式に代入するときは温度の単位は絶対温度[K]に限る。

2　出題者が求めたポイント

滑車を介して連結された2物体の運動(力のつりあい、力学的エネルギー保存則、運動方程式)

[解答]

[Ⅰ](1)糸2本分を引き上げなければならないので

$$2h[m] \quad \cdots(答)$$

(2)つりあいの力以上ということであるから$\dfrac{Mg}{2}$[N]

$$\cdots(答)$$

(3)糸2本分を引き上げるので$\dfrac{v}{2}$[m/s^2]　　　$\cdots(答)$

[Ⅱ](4)Aがxだけ下降すると、Bは$2x$だけ上昇するので

$$x + 2x = H \quad より \quad x = \frac{1}{3}H[m] \qquad \cdots(答)$$

(5)(3)より2倍　　　　　　　　　　　　　$\cdots(答)$

(6)初めのBの位置を位置エネルギーの基準にし、すれちがうときのBの速さをVとしたとき2物体の力学的エネルギー保存則より

$$MgH = Mg \times \frac{2}{3}H + \frac{1}{2}MV^2$$
$$+ \frac{1}{4}Mg \times \frac{2}{3}H + \frac{1}{2}\left\{\frac{1}{4}M(2V)^2\right\}$$

$$MV^2 = \frac{1}{6}MgH$$

$$\therefore K_B = \frac{1}{2}\left\{\frac{1}{4}M(2V)^2\right\} = \frac{1}{12}MgH \, [J] \quad \cdots(答)$$

(7)(8)A、Bそれぞれの運動方程式を連立させて解く。

Bの加速度をa、糸の張力をTとすると

Ⓐ $M\dfrac{1}{2}a = Mg - 2T$

Ⓑ $\dfrac{1}{4}Ma = T - \dfrac{1}{4}Mg$

$$\left.\begin{array}{l} \therefore a = \dfrac{1}{2}g \ [m/s^2] \\[2mm] T = \dfrac{3}{8}Mg \ [N] \end{array}\right\}$$
$$\cdots(答)$$

※物体Aは滑車を含めて1物体と考える。

3　出題者が求めたポイント

ローレンツ力とホール効果

[解答]

$$V_1 = IR = I \times \rho \frac{d}{wh} \qquad \cdots ①（答）$$

$$V_2 = 0 \qquad \cdots ②（答）$$

$$I' = qnvhw \qquad \cdots ③（答）$$

フレミングの左手の法則より

x軸の正の向き　　　　　　　　　　　$\cdots ④（答）$

$$F = qvB \qquad \cdots ⑤（答）$$

一方　$F = qE$　であるので、$E = \dfrac{F}{q} = vB$　$\cdots ⑥（答）$

また、$E = \dfrac{V_2'}{w}$なので　　$V_2' = Ew = vBw$　※

③より　　$n = \dfrac{I'}{qvhw}$

※より　　$vw = \dfrac{V_2'}{B}$

ゆえに　　$n = \dfrac{BI'}{qhV_2'}$　　　　$\cdots ⑦（答）$

⑧同じ　　⑨反対の　　　　　　　　　$\cdots （答）$

❹　出題者が求めたポイント

波の$(y-x)$グラフと$(y-t)$グラフの関係

[解答]

(1) (a) $A = 0.5$[m]　　　　(b) $\lambda = 0.04$[m]

(c) $T = 0.01$[s]　　　(d) $f = \dfrac{1}{T} = 100$[Hs]　$\Bigg\}$　$\cdots （答）$

(2) $v = f\lambda = 100 \times 0.04 = 4.0$[m/s]　　　$\cdots （答）$

(3) 図2から$x = 0$では0秒から時間が経過すると
正方向に振動を始めることがわかり、そのために
は、図1のグラフを負の方向にずらせばよい。よって

負の方向へ進行している。

波の進行・様子は、[$y-x$]グラフを左右にずらして
考えればよい。([$y-t$]グラフはずらしてはいけない)

(4) 周期が0.01秒なので0.0125秒後は0.0025秒後と波の
状態は同等である。

また、$0.0025[s] = \dfrac{1}{4}T$　である。

よって　下図のようになる。

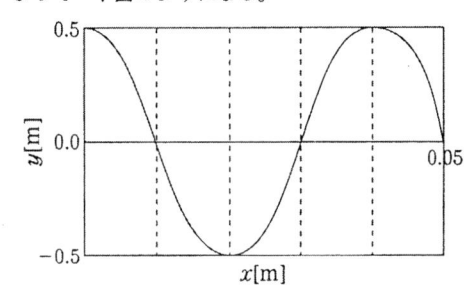

化　学

解答 21 年度

1 出題者が求めたポイント……集合問題

① 原子番号が示されていないが，原子番号 20 の Ca までは周期表として順に覚えておく必要がある。
原子番号＝陽子数，質量数＝陽子数＋中性子数
この関係を理解しておけばよい。中性子数は，
(a) $35 - 17 = 18$　(b) $36 - 16 = 20$
(c) $40 - 18 = 22$　と求められる。

② 電子式を書けばわかる。

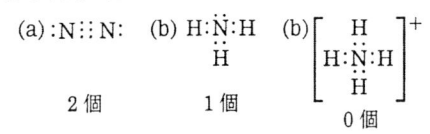

　　　2 個　　　　1 個　　　　　　0 個

③ いずれも Ne と同じ電子配置をしている。イオン半径は，陰イオン＞陽イオン
陽イオンの中では，イオンの価数が大きいほど小さくなっている。陽子数が多いほど電子を強く引きつけるので小さくなる。

④ (a) Br_2 の水溶液　(b) $(COOH)_2$　2 価の酸
(c) HBr　1 価の酸
Br_2 は水に溶けると，一部が水と反応し，
$Br_2 + H_2O \rightarrow HBr + HBrO$
と変化するが，酸ではない。

⑤ (a) $[Cu(NH_3)_4]^{2+}$　テトラアンミン銅(II)イオン
(b) $[Fe(CN)_6]^{4-}$　ヘキサシアノ鉄(II)酸イオン
(c) $[Ag(NH_3)_2]$　ジアンミン銀(I)イオン
これらの代表的錯イオンは化学式を書けなければいけない。

⑥ 各物質の構造式を示し，炭素の酸化数を示す。酸化数が大きいほど酸化が進んでいる。○をつけた炭素に注目する。

(a)　　　　　　　(b)　　　　　　(c)

　　　$+3$　　　　　　-3　　　　　　-1

酸化数の計算の仕方は，
(a) -COOH の部分だけに注目する。炭素に結合している部分は 0 となるので，
$\underset{C原子}{x} + \underset{O原子}{(-2)\times2} + \underset{H原子}{(+1)} = 0,\ x = +3$
(b) -CH_3 の部分だけに注目する。
$x + (+1) \times 3 = 0,\ x = -3$
(c) -CH_2OH の部分だけに注目する。
$x + (-2) \times 1 + (+1) \times 3 = 0,\ x = -1$

⑦ (a) Pt は全く反応しない。
(b) Zn も反応しないが，O_2 も共存すると徐々に反応する。Pt より反応性は大きいと言える。
(c) 水と容易に反応する。
$Ca + 2H_2O \rightarrow Ca(OH)_2 + H_2$

⑧ 沸点は暗記するものではないが，官能基に注目すると比較ができる。

(a) -OH の存在により，水素結合があり，沸点はかなり高い。(78℃)
(b) -COOH の存在により 2 分子会合しており，沸点はエタノールより高い。(101℃)
(c) エーテルは無極性分子に近く，沸点が低い。
CH_3OCH_3　-25℃
C_3H_8　-42℃

⑨ 質量 m，速度 v の物体 (分子と考えてよい) のもつ運動エネルギー E は，
$E = 1/2\ mv^2 = 3/2\,kT$　と表わされ，絶対温度 (T) に比例する。したがって，温度一定ならば，どの気体分子も同じだけの平均運動エネルギーをもつ。
この式からわかるように，平均の速さは，$\sqrt{分子量}$ に反比例することがわかる。つまり，分子量が小さいほど速さが大きくなる。

⑩ ヒトの構成成分は，
水＞タンパク質＞脂質＞無機塩類＞炭水化物・その他
67 %　15 %　　13 %　　3 %　　　2 %
参考に，植物も示す。
水＞炭水化物＞タンパク質
75 %　20%　　　2%

[解答]
① $c > b > a$　② $a > b > c$　③ $c > a > b$
④ $b > c > a$　⑤ $b > a > c$　⑥ $a > c > b$
⑦ $c > b > a$　⑧ $b > a > c$　⑨ $a > b > c$
⑩ $c > b > a$

2 出題者が求めたポイント……サリチル酸とその誘導体

サリチル酸は，アセチルサリチル酸やサリチル酸メチルなどの医薬品の原料として重要である。それぞれの合成反応は，化学反応式で書けなければいけない。

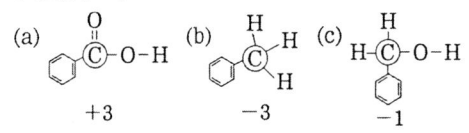

(1) 同じ用語が入る所に注意して文全体を読み，完成する。
(2) フェノール性ヒドロキシ基 (ベンゼン環に -OH が結合している) の検出反応である。サリチル酸は，赤紫色に呈色する。この文では紫となっているが，同じと考えてよい。
(3) カルボン酸とアルコールの反応は，エステル化と呼ばれる。

$$R-CO\underline{OH} + \underline{H}O-R' \rightarrow R-COO-R' + H_2O$$
　　　　　$\hookrightarrow H_2O$ としてとれる。

(4)代表的な有機化合物は構造式で書けなければいけない。サリチル酸メチルの加水分解は次のように示される。

OH
◯COOCH₃ +2NaOH

→ ONa
◯COONa +CH₃OH+H₂O

これは，次のように考えるとわかりやすい。

OH
◯COOCH₃ +H₂O → OH
◯COOH +CH₃OH

OH
◯COOH + 2NaOH → ONa
◯COONa + 2H₂O

これらをまとめると上記の反応式になる。

[解答]
(1)(ア)ヒドロキシ　(イ)カルボキシ　(ウ)白　(エ)塩化鉄(Ⅲ)
　(オ)メタノール　(カ)中和　(キ)けん化
(2) e　(3) a
(4)(A) $(CH_3CO)_2O$　(B) $\underset{OCOCH_3}{\overset{COOH}{\bigcirc}}$　(C) $\underset{COOCH_3}{\overset{OH}{\bigcirc}}$

3 出題者が求めたポイント……リンとその化合物，電離平衡，緩衝溶液

(A) 黄リンの燃焼は，次のように示される。

$$P_4 + 5O_2 \rightarrow P_4O_{10}$$

P_4O_{10}(十酸化四リン)は吸湿性が強い。
これに水を加え煮沸するとリン酸を生じる。純粋なリン酸は，無色の結晶で，潮解性がある。その理由は，リン酸分子が，水素結合によって立体網目状に会合しているからである。

(B) $K_4 = \dfrac{[H_3PO_4][HPO_4^{2-}]}{[H_2PO_4^-]^2} \times \dfrac{[H^+]}{[H^+]}$

$= \dfrac{[H_3PO_4]}{[H^+][H_2PO_4^-]} \cdot \dfrac{[HPO_4^{2-}][H^+]}{[H_2PO_4^-]}$

$= \dfrac{1}{K_1} \cdot K_2 = \dfrac{K_2}{K_1}$　と導びける。

さらに，
①式から

$K_1 = \dfrac{[H^+][H_2PO_4^-]}{[H_3PO_4]}$ これより $\dfrac{[H_3PO_4]}{[H_2PO_4^-]} = \dfrac{[H^+]}{K_1}$

②式から，

$K_2 = \dfrac{[H^+][HPO_4^{2-}]}{[H_2PO_4^-]}$ これより $\dfrac{[HPO_4^{2-}]}{[H_2PO_4^-]} = \dfrac{K_2}{[H^+]}$

ここで，$[H_3PO_4] = [HPO_4^{2-}]$ であるから，

$\dfrac{[H^+]}{K_1} = \dfrac{K_2}{[H^+]}$　よって，$K_1K_2 = [H^+]^2$

K_1, K_2 を代入すると，

$[H^+]^2 = 7.5 \times 10^{-3} \times 6.2 \times 10^{-8} = 46.5 \times 10^{-11}$
$= 465 \times 10^{-12}$

$\therefore [H^+] = 2.15 \times 10^{-5}$ (mol/l)

以上から，

$\dfrac{[H_3PO_4]}{[H_2PO_4^-]} = \dfrac{[H^+]}{K_1} = \dfrac{2.15 \times 10^{-5}}{7.5 \times 10^{-3}} = 2.87 \times 10^{-3}$
$\fallingdotseq 3 \times 10^{-3}$

$\dfrac{[HPO_4^{2-}]}{[H_2PO_4^-]} = \dfrac{K_2}{[H^+]} = \dfrac{6.2 \times 10^{-8}}{2.15 \times 10^{-5}} = 2.88 \times 10^{-3}$
$\fallingdotseq 3 \times 10^{-3}$

⑤式から，

$K_5 = \dfrac{K_3}{K_2}$　が導びける。

同様の考え方で，

$\dfrac{[H_2PO_4^-]}{[HPO_4^{2-}]} = \dfrac{[PO_4^{3-}]}{[HPO_4^{2-}]} \fallingdotseq 3 \times 10^{-3}$　となる。

(C) NaH_2PO_4 及び Na_2HPO_4 の各濃度は，50 ml ずつ混合しているので，0.010 mol/l になる。
いずれも水溶液中で完全に電離している。混合液液中の④及び⑤の平衡は，ル・シャトリエの原理から，左側に片寄っているので，

$[H_2PO_4^-] = [HPO_4^{2-}] = 0.010$ mol/L

が成り立つ。溶液中では②の平衡が成立しているので，

$K_2 = \dfrac{[H^+][HPO_4^{2-}]}{[H_2PO_4^-]} = [H^+] = 6.2 \times 10^{-8}$

となる。

[解答]
(1)(イ)15　(ロ)同素　(ハ)潮解　(ニ)ルシャトリエ
(2) $P_4O_{10} + 6H_2O \rightarrow 4H_3PO_4$
(3) a $= \dfrac{[H_3PO_4][HPO_4^{2-}]}{[H_2PO_4^-]^2}$，　b $= 3 \times 10^{-3}$
　c $= 1 \times 10^{-2}$，　d $= 6 \times 10^{-8}$
(4) 少量の酸を加えると，$HPO_4^{2-} + H^+ \rightarrow H_2PO_4^-$
　の反応により，$[H^+]$の増加が押えられる。また，少量の塩基を加えると，
　$H_2PO_4^- + OH^- \rightarrow HPO_4^{2-} + H_2O$
　の反応により，$[OH^-]$の増加が抑えられる。したがって，水溶液のpHは7付近でほぼ一定に保たれる。

4 出題者が求めたポイント……気体の溶解度，電気分解，化学反応の量的関係

(1)一定温度で一定量の溶媒に溶ける気体の質量(物質量)は，ヘンリーの法則により，その気体の圧力に比例する。空気中のO_2の分圧は，

1.013 × 10⁵ × 1/5 Pa　であるから，
水 10.0 l に溶けるO_2は，標準状態で，

$0.031 \times 1/5 \times 10.0 \times 10^3 = 62.0$ [ml]

この質量は，

$\dfrac{62.0}{22.4 \times 10^3} \times 32.0 = 8.85 \times 10^{-2}$
$\fallingdotseq 8.9 \times 10^{-2}$ [g]

(2)①陰極での変化は，
　$Cu^{2+} + 2e^- \rightarrow Cu$
析出したCuの物質量は，

$\dfrac{0.635 (g)}{63.5 (g/mol)} = 1.00 \times 10^{-2}$ [mol]

したがって，流れた電子は，

$1.00 \times 10^{-2} \times 2 = 2.00 \times 10^{-2}$ [mol]

いま，電流を流した時間をt(秒)とすると，

$$\frac{1.00 \times t\,(C)}{9.65 \times 10^4\,(C/mol)} = 2.00 \times 10^{-2}\,(mol)$$

か成り立つ。

これより，$t = 1.93 \times 10^3 \fallingdotseq 1.9 \times 10^3$ 秒

②陽極では，

$2H_2O \rightarrow 4H^+ + O_2 + 4e^-$

の変化で O_2 を発生する。

その体積は，

$2.00 \times 10^{-2} \times 1/4 \times 22.4 \times 10^3 = 1.12 \times 10$

$$\fallingdotseq 1.1 \times 10^2\,[ml]$$

(3)燃焼式は，

$CO + 1/2O_2 \rightarrow CO_2$

$C_4H_{10} + 13/2O_2 \rightarrow 4CO_2 + 5H_2O$

いま，COが x (mol)，C_4H_{10} が y (mol) 含まれているとすると，燃焼で生じた二酸化炭素は，

$x + 4y = 0.050$

水は，

$5y = 0.020$ 　　と表わされる。

両式から，

$x = 0.0340,\ y = 0.00400$

① 4.0×10^{-3} [mol]　② 3.4×10^{-2} [mol]

[解答]

(1) a $= 8.9 \times 10^{-2}$ [g]　b $= 6.2 \times 10$ [ml]

(2)① 1.9×10^3 秒　② 1.1×10^2 [ml]

(3)① 4.0×10^{-3} [mol]　② 3.4×10^{-2} [mol]

生　物

解答　21 年度

1 出題者が求めたポイント(Ⅰ, Ⅱ・小問集合)

(3)このときの光の強さを光飽和点という。

(4)雄は性フェロモンを触角で感知し、雌に近づき生殖行動を起こす。

(7) A は電子伝達系、C は乳酸発酵、D は解糖系、E はアルコール発酵の化学反応式。

(9)ミトコンドリアは酸素を消費して ATP を生産する。

(10)古いものから順に並べると以下のようになる。「要不要説」(1809 年)、「自然選択説」(1859 年)、「隔離説」(1868 年)、「突然変異説」(1901 年)、「中立説」(1968 年)。

[解答]

(1)D　(2)D　(3)C　(4)B　(5)E　(6)B　(7)B
(8)C　(9)B　(10)B　(11)C

2 出題者が求めたポイント(Ⅰ・眼)

眼を題材として、誘導の連鎖、視細胞のはたらき、タンパク質の合成、ミクロメーターの使い方などを含んだ総合的な問題。内容は基本的である。

(2)桿体細胞は外節にロドプシンを有し、弱い光でよく働く。色を識別することはできない。夜行性の動物で発達している。錐体細胞は強い光のもとで働く。黄斑付近に多く分布し、色を識別することができる。

(3)リボソームで合成されたタンパク質は小胞体によってゴルジ体に運ばれる。ゴルジ体でタンパク質は成熟し、小胞となって分泌される。

(4)図から、点状の標識バンドが外節の先端部に達するのは 9 日目とわかる。

(5)接眼ミクロメーター 1 目盛の長さは、
$1 \times 10 \div 4 = 2.5 \mu m$ となる。
外節の長さ：$16 \times 2.5 = 40 \mu m$
標識タンパク質の 1 日あたりの移動：$40 \div 8 = 5 \mu m$

[解答]

(1)(ア)連鎖　(イ)背唇部　(ウ)神経管　(エ)表皮　(オ)角膜
(2)a.B　b.B　c.A
(3)a.翻訳
　　b.リボソーム　c.t－RNA
(4)8 日間
(5)a.40 μ m　b.5 μ m
(6)a.食作用　b.D

3 出題者が求めたポイント(Ⅰ・恒常性)

体内におけるホルモン量の調節と血糖値を維持する仕組みを中心とした問題。内容は標準的。尿の生成過程と濃縮率を求める計算問題を含め、難易度を高めている。

(1)中枢で内分泌腺の役割を果たすのは、脳下垂体と間脳の視床下部。

(4)(5)胆汁は肝臓で作られ、胆のうで貯蔵されたのち、十二指腸へ分泌される。胆汁酸には脂肪を乳化し、消化・吸収を助ける働きがある。

(6)(ク)イヌリンの濃縮率は、$12 \div 0.1 = 120$。

(ケ)イヌリンは腎臓で再吸収されないのであるから、原尿の量は、生成される尿の 120 倍。

(コ) $10 \times 6 \times 120 = 7200 (ml)$

(サ) $\dfrac{2.16}{0.03 \times 120} \times 100 = 60 (\%)$

[解答]

(1)(ア)A　(イ)H　(ウ)F
(2)(エ)J　(オ)K　(カ)C　(キ)D
(3)(a)ホメオスタシス　(b)フィードバック
　　(c)グリコーゲン
(4)胆汁　　(5)C
(6)(ク)120　(ケ)120　(コ)7.2　(サ)60

4 出題者が求めたポイント(Ⅰ, Ⅱ・発生、形態形成)

発生についての問題を中心に、進化や神経系についての内容を含んだ問題。ホメオティック遺伝子や全ゲノム重複などが文章中に見られるが、設問は標準的なものが多い。

(1)動物 X がわからなくても、ホヤが属するから(ア)は原索動物とわかる。[n]も文章をよく読むと、「動物 X の 1 ヶ所の染色体断片が・・・」「脊椎動物の初期段階でゲノムレベルでの重複が 2 回起こった」とあることから、$1 \times 2 \times 2 = 4$ とわかる。

昆虫の発生過程でからだの前後軸に沿って異なる構造をつくる遺伝子群は、Hox 遺伝子と呼ばれる。Hox 遺伝子はショウジョウバエやナメクジウオでは 1 セット、哺乳類では 4 セット(4 本の染色体)ある。

(2)海綿動物は胚葉が未分化で、原腸もできない。軟体動物、環形動物、節足動物は旧口(先口)動物である。

(3)体の一部が、他の部分とそっくり入れ替わってしまう変異を、ホメオティック変異という。ホメオティック変異を起こす遺伝子をホメオティック遺伝子と呼んでいる。遺伝子の発現に影響を与える遺伝子は、調節遺伝子のこと。

(5)カンブリア爆発の証拠とされるバージェス動物群は、カナダのロッキー山脈で発見された。

(9)骨格筋と真皮は体節から、腎臓は腎節から分化する。

(10)A.樹状突起ではなく神経突起(軸索)。B.感覚神経は背根から入り、運動神経は腹根から出る。D.からだの平衡を保つ中枢は小脳にある。E.心臓の拍動を調節する中枢は延髄にある。

[解答]

(1)(ア)原索　(イ)脊索　(ウ)哺乳　(エ)体節　(オ)歩脚 [n]4
(2)棘皮動物　　(3)調節遺伝子
(4)ナメクジウオ　　(5)C　　(6)E
(7)神経胚　　(8)中胚葉　　(9)D
(10)C

兵庫医科大学　医学部入試問題と解答

平成 30 年 6 月 5 日　初　版第 1 刷発行
平成 30 年 12 月 21 日　第二版第 1 刷発行

編　集　みすず学苑中央教育研究所
発行所　株式会社ミスズ　　　　　　　　　　定価　本体 4,700 円＋税
　　　　〒167－0053
　　　　東京都杉並区西荻南 2 丁目 1 7 番 8 号
　　　　　　　　ミスズビル 1 階
　　　　電　話　03（5941）2924(代)
印刷所　タカセ株式会社

●本シリーズ掲載の入試問題について、万一、掲載許可手続きに遺漏や不備があると思われる
　ものがありましたら、当社までお知らせ下さい。
●乱丁・落丁等につきましてはお取り替えいたします。
●本書の内容についてのお問合せは、具体的な質問内容を明記のうえ、ハガキ・封書を当社宛
　にお送りいただくか、もしくは下記のメールアドレスまでお問合せ願います。
〈 お問合せ用メールアドレス : info-mgckk@misuzu-gakuen.jp 〉